D1726978

Porkert • Zhou

Premoprehension

Weitere Bücher der Autoren zum Thema
in deutscher Sprache:

PORKERT, *Die theoretischen Grundlagen der chinesischen Medizin*
3., erneut durchgesehene Auflage AMS, Basel, 1991, 320 SS.
Alleinvertrieb: Phainon Editions & Media GmbH
ISBN 3–89520–001–8

PORKERT, *Neues Lehrbuch der chinesischen Diagnostik*
325 Seiten, 1. Auflage 1993
Phainon Editions & Media GmbH
ISBN 3–89520–005–0

PORKERT, *Klinische chinesische Pharmakologie*
1. Auflage VfM, Leinen 630 Seiten, 1978: ISBN 3–89520–002–6
2. Auflage Phainon, flexibler Einband, 620 SS., 1994, ISBN 3–89520–006–9
Alleinvertrieb: Phainon Editions & Media GmbH

PORKERT, *Klassische chinesische Rezeptur*
650 Seiten, 1. Auflage AMS, Zug 1984, Leinen ISBN 3–89520–003–4
2. Auflage 1994, Phainon E & M Original, flexibler Einband ISBN 3–89520–004–2

PORKERT/HEMPEN, *Systematische Akupunktur*
521 Seiten Urban & Schwarzenberg, München 1985
ISBN 3-541-11151-8

PORKERT, *Die chinesische Medizin* (Sachbuch!)
unter Mitarbeit von Christian Ullmann
428 SS. Econ Verlag, Düsseldorf 2. Aufl. 1989
ISBN 3-612-20420-3

ZHOU, *Praktisches Qigong*
160 Seiten, 1. Auflage 1995, Ost-West-Verlag, Bad Pyrmont
ISBN 3 –9804737-0-8

Premoprehension

Lehrbuch der chinesischen manuellen Therapie (*tuina*)

1. Auflage
Mit 220 Abbildungen, einer Übersichtstabelle, 3 Registern

von Professor Dr. Manfred Porkert
    Geschäftsführender Chefredakteur des Internationalen Normativen Wörterbuchs der
    chinesischen Medin (INDCM), Chinesische Akademie, Beijing;
    vormals Extraordinarius für Sinologie und Theoretische Grundlagen der
    chinesischen Medizin an der Universität München

und Dr. John Zhou
    Arzt für chinesische Orthopädie, Beijing und Bad Pyrmont

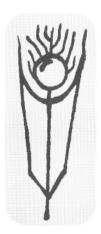

Phainon Editions & Media GmbH
Acta Medicinae sinensis

Anschrift des Verlags / Address of the Publisher:

Phainon Editions & Media GmbH — Acta Medicinae sinensis
Schäfflerstraße 6
86424 Dinkelscherben, Germany
Telefon (08292) 1024; Fax (08292) 2793.

ISBN 3 – 89520 – 007 – 7

Grafikvorlagen: Ulrike Brugger, Dr. Carl-Hermann Hempen, München und Phainon Editions & Media GmbH

Gesamtherstellung (Umschlagentwurf, Layout und Satz):
Phainon Editions & Media GmbH

Druck und Bindearbeiten: Kessler Verlagsdruckerei, 86399 Bobingen, Germany

INHALT

(Regio) Cardinalis stomachi infantis, Porta contabulata, Conclave laborum internum, Trigrammata interiora, Centrum caeli parvum, Generale nervorum, Linea transversalis magna, Conclave laborum externum, Spelunca venti, Trigrammata exteriora, Draco priscus, Decem articulationes digitorum, Decem mittentia, Duae alae portici, Consensus geminatus, Stagnum yang bracchii, Tres clusae, Sex aulae, Aquae fluminis caelestis.

ZWEITER TEIL: TECHNIKEN UND BEHANDLUNGSMUSTER

Abschnitt I : Die Technik der Premoprehension 201

VORWORT

Die Premoprehension ist eine ein China zu hohem methodischen Raffinement ent-
wickelte Form der "physikalischen Medizin", also der heilenden Einwirkung auf einen
Kranken allein durch die physischen Kräfte des Behandlers. Solches kommt in ihrem
Namen — im Chinesischen *tui + na*, in westlichen Sprachen wiedergegeben mit *premere +
prehendere*, 'Drücken' und 'Greifen' — im wesentlichen zum Ausdruck. Genauer formuliert ist die Premoprehension die Anwendung von Druck, Zug oder Torsion zu Heilmaßnahmen, wobei diese Einwirkungen eine wohl in keinem anderen Medizinsystem erreich-
te präzise und subtile Modulation erfahren können. Eine solche Modulation geschieht
durch Veränderung von Richtung, Fokus, Frequenz, Exkursion, Intensität und Dauer der
Einwirkungen, und durch die zeitliche und topologische Auswahl der Erfolgsorte.

Im Verlauf einer etwa 1500-jährigen Vorgeschichte sind in solchem Wissen die Erfahrungen und die Erkenntnisse der Gymnastik, der Massage, der Aku-Moxi-Therapie und
der (chinesischen wie, in jüngster Zeit, sogar westlichen) Orthopädie konvergiert. Eben
deshalb, ja noch entschiedener gilt deshalb für die Premoprehension, was schon allen
übrigen großen Disziplinen der chinesischen Medizin die eindrucksvolle und präzise
Wirksamkeit verschafft, nämlich daß jede einzelne Heilmaßnahme, hier heißt das, jeder
Handgriff, jede Handbewegung durch ein minuziöses Protokoll geleitet wird, das bei der
Diagnose des Individualfalls seinen Ausgang nimmt.

Die Klarheit, die Eindeutigkeit dieser Anweisungen, ihre praktische Erlernbarkeit und
gleichbleibend sicherer Nachvollzug sind — wie in jeder anderen wissenschaftlichen
Disziplin auch — an eine präzise Begrifflichkeit geknüpft. Die sorgfältige Wiedergabe
dieser Begrifflichkeit und damit eine in westlichen Sprachen präzedenzlose Transparenz
der beschriebenen Techniken, ist ein Vorzug des hier vorgelegten Lehrbuchs; nicht minder beispielhaft ist die Aufhellung des methodischen (und damit diagnostischen und
therapeutischen) Gefüges durch Darstellungen der Krankheitsmechanismen, deren Ausführlichkeit und Stringenz höchstens punktuell in der früheren und modernen chinesischen Literatur eine Parallele hat.

Selbst in China bestand zu keiner Zeit zur Premoprehension ein besonders großes
Angebot an Spezialliteratur. Zwar kennen viele Akupunkteure einige der Premoprehension entlehnten Griffe und Kniffe; und im Schwarm der Zen-Meister, Qigong-Meister,
Akupunktur-Meister, der seit Jahren die glaubenshungrigen Kunden in Nordamerika und
Europa beglückt, gibt es kaum einen, der seine Vorführungen nicht auch durch einige
premoprehensive Glanznummern bereichern würde. Aber Lehrbücher, die elementaren
didaktischen und methodischen Ansprüchen genügen, gibt es in China eigentlich erst seit

den 70er Jahren unseres 20. Jahrhunderts. Zu erwähnen sind hier ausdrücklich das von uns sorgfältig beachtete Lehrbuch "Premoprehension" (*Tuinaxue*), an der Schule für chinesische Medizin Shanghai im Jahre 1975 herausgegeben, sowie das genau ein Jahrzehnt später am gleichen Institut kompilierte Folgewerk "Premoprehension der chinesischen Medizin" (*Zhongyi Tuinaxue*). Zumindest was die sorgfältige Beschreibung der einzelnen Manipulationen anlangt, verdankt unser Werk jenen neuen Darstellungen viel.

Für einen Leser oder Studierenden, der sich an Hand unseres Buches erstmals der Premoprehension nähert, können einige Details aus dessen Entstehungsgeschichte lehrreich und motivierend sein.

Im Herbst 1987 kam ich auf Einladung der Chinesischen Akademie für chinesische Medizin nach Peking. Ich hatte auf sechs Vollsitzungen jener Akademie, die bei einer Raumtemperatur zwischen 12 und 16 °C sich gewöhnlich über vier bis sechs Stunden hinzogen, meine im Verlauf des vorangegangenen Jahrzehnts schriftlich unterbreiteten Vorschläge über die Darstellung der chinesischen Medizin auf dem begrifflichen Niveau moderner Wissenschaften zu resumieren und auf die Fragen der Akademiemitglieder zu antworten. Zwischen diesen Sitzungsterminen fanden eine mindestens ebenso große Zahl von Vorträgen und Diskussionen in einzelnen Akademieinstituten statt. Und nicht zuletzt waren mit der Akademie und mit dem Gesundheitsministerium Verhandlungen über die künftige Kooperation bei bestimmten Projekten zu führen. Nicht gerechnet, daß ich dazwischen noch einige — typisch chinesische, d. h. sich über mindestens drei, meist vier Stunden hinziehende — Vortragsveranstaltungen an der Universität Peking (*Beida*), und nahezu täglich mindestens eine Essenseinladung wahrzunehmen hatte, so war ich allein in der Hauptstadt reichlich fünf Wochen lang sieben Tage in der Woche aufs äußerste in Anspruch genommen. Zu meiner Unterstützung hatte mir der Präsident der Akademie einen seiner Mitarbeiter als ständigen Adlatus zugeordnet: den Arzt Zhou Chaoying, einen offenen, hilfsbereiten, taktvollen und einsatzfreudigen Menschen, von dessen persönlichem und beruflichem Hintergrund ich indes zunächst keine Ahnung hatte.

Rückblendend ist hier einzufügen, daß ich seit dem Ende der 70er Jahre meine Hände, besonders die linke, in zweierlei Weise überforderte: durch Autofahren, vor allem aber durch die Texterfassung am Computer. Damals hatte ich neben meinem nicht unbeträchtlichen Lehr- und Verwaltungsengagement an der Universität mehrere hundert Vorträge und auswärtige Seminare auszuarbeiten und zu halten, vor allem aber die Erstfassungen und wiederholten Revisionen einiger meiner großen Lehrbücher zu gestalten, zudem kleinere und große Übersetzungen in den Computer einzugeben. Dadurch war Mitte der 80er Jahre schließlich meine linke Hand so weit geschädigt, daß ich daran nur noch den Daumen beliebig bewegen konnte. Kleiner, Ring- und Mittelfinger mußten dauernd in einer Schonhaltung mittlerer Flexion belassen werden und konnten weder aktiv noch passiv vollkommen gestreckt oder zu einer Faust gebeugt werden. Selbst der Zeigefinger war von diesen Fehlstellungen betroffen. Öfters geschah es, daß ich im Schlaf aufwachte, weil ich durch eine unbewußte Bewegung einen der geschädigten Finger gebeugt oder gestreckt hatte. Aber auch wenn ich beim Ankleiden eine reflektorische Bewegung der Hand ausführte oder während eines Gesprächs die linke Hand gedankenlos auf den Tisch legte, geschah es, daß mich ein stechender Schmerz den Atem anhalten ließ. Während des erwähnten Besuchs in

XIV

Peking nun pflegte mich morgens um 9 Uhr mein Dienstwagen am Hotel abzuholen. Dann nahm ich auf der rechten, Herr Zhou auf der linken Seite der Rücksitzbank Platz, um je nach Verkehrssituation in etwa 20 Minuten zur Akademie zu gelangen. Dabei mußte meinem Nachbarn zur Linken, auch ohne daß bei ihm die speziellen Fachkenntnisse vorauszusetzen waren, von denen ich ganz allmählich einen Eindruck gewann, der böse Zustand meiner Hand auffallen. Herr Zhou erkundigte sich danach und fragte, ob er sie während der Fahrt behandeln dürfte — was ich aus verschiedenen Gründen gern geschehen ließ. Hier ist einzuschieben, daß ich natürlich seit Jahren den Begriff der Premoprehension kannte und immer wieder nicht sonderlich überzeugende Demonstrationen dieser Technik in Kliniken und Praxen Ostasiens beobachtet hatte. Diese Eindrücke waren deshalb nicht überzeugend gewesen, weil 1. selbst eine gut geführte Premoprehension bei unkritischen Befunden nur langsam und ohne dramatische Sinneseindrücke verläuft; 2. natürlich auch, weil mir bisher im Gegensatz zur Arzneimitteltherapie und Akupunktur das subjektive Erlebnis einer vorbildlichen Behandlung fehlte.

Kurzum, während meiner fünf Wochen in Peking nutzte Herr Zhou jede Gelegenheit von Fahrten im Dienstwagen zu premoprehensiven Maßnahmen, und auf diese Weise kamen gut und gern 30, wahrscheinlich eher 50 oder 60 Behandlungsstunden zusammen. Das Ergebnis, das sich damals schon abzeichnete und im Verlauf der 2, 3 Monate nach meiner Rückkehr nach Europa festigte, war eine etwa 50%ige Wiederherstellung der natürlichen Fingerexkursionen und die praktisch vollkommene Schmerzfreiheit der ganzen Hand. Dies war möglich, weil Herr Zhou auf Grund einer richtigen Diagnose konsequent eine optimale Behandlung beginnen und durchführen konnte. Beispielsweise stellte sich in deren Verlauf — zunächst auch für mich überraschend — heraus, daß die schwersten Läsionen nicht an den Phalangen der befallenen Finger, sondern in der Mittelhand aufgetreten waren. Auf diese hatte sich denn auch seine Behandlung konzentriert, dort traten zu Beginn der Behandlung die heftigsten Sekundärschmerzen auf, und diese Mittelhand war schon während der ersten Behandlungsphase von wie gesagt fünf Wochen weitgehend gelöst und mobilisiert worden.

Ich kürze nun ab. Knapp zwei Jahre später war Herr Zhou nach Deutschland gekommen, um hier zunächst die Sprache zu erlernen und dann nach weiteren fachlichen Entwicklungsmöglichkeiten Ausschau zu halten. Dabei fand er dank seines einnehmenden, lauteren Charakters und seiner bereits vorhandenen, weit überdurchschnittlichen Kenntnisse in der Premoprehension in der Otto-Buchinger-Klinik in Bad Pyrmont ein entgegenkommendes Wirkungsmilieu.

Inzwischen hatte sich indes in meiner Körperlichkeit eine neue, ernste Krise angebahnt. Denn nach meiner Rückkehr aus China Ende 1987 hatte meine an sich schon hohe Arbeitsbelastung und Anspannung noch weiter zugenommen, so daß gegen Ende 1989, nach diversen außereuropäischen Reisen endlich eine lange Zeit verdrängte Symptomatik immer dringender nach Korrektur rief: es fiel mir immer schwerer, meine Knie zu beugen. Niederkauern, das zunächst nur schmerzhaft gewesen war, wurde schließlich ganz unmöglich, so daß, wenn ich auf niederen Reihen von Bücherregalen oder an meiner Stereoanlage hantieren wollte, ich entweder umständlich niederknien oder mich auf den Boden setzen mußte. Entsprechend schwerfällig aber war dann das Aufstehen aus solchen Haltungen, ja selbst das Aussteigen aus Autos, das Aufstehen von niedrigen Sitzen. Natürlich war mir die

Diagnose nur allzu klar: Depletion des Renalorbis; auch, daß eine Korrektur der Störung nicht allein eine andere Lebenshygiene, sondern auch eine nachhaltige, sorgfältig geführte chinesische Medikation forderte. Eine solche nahm ich mir vor für meine im Februar 1990 angesetzte lange Arbeitsklausur. Doch es kam anders: schon am 3. Tag nach meiner Ankunft in der Klausur stürzte ich bei einem Spaziergang auf verborgenem Glatteis. Obzwar ich mir dabei keine erkennbare Verrenkung oder gar Fraktur zugezogen hatte, empfand ich bei der reflexhaften Anspannung während des Falls im rechten Knie einen stechenden Schmerz. Zwar konnte ich, nachdem ich mich aufgerafft hatte, noch in mein Haus humpeln, die wichtigsten Verrichtungen erledigen und mich auskleiden. Auch hatte ich eine leidliche Nachtruhe. Doch am nächsten Morgen stellte sich heraus, daß das rechte Bein in Streckstellung völlig versteift war. Jeder Versuch, das Knie auch nur um wenige Grad zu flektieren, löste extreme Schmerzempfindungen aus, und zwar paradoxerweise nicht im Knie, sondern in Oberschenkel und Hüftgelenk. Ich war also den größeren Teil des Morgens damit beschäftigt, die einfachsten Bedürfnisse zu befriedigen; allein mich über die 15 Stufen der Treppe vom 1. Stock zum Erdgeschoß zu bewegen, war eine mühsame Arbeit von mehreren Minuten. Und die Hoffung, daß sich der Zustand unter routinemäßiger medikamentöser und thermischer Selbstbehandlung zumindest in seinen extremen Ausprägungen bessern würde, mußte ich bald aufgeben. Ich konnte nicht einmal am Schreibtisch sitzend nennenswerte Zeit arbeiten; und von irgendwelchen Erledigungen außer Haus oder von Spaziergängen konnte keine Rede sein. Auch hier kürze ich ab. Ich setzte mich mit dem mehr als 900 km entfernt in Bad Pyrmont arbeitenden Dr. Zhou in Verbindung und fand kaum eine Woche später in der Otto-Buchinger-Klinik hilfsbereite Aufnahme.

Über Ziel und Verlauf der Behandlung nur dieses: Es stellte sich heraus, daß Kongelationen verschiedenster Art im gesamten rechten Bein vorhanden waren, vom *dorsum pedis* bis in das Hüftgelenk und den Glutäus. In der Gegend des Kniegelenks hatten sich struktive Konkretionen gebildet, durch deren relative Schmerzfreiheit massive Algor- und Humor-Heteropathien larviert wurden. Dennoch wurde unter heroischem Einsatz auf Seiten des Behandlers und des Behandelten das erste Ziel, nämlich die normale Flektierbarkeit des Kniegelenks innerhalb von 8 Tagen wiederherzustellen, tatsächlich erreicht, und zwar zu 80 Prozent durch premoprehensive Maßnahmen, zu 20 Prozent durch Anwendung von Akupunktur und Moxibustion. Ich konnte mich dann ohne nennenswerte Schmerzen wieder normal auf beliebige Sitzmöbel niederlassen und sogar unter gleichmäßiger Flexion beider Knie niederkauern. Allerdings mußte ich mich bei der letztgenannten Bewegung mit den Händen an einem Möbel abstützen, denn durch die extreme Dispulsion von Kongelationen war meine Perfektion des hepatischen Orbis, also die Muskeln und Sehnen insgesamt dispulsiert, und das heißt in diesem Fall, erweicht und geschwächt worden. Deshalb fragte denn mein Freund Otto Buchinger, als er mich gegen Ende des Aufenthalts in meinem Krankenzimmer besuchte, allen Ernstes, ob ich denn nicht etwa dringend der orthopädischen Schuhe bedürfte, um einem Senkfuß entgegenzuwirken. In der Tat, die Behandlung war in zweierlei Hinsicht untypisch gewesen: 1. hatte ich nicht nur aus dem Gefühl von Terminzwang und unaufschiebbarer Pflichten, sondern auch aus *sportsmanship* und wissenschaftlicher Neugier das absurde Behandlungsziel von acht Tagen für die Wiedererlangung der Flexion des Kniegelenks gesetzt; 2. handelte es sich bei Herrn Dr. Zhou nicht nur um einen überdurchschnittlich begabten und gründlich ausgebildeten

Premoprehenseur, sondern um einen, der in körperlicher Höchstform war, und der in diesem Fall weder extreme, ja experimentelle Maßnahmen begründen noch sich um die *compliance* des Behandelten Gedanken machen mußte. — Es verging dann noch ein halbes Jahr, ehe ich mit sanfter Selbstmedikation und Veränderungen in Diät und Hygiene zu einem vollkommen natürlichen und selbstverständlichen, aber ich möchte sagen, viel bewußteren und genußreicheren Gebrauch meiner Beine gelangte; genußreich insoweit, als ich von 1992 an auch mein altes Hobby der Hochgebirgswanderungen in einem Stil wieder aufnehmen konnte, wie eigentlich seit 20 Jahren nicht mehr. Daran hat sich bis heute nichts geändert.

Diesem persönlichen Bericht ist noch anzufügen, daß ich während jener krisenhaften Tage der Behandlung meines versteiften Knies den Entschluß faßte, gemeinsam mit Zhou Chaoying auch zur Premoprehension ein Lehrbuch zu verfassen. Mit diesem soll ein vorerst nur in China von einer kleinen Zahl überragender Könner wirklich beherrschtes Verfahren künftig auch in der übrigen Welt den Heilbeflissenen zugänglich gemacht werden. Mit der Umsetzung dieses Plans hatte ich sogleich im folgenden Frühjahr begonnen und trotz extremer Reisetätigkeit im Jahre 1991 eine Rohfassung fertiggestellt. Nun erscheint mir nach außerordentlichem Einsatz aller Beteiligten die Arbeit für eine Veröffentlichung reif zu sein.

M. P.

Stein, am 5. April 1996.

Premoprehension

XVIII

ERSTER TEIL: GRUNDLAGEN

1. Kapitel: Die Disziplin und ihre historische Entstehung

(1) Der Begriff der Premoprehension

Der Begriff der Premoprehension leitet sich her von dem lateinischen Wort 'premere', 'drücken', 'pressen', 'belasten' — entsprechend dem chinesischen Wort *tui*: 'drücken', 'schieben' — und dem lateinischen Wort *prehendere*, zu deutsch 'anfassen', 'ergreifen', 'packen' — entsprechend dem chinesischen *na* 'anfassen', 'zufassen', 'greifen'.

Als konstante Wortverbindung — und mithin als Indiz für die Entstehung einer neuen Disziplin — finden wir in China *tuina*, also die Premoprehension, spätestens seit dem 16. Jahrhundert. Heute ist mit diesem Namen eine eigenständige manuelle bzw. physikalische Heildisziplin definiert. Methodisch und nach ihrer Aufgabenstellung grenzt diese auf der einen Seite an die Massage, auf der anderen an die Orthopädie.

Massage, chinesisch *anmo* — *an* = 'mit der Hand drücken' und *mo* 'reiben' — ist in China als Heilverfahren mindestens seit 2000 Jahren bezeugt. Und schon in frühester Zeit hat diese Massage (*anmo*) den Rahmen dessen überschritten, was in anderen Kulturkreisen und bis heute vom westlichen Laien mit Massage in Zusammenhang gebracht wird: die Lösung von Muskelspannungen und die Linderung lokaler Schmerzbefunde. Schon im Innern Klassiker[1] finden sich Andeutungen, daß die Manipulationen auch als Maßnahmen zur Korrektur von Stauungen des Qi-Flusses verstanden wurden, mithin gegen Störungen eingesetzt worden sind, die wir als Allgemeinerkrankungen bezeichnen würden. Dieser allgemeinmedizinische Aspekt der Massage — unter Beibehaltung ihres chinesischen Namens *anmo* — hat im Laufe der Geschichte immer größere Bedeutung gewonnen, ohne daß deshalb die vordergründige Absicht einer Lösung von Muskelspannungen aus den Augen verloren worden wäre.[2]

Was das Verfahren der Premoprehension (*tuina*) inzwischen ganz klar von der Massage (*anmo*) unterscheidet, ist die systematische Verfeinerung und strenge Systematisie-

---

[1] Der Gebrauch des Wortes *an*, 'Pression' in den Kapiteln 5, 24, 39 und 62 der Unbefangenen Fragen im Innern Klassiker (*Huangdi Neijing Suwen*).

[2] Siehe unten SS. 204f, 224ff *et al.*

rung der manuellen Techniken[1], gepaart mit dem expliziten Bezug auf theoretische Grundpostulate der chinesischen Medizin, zuvorderst auf Orbisikonographie und Sinarteriologie (Foraminologie), also das funktionelle Gefüge von delokalisierten Allgemeinfunktionen und ihre fokusierte, gebündelte Manifestation an bestimmten topologisch ausgezeichneten Stellen der Körperoberfläche, den Foramina. (Wie allgemein bekannt sein dürfte, sind es diese beiden Grundpostulate, auf denen auch Akupunktur und Moxibustion gründen). Auf diese Weise stehen lokalisierte Schmerzbefunde und Verspannungen in einem größeren funktionellen und diagnostischen Zusammenhang; umgekehrt haben die premoprehensiven Maßnahmen in der Allgemeinmedizin, insbesondere aber in der Kinderheilkunde, bemerkenswerte Leistungsfähigkeit bei der Behandlung bestimmter Allgemeinerkrankungen.[2]

Natürlich berührt sich die Premoprehension als manuelle Therapie auch mit der Orthopädie (chinesisch: *zhenggu*, d. h. Justierung des Knochen[systems]), also der Behandlung und Korrektur akuter und chronischer Anomalien des gesamten Bewegungsapparats, gleichgültig ob diese primär die Muskeln, Sehnen, Gelenke oder Knochen betreffen. Insoweit orthopädische Störungen zumeist von Schmerzen und Leistungsminderung begleitet sind, ergeben sich bei ihnen auch premoprehensive Befunde und Indikationen.

Ohne den im Zweiten Teil gegebenen einzelnen Befunden vorgreifen zu wollen, kommt nach heutigem Wissensstand die Premoprehension als Haupt- oder Ergänzungsbehandlung in Betracht bei

1. Erkrankungen des Bewegungsapparats an Muskeln und Sehnen, Gelenken und Nervenbahnen, welche sich in Spannung, Härte, Steifigkeit, Schmerzen, Sensibilitätsstörungen, Lähmungen oder Atrophie äußern;

2. allgemeinen und inneren Krankheiten des Erwachsenen, beispielsweise Kopfschmerzen, Hals- oder Nackenschmerzen, Schmerzen in der Leibesmitte, in den Flanken, Permotionen [grippale Infekte, Erkältungen], Husten, Keuchatmung, Störungen der Ausscheidungsfunktionen, Schlafstörungen, Potenzstörungen, Regelstörungen . . . ;

3. vielen pädiatrischen Allgemeinerkrankungen als primäre oder ergänzende Behandlungsmaßnahmen — etwa bei Erbrechen, Durchfall, Dysenterie, Bauchschmerzen, Pädatrophie, akuten Verdauungsstörungen, akuten Defäkations- und Miktionsblokkaden, Aftervorfall, Husten, Keuchhusten, Windpocken, *ventus pavoris*, Epilepsie, spontanen Schweißen, Schweißen im Schlaf, nächtlichen Schreianfällen, Bettnässen, Milchschorf. Und das Mittel der Wahl ist die Premoprehension in der Kinderheilkunde bei Durchfall, Ernährungsstörungen, Fieber, Schiefhals und Bettnässen.

---

[1] Siehe unten Seiten 201 – 254.
[2] Siehe unten Kapitel II/3, Seiten 365ff.

(2) Historisches

Wie früh Massage in China als eigenständige Heiltechnik oder Heildisziplin etabliert war, zeigt eine Eintragung im Literaturverzeichnis (*Yiwenzhi*) der Offiziellen Geschichte der Ersten Han-Dynastie, die sich auf den Zeitraum von 206 vor bis 23 nach der Zeitwende erstreckt. In diesem Verzeichnis werden erwähnt ein Werk über "*Anmo* des Gelben Fürsten und des Grafen von Qi" in zehn Kapiteln. Auch wenn uns dieser Text selbst nicht mehr überliefert ist, bestätigt seine Nennung doch andere Indizien, die uns in den Unbefangenen Fragen im Innern Klassiker des Gelben Fürsten (*Huangdi Neijing Suwen*), insbesondere in den Kapiteln 12, 24 und 62 begegnen. Dort heißt es, daß man atrophierenden Flexus, Gefühlsverlust der Haut, *humor algidus*-Heteropathien, die zu Verhärtungen und Empfindungsverlust in der Haut geführt haben, mit "Massage" (*anmo*) behandelt habe. Und am Ende der 2. Han-Dynsastie (25 – 220 unserer Zeitrechnung) finden wir in den Wichtigen Besonderheiten aus dem Goldenen Schrein (*Jingui Yaolue*), daß auch Allgemeinerkrankungen, wie etwa allgemeine Gliederschwere, durch Massage behandelt worden sind.

In späteren Epochen nimmt mit dem allgemeinen Aufschwung medizinischen Wissens auch die Zahl der Erwähnungen der Massage zu. Zu den frühesten Zeugnissen gehören jene im Werk des berühmten Daoisten GE Hong (ca. 281 – 341), der sicher das Buch *Baopuzi* ("Der Meister der Rohholzhaftigkeit") und mit großer Wahrscheinlichkeit auch die "Griffbereiten Notfallrezepte" (*Zhouhou Beijifang*) verfaßt hat. In diesen Texten wird wieder ein "Klassiker der Massage" (*Anmojing*) erwähnt. Sodann finden wir im Werk des großen Tang-zeitlichen Arztes SUN Simo (582 – 682) eine ganze Anzahl von Massageempfehlungen bei pädiatrischen Störungen. Und dem im Jahre 752 vom Arzte Wang Tao vollendeten Kompendium "Wichtige Besonderheiten von der Äußeren Terrasse" (*Waitai Biyao*) entnehmen wir, daß damals Massage (*anmo*) in der Pädiatrie zur Behandlung von Allgemeinerkrankungen wie Fieber, epileptiformen Anfälle, nächtlichen Schreikrämpfe empfohlen worden ist.

Daß sich hinter diesen wenigen literarischen Zeugnissen landesweit schon längst ein beträchtliches Spezialwissen angesammelt haben mußte, beweist der Umstand, daß sogleich mit der Einrichtung Kaiserlicher Medizinschulen — in einem ersten Anlauf in der Sui-Zeit am Ende des 6. Jahrhunderts, endgültig aber mit der Gründung der Tang-Dynastie (618 – 906) — in dieser staatlichen Einrichtung eine Abteilung für Massage (*anmo*) vorgesehen war, mit einem Professor (*boshi*), vier Meistern (*anmoshi*), 16 Masseuren (*anmogong*) und 15 Studenten (*anmosheng*). Diesem Personal oblag zuvorderst am Kaiserlichen Hof die Pflege der neuen Disziplin, zu der auch bestimmte Formen der Gymnastik zählten, und zu deren Aufgaben offenbar auch die Behandlung von Gliederverletzungen, Knochenbrüchen und dergleichen gehörte.

Während der Song-, Jin- und Yuan-Zeiten schließlich, also zwischen dem 10. und 14. Jahrhundert, in der das theoretische und praktische Wissen der Heilwissenschaft einen vorläufigen Höhepunkt errreicht hatte, bezeugen vielfältigste Literaturbelege, daß damals, ohne daß dieser Name schon in Gebrauch gewesen wäre, eine Premoprehension *avant la lettre* vorhanden gewesen ist: gegen die vielfältigsten funktionellen Störungen wurden technisch spezifische Einwirkungen auf bestimmte Foramina oder Gruppen von Foramina vorgeschrieben, auch kommen damals bereits die Mehrzahl der später normativen Bezeichnungen für die einzelnen Manipulationstechniken wie etwa *rou*, 'Mulsion', *cuo*, 'Intermulsion', *qia*, 'Unguipression', *yun*, 'Volvomulsion' in Gebrauch.[1]

Vor dem Hintergrund dieser Entwicklung erscheint die in der Ming-Zeit (1368 bis 1644) vollzogene formelle Einrichtung der eigentlichen Premoprehension (*tuina*) als Lehr- und Prüfungsfach an der Kaiserlichen Medizinschule und als scharf umrissener Begriff einer eigenen Heildisziplin nur als die Bestätigung eines seit längerem erreichten Kenntnisstandes. Als Pioniere dieser Entwicklung können GONG Tingxian und sein Zeitgenosse ZHOU Yufan gelten. Ersterer hatte 1604 seine "Geheimen Botschaften der pädiatrischen Premoprehension" (*Xiaoer Tuina Mizhi*), letzterer 1605 "Das geheime Vermächtnis der pädiatrischen Premoprehension" (*Xiaoer Tuina Mijue*) veröffentlicht. In Gongs Werk wird mit Ausführlichkeit die Premoprehension der Regionen der Kinderhand im Hinblick auf die Therapie von Allgemeinerkrankungen, ferner die Anwendung der Unguipression beschrieben; Zhous origineller Beitrag besteht in der ausführlichen Erörterung von zwölf strategischen Situs, zu denen zählen *Yang maior, Foramen postauriculare, Puteus alae, Latus mammae, Cornua abdominalia* . . .

Während der folgenden Qing-Zeit (ab 1644) tritt die in der Ming-Zeit erkennbare Aufgabenteilung von Massage (*anmo*) und Premoprehension (*tuina*) noch deutlicher hervor. Zugleich kommt es zur Ausbildung einer regelrechten pädiatrischen Premoprehension zur schonenden Behandlung der vielfältigsten Kinderkrankheiten. Der bedeutendste Vertreter dieser Richtung war XIONG Yingxiong, der in seinem 1676 veröffentlichten Werk "Die umfassende Bedeutung der pädiatrischen Premoprehension" (*Xiaoer Tuina Guangyi*) neben bereits Bekanntem umfassende Behandlungsmuster für die 20 wichtigsten Kinderkrankheiten beschreibt.

In den Werken des 18. und 19. Jahrhunderts werden diese Neuerungen didaktisch aufgeschlossen. Aber erst nach der Mitte des 20. Jahrhunderts finden wir in China[2] jene klaren und umfassenden Darstellungen, dank derer man heute und in Zukunft mit Fug von einer eigenständigen, klar konturierten Disziplin sprechen kann.

---

[1] Solches z.B. in der Sammlung *Shengji Zonglu* "Kollektive Aufzeichnungen des Beistands der Mustergültigen". — Zu den Fachbegriffen Näheres unten Seiten 201ff.

[2] In den in Vorwort und Bibliographie des vorliegenden Buchs namentlich genannten Werken der Shanghaier Schule für chinesische Medizin.

2. Kapitel: Direktionale Grundkonventionen

Die Premoprehension ist eine angewandte Disziplin der chinesischen Medizin. Mit dieser und vielen ihrer anderen Disziplinen hat sie also eine systematische Methodologie gemeinsam. Zu Einzelheiten dieser Methodologie muß zwar auf andere Spezialwerke verwiesen werden.[1] Sofern jedoch die Kenntnis dieser systematischen Struktur für die rationale und wirksame Anwendung der Premoprehension unerläßlich erscheint, wird sie hier in ihren wichtigsten Zügen in Erinnerung gebracht.

(1) Gegenstand der chinesischen Medizin und seine Bestimmbarkeit

Die chinesische Medizin ist, wie alle originär chinesische Wissenschaft, eine induktiv-synthetische, hat also primär und explizit *Funktionen, funktionelles Geschehen* zum Gegenstand.

Funktionen sind in der Zeit entfaltete Wirkungen, lassen sich also definitorisch nur unter Verwendung *direktionaler* Kriterien abgrenzen. Vereinfachend und in Anlehnung an bestehende Sprachstrukturen kann man direktionale Definitionen als 'Qualifikationen', 'Wertungen' bezeichnen. Solche Wertungen sind axiomatisch und praktisch komplementär zu den Messungen ("Quantifikationen"), die in einer kausal-analytischen Wissenschaft für die eindeutige Definition von Erfahrungsdaten notwendig sind .

Vor diesem Hintergrund ist einsichtig, weshalb ausnahmslos alle definitorischen Hilfsmittel (Hilfsbegriffe, Normkonventionen) der chinesischen Medizin direktionale Unterscheidungen ausdrücken. D. h. sie dienen *der eindeutigen Bestimmung der Richtung* eines in der Gegenwart sich entfaltenden Bewegungsablaufs, *einer Funktion.*

Im Hinblick auf den praktischen Gebrauch dieser Normkonventionen ist also wichtig, 1. daß Normkonventionen die unverzichtbaren Instrumente zur eindeutigen Beschreibung empirischer Daten darstellen, also von Erfahrung, sei es nun systematisch-wissenschaftlicher oder medizinisch diagnostischer; 2. daß in der chinesischen Medizin, wie in jeder anderen Wissenschaft auch, die dort verwendeten Normkonventionen sich organisch mit den entsprechenden Disziplinen ausgebildet, weiterentwickelt und verfeinert haben. Aus diesen Gründen kann es niemals in das Belieben eines einzelnen, neu hinzutretenden, sich in eine Disziplin allmählich einarbeitenden Zeitgenossens, Anwenders oder Kritikers stehen, auf den Gebrauch dieser Normkonventionen zu verzichten. Im

---

[1] Zuvorderst natürlich auf PORKERT, *Theoretische Grundlagen der chinesischen Medizin*, auf PORKERT, **Neues Lehrbuch der chinesischen Diagnostik**, nicht zuletzt auf PORKERT/HEMPEN, *Systematische Akupunktur* bzw. die erheblich erweiterte und überarbeitete englische Ausgabe: PORKERT, HEMPEN, THE CHINA ACADEMY: *Classical Acupuncture.– the Standard Textbook.*

Gegenteil, das sichere und gründliche Verständnis der Normkonventionen ist unabdingbare Voraussetzung für jedes rationale Verständnis und für die wirksame Anwendung einer wissenschaftlichen Disziplin, hier der chinesischen Medizin oder ihrer Premoprehension.

(2) Orthopathie und Heteropathien

Dieses Begriffspaar dient der abstrahierenden Definition dessen, was letztlich aller Medizin zugrunde liegt, der Unterscheidung von Gesundheit und Krankheit, von Heilung und Störung.

Die hinter diesen Fachworten stehenden chinesischen und allgemeinsprachlichen Ausdrücke veranschaulichen unmittelbar, daß bereits hier eine direktionale Unterscheidung erfolgt: Der chinesische Begriff *zheng*, deutsch wiederzugeben mit 'gerade', 'recht', 'geradeaus', 'aufrecht', technisch eingeengt mit 'geradläufig', charakterisiert das ganzheitliche Erlebnis von Gesundheit: der Vollbesitz der Kräfte, das harmonische, auf beliebige Ziele zu richtende Zusammenwirken aller vitalen Funktionen, zugleich das Erlebnis dieser Harmonie und die fortwährenden Bedingungen dieses Erlebnisses: "Geradläufigkeit", "Orthopathie". In verengt medizinisch-technischer Perspektive kann dann Orthopathie (*zheng*) als eine vorhandene Fähigkeit zur beständigen Aufrechterhaltung eben dieses harmonischen und gedeihlichen Idealzustands verstanden werden: die Fähigkeit, das Vermögen zur Aufrechterhaltung der einem jeden Individuum spezifischen Entfaltung von Anlagen, die ungehinderte Leistungsfähigkeit in der Entfaltung dieser Anlagen, das harmonische Zusammenwirken dieser Anlagen.

Aber natürlich vollzieht sich die lebendige Entfaltung aller individuellen Anlagen im unablässigen Wechselspiel mit den Anlagen, Kräften, Wirkungen anderer Individuen, im Wechselspiel mit der nahen und weiteren Umgebung, ja mit dem gesamten Kosmos. Dieses Wechselspiel ist ein beständiges Sich-Messen, hier Vordringen, dort Zurückweichen der eigenen Lebenskraft gegenüber jener der anderen Individuen, anonym empfunden als das familiäre, das soziale, das natürliche, das kosmische Milieu. Dabei kommt es zu Einbrüchen, Ablenkungen, Verbiegungen, Beugungen der sich in und durch die Lebenskraft entfaltenden eigenen Anlagen oder, um den spezifischen Fachausdruck zu gebrauchen, zu Heteropathien. Hinter dem Fachwort 'Heteropathie' steht der chinesische Terminus *xie*, zu deutsch 'schräg', 'schrägläufig', 'abweichend', 'abwegig', 'abirrend' oder, medizinisch-technisch verengt, das Erlebnis einer Beugung, Ablenkung, Schrägläufigkeit von Lebensfunktion: Heteropathie.

Noch deutlicher wird der Richtungsbezug, die Direktionalität der chinesischen Vorstellungen, wenn man sie in geometrischen Modellen veranschaulicht. Orthopathie, stets als unteilbar und mithin im Singular zu gebrauchen, entspricht einem senkrecht, aufrecht stehendem Pfeil, vergleichbar einem Gnomon, einer lotrechten Säule, dem exakt auf die Mitte einregulierten Zünglein an einem Waagebalken, dem exakt auf die mittlere 0 justier-

Abb. 1

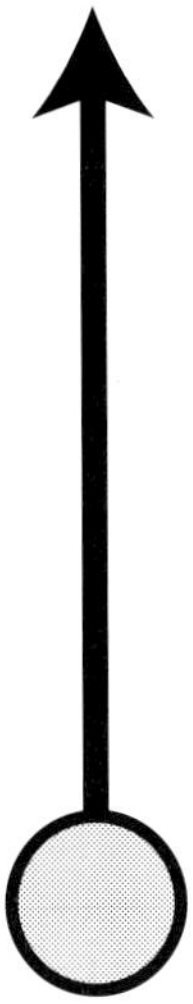

ten Zeiger eines nach + und – abzulenkenden Meßinstruments. (Abb. 1) Demgegenüber ist der Begriff der Heteropathie, chinesisch *xie*, in der Regel ein pluraler, "prinzipiell", weil nicht ein, sondern unendlich viele Faktoren die vollkommene Ausgewogenheit der Orthopathie in Frage stellen; auch, weil in der diagnostischen Erfahrung zumeist mehrere separate Ablenkungen, "Schrägläufigkeiten", Störungserlebnisse auftreten. Geometrisch ist Heteropathie, sind die Heteropathien daher als Auswüchse, Ablenkungen von, Zersplitterungen der Orthopathie vorzustellen. (Abb. 2)

Vergegenwärtigen wir uns hier sogleich auch die praktischen Konsequenzen für das Verständnis von Krankheit und Heilung, die sich aus dieser Begriffsbildung ergeben.

Krankheit kann entweder verstanden werden als eine Beeinträchtigung, Schmälerung, Schwächung der Orthopathie. Diese Schwächung wird als 'Depletion', chinesisch *xu*, also ungenügende Fülligkeit der Lebenskraft bezeichnet, symptomatisch sich offenbarend als Anfälligkeit, Empfindlichkeit, Labilität.

Eine Korrektur einer solchen Depletion, eines solchen depletiven Zustands kann oder muß sich in Gestalt einer Suppletion (chinesisch *bu*, zu Deutsch "Auffüllung", "Ergänzung") der Orthopathie vollziehen.

Oder die Störung der Lebensfunktionen wird als vorhandene, d. h. im eigenen Erleben, als in den subjektiven Empfindungen wahrgenommene Unbotmäßigkeiten, Zusammenbrüche, Widerstände erlebt und diagnostisch als eine 'Repletion', d. h. als eine Anfüllung abgelenkter oder sich unkoordiniert, unkontrolliert, unbeherrscht entfaltender (eigener) Lebensfunktionen bestimmt. Die Korrektur solcher Heteropathie besteht prinzipiell in einer 'Dispulsion' (chinesisch *xìe*, zu Deutsch "Zerstreuung", "Auflösung") entsprechender Energiebeträge.

Abb. 2

Komplexere Krankheitsbilder zeigen in der Regel sowohl Depletion der Orthopathie als auch Repletionen verschiedener Heteropathien. Solches ist diagnostisch zu differenzieren und in der Behandlung nicht minder differenziert zu korrigieren.

Schließlich sei auch noch auf die prospektiven Konsequenzen der Unterscheidung von Orthopathie und Heteropathien hingewiesen: die wirksame Suppletion einer depleten Orthopathie führt prinzipiell zu einer vollkommenen *restitutio ad integrum*, d. h. zu einer totalen Wiedererlangung der Leistungsfähigkeit und Harmonie der Lebensfunktionen. Haben sich hingegen in deutlichem Umfang Heteropathien ausgebildet, bestehen also Repletionen, Befunde, die dispulsiert werden müssen, so werden auf diesem Weg zwingend dem Individuum im Verlauf der Erkrankung ent-

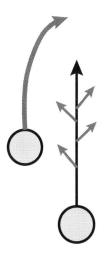

7

glittene Energiebeträge, aber auch Substanzen, Gewebe auf Dauer entzogen und vernichtet. Nur im Maße in dem die Orthopathie in ihrem Kern intakt geblieben ist, durch Suppletion wiederaufgebaut werden kann, ist also mit einer Gesundung zu rechnen. Die Dispulsion ist lediglich die Lösung, Ableitung von verfremdeten Vitalkräften und kann, wenn nicht mit Umsicht durchgeführt, tatsächlich nicht nur zu einer Schwächung, sondern zur allmählichen Erschöpfung oder Vernichtung der Lebenskräfte und Lebensreserven führen.

(3) Yin und Yang (Struktives und Aktives)

Die Begriffe Yin und Yang sind die praktisch allen chinesischen Wissenschaften gemeinsamen, direktionalen Grundkonventionen; ihre Anwendung beschränkt sich also nicht auf die Medizin.

Yin (Struktives, Struktivität)

Yin, zu übersetzen mit 'Struktives', 'Struktivität' oder 'Struktion' — Wortbildungen die vom lateinischen *struere*, 'bauen' hergeleitet sind, und die hier bedeuten: "zu konkreter Darstellung bringen" — drücken mithin aus Vollendendes, (Perfektives), in der Vergangenheit oder als Vergangenheit Abschließendes, Bestätigendes, (Korrespondierendes), mithin etwas in Ruhe Befindliches, Statisches; etwas Fixiertes oder Fixierendes, Erstarrung Bewirkendes oder zur Erstarrung Tendierendes; etwas Absterbendes, etwas Verdichtendes (Konzentrierendes), Massierendes, Massiertes, Aufgehäuftes, Angehäuftes (Kompaktes); endlich damit indirekt etwas (noch nicht und mithin) neu zu Organisierendes, etwas Determinierbares.

Im engeren medizinischen Zusammenhang bedeutet Struktion (Yin) also eine Konkretisierung, Materialisierung, Verhärtung, eine Anlagerung oder Anhäufung von Stofflichkeit, eine Fixierung im Stoff, als Stoff, eine Somatisierung von funktionellem Geschehen; entsprechend bedeutet eine Defizienz des Yin oder eine Depletion des Yin eine zu geringe Ausprägung dieser Tendenzen, einen pathologischen Mangel, eine unzulängliche Entfaltung, umgekehrt Redundanz des Yin oder Repletion des Yin eine zu starke Entfaltung verhärtender, anlagernder, somatisierender Prozesse.

Yang (Aktives, Aktivität)

Yang, zu übersetzen mit 'Aktives', 'Aktion', 'Aktivität', impliziert die Auslösung (Induktion), die Bewegung, die Dynamisierung, damit auch das Bewegte oder Dynamische, sich aktuelle Ausbreitende, sich Entfaltende; das zur gleichen Zeit Bestehende, also in der Gegenwart Wirkende, das Verwandelnde, das momentan Verändernde; Aktion bedeutet auch Zerstreuung, Auflösung, Lockerung, Lösung oder sogar Zerstörung von Bestehendem, von bisher, d. h. in der Vergangenheit Fixiertem. Dabei setzt Aktion neue

Determinationen und Aktion erscheint als etwas Determinierendes, jedoch abstrakt für sich genommen als etwas, das sich absolut jeder Determination entzieht.

Diese Aufzählung von Erklärungen und Entsprechungen macht bereits deutlich, daß es sich bei Struktion und Aktion (Yin und Yang) um polare Begriffe handelt: in der konkreten Erfahrung können beide nur gemeinsam, sich gegenseitig bedingend postuliert werden. Erstarrung setzt Bewegung, Bewegung relative Fixpunkte voraus, ebenso setzt Zerstreuung, Auflösung zuvor Anhäufung voraus. Oder umgekehrt, Kompaktheit, Materialisierung, Vergangenes wird nur in seiner Funktion, in seiner Entfaltung, in der Gegenwart erfahr- und erlebbar. Und gegenwärtige Wirkung, Aktion, Bewegung wird erst durch ihre Struktion, ihre Konkretisierung, ihre Materialisierung, ihre Fixierung bewahrt, konserviert als Potential neuer, künftiger Wirkungen, Aktionen.

Um das Zusammenspiel von Struktion und Aktion zu veranschaulichen, zugleich das scheinbare Hervortreten bald des einen, bald des anderen Aspekts, bieten sich unendlich viele Beispiele an. Beschränken wir uns auf die folgenden:

Ein Bildhauer behaut einen Stein. Der Stein ist Masse, Materielles, Struktives (Yin). Die Tätigkeit des Bildhauers, d. h. das Behauen des Steins, ist Aktion, Aktivität (Yang), ist Veränderung von Bestehendem, damit die Negation des Gewesenen: der Stein bleibt nicht so, wie er zuvor war.

Der Stein (Struktives, Yin) setzt der Aktion des Bildhauers Widerstand entsgegen (= Struktion). Zugleich fixiert er, konkretisiert er, materialisiert er, kurzum "struiert" er die Aktion des Bildhauers. (Würde der Bildhauer seine Werkzeuge nur in der Luft umherschwingen, die seiner Aktion kaum Widerstand entgegensetzt, so würde dadurch auch seine Veränderung auslösende Bewegung nicht fixiert und nicht für spätere Zeiten festgehalten).

Ein 2. Beispiel: Feuer verzehrt ein Stück Holz. Das Holz ist etwas Materielles, Struktives (Yin). Das Feuer, der Verbrennungsvorgang ist Aktion, Aktivität (Yang), Dynamik, Bewegung. Diese Aktivität oder Funktion beruht auf dem Struktiven (Yin).

Wasser ist — stets auch nach chinesischer Auffassung — als etwas im höchsten Maße als struktiv zu Qualifizierendes. Ist Holz stark mit Wasser durchtränkt, also sehr feucht, so läßt es sich schwer entzünden, weil seine gesteigerte Struktivität einer erheblich stärkeren Dynamik bedarf, um in eine Veränderung, wie dies ein Verbrennungsvorgang darstellt, einzutreten. Nasses Holz kann nur vermodern oder verfaulen, d. h. sehr viel langsamer als durch feurige Verbrennung verwandelt werden.

Die beiden ganz alltäglichen Beispiele machen augenfällig, daß Aktivität, also Tätigkeit oder Feuer, einer materiellen Grundlage bedarf, um sich in der Zeit entfalten zu können: der Bildhauer bedarf eines gesunden und kräftigen Körpers und eines Steinblocks erkennbarer Größe, das Feuer einer gewissen Menge Holzes. Damit verfügen sie über den materiellen Widerstand, der gewährleistet, daß Wirkung also die Veränderung, die durch gegenwärtige Aktivität eintritt, fixiert, bewahrt, konserviert werden kann.

Im Bereich medizinischer Beobachtung weist Struktivität, Struktion, Struktives auf die körperlichen, d. h. materiellen, stofflichen Aspekte und Bestandteile eines Individuums, auf die Säfte, auf die Anhäufung, Anlagerung und Bindung vergangener Wirkung hin —

und damit zwangsläufig auch auf den Widerstand, den das Somatische jeder aktiven Veränderung in der Gegenwart aus der Vergangenheit her entgegensetzt.

Und Aktivität, Aktives (Yang), Bewegung, Dynamik bezeichnet alle gegenwärtigen Lebensvorgänge, Umsetzungen, Veränderungen, alle Lebensäußerungen, alle geistigen oder seelischen Regungen, gegenwärtigen Erlebnisse, Erfahrungen, die auf der Grundlage der Körperlichkeit in Wechselwirkung mit der Umwelt, mit dem Kosmos in jedem Augenblick sich vollziehen. In solcher Wechselwirkung wird nun wiederum die Körperlichkeit verändert, verwandelt, vermindert oder vermehrt, verdichtet oder gelockert — was von Fall zu Fall unter konsequenter Verwendung der Normkonventionen als Stärkung oder Schwächung der Gesundheit, als das Auftreten oder Weichen von Krankheit diagnostiziert werden kann.

Bedeutsam und in Abhebung von noch immer weit verbreiteten Irrtümern besonders hervorzuheben ist, daß Aktion, Aktives (Yang) die Negation von Bestehendem ist, mithin Negativem, also Negation schlechthin entspricht, daß hingegen Struktion, Struktivität, Struktives (Yin) als Position, als Positives qualifiziert werden muß.

(4) Die Fünf Wandlungsphasen (wuxing)

Struktivität (Yin) und Aktivität (Yang) drücken die Grundpolarität beliebiger Bewegungen oder Prozesse aus, vorzugsweise "lebendiger Prozesse". Verbindet man mit dieser Grundpolarität weitere Polarisationen, nämlich die Unterscheidungen von

Aktuell : Potentiell und von Differenziertheit: Undifferenziertheit, so ergeben sich die direktionalen Normkonventionen der Fünf Wandlungsphasen, chinesisch *wuxing*, lateinisch *quinque transvectus*, "Durchgänge".

Hierbei wird

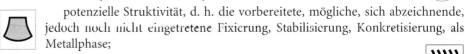

potentielle Aktivität, d. h. die angelegte, vorbereitete, mögliche aber nicht schon tatsächlich entfaltete Aktion qualifiziert als Holzphase;

aktuelle Aktivität, d. h. die sich im Augenblick der Beobachtung entfaltende Aktion qualifiziert als Feuerphase;

potenzielle Struktivität, d. h. die vorbereitete, mögliche, sich abzeichnende, jedoch noch nicht eingetretene Fixierung, Stabilisierung, Konkretisierung, als Metallphase;

aktuelle Struktivität, d. h. die erfolgte, im Augenblick der Betrachtung vollzogene Fixierung, Verhärtung, Lokalisierung, Einkapselung, als Wasserphase.

Die soeben aufgezählten vier Aspekte entsprechen differenzierten Qualitäten und unter Bezug auf eine bestimmte Wirkposition, auch direktional anzuordnenden Qualitäten. Solcher Differenziertheit polar entgegen steht die Vermischung, der Ausgleich all dieser Qualitäten bzw. der Übergang zwischen einzelnen Quali-

Abb. 3

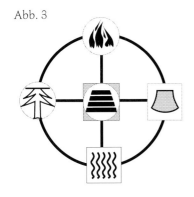

täten. Solche Vermischung, solcher Übergang, solcher Ausgleich werden qualifiziert als Erdphase.

Das Gesagte läßt sich zugleich abstrahierend und anschaulich als das Diagramm eines Achsenkreuzes darstellen. (Abb. 3) Wie wir aus dieser Abbildung erkennen, liegen die Wandlungsphasen Holz, Feuer, Metall und Wasser an den Schenkelspitzen des Achsenkreuzes oder, verbindet man diese durch einen Kreis, auf der Kreislinie. Hingegen markiert die Erdphase, bereits qualifiziert als Übergang, Vermischung und Umpolung benachbarter oder gegenüberliegender Qualitäten, den Mittel- oder Schnittpunkt des Achsenkreuzes, zugleich den Kreismittelpunkt.

(5) Wandlungsphasensequenzen

Zwanglos läßt sich aus der vorangehenden Abbildung eine Aufzählungsreihenfolge, ein Bewegungsablauf, eine Bewegungsrichtung ableiten. Dabei haben sich in der chinesischen Medizin aus den 32 möglichen Aufzählungsreihenfolgen der Fünf Wandlungsphasen unter praktischen Gesichtspunkten im wesentlichen 3 bzw. 4 als besonders bedeutsam herauskristallisiert, nämlich

1. die Hervorbringungsreihenfolge (Sequenz I), bei der man die Wandlungsphasen folgendermaßen aufzählt:

Holz–Feuer–Erde–Metall–Wasser oder, wie in Abb.4 auf einem Kreis anordnet;

2. die Bändigungsreihenfolge (auch Bezwingungsreihenfolge, Sequenz II), bei der man die Wandlungsphasen folgendermaßen aufzählt:

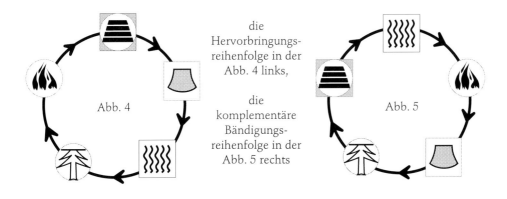

die Hervorbringungs-
reihenfolge in der
Abb. 4 links,

die komplementäre Bändigungsreihenfolge in der
Abb. 5 rechts

Abb. 4

Abb. 5

Holz–Erde–Wasser–Feuer–Metall–Holz bzw. auf einem Kreis wie in Abb. 5 angeordnet.

Hält man die soeben eingehend erläuterten Qualitäten der Wandlungsphasen vor Augen sowie die in Abb. 3 gegebene Grundsequenz, so kann man unschwer in diesen beiden Aufzählungsreihenfolgen (Sequenzen) die Grundpolarität von Antrieb und Hemmung, also Aktivität (Yang) und Struktivität (Yin) wiedererkennen. Treibt eine Entwicklung zur Entfaltung, so fußt potentielle Aktivität auf aktueller Struktivität, fußt aktuelle Aktivität auf potentieller Aktivität, fußt potentielle Struktivität auf aktueller Aktivität, fußt aktuelle Struktivität auf potentieller Struktivität; oder geht potentielle Aktvität aus aktueller Struktivität hervor, geht aktuelle Aktivität aus potentieller Aktivität hervor, geht potentielle Struktivität aus aktueller Aktualität hervor und geht aktuelle Struktivität aus potentieller Struktivität hervor.

Nur scheinbar wird dieses schlüssige Gefüge durch den Einschub der Wandlungsphase Erde (= Übergang, Ausgleich, Undifferenziertheit) zwischen die Positionen von aktueller Aktivität und potentieller Struktivität gestört. Machen wir uns klar,[1] daß ein Übergang zwischen jedes beliebige Paar differenzierter Wandlungsphasen eingeschoben werden kann, vergegenwärtigen wir uns weiterhin die bildhafte Bedeutung des Begriffs Erde und den Umstand, daß in der chinesischen Medizin stets klinische Erfahrung gegenüber abstrakter Spekulation den Ausschlag gegeben hat,[2] so wird uns die Sinnhaftigkeit der Einschübe deutlich.

In ähnlicher Weise können wir verstehen, daß potentielle Struktivität potentielle Aktivität bändigt, hemmt, daß potentielle Aktivität aktuelle Struktivität beschränkt, daß aktuelle Struktivität aktuelle Aktivität bändigt, hemmt, daß aktuelle Aktivität potentielle Struktivität bändigt, und so fort.

Als Ausdruck von Antrieb und Hemmung können die Sequenzen I und II der Wandlungsphasen, also Hervorbringungsreihenfolge und Bändigungsreihenfolge als unablässig in allen lebendigen Prozessen wirksam angenommen oder wahrgenommen werden. Nicht das gleiche trifft für zwei weitere Reihenfolgen zu, in denen nicht das harmonische, "physiologische" Zusammenspiel von Kräften, sondern — aus der Sicht der Biologen und Ärzte — die Interferenz, die wechselseitige Auslöschung oder Überlagerung von Kräften und Wirkqualitäten zum Ausdruck kommt. Solches geschieht in den als Überwältigungsreihenfolge (Sequenz III) und Überlagerungsreihenfolge gekennzeichneten Sequenzen.

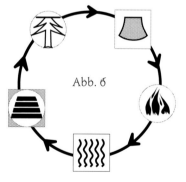

Abb. 6

---

[1] Vgl S. 10 = vorletzte Seite; vgl. auch PORKERT, *Theoretische Grundlagen* . . .

[2] Vgl. auch unten die Ausführungen im Kapitel 6: Diagnostik.

Bei der Überwältigungsreihenfolge werden die Wandlungsphasenqualitäten aufgezählt als

Erde–Holz–Metall–Feuer–Wasser–Erde. (Abb. 6)

Mit anderen Worten, jene Qualität, die jeweils eine Bändigungsfunktion auf die nächstfolgende ausüben sollte, wird im Gegenteil überwältigt, d. h. in ihrer Bändigungsfunktion neutralisiert.

Eine ähnliche Situation besteht auch, wenn die Sequenz II, also die Bändigungsreihenfolge, nicht zur Regulierung, eben "Bändigung", einer in einer bestimmten Richtung (Direktionalität, Qualität) sich vollziehenden Wirkung beiträgt, sondern diese regelrecht auslöscht, d. h. überlagert, zudeckt. Unter solchen Umständen wird die Sequenz II (= Sequenz IV) als "Überlagerungsreihenfolge" verstanden. Es bedarf keiner ausführlichen Begründung, um zu verstehen, daß Überwältigung und Überlagerung Ausdruck bzw. Folge extremer, übermäßiger, krankhafter Potentialdifferenzen sind — zu deren Erkennung und Behandlung chinesische Diagnostik und Medizin sich gehalten fühlen.

3. Kapitel: Spezielle Normen der Direktionalität

(1) Die (Acht) Leitkriterien (bagang)

Die acht Leitkriterien sind die Hauptinstrumente der chinesischen Medizin für die die eindeutige Basisqualifikation aller Befunde. Ohne jeden Zweifel sind sie daher nicht nur die allgegenwärtigen, sondern die wichtigsten und entscheidenden Instrumente für eine sichere Diagnose und eindeutige Prognose.

Die Leitkriterien sind gewachsene direktionale Normkonventionen der 1. Ebene der Abstraktion. Der Schlichtheit der Begrifflichkeit zum Trotz dienen sie hingegen *nicht zur Beschreibung* von Symptomen und Befunden! Die acht Leitkriterien sind:

Yin (Struktivität) und Yang (Aktivität)

Extima und Intima

Algor und Calor

Depletion und Repletion.

Mit dem richigen Verständnis und der schlüssigen Anwendung dieser Leitkriterien steht und fällt jede chinesische Diagnose und damit auch Therapie. Solches deshalb, weil hier im innersten Kern aller Aussagen und Maßnahmen die Entscheidung fällt zwischen Rationalität und Eindeutigkeit auf der einen, Beiläufigkeit, Zufälligkeit und Unverbindlichkeit auf der anderen Seite. Insofern kann man beim Studium der chinesischen Medizin sich die tiefe Bedeutung und die mannigfaltigen, strengen und präzisen praktischen Assoziationen der Leitkriterien gar nicht sorgfältig genug einprägen.

Yin und Yang (Struktivität und Aktivität)

Struktivität (Yin) und Aktivität (Yang) werden unter den Leitkriterien an erster Stelle genannt, weil sie zugleich die umfassendste, die Polarisation der folgenden sechs Kriterien umgreifende, mithin die allgemeinste Unterscheidung darstellen. Ein Symptom als 'yin', "struktiv", "struierend" zu qualifizieren, bedeutet eine Ablenkung, Abweichung der Orthopathie in Richtung auf eine übermäßig konkretisierende, die Dynamik abschwächende oder abgeschwächter Dynamik entsprechende Heteropathie (= "Schrägläufigkeit").

Die gegenteilige Qualifikation, Aktivität und Yang, drückt eine Übersteigerung der Dynamik, eine das zuträgliche Maß überschreitende Verbrauchs-, Verschleißtendenz, die Abtragung, Konsumption, Zerstreuung vitaler Substanz, vitaler Stoffe, Körperflüssigkeiten aus.

Und diese Unterscheidungen machen nicht beim Oberflächlichen und Selbstverständlichen Halt, sondern sie tragen subtilen, über zahllose Generationen angesammelten und geprüften Beobachtungen Rechnung — etwa in der flankierenden Beurteilung von Schmerzzuständen.

Schmerzen, die akute Insulte begleiten, sei es nun die Berührung mit einer Brennessel, eine lokale Verbrennung, ein Knochenbruch, eine akute Entzündung, sind Yang-Schmerzen. Sie gehen von einem klar bezeichenbaren *locus dolendi* aus und können durch zweckmäßige Einwirkung auf diesen vollkommen und in der Regel rasch gelindert oder behoben werden.

Schmerzen, die spontan ohne Beziehung zu einem beschreibbaren *locus dolendi* auftreten, intermittierende Schmerzen, die von selbst kommen und von selbst gehen, vor allem aber larvierte Schmerzen, die nach einer scheinbar wirksamen Behandlung unvermittelt auftreten, oder die in der Folge einer scheinbaren wirksamen Krankheitsbehandlung nach einer Remission wieder auftreten, sind Yin-Schmerzen, Schmerzen die im Struktiven, im Somatischen, Angehäuften wurzeln. Mit letzterer Feststellung werden indes nicht die übrigen Bedingungen der chinesischen Medizintheorie, in Sonderheit nicht jene der Orbisikonographie, außer Kraft gesetzt, die besagt, daß die Struktivität stets als ganze affiziert ist, daß funktionelle Störungen *per definitionem* delokalisiert sind, nicht auf einen einzigen Focus oder eine "Ursache" zu beschränken, sondern nur hinsichtlich ihrer qualitativen, direktionalen, orbisbezogenen Äußerungen unterschieden werden können und behandelt werden müssen.

Extima und Intima

Die beiden Normkonventionen Extima und Intima gehen auf die chinesischen Begriffe *biao* und *li* zurück. *Biao* weist ursprünglich auf die 'Außenseite eines Kleidungsstücks', *li* auf dessen 'Innenseite'.

Als direktionale Normkonventionen der Diagnostik verwendet, bezeichnet Extima demnach die funktionale Oberfläche, Intima die funktionelle Tiefe eines Individuums. Diese Begriffe von Oberfläche und Tiefe müssen im weitesten Sinne verstanden und angewendet werden. Mithin ist Oberfläche, Extima nicht nur jede sichtbare, auf die Haut projizierte, rezente und akute Krankheit, sondern auch die Tendenz bzw. fehlende Geschichte solcher Krankheit: also Prozesse, die an die Oberfläche drängen, sei es durch Schweiß, Rötung, Exsudate, Prozesse ohne Vorgeschichte, Störungen von kurzer Dauer, Störungen, die mit dem bekannten oder ermittelten Habitus des Patienten — zu dem natürlich auch Idiosynkrasien und Anfälligkeiten gehören — nicht in Zusammenhang stehen. In der Regel sind Extima-Erkrankungen oder "extimale Erkrankungen" mithin solche, die durch äußere Noxen, d. h. mechanische Verletzung, flüchtig und rezent wirkende Gifte oder momentane Wetterveränderungen induziert werden.

Im Gegensatz hierzu sind Intima-Erkrankungen solche, die die Tiefe des Individuums affizieren, womit analog zum eben Gesagten nicht nur die Tiefe des Körpers, sondern mehr noch die zeitliche Tiefe gemeint ist. Störungen der Intima sind also solche, die seit längerem anhalten, gegen die verschiedene unwirksame Behandlungsversuche unternommen worden sind, chronische Störungen, die zu somatischen Veränderungen, zu deutlichen Beeinträchtigungen der Leistungsfähigkeit geführt haben, Störungen, die aus der Tiefe der Konstitution allmählich ins Bewußtsein und in die Sichtbarkeit diffundieren, Störungen die trotz des Fehlens auffälliger Oberflächenveränderungen oder gar nach deren Weichen noch zunehmen, Störungen die auf Grund der individuellen Disposition des Patienten, also im Einklang mit dieser, auftreten oder sich verstärken. — Ohne damit irgendeinem Schematismus Vorschub zu leisten, läßt sich daher sagen, daß bei extimalen Störungen primär Heteropathien und Repletionen und nur sekundär eine Depletion der Orthopathie beteiligt ist, bei Intima-Störungen hingegen primär ein Einbruch der Orthopathie und erst sekundär repletive Heteropathien zu konstatieren sind.

Algor und Calor

Algor bezeichnet die pathologische oder heteropathische Dämpfung oder Verlangsamung vitaler Dynamik, Calor bezeichnet die pathologische oder heteropathische Beschleunigung, Übererregung vitaler Dynamik.

Hinter den beiden, dem Lateinischen entlehnten Kunstworten stehen die chinesischen Ausdrücke *han* und *re*. Nachdem diese zu allen Zeiten auch in der Alltagssprache stets eine wichtige Bedeutung hatten und haben, nämlich 'Kälte' und 'Hitze' bedeuten, wird nicht nur in der modernen chinesischen Literatur, sondern auch noch in vielen westlichen "Übersetzungen" chinesischer Medizintheorie der wichtige Unterschied zwischen der Beschreibung eines sinnlichen, aber durchaus subjektiven und nicht verallgemeinerbaren Eindrucks — Hitze und Kälte — und der abstrakten Qualifikation eines solchen Eindrucks unter Verwendung einer eindeutigen Normkonvention verwischt.

Nur ein Teil der so qualifizierten Symptome läßt sich zwanglos oder gar mit Evidenz als thermische Erfahrungen, Temperaturempfindung erfahren. Ja im Gegenteil, eine rational stringente Anwendung der richtig verstandenen Normkonvention von Algor und Calor führt nicht selten dazu, daß Symptome, die für den Patienten und objektiv mit Hitzeempfindungen oder "Hitze" einhergehen, als Algor-Zeichen einzustufen sind, und umgekehrt. Nicht als umfassende Nachschlagetabelle, sondern um einen Eindruck von den präzisen klinischen Korrelationen von Algor und Calor zu vermitteln, listen wir im folgenden einige auf.

Algor	*Calor*
Der Patient empfindet großes Schlafbedürfnis	Der Patient ist ruhelos, nicht zu beruhigen
Der Patient hat ein blasses oder grünliches Gesicht	Der Patient zeigt ein gerötetes Gesicht und injizierte Skleren
Die Augen wirken klar und feucht	Die Augen sind weit geöffnet

Algor	*Calor*
Die Lippen sind bleich oder bläulich	Die Lippen sind trocken oder rissig
Der Zungenbelag fehlt oder ist weiß, stets feucht	Der Zungebelag ist dick, gelb bis schwarz, wirkt mitunter trocken oder zeigt stachelige Erhebungen
Der Zungenkörper ist blaß	Der Zungenkörper wirkt geschrumpft oder intensiv rot
Auswurf tritt reichlich, dünn und klar auf	Auswurf ist spärlich, gelb, dick, klebrig
Durst fehlt	Es besteht starker Durst, u. U. das Verlangen nach kalten Getränken
Reichliche Speichelsekretion	Stark verminderte Speichelsekretion
Klarer, reichlicher Urin	Spärlicher und/oder dunkler Urin
Durchfall	Obstipation
pp. mersi, tardi, intenti	*pp. superficiales, celeri.*

Umfassende Hinweise auf die klinischen Korrelationen von Algor und Calor finden sich in PORKERT, *Neues Lehrbuch der chinesischen Diagnostik*, SS. 57ff, und auf Grund der Register jenes Werks.

Depletion und Repletion

Depletion bedeutet eine Schmälerung oder Erschöpfung der Orthopathie, **Repletion** bedeutet eine energetische Aufladung, Mächtigkeit, störende Signifikanz oder Dominanz einer oder mehrerer Heteropathien. Ungeachtet ihrer etymologischen Symmetrie also beziehen sich die beiden Begriffe auf diametral entgegengesetzte Aspekte des lebendigen Geschehens: Depletion auf die Beeinträchtigung der angeborenen Lebenskraft, Repletion auf die Mächtigkeit pervertierter, abgespaltener, pathologischer, verfremdeter Störfunktionen.

Wie wir noch sehen werden,[1] kommt gerade in der premoprehensiven Diagnostik der sorgfältigen Unterscheidung von Depletion und Repletion hervorragende Bedeutung zu. Denn ganz natürlich spielt vor und während premoprehensiver Maßnahmen die Palpation, die tastende Exploration der Körperoberfläche eine große Rolle. Dabei zeigt sich Depletion als auffällige Nachgiebigkeit, Schwammigkeit des Gewebes, und Repletion, im Gegenteil, als auffallende Härte, Steifheit, Unnachgiebigkeit, Verspannung des Gewebes. Und subjektiv empfindet der Patient bei Druckausübung auf bestimmte Situs im Fall von

---

1 Vgl. unten die S. 197.

Depletion solchen Druck als angenehm; im Fall von Repletion aber steigert Druck vorhandenen Schmerz.

Im Falle der Dominanz repletiver Symptome besteht mit höchster Wahrscheinlichkeit auch oder vor allem eine Indikation für die Premoprehension; im Fall vorwiegend oder nur depletiver Symptome wird die Premoprehension höchstens als punktuell und beiläufig flankierende Maßnahme, oder überhaupt nicht indiziert sein.

(2) Die Agenzien der Krankheit

Die chinesische Medizin — und damit auch jedes ihrer Verfahren — behandelt weder primär noch als letztes Ziel Symptome. Denn sofern Symptome, Krankheitszeichen in nennenswerter Zahl und Intensität auftreten, wird eine diagnostisch abzuklärende Affektion des gesamten Individuums zu unterstellen sein. Vor allem aber sind identische Symptome bei verschiedenen Patienten zu verschiedenen Zeiten und in verschiedenen Milieus auf völlig verschiedene Einflüsse und Faktoren zurückzuführen. Mit anderen Worten, auch die funktionsbezogen induktivsynthetische chinesische Medizin vermag sich Heilung nur als die Korrektur von übergeordneten krankmachenden Faktoren, hier Agenzien (*yin*)[1] genannt, vorzustellen. Zu beachten ist allerdings, daß diese Agenzien, also Störfaktoren, als im Augenblick der Wahrnehmung durch den Patienten oder durch den Diagnostizierenden als wirksam erachtet werden, mit anderen Worten die gegenwärtige Orthopathie ablenken oder abzulenken geeignet sind. Allerdings ist es zulässig, sich vorzustellen, daß eine solche Störung der Orthopathie, also eine Heteropathie, über längere Zeit gewährt hat. Sie führt dann nicht nur zu dem, was die kausalanalytisch westliche Medizin als somatische Veränderung und Krankheitsursache ermittelt, sondern erlaubt auch aus chinesischer Sicht den Schluß, daß eine in der Vergangenheit akkumulierte Heteropathie in der Gegenwart fortwirken kann, und zwar lange nachdem die ursprünglich bedingenden Umwelt- und Milieufaktoren äußerlich weggefallen sind. Dennoch läßt sich dann die Heteropathie, also der entscheidende krankheitsbedingende Faktor, direktional und qualitativ nach vollkommen identischen Kriterien beschreiben und eingrenzen, wie ein ähnliches Symptombild, das eben erst durch solche äußeren Faktoren induziert wird.

Diese Agenzien der Krankheit entsprechen also einer 2. Ebene der Abstraktion, auf die man methodisch nur gelangen kann, nachdem man die 1. Ebene der Abstraktion unter konsequenter Verwendung der Leitkriterien durchmessen hat.

Ein auffallendes Merkmal der chinesischen Nosologie, der Lehre von den Agenzien der Krankheit, ist ihre außerordentliche Einfachheit. Man unterscheidet eine leicht überschaubare Zahl von solchen Faktoren, nämlich 1. äußere Agenzien, bezeichnet als die "(sechs klimatischen) Exzesse", 2. innere Agenzien: die "(sieben) Emotionen", endlich

---

[1] Ein anderes Wort und Zeichen *yin* als jenes, das 'Struktivität' bedeutet.

gegebenenfalls noch 3. einige "neutrale" Agenzien, zu denen außer äußerlichen Unfall-verletzungen diätetische und sexuelle Unregelmäßigkeiten zählen.

Die (sechs klimatischen) Exzesse (liuyin)

Als 'Exzesse' — chinesisch *yin*[1] — bezeichnet man sechs direktionale Faktoren, von denen man annimmt, daß sie primär von außen in einem Individuum Heteropathien induzieren. Deshalb sind diese Begriffe meteorologischen Vorstellungen entlehnt, ohne jedoch solche zu bezeichnen oder vorauszusetzen![2] Mit 'Exzeß' soll ausgedrückt werden, daß allgegenwärtige und lebensnotwendige exogene Reize in übermäßiger Konzentration in untypischer Folge oder zur Unzeit auftreten — und dadurch die harmonischen Lebensfunktionen (= Orthopathie) ablenken.

Ventus

Ventus entspricht der Wandlungsphase Holz, potentieller Aktivität, bedingt mithin als pathologisches Agens eine übermäßige Spannung, Überspannung, die sich in Ver-krampfung, Spastik im ganzen System äußert, am auffälligsten an den Organen des Bewegungsapparats, in der Muskulatur, aber natürlich auch im gesamten Gefäßsystem bis hin zu den Kapillaren: Sehstörungen, Schwindelanfälle. Ventus kann sich praktisch mit jedem anderen Agens verbinden (*ventus algoris, ventus humoris, humor venti, ardor venti,* usw.). Und selbstverständlich können (oder müssen) diagnostisch die Ventus-Symptome unter Verwendung der Leitkriterien differenziert werden: extimaler Ventus, intimaler Ventus.

Das herausragende Symptom von Ventus ist die Spastizität, die sich stets in saiten-förmigen Pulsen (*pp. chordales*) bekundet. Daneben weisen auf extimalen Ventus Zeichen wie Fieber mit Schüttelfrost, Benommenheit des Kopfes oder rezente Kopfschmerzen, Verstopfung der Nase, Tränenfluß, Halsschmerzen, Hüsteln, *pp. superficiales*, ein dünner und weißer Zungenbelag. Auf intimalen Ventus hingegen wird man bei umherwan-dernden, plötzlich auftretenden Schmerzen in den Gelenken, bei schmerzhaften Beulen unmittelbar unter der Haut, bei Spasmen und Paresen, bei Fieber mit Exanthemen schließen. Eine andere, gleichfalls intimale Ventus-Symptomatik zeigt Flexus, d. h. ein Zurückweichen der Energien aus der Peripherie, auch Drehschwindel oder Ohnmacht, Paresen, Sensibilitätsverluste.

Algor

Algor, durch die Wandlungsphase Wasser als aktuelle Struktivität qualifiziert, bezeichnet den höchsten Grad der Hemmung von Aktion, Bewegung und Dynamik.

---

[1] Abermals ein anderes chinesisches Wort und Zeichen!

[2] Spasmen ("ventus") können also ohne nachweisbaren "Wind", Müdigkeit ("humor") ohne nachweisbare "Feuchtigkeit" auftreten, etc . . .

Solches kommt auch in den typischen Algor-Pulsen, den verlangsamten Pulsen (*pp. tardi*) oder im intenten Puls (*p. intentus*) zum Ausdruck.

Einige typische Symptome, die auf Algor schließen lassen, sind bei extimalem Algor: Fieber ohne Schweiß, doch mit Schüttelfrost, Schmerzen in Nacken, Kopf und Rücken, auch im Lendenbereich, *pp. superficiales aut intenti* und ein auffallend feuchter, weißlicher Zungenbelag.

Unverkennbar sind die algorbedingten Schmerzen: sie sind ortsfest über lange Zeit, hartnäckig und extrem. Sie erweisen sich als relativ resistent gegen übliche Betäubungsmittel, die nur vorübergehende Linderung aber keine nachhaltige Wirkung bringen. Typisch ist auch die auffallende Feuchtigkeit des Zungenbelags; in der Regel fehlt Durst. Sofern Verlangen nach Getränken besteht, dann nach warmen. Bei depletivem Algor kann auch ein Kälteflexus auftreten, d. h. eiskalte Hände und Füße bei Wärme des Körpers; der ausgeschiedene Urin ist reichlich und hell.

Aestus

Aestus ("die drückende Hitze des Sommers") ist durch die Wandlungsphase Feuer als aktuelle Aktivität in seiner Problematik dahingehend definiert, daß die übersteigerte Dynamik sich in überhöhter Körpertemperatur und/oder übermäßiger Körperleistung andererseits geäußert hat. Dieser Exzeß trifft in erster Linie die durch die gleiche Wandlungsphase qualifizierten *orbes cardialis, pericardialis, intestini tenuis et tricalorii*.

Zur Aestus-Symptomatik zählen außer den beschleunigten Pulsen (*pp. celeri*) auch Fieber mit Benommenheit, Atemnot, extreme Prostration, profuse Schweiße und starker Durst bei verminderter Ausscheidung dunklen Urins, ein roter bis tiefroter Zungenkörper und ein dünner, gelber Zungenbelag; es treten mitunter auf Hitzschlag ("*percussio aestus*") und verwandte plötzliche Ohnmachten mit beschleunigter Atmung.

Zu einer larvierten Aestus-Symptomatik rechnet man bestimmte Arten des Erbrechens, des Durchfalls, die von andauernden, profusen Schweißen begleitet sind und längere Zeit, nachdem der Patient einem entsprechenden Exzeß ausgesetzt war, auftreten.

Humor

Die Qualifikation von Humor durch die Wandlungsphase Erde macht überaus deutlich, was unter diesem Exzeß zu verstehen ist: die exzessive Forderung oder Entfaltung aller Assimilations-, Ausgleichs-, Integrations- und Umwandlungsprozesse; in gleichem Sinne wirken Kogitation, also eine Überlastung der intellektuellen und gemütsmäßigen Assimilationsleistungen, oder Streß, die Überforderung des vorhandenen Harmonisierungspotentials. Dies erklärt, weshalb in einem zivilisatorischem Milieu Humor-Heteropathien sehr viel häufiger, ja geradezu epidemisch durch Reizüberflutung, intellektuelle und soziale Überforderung, übermäßige Nahrungsaufnahme induziert werden, denn durch Aufenthalt in feuchter Umgebung oder den Genuß süßer Sapores.

Die typischen und unverwechselbaren Zeichen von Humor sind *pp. lubrici* oder *pp. languidi*, ein klebriger Zungenbelag und rasche Ermüdbarkeit, großes Ruhebedürfnis bei äußerlich gesehen gutem Ernährungszustand. Je nach individueller und geschlechtsspezifischer Ausprägung von Humor können dann hinzutreten: Benommenheit, behinderte Nasenatmung, Keuchatmung [asthmatische Zustände], Appetitverlust, Tympanie, Druckgefühl in Brust oder Leibesmitte, Brechreiz, Durchfälle, Ikterus, Regelstörungen, Schmerzen, mitunter dumpfe, mittlerer Intensität in den Gelenken.

Ariditas

Die Qualifikation von Ariditas durch die Wandlungsphase Metall kennzeichnet diesen Exzeß als die übersteigerte Anhäufung von Hemmpotentialen — nicht zu verwechseln mit aktuellen Hemmungen in Gestalt materieller Neoplasien! Mit anderen Worten, die exzessive Struierung von Funktionsabläufen (Rhythmen) be- oder verhindert die in der Potenzierung von Struktivität intendierte Wirkung: Säfte — durch die Nahrung aufgenommene und vor allem körpereigene — werden nicht in der Weise mobilisiert, wie dies für eine orthopathische Funktion erforderlich wäre. Typische Zeichen von Ariditas sind also leichter Kopfschmerz, Frösteln, Schweißlosigkeit, trockene Haut, Hüsteln, Husten ohne Auswurf, trockener Hals, trockener Mund doch kein Verlangen nach größeren Mengen Flüssigkeit, trockene Nasenschleimhäute, weißlicher, eher trocken wirkender Zungenbelag. Treten andere Faktoren zu Ariditas hinzu, so können ein heftiger Hustenreiz mit Schmerzen in der Brust, doch ohne Auswurf, allenfalls mit wenig Schleim oder blutigem Auswurf, auftreten. Die typischen Ariditas-Pulse sind *superficiales aut exundantes* — im Einklang mit der Wandlungsphasenqualifikation.

Ardor

Dieser weitere, durch die Wandlungsphase Feuer qualifizierte Exzeß entspricht offensichtlich der höchsten Steigerung der mit dem Leitkriterium Calor bezeichneten Wirkqualität: extreme Entfesselung von Aktivität, Dynamik, Thermik. Zu Ardor gehören deshalb zwingend *pp. celeri* und deren Varianten wie *pp. agitati, concitati et mobiles*. Deutliches, mitunter sehr hohes Fieber, dabei heftiger Durst und große Unruhe des Patienten bestehen regelmäßig, häufig auch Halsschmerzen, eine Rötung des Gesichts, eine Rötung der Skleren, ein roter bis tiefroter Zungenkörper und ein gelber, verdickter, u. U. trockener Zungenbelag.

Die (sieben) Emotionen

Eine Emotion ist, wie der Begriff ausdrückt, die gerichtete Antwort eines Individuums auf Umwelt- und Milieueinflüsse. Diese Antwort kann harmonisch — und damit als physiologisches Geschehen — erfolgen, oder überproportional. In letzterem Fall äußert sie sich als Ungleichgewicht, Heteropathie im Funktionsgefüge des Individuums und kann als solche zu einem weiterwirkenden Faktor, also einem Agens von Krankheit werden. Insoweit ist verständlich, weshalb man "pathogene Emotionen" als endogene krankheitsbedingende Faktoren auffaßt.

Voluptas ("Lust", xi)

Voluptas, durch die Wandlungsphase Feuer als übersteigerte, überreizte Aktivität qualifiziert, bedeutet ein übermäßiges Ausleben von Gefühlen, das zu einer Belastung und schließlich Erschöpfung bestimmter Energien führt.

Zur typischen Symptomatik von Voluptas gehören *pp. exundantes et celeri* in der Eingangs- und *pp. depleti sive mersi* in der Gegenphase, ein intensiv geröteter Zungenkörper, Koordinationsstörungen, Bewußtseinstrübungen, Absenzen, Vergeßlichkeit, Erregung, Schlafstörungen.

Ira ("Zorn, Erregung" nu)

Ira, die Erregung, ist durch die Wandlungsphase Holz als eine überspannte Potenzierung von Aktivität gekennzeichnet, mithin als unerträgliche Aufstauung von Gefühlspotential, Phantasie oder Initiative. Dies zeigt sich in der Regel in repletiven Zuständen vor allem hepatischer und Fellealorbis, in spastischen oder paretischen Störungen, andererseits in Gefühlsexplosionen, Zornesausbrüchen, Jähzorn. Auch hier[1] begegnen wir als typischem Puls dem *pulsus chordalis*, dem saitenförmigen Puls. Weitere Zeichen sind ein roter Zungenkörper und auf diesem ein dünner Belag, eine auffallende Rötung des Gesichts, ja des ganzen Kopfes, Schwindelanfälle, Ohnmachten, präapoplektische und apoplektische Episoden.

Sollizitud ("Sorge, Besorgtheit" you)

Die Qualifikation von Sollizitud durch die Wandlungsphase Metall als Potenzierung der Struktivität erklärt die Rückwirkung dieses Gemütszustands auf alle rhythmischen Abläufe (Pulmonal- und Crassintestinalorbis), auf alle Abwehrvorgänge (die Haut ist der Sitz der Wehrenergie, die Perfektion des Pulmonalorbis). Als typische Symptome der Emotion Sollizitud finden wir: oberflächliche Pulse (*pp. superficiales*), allgemeinen Tonusverlust, Antriebslosigkeit, verminderte Widerstandskraft gegen äußere Noxen, flachen Atem, Husten, Schleim, Kurzatmigkeit; auch Schwellungen des Abdomens, Verdauungsstörungen, verminderten Appetit, Durchfälle, seltener Obstipation, Abmagerung; der Zungenkörper ist blaß, der Zungenbelag ist dünn, eher trocken.

Kogitation ("Nachdenken, Grübeln", si)

Die Qualifikation der Emotion Kogitation durch die Wandlungsphase Erde ("Integration", "Assimilation") macht deutlich, daß hier übersteigerte Anstrengungen um Problemlösungen gemacht werden, welche, indem sie in der Mitte zuviel Lebensenergie binden, die Orthopathie von dort her in Frage stellen.

---

[1] Vgl. oben Seite 19.

Die Symptome, die unter dem Einfluß eines solchen Agens auftreten, kennzeichnen die primäre Belastung von Lienal- und Stomachorbis: große Müdigkeit, Appetitlosigkeit, Abmagerung, *pp. lubrici*, an den *clusae pp. depleti , languidi, invalidi*. Typisch ist auch eine Verdickung und Klebrigkeit des Zungenbelags. Mittelbare Auswirkungen auf Cardial- und Renalorbis bedingen Vergeßlichkeit, Palpitationen, Schlafstörungen und sogar Schweiße im Schlaf.

Maeror ("Trauer", bei)

Auch Maeror ist, wie Sollizitud, durch die Wandlungsphase Metall qualifiziert als eine exzessiv involutive Handlungs- oder Reaktionstendenz. Durch diese werden primär die entsprechenden Orbes — Pulmonal- und Crassintestinalorbis — affiziert. Typische Symptome sind dann *pp. depleti, evanescentes, minuti*, ein blasses, eingefallenes Gesicht, Teilnahmslosigkeit, verminderte Präsenz, ein blasser Zungenkörper, ein dünner, eher zu Trockenheit tendierender Zungenbelag, eine unhörbare Atmung, eine leise, dünne Stimme.

Timor ("Furcht", kong)

Timor, durch die Wandlungsphase Wasser als unmittelbare aktuelle Hemmung von Lebensäußerung definiert, wirkt sich primär auf den Renalorbis aus. Umgekehrt begünstigt eine vorhandene Schwäche dieses Orbis, der, wie wir uns erinnern, der Sitz der angeborenen Konstitution ist, das Auftreten von Furcht und chronischer Angst.

Als typische Symptomatik von Timor dürfen gelten: *pp. mersi sive invalidi*, ein verschmälerter oder gar geschrumpfter Zungenkörper, eine schwache, u. U. bebende Stimme sowie die typischen Zeichen von Verzagtheit, Entschlußlosigkeit, Wankelmut, der Drang sich abzuschließen; Phobien bis zu Angstneurosen höchsten Grades und Verfolgungswahn.

Pavor ("Schreck", jing)

Die Qualifikation von Pavor durch die Wandlungsphase Holz deutet seine Auswirkungen im Individuum an: übersteigerte Spannung, Lähmung, Paralyse von motorischen aber auch Steuerungsvorgängen. Pavor kann sich nicht nur plötzlich und punktuell auf der Grundlage eines labilen, d. h. depleten hepatischen Orbis manifestieren, sondern auch chronisch und fortwährend wiederkehrend — und führt dann zu einer typischen Pavor-Symptomatik, die vor allem für das Kindesalter in der chinesischen Medizin als regelrechtes Syndrom beschrieben wird.

Zu den typischen Symptomen von Pavor gehören außer der vertrauten Lähmung von Aktivität und dynamischer Äußerung auch weiterreichende Unterbrechungen des Energieflusses. Deshalb wird in der Regel auch der Cardialorbis — nach der Sequenz I der Wandlungsphasen als Kind des hepatischen Orbis bezeichnet — in das Krankheitsgeschehen einbezogen: Verwirrung, Ratlosigkeit, widersprüchliche Handlungen, beschleunigter Atem, beschleunigte, unregelmäßige, verschmälert an die Oberfläche kommende Pulse (*pp. celeri, superficiales et minuti*); rascher Wechsel von Bleichheit und Rötung des Gesichts.

Neutrale Agenzien

Außer den soeben aufgezählten Exzessen und Emotionen werden in der chinesischen Nosologie auch eine kleine Zahl anderer Einflüsse und Handlungsweisen zu "krankheitsbedingenden Faktoren" abstrahiert. Nachdem man sie weder als vorwiegend exogen oder vorwiegend endogen verstehen kann, bezeichnet man sie als "neutrale Agenzien". Festzuhalten gilt, daß eine faktische Nachweisbarkeit der durch diese Agenzien angedeuteten Handlungen selten möglich und auch nicht gefordert ist. Nachweisbar und behandelbar sind die postulierten Störungsschemata. Man zählt deren im wesentlichen drei auf, nämlich

Diätfehler

Diätfehler, Fehlernährung stehen zu den Assimilationsfunktionen, also der Mitte, (Lienal- und Stomachorbis) in Beziehung. Deren Schwäche oder Überforderung führt zu Symptomen wie Klumpengefühl in der Leibesmitte, Auftreibung des Leibes, saures oder fauliges Aufstoßen, Übelkeit und Erbrechen, zu einem Wechsel von Durchfall und Obstipation. Die Pulsbilder reichen von Lubricitas in der einen und Asperitas in der anderen Phase und treten kurzzeitig aber typisch auf.

Überlastung ("Stress")

Diese kann, wiederum von der Mitte her, zu einer Schädigung des *qi primum* führen, was zu Funktionsanomalien in hepatischem und Fellealorbis, Cardial- und Pericardialorbis, mittelbar auch in Lienal- und Stomachorbis führt. Typisch sind die depleten Pulse aller Art, eine extreme Prostration und Kraftlosigkeit, Tachycardien, Atemnot, große Unruhe, innere Hitze und anhaltende, spontane Schweiße.

Sexuelle Exzesse

Die Sexualität ist unmittelbarer, wenn auch nicht alleiniger Ausdruck der Funktionen des Renalorbis, der Instanz von Potenz und Potenzierung von Kraft. Entsprechend sieht man deren Schmälerung in typischen Symptomen angedeutet wie: zunächst *pp. superficiales*, die schließlich in *pp. mersi et depleti* übergehen, Husten mit blutigem Auswurf, rezidivierende Fieberschübe, Tachycardie, Schweiße im Schlaf, Atrophie des Genitale, feuchte Hände und Füße, Kraftlosigkeit der Hüften und unteren Extremitäten.

4. Kapitel: Systeme I: Orbisikonographie (*zangxiang*)

Bei der systematischen Beobachtung der in der Gegenwart sich entfaltenden Lebens-äußerungen fügen sich diese zu einem Bild, chinesisch *xiang*, griechisch *eikon*. Dieses sich in mehr oder weniger konstanter Weise wiederholende Bild läßt auf ein stabiles und komplexes Wirkgefüge schließen, das man chinesisch seit ältester Zeit mit der Bezeichnung *zangfu* belegt hat, dem in der Neuzeit das Fachwort 'Orbis' (Funktionskomplex) zugeordnet wird.

Und zwar werden in den klassischen Texten zunächst 5 + 6, schließlich die symmetrische Zahl von 6 + 6 Orbes postuliert und überwiegend mit Namen belegt, die einer schon älteren Tradition, aber auch der Anschauung der Metzger und Scharfrichter als typische Innereien vertraut waren. Dessenungeachtet wurde die daraus abgeleitete Systemtheorie bereits im Innern Klassiker, also im 2. Jahrhundert vor der Zeitwende, *zangxiang*, "Erscheinungen der Orbes", "Bilder der Orbes" genannt. Diese Bilder der Orbes, diese Orbisikonogramme sind — damit an das eingangs Gesagte anknüpfend — indes damals und später ganz überwiegend und schlüssig die systematischen Beschreibungen der Lebensfunktionen, weshalb diese Theorie praktisch nichts mit der abendländischen Anatomie gemeinsam hat, sondern ihr direktes Gegenstück darstellt. Denn stets muß man sich gegenwärtig halten, daß der als 'Orbis' bezeichnete Funktionskomplex grundsätzlich delokalisiertes Geschehen beschreibt. Mit anderen Worten, keine der als Orbis oder im Rahmen eines Orbis beschriebenen Funktionen läßt sich an einem einzigen Organ oder Organbereich festmachen, auf diesen beschränken. Wenn, wie wir sehen werden, von Perfektionen, "vollkommenen funktionellen Darstellungen" oder "äußeren Entfaltungen" und "Sinnesorganen" die Rede ist, ganz zu schweigen von den nicht nur suggestiven, sondern noch immer irreführenden Namen der Orbes — die Organisches assoziieren lassen — so werden damit nur vereinzelte analytische, auffällige Aspekte der Orbisfunktion, niemals die ganze Orbisfunktion und niemals die typische Orbisfunktion bezeichnet oder angesprochen![1]

Zu einem Orbisikonogramm gehören eine große Zahl von Bestimmungsstücken. Unter diesen sind als wichtigste zu nennen:

- die Wandlungsphasenqualifikation
- die Grundfunktionen
- die Perfektion

---

[1] Man vgl. die sich anschießenden Darstellungen oder Ausführlicheres in den entsprechenden Kapiteln von PORKERT, *Theoretische Grundlagen . . .* oder auch PORKERT, *Neues Lehrbuch der chinesischen Diagnostik*.

- die äußere Entfaltung
- Sinnesorgane und Körperöffnung
- Emotion
- Stimmliche Manifestation
- Jahreszeit und Tageszeit
- Klima
- Sapor
- Geruch
- Farbe
- Leitbahnen.

Im vorliegenden, auf die Anwendung einer speziellen Disziplin bezogenen Lehrbuch müssen wir uns allerdings mit einer Darstellung der allgemeinen Grundzüge der Orbis-ikonographie begnügen.

Die jedem Orbis zugeordneten Hauptleitbahnen werden wegen ihrer unmittelbaren Wichtigkeit für die Premoprehension im folgenden Kapitel 5: "Foraminologie und Sinarteriologie" gesondert behandelt.

Man beschreibt klassisch zunächst fünf, später sechs Yin-Orbes oder "Speicherorbes" (*orbes horreales, zang*) und sechs Yang-Orbes ("Durchgangsorbes", *orbes aulici, fu*). Wie diese Qualifikationen ausdrücken, werden praktisch alle positiv definierten Beobach-tungsdaten nur den struktiven (Yin-)Orbes direkt, den Yang-Orbes hingegen nur indirekt, extrapolierend zugeschrieben.

Als struktive Orbes nennt man — nach der Sequenz I ihrer Wandlungsphasenqua-lifikation aufgezählt — hepatischer Orbis, Cardialorbis, (Pericardialorbis), Lienalorbis, Pulmonalorbis, Renalorbis; und entsprechend die Yang-Orbes: Fellealorbis, Tenuin-testinalorbis, (Tricalorialorbis), Stomachorbis, Crassintestinalorbis, Vesikalorbis.

Je ein Horrealorbis ("Speicherorbis", *orbis horrealis*, struktiver Orbis, Yin-Orbis) steht zu einem Aulikorbis ("Durchgangsorbis", *orbis aulicus*, aktiver Orbis, Yang-Orbis) in einem Verhältnis von Innenseite zu Außenseite (Intima : Extima). Insofern ist es sinnvoll, die sich daraus ergebenden Paarungen oder Gespanne jeweils als ganze zu behandeln.

Hepatischer Orbis und Fellealorbis

Die Qualifikation dieser Orbes durch die Wandlungsphase Holz als potenzierte Aktivität oder potentielle Aktivität läßt die Grundfunktionen zunächst des hepatischen Orbis verstehen: Er wird als Sitz von Einbildungskraft, Phantasie, Initiative, Entschei-dungsbereitschaft verstanden, als Instanz, von der Pläne und Überlegungen ebenso ausgehen wie Mut und Geistesgegenwart. Der hepatische Orbis entspricht all jenen Potenzen, die es einem Individuum gestatten, mit Enthusiasmus die eigenen Wünsche und Fähigkeiten nach außen zu projizieren, sie zu verwirklichen. Dies macht verständlich, weshalb Muskeln und Sehnen (Fachwort: *nervus*, chinesisch *jin*) seiner Perfektion, also seiner vollkommenen funktionellen Darstellung entsprechen.

Das aktive, extimale Komplement des hepatischen Orbis, der Fellealorbis, wird als Orientierungsinstanz gesehen, durch welche solche Initiativen und Entschlüsse gesteuert und gelenkt werden können, und von der das auslösende Signal einer Kraftanwendung ausgeht.

Auf Grund einer alten Tradition wird der hepatische Orbis auch als Speicher der individualspezifisch struktiven Energie[1] gesehen, ja er fungiert gewissermaßen als Ausgleichsreservoir dieser Energie: *mare xue*.

Dem Fellealorbis wird ganz allgemein Bedeutung für die Regulierung des Flusses aller Formen von Energie zugeschrieben, also sowohl des der Bauenergie in den Leitbahnen, als auch des der Wehrenergie außerhalb der Leitbahnen. (Letzteres erscheint als methodische Klammer für die Beziehung des Fellealorbis auch zur Haut, die primär dem Pulmonalorbis zugeordnet ist; Urticaria und Ekzeme werden bei gegebenem Gesamtbefund auch als Störungen des Fellealorbis verstanden).

Als sogenannte "äußere Entfaltung" (*flos*) des hepatischen Orbis sieht man die Nägel und das Nagelbett. Ihr Aussehen, ihre Festigkeit und Färbung läßt diagnostische Rückschlüsse auf die Verfassung des Orbis zu.

Dem hepatischen Orbis sind unter den Sinnesorganen und Funktionen die Augen und die Sehkraft zugeordnet. Als spezifische Emotion, die auf ein Hervorklingen der Funktion des hepatischen Orbis verstanden werden kann, erweist sich Erregung, Zorn ja überhaupt jede Art von Iraszibilität, Erregbarkeit — im Einklang mit der Wandlungsphasenqualifikation von potentieller, also aufgestauter Aktivität.

Unter den Tages- und Jahreszeiten sind der frühe Morgen und der Frühling dem hepatischen Orbis zugeordnet, Zeiten während der die genannten Funktionen eine besondere Labilität, also eine erhöhte Empfindlichkeit gegenüber pathogenen oder therapeutischen Einflüssen aufweist.

Unter den klimatischen Exzessen gilt Ventus als Entsprechung des hepatischen Orbis. Weiterhin im Einklang mit der Wandlungsphasenqualifikation deuten die sauren Sapores, also Nahrung oder Arznei einer sauren Geschmacksrichtung, auf Labilität bzw. Beeinflussungsmöglichkeit des hepatischen Orbis.

Cardialorbis und Tenuintestinalorbis

Die Wandlungsphasenqualifikation von Feuer = aktueller Aktivität läßt verstehen, weshalb der Cardialorbis als Ausdruck der unmittelbar erfahrbaren Gesamtprojektion eines Individuums und der Präsenz und Kohärenz aller Lebensäußerungen verstanden wird. Der Zusammenhalt, die Integrität, die Intaktheit der Persönlichkeit, die Folgerich-

---

[1] Zu den energetischen Begriffen vgl. unten die SS. 33ff.

tigkeit des Denkens, die Klarheit der Sprache, die Koordination aller Lebensfunktionen einschließlich des Zusammenspiels der Pulse, der Rhythmen von Wachheit und Schlaf, sind Ausdruck des Cardialorbis. Dessen Labilität führt zu einer Abschwächung oder gar einem Zusammenbruch dieser Kohärenz.

Dem Tenuintestinalorbis wird lediglich der auf den Austausch von Säften und Nahrungsstoffen bezogene Aspekt eines ordnenden Einflusses zugeschrieben, nach klassischer Definition die "Scheidung von Trübem und Klarem".

Als unmittelbares Instrument für die Herstellung der Kohärenz aller Lebensäußerungen gilt das Netz der Leitbahnen, also sowohl jener an der Körperoberfläche verlaufenden Sinarterien, als auch ihrer Verzweigungen, Verästelungen an der Oberfläche und in der Tiefe.

Die äußere Entfaltung (die "Blüte") des Cardialorbis sieht man im Gesicht, im Teint, in seiner Farbe, seinem Aussehen.

Unter den Sinnesorganen wird die Zunge, das Instrument der Rede, dem Cardialorbis zugeordnet.

Wiederum im Einklang mit der Wandlungsphasenqualifikation aktueller Aktivität wird unter den Emotionen Voluptas, die "Lust" als spezifischer Ausdruck des Cardialorbis verstanden. Je nach Verfassung seiner Orthopathie äußert sich diese in Heiterkeit, Fröhlichkeit, häufigem Lachen oder im Gegenteil in unbezähmbarer Heiterkeit, in Wahnideen, in fehlender Kohärenz von Schlaf und Wachzuständen, in Erregungszuständen, Alpträumen, Delirien, in Ängsten, in Vergeßlichkeit, in Widersprüchlichkeit von Rede und Handlungen.

Unter den Tages- und Jahreszeiten entsprechen der Mittag und der Sommer dem Cardialorbis. Dann zeigt dieser eine besondere Labilität, ist also gegenüber pathogenen und therapeutischen Einflüssen gleichermaßen erhöht empfindlich.

Unter den klimatischen Exzessen wird die Hitze des Sommers (*aestus*) mit dem Cardialorbis in Zusammenhang gebracht; unter den Sapores, also der Nahrung oder der Arznei einer bestimmten Geschmacksrichtung, die bitteren: sie hemmen die Entfaltung der Projektion von Aktivität, sammeln, "halten" also diesen Funktionskomplex direkter aktueller Entfaltung. In zu hoher Dosierung hingegen führen sie zu einer Hemmung der Aktivität, zu Tonusverlust und Betäubung.

Pericardialorbis und Tricalorialorbis (Tricalorium)

Die Ikonogramme dieser beiden gleichfalls durch die Wandlungsphase Feuer qualifizierten Orbes sind in vieler Hinsicht Schattenbilder der vorangehenden, insoweit als die Wandlungsphasenqualifikationen gar keine anderen Hauptentsprechungen zulassen, als die soeben aufgezählten. Es steht außer Zweifel, daß die Postulate selbständiger *orbes pericardialis et tricalorii* aus Gründen der Symmetrie im System der Leitbahnen, wahrscheinlich erst im 3. oder 4. Jahrhundert, aufgestellt worden sind.

Lienalorbis und Stomachorbis

Durch die Wandlungsphasenqualifikation Erde sind diese beiden mittleren Orbes als Instanzen der Integration und Assimilation von Fremdwirkungen qualifiziert. Sie stehen für jede Art der Angleichung ("Assimilation") von Kräften und Reizen, die von außen auf ein Individuum einwirken. Dazu zählen zunächst und vordergründig die Nahrung in fester und flüssiger Form, aber nicht minder wichtig, alle kosmischen und sozialen Einflüsse, die in Gestalt von Gedanken, Gefühlen, Stimmungen, verbalen Informationen, Modulationen von Milieu und Klima dem Individuum Impulse verleihen, sein Leben unterhalten, aufrechterhalten, zugleich aber es zu verfremden, zu verändern drohen. Diese Kraft der Assimilation und Verdauung entspricht der schlicht von Tag zu Tag sich erneuernden Lebenskraft, weshalb der Lienalorbis als "Sitz der Bauenergie" oder als "Wurzel der erworbenen Konstitution" bezeichnet wird.

Die intakte Funktion von Lienalorbis und Stomachorbis zeigt sich in der Speicherung und im Metabolismus von Nahrung, im weiteren in der Verarbeitung von Sinneseindrücken, in der Leistungsfähigkeit von Gedankenarbeit (*cogitatio*), wie überhaupt in der Harmonisierung, im Ausgleich der Funktionen aller übrigen Orbes.

Als Perfektion des Lienalorbis gilt das "Fleisch", präziser jener Aspekt des Körpers, der den visuellen und taktilen Eindruck von Körperfülle hervorruft, und der nicht direkt mit Muskelkraft zusammenhängt. Vielmehr beruht er auf dem Absorptionspotential, den Flüssigkeitsreserven des Individuums. Eine intakte Orthopathie von Lienalorbis und Stomachorbis zeigt sich in einem fleischigen, wohlgerundeten aber keineswegs schwammigen Aussehen des Körpers. Abweichungen hiervon, etwa Abmagerung oder, im Gegenteil, fettige, adipöse, wässerige Gedunsenheit, verraten eine defiziente Orthopathie des Lienalorbis.

Besonders deutlich werden die eben aufgezählten Qualitäten in der äußeren Entfaltung des Lienalorbis, in den Lippen sichtbar. Überdies gelten deren taktiles Empfinden und der Geschmacksinn der Zunge als elementare sinnliche Vollzugsfunktionen der Assimilation von Nahrung und Fremdreizen.

Entsprechend der Qualifikation durch die Erdphase — Ausgleich, Überleitung, Umstellung, Verarbeitung — versteht man als pathologische Entgleisung der Funktionen des Lienalorbis die Kogitation, die Grübelei, das unablässige Nachdenken.

Unter den Tageszeiten und Jahreszeiten rechnet man die Stunden und Tage des Umschwungs zwischen den Zeitachsen und den Jahreszeiten dem Lienalorbis zu. Das sind die Stunden des mittleren Vormittags, des mittleren Nachmittags, des mittleren Abends und frühen Morgens und die Tage des Spätwinters, Spätfrühlings, Spätsommers und Spätherbsts.

Als Exzeß, durch welchen der Lienalorbis labilisiert bzw. spezifisch belastet werden kann, gilt Humor. Diagnostischer Ausdruck von Humor sind auffallende, anhaltende

Müdigkeit, Prostration, Abgeschlagenheit, die Unfähigkeit zu jeder geistigen oder körperlichen Tätigkeit, sowie Störungen des Flüssigkeitshaushalts.

Unter den Sapores haben die süßen eine besondere Affinität zum Lienalorbis. In mäßiger Dosierung puffern und stützen sie seine Funktion; bei überhöhter Einnahme führen sie zu Stauungen und Blockaden.

Pulmonalorbis und Crassintestinalorbis

Die Wandlungsphasenqualifikation Metall charakterisiert Pulmonalorbis und Crassintestinalorbis als Funktionskomplexe potenzierter Struktivität bzw. potentieller Struktivität. Sie entsprechen also der Bereitschaft oder der Vorbereitung der Konkretisierung und Materialisierung, Fixierung, Speicherung und Einkapselung. Solches ist zugleich eine Definition der Rolle des Pulmonalorbis als Instanz der Rhythmisierung. Der individualtypische Rhythmus ist jene Eigenschaft und Leistung, durch welche ein Individuum seine einmalige, unverwechselbare Qualität nach innen, vor allem aber nach außen manifestiert und aufrechterhält. Dieser Rhythmus ergibt sich im Kontakt von angeborener Anlage mit all jenen Reizen und Einflüssen, die aus Kosmos und Gesellschaft fortgesetzt in Gestalt der Nahrung, klimatischen Einflüssen, Stimmungen, Denkanstößen die Reaktionen des Individuums aufrechterhalten, unterhalten, "ernähren".[1]

Der sich im oder richtiger als Pulmonalorbis konstituierende Rhythmus wird allen Orbes, also der gesamten Persönlichkeit, mitgeteilt. Jede Belastung der rhythmisierenden Funktionen durch plötzliche Veränderungen des Außen- oder Innenrhythmus bedeutet eine Gefährdung der Abwehr von Fremdreizen. Insofern ist es schlüssig, dem Pulmonalorbis als funktionelle Darstellung (Perfektion) die Haut zuzuordnen, die Haut als vorderste Verteidigungslinie gegenüber Fremdartigem, die Eigenqualität Bedrohendem.

Die Haut gilt als Sitz der Wehrenergie,[2] also jeder Fähigkeit zu aktiver Abwehr, nicht nur gegenüber äußeren Temperaturveränderungen und kosmischen Einflüssen.

Die Extima des Pulmonalorbis, der Crassintestinalorbis, hat im Gesamtgefüge der Persönlichkeit die Rolle einer Fortleitungsinstanz. Durch diese wird die im Pulmonalorbis generierte Rhythmik auf die Verwandlung der Nahrung übertragen.

Sinnesorgan und Sinnesfunktion des Pulmonalorbis sind Nase und Geruchswahrnehmung.

Typische Emotionen des durch die Wandlungsphase Metall qualifizierten Pulmonalorbis sind Trauer und Sorge. In solchen Gefühlsregungen bekundet sich eine resignierende, abschließende, die aktive Projektion zurücknehmende Antwort des Individuums auf äußere Ereignisse. Durch solche Ereignisse induziert, belasten sie den Eigenrhythmus

---

[1] Es entspricht einer treffenden wenn auch unvollständigen Beschreibung dieses Zusammenspiels, wenn die chinesischen Texte das im Pulmonalorbis entstehende Qi als eine Synthese aus *qi genuinum* (also angeborenen Potenzen) und *qi frumentarium* (also in Gestalt von Nahrung zugeführten Potenzen) schildern.

[2] Siehe unten die S. 35.

des Individuums; umgekehrt zeigt sich eine deplete Orthopathie des Pulmonalorbis in der geringen Belastbarkeit gegenüber solchen Ereignissen.

Unter den Tages- und Jahreszeiten entsprechen der frühe Abend, also die Zeit des Sonnenuntergangs, und der Herbst dem Pulmonalorbis. Dann zeigt er seine größte Labilität, mithin einer erhöhte Empfindlichkeit gegenüber pathogenen wie therapeutischen Einflüssen.

Unter den klimatischen Exzessen hat Ariditas eine besondere Affinität zum Pulmonalorbis. Mäßige und gleichmäßige Trockenheit stützen seine Orthopathie, plötzlich einsetzende oder extreme Trockenheit schädigt, schmälert oder gefährdet sie.

Was die Sapor-Zuordnung zum Pulmonalorbis anbelangt, so richtet sich diese primär nach empirischen Daten: die Wandlungsphase Metall definiert als Vorbereitung von Struktion, also von Sammlung, Fixierung und Materialisierung, ist direkt zu den scharfen Sapores korreliert. Aus der Erfahrung gilt jedoch, daß saure Sapores die Orthopathie des Pulmonalorbis stützen, sammeln und bändigen, scharfe Sapores — die seiner Wandlungsphasenqualität entsprechen — hingegen leicht eine gegenphasige Entwicklung einleiten und mithin die spezifische Tendenz der Rhythmisierung bremsen, hemmen und neutralisieren.

Renalorbis und Vesikalorbis

Entsprechend der Wandlungsphasenqualifikation Wasser ist der Renalorbis definiert als aktuelle Struktivität, mithin als unmittelbar erfahrbare Struktivität, Konkretisierung, Fixierung, Materialisierung; der Renalorbis ist die Körperlichkeit in ihrer äußersten Unmittelbarkeit. Der Renalorbis entspricht mithin jenem Komplex von Funktionen, in denen einerseits alle aktuellen Sinneseindrücke, Lebenserfahrungen, alle Arten dynamischer Wirkungen gespeichert, aufbewahrt, fixiert, angehäuft werden; andererseits jenem Aspekt, aus welchem eben diese angehäuften, gespeicherten, in Stoff und Körperlichkeit fixierten Wirkungen wiederum aktualisierbar, dynamisierbar, reproduzierbar sind. Solches kommt bereits in der schlechthin klassischen Definition des Orbis als "Instanz der Potenzierung von Kraft" zum Ausdruck.

Für die medizinische Betrachtung und Praxis sind zwei Gruppen von Wirkaspekten des Renalorbis besonders relevant:

1. die Gesamtheit der anlagemäßigen, ererbten Potenzen. In den chinesischen Texten wird solches in den Satz gefaßt: "Der Renalorbis ist der Sitz der angeborenen Konstitution", des *qi nativum*. Dieses *qi nativum* entspricht ziemlich genau dem, was wir als Erbgut oder Erbmasse definieren, also etwas zwar an Körperlichkeit Gebundenes, aber dort durchaus delokalisiertes, nicht mit einem einzelnen oder bestimmten Organ zu Identifizierendes. Allerdings erscheint die dichteste und massivste, wenngleich nicht

einzige Mobilisierung solcher Potenzen in der Sexualität gegeben und im Zeugungsakt entfaltet.

2. Nicht minder bedeutsam und in absolut allen täglichen Lebensabläufen wirksam ist die rationale, gedankliche Potenzierung von Sinneseindrücken in Gestalt von Erkenntnis, gedanklicher Verarbeitung, die vollzogen wird vermittels all dessen, was die westliche Physiologie viel eingeschränkter als [neurologische Funktionen] zu fassen sucht: Alle Vorgänge, die nervliche Leistungen voraussetzen oder zum Tragen bringen, sind Teil und Ausdruck des Renalorbis.

Der Renalorbis entspricht weiterhin der Gesamtheit der Körperlichkeit als Voraussetzung für beliebige Vitalleistungen und für jede Entfaltung von Lebenskraft.

Der deutlichste Ausdruck solcher Lebenskraft, der Potenz, ist die Kraft des Willens, beiläufig und im einzelnen dann auch jede Art von Beharrungsvermögen, Durchhaltevermögen, Ausdauer — als Ausdruck der Mächtigkeit jener Reserven, die in dem materialisierten Erbgut des Körpers angelegt sind.

Das extimale Komplement des Renalorbis, der Vesikalorbis, wird als Speicherinstanz für aktive und struktive Säfte verstanden. Solche Säfte sind die Materialisation früherer, zugleich die Reserven künftiger Leistungen.

Eine weitere Aufgabe des Vesikalorbis sieht man in der Abscheidung von Flüssigkeitsüberschüssen — solches der einzige Anklang an bekannte Funktionen des Organs "Blase".

Die Wandlungsphase Wasser verstanden als aktuelle Struktivität und gegenwärtige Materialität, definiert zwar den Renalorbis als körperliche Substanz, somatisches Substrat schlechthin, fordert also, daß alle Körperlichkeit, die im Bewußtsein der westlichen Medizin im Vordergrund der Betrachtung steht, zur Gänze als Renalorbis verstanden werde. Spricht man indes von der Perfektion, von der "vollkommenen funktionellen Darstellung des Renalorbis, so denkt man an die allerauffälligsten und dichtesten Darstellungen dieser Funktionsaspekte, die sich in den härtesten, beständigsten und (phylogenetisch) ältesten Teilen des Körpers darstellen, also in jenen Geweben, die ein von Geburt her vorhandenes Gepräge am beharrlichsten gegenüber dem Wandel der Zeit und äußeren Einflüssen während des Lebens beibehalten. Solches sind einerseits die Knochen und das Mark, die Zähne [und das gesamte Nervengewebe im Sinn der westlichen Histologie]. Die Verfassung dieser Teile, ihre Mächtigkeit, Intaktheit oder, im Gegenteil, ihr Verfall, sind unmittelbarer Ausdruck der Widerstandskraft, Beharrlichkeit der Orthopathie des Individuums.

Als "äußere Entfaltung" des Renalorbis versteht man das Haupthaar, in dessen Verfassung und Dichte der Energiehaushalt dieses Orbis sich spiegelt.

Die Körperöffnungen des Renalorbis sind jene, durch welche Stofflichkeit ausgeschieden wird, also die Öffnungen für Kot und Urin.

Als Sinnesorgan und Sinnesfunktion des Renalorbis werden Ohr und Gehör definiert. 39Vermittels des Ohres werden sprachliche Mitteilungen, also rational verarbeitete oder verarbeitbare Inhalte aufgenommen.

Als pathologische Emotionen, die auf eine Beeinträchtigung der Orthopathie des Renalorbis schließen lassen, sind *timor*, Furcht, und *pavor*, Schreck zu nennen.

Die dem Renalorbis im Einklang mit der Wandlungsphasenqualifikation zugeordneten Tages- und Jahreszeiten sind Mitternacht und der Winter. Zu diesen Zeiten zeigt der Renalorbis eine besondere Labilität, mithin eine erhöhte Empfänglichkeit gegenüber pathogenen wie therapeutischen Einflüssen.

Unter den klimatischen Exzessen, die den Renalorbis deutlich belasten, spielen primär aus empirischer, doch auch aus systematischer Erwägung Calor bzw. Ardor die größte Rolle, denn diese Exzesse sind der Struktion, der aktuellen Struktivität diametral entgegengesetzt; aber auch Algor in extremer Ausprägung kommt in Betracht.

Gleichfalls aus empirischen wie systematischen Erwägungen ergeben sich die Sapor-Zuordnungen zum Renalorbis. Salzige Sapores, also Nahrung oder Arzneien salziger Grundtendenz, lösen in mäßiger Dosierung Verhärtungen und erleichtern die Mobilisierung, Reaktualisierung, Umschichtung der im körperlichen Substrat angesammelten Potenzen. In extremer Dosierung hingegen übersteigert Salziges diese Zersetzung und führt zu einem Zusammenbruch des renalen Yin, also der Körperlichkeit allgemein. Umgekehrt verhält es sich mit den bitteren Sapores. Diese hemmen, wie wir schon oben[1] sahen, Aktivität und Dynamik, unterstützen also, niedrig dosiert, jene Fixierung und Materialisierung, die das Wesen des Renalorbis sind. Sie konservieren das renale Yin, also die Struktivität des Renalorbis. Anhaltend angewandt und hoch dosiert hingegen blockieren sie nicht nur die Dynamik des komplementären Cardialorbis, sondern sie unterbinden auch die Reaktivierung und Reaktualisierung der Potenzen aus dem Renalorbis, vernichten oder neutralisieren mithin das renale Yang.

Anhang: Energetik

Die chinesische Medizin insgesamt hat primär funktionelle Abläufe, also Bewegungen, Lebensvorgänge, Dynamik im Blick. Folgerichtig sind daher alle systematischen und theoretischen Eingrenzungen nur Mittel zur Bestimmung und Beeinflussung energetischer Abläufe. Ebenso folgerichtig steht daher der Energiefluß, seine pathologischen Veränderungen und seine therapeutische Beeinflussung im Mittelpunkt auch der Premoprehension.

Zum besseren Verständnis der chinesischen Argumente ist eine kurze Erläuterung der nachfolgenden Begriffe sinnvoll.

---

[1] Siehe Seite 28.

(1) Qi

Qi, in deutscher Umschreibung etwa ausgesprochen wie *tschii*, ist der umfassende Oberbegriff für die Manifestation dynamischer Kräfte. Der Begriff Qi überschreitet einerseits in seiner Bedeutung jene des modern europäischen Begriffs 'Energie', bleibt andererseits, in engem technischem Zusammenhang gebraucht, weit innerhalb des Bedeutungsraums von 'Energie'.

Qi ist sich in der Gegenwart unmittelbar wahrnehmbar manifestierende Aktivität. Diese hat stets eine *Richtung* (Direktionalität!), eine unverwechselbare, oft individualspezifische Qualität. Qi ist die unabdingbare Voraussetzung jeder Lebensäußerung. Entsprechend läßt sich ausnahmslos jede Gesundheitsstörung als Beeinträchtigung, Hemmung, Ablenkung, Deformation des Qi-Flusses deuten — und Behandlung oder Heilung solcher Störungen als Korrektur, Wiederherstellung, Stärkung eines gestörten, geschmälerten oder pervertierten Energieflusses.

(2) Xue

Qi als dynamisches, aktives Phänomen ist jedoch nur postulierbar als Komplement und auf der Grundlage eines Substrats, eines struktiven, also die aktiven Wirkungen fixierenden, festhaltenden, potenzierenden, speichernden Substrats. Die allgemeinste Bezeichnung für letzteres ist Xue. Xue bezeichnet indes nur jenen bewegbaren oder als beweglich gedachten Anteil des Substrats, also Säfte, Flüssigkeiten, Blut. Insofern Xue als struktiver, also potenzierter oder potenzierender Aspekt von Wirkung verstanden wird, bedarf es für seine Bewegung des Qi, der aktiven Antriebe.

In der klassischen Theorie — und dies ist auch die Theorie der Sinarteriologie[1] und der ausdrückliche Hintergrund der Premoprehension — fließen Qi und Xue durch die Leitbahnen, mit anderen Worten entlang diskreter Kraftlinien an der Körperoberfläche sowie zwischen verschiedenen Bereichen der Körperoberfläche und der Tiefe. Aus dieser Sicht lassen sich dann empirische Veränderungen an der Körperoberfläche als Veränderungen des Qi- bzw. Xue-Flusses diagnostisch verstehen und manipulativ beeinflussen.

Beiläufig und nur der Vollständigkeit halber seien noch vier weitere Begriffe der chinesischen Energetik hier kurz erwähnt, zwei allgemein theoretische und zwei im engen Sinn technisch theoretische.

(3) Shen, ("konstellierende Kraft")

Konstellierende Kraft ist jener Aspekt aktiver Energie, der aus dem kosmischen Umfeld in das Individuum, in den Mikrokosmos einströmt und dessen einmalige Individualität aufbaut — damit die Kohäsion der Persönlichkeit aufrechterhaltend.[2]

[1] Vgl. PORKERT, *Theoretische Grundlagen der chinesischen Medizin*, SS. 160f.
[2] Vgl. weitere Ausführungen in PORKERT, *Neues Lehrbuch der chinesischen Diagnostik*, S.323 des Registers.

(4) Jing *("Struktivpotential")*

Struktivpotential ist jenes struktive Komplement zur konstellierenden Kraft, das als materielles Substrat die konkrete Verwirklichung, Darstellung, Fixierung, Potenzierung der kosmischen Einflüsse in Gestalt des Körpers und seiner Lebensäußerungen ermöglicht. Unter vielen anderen Aspekten ist auch der der Samenflüssigkeit eine Erscheinungsform von *jing*.

(5) Bauenergie *(ying)*

Bauenergie bezeichnet jene materiellen Potenzen, die in Gestalt von Nahrung in den Körper gelangen, dort umgebaut, assimiliert werden und für die Ausgestaltung der somatischen Grundlagen der Körperlichkeit erforderlich sind. Bauenergie ist in den meisten Zusammenhängen synonym mit Xue, struktiver individualspezifischer Energie. Endlich gibt es noch

(6) Wehrenergie *(wei)*

Unter Wehrenergie versteht man die Fähigkeit eines Individuums zur aktiven Abwehr nicht integrierbarer, also verfremdender und schädlicher Außenreize und Außeneinflüsse. Das Vorhandensein von Wehrenergie *(wei)* läßt sich gleichfalls aus der Erscheinung und den Reaktionen der Körperoberfläche ableiten, von der man folgerichtig annimmt, daß in ihr diese Wehrenergie unmittelbar konzentriert und wirksam ist.

Das Einströmen von Shen in ein Individuum, die Zuführung von Bauenergie in ein Individuum, die Bewegung von Qi, die Vermehrung von Qi, die Umsetzung von Qi, die Bildung und Erhaltung von Struktivpotential, die Bereitstellung von Wehrenergie können vom Subjekt selbst und können äußerlich durch unwillkürliche und willkürliche Einwirkungen beeinflußt und gesteuert werden.

Das Denken, die Vorstellungskraft bewirkt in alltäglichen Bewegungen und Handlungen eine Umsetzung der Energien: daß und wie wir unsere Glieder und Organe bewegen und benutzen leitet sich unmittelbar daraus her.

Ernährung, Diät, physische und soziale Atmosphäre wirken von innen und außen auf den Umsatz und die Bewegung des Qi ein. Ganz speziell und gezielt geschieht solches durch die Anwendung von Arzneimitteln, Drogen.

Endlich gibt es, was man heute "physikalische Therapien" nennt: Gymnastik und äußerliche Manipulationen des Körpers, unter denen die Aku-Moxi-Therapie zwar das vielleicht am weitesten bekannte, die Premoprehension jedoch das am allgemeinsten und leichtesten anzuwendende Verfahren darstellen dürfte. Im Rahmen der Premoprehension werden diagnostisch Stauungen des Qi-Flusses erkannt und durch unmittelbare manuelle Krafteinwirkung des Therapeuten korrigiert.

Systeme I

5. Kapitel: Systeme II:
Foraminologie und Sinarteriologie

Bei einem Verfahren, das durchwegs in der therapeutischen Einwirkung auf die Körperoberfläche und Haut besteht, kommt naturgemäß der präzisen Lokalisation diagnostisch und therapeutisch wichtiger Orientierungspunkte auf der Körperoberfläche hervorragende Bedeutung zu. Für die Premoprehension schlichtweg klassisch ist hierbei die gewachsene Systematik der Foraminologie und Sinarteriologie.

Der Begriff der Foraminologie entspricht der genauen Übersetzung des chinesischen Begriffs *shuxuexue*. In diesem Wortgebilde entspricht *shu* den Vorstellungen von 'transportieren', 'weiterleiten', 'überstellen' sowie, in technischem Zusammenhang von 'induzieren' bzw. "Induktorium"; die erste Silbe *xue* bezeichnet ein 'Loch', eine 'Öffnung' oder 'Höhle', die zweite Silbe *xue*, mit einem anderen chinesischen Zeichen geschrieben, die 'Lehre' ("-logie").

In der modernen gesprochenen Sprache wird *shuxue* an Stelle des klassischen *xue* verwendet, das mit dem lateinischen Begriff *foramen* wiedergegeben wird. Der lateinische Begriff *foramen* weckt ja seinerseits völlig identische Vorstellungen, also den von 'Öffnung' als auch von 'Vertiefung' und 'Höhlung'. Tatsächlich liegen die in der chinesischen Foraminologie definierten Foramina überwiegend in tastbaren Vertiefungen der Körperoberfläche; und sie werden verstanden als Durchtrittsöffnungen (Induktorien) für das Qi, also für die vitalen Energien.

Die Foramina zeigen am Gesunden und am Kranken unterschiedliche Sensibilität, haben insoweit also diagnostische Bedeutung. Vor allem aber bedingen konzentrierte und physikalisch modulierte Einwirkungen auf sie hochspezifische physiologische Wirkungen in einem bestimmten Bereich oder im gesamten System. Diese Wirkungen unterscheiden sich nach Qualität und Intensität deutlich von solchen Wirkungen, die ansonsten in gleicher Weise an relativ indifferenten Stellen der Körperoberfläche ausgeübt werden können.

Die Foramina sind indes nicht nur *nicht beliebig* über die Körperoberfläche verteilt, sie zeigen auf Grund ihrer spezifischen Funktionsqualität auch untereinander bestimmte Affinitäten: Gesundheitsstörungen, Krankheit zeigt sich nicht nur an den Funktionsänderungen eines einzigen, sondern in der Regel mehrerer Foramina. In gleicher Weise kann eine therapeutische Einwirkung durch gleichzeitige Reize auf eine Reihe von Foramina wesentlich gesteigert oder überhaupt erst herbeigeführt werden. Aus der Feststellung von Funktionsaffinitäten bestimmter Foraminagruppen, und natürlich auch unter Berücksichtigung topologischer Bedingungen und systematisierender Absichten, hat sich, gleichfalls schon sehr früh, in China die Systematik der Sinarteriologie, d. h. der "Leitbahnlehre" herausgebildet.

Unter einer Sinarterie versteht man die gedachte Verbindung zwischen Punkten verwandter Funktionsqualität. Das sinarteriologische System beschreibt ein ganzes Netzwerk von Leitbahnen, das die Körperoberfläche überzieht, an bestimmten Stellen Schnittpunkte, Berührungspunkte aufweist und das zugleich — wie der Ausdruck 'Leitbahn' (chinesisch *jingmo*) ja deutlich macht — auch als Ausdruck von Energieströmen zwischen Peripherie und Zentrum, zwischen Akren und Rumpf, Kopf und Rumpf, Oberfläche und Tiefe verstanden wird. Unter Berücksichtigung all dieser Gesichtspunkte ergibt sich eine Hierarchie innerhalb des Leitbahnsystems, an dessen Spitze die 12 bzw. 14 Hauptleitbahnen (*sinarteriae cardinales*) stehen. Die vollen Bezeichnungen der 12 Hauptleitbahnen drücken bereits in ihren Namen einen dreifachen Bezug aus, nämlich

1. einen topologischen — es gibt Leitbahnen der Hand und Leitbahnen des Fußes (*manus sive pedis*),

2. einen Bezug zur abgestuften Yinyang-Polarität, also *yang minor, yang maior, splendor yang, yin minor, yin maior* und *yin flectens*; endlich

3. einen Bezug zu einem bestimmten Orbis, d. h. einem umfassenden, delokalisierten Funktionsgefüge, also zu den struktiven Orbes *pumonalis, pericardialis, cardialis, lienalis, hepaticus et renalis* und zu den aktiven Orbes *intestini crassi, tricalorii, intestini tenuis, stomachi, felleus et vesicalis.*

Zwei weitere, auf den dorsalen und abdominalen Symmetrielinien des menschlichen Körpers verlaufende Leitbahnen werden gewöhnlich auch als "Hauptleitbahnen" gerechnet. Es sind dies die *sinarteria regens*, die vom Perineum über den Rücken und Schädel bis zum Philtrum reicht, und die *sinarteria respondens*, die vom Perineum zur Unterlippe zieht.

Jede dieser Hauptleitbahnen ist durch eigene Foramina definiert oder, umgekehrt formuliert, sie verbindet eine Anzahl von Foramina, die zusätzlich zu ihrem Eigennamen als *foramina cardinalia* (= Punkte auf einer Hauptleitbahn) bezeichnet werden.

Anknüpfend an das System der Hauptleitbahnen gibt es 12 Leitbahnzweige (*sinarteriae paracardinales*), ferner Unpaarige, d. h. nicht symmetrisch angelegte, Leitbahnen (*cardinales impares*), Netz(leit)bahnen (*sinarteriae reticulares*), ferner Netzbahnzweige (*sinarteriae parareticulares*) und endlich Netzbahnen der 3. Generationen (*reticulares parvulae*). All diese zuletzt genannten Leitbahnen weisen keine eigenen Reizpunkte auf, sondern sie verdichten und verteilen den Energiefluß über die gesamte Körperoberfläche und im gesamten Körper und zwischen den Hauptleitbahnen.

Für die Premoprehension von besonderer Wichtigkeit sind aber auch zwölf sogenannte "Muskelleitbahnen" (*nervocardinales, jingjin*) und endlich auch die "Hautregionen" (*cutis regiones, pibu*). Bei ersteren handelt es sich um Bahnen, die in loser Abhängigkeit zu den Hauptleitbahnen gleichen Namens stehen, die an die Extremitäten ziehen und in den Gelenken spezielle "Bündelungen" aufweisen. Sie sind palpatorisch und therapeutisch bei einer Vielzahl premoprehensiver Befunde von Bedeutung.

Letztere, die "Hautregionen" bezeichnen jene Körpergegenden, in welchen die Energie einer Hauptleitbahn diffundiert — was bei bestimmten Störungen von diagnostischem (palpatorischem wie inspektorischem) Interesse ist.

Für Leser, die eine praktisch erschöpfende Darstellung der Foraminologie und Sinarteriologie unter Berücksichtigung diagnostischer wie therapeutischer Gesichtspunkte suchen, verweisen wir auf die ausführliche Darstellungen in den einschlägigen Kapiteln in PORKERT/HEMPEN, *Systematische Akupunktur*, SS. 50 – 350. Für die Bedürfnisse der Premoprehension, also der manuellen Einwirkung auf die Foramina, kommt hingegen nicht das gesamte Spektrum dieser subtilen Systematik in Betracht, sondern nur ganz bestimmte topologische Beziehungen und eine Zahl hervorgehobener Foramina.

Namen der Hauptleitbahnen (*sinarteriae cardinales*), aufgezählt in der Reihenfolge, in welcher sie nach Auffassung der chinesischen Medizintheorie von dem durch das Individuum kreisenden Qi durchlaufen werden:

(1) cardinalis pulmonalis yin maioris manus

(2) cardinalis intestini crassi splendoris yang manus

(3) cardinalis stomachi splendoris yang pedis

(4) cardinalis lienalis yin maioris pedis

(5) cardinalis cardialis yin minoris manus

(6) cardinalis intestini tenuis yang maioris manus

(7) cardinalis vesicalis yang maioris pedis

(8) cardinalis renalis yin minoris pedis

(9) cardinalis pericardialis yin flectentis manus

(10) cardinalis tricalorii yang minoris manus

(11) cardinalis fellea yang minoris pedis

(12) cardinalis hepatica yin flectentis pedis

[13] sinarteria regens

[14] sinarteria respondens.

Verlaufsrichtung und Ausbreitungsgebiet

Jede Leitbahn ist topologisch nach ihrem Verlauf an der Körperoberfläche definiert. Außerdem wird ihr eine eindeutige Verlaufsrichtung zugeschrieben. Diese drückt aus, in welcher Folge eine Reihe von Foramina — und mithin die Leitbahn — vom Qi durchströmt wird. Dabei ergeben sich (vgl. die Abbildungen 7 – 10) folgende Regeln:

1. Entsprechend der Yinyang-Polarität des Körpers verlaufen die Yin-Leitbahnen über die Bauchseite bzw. Innenseite der Gliedmaßen, die Yang-Leitbahnen über den Rücken des Körpers und die Außenseite der Gliedmaßen.

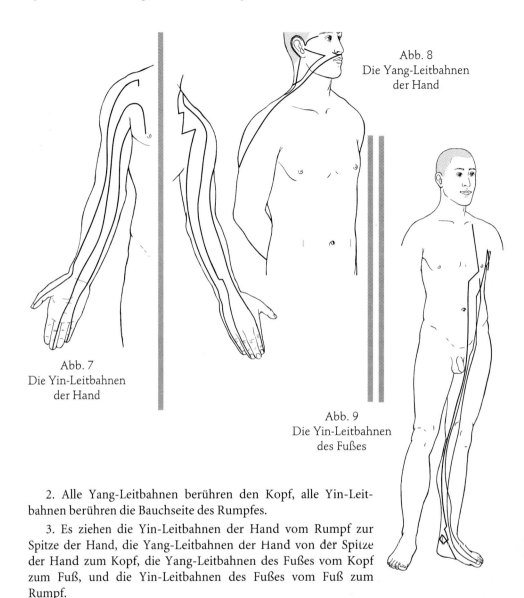

Abb. 8
Die Yang-Leitbahnen
der Hand

Abb. 7
Die Yin-Leitbahnen
der Hand

Abb. 9
Die Yin-Leitbahnen
des Fußes

2. Alle Yang-Leitbahnen berühren den Kopf, alle Yin-Leitbahnen berühren die Bauchseite des Rumpfes.

3. Es ziehen die Yin-Leitbahnen der Hand vom Rumpf zur Spitze der Hand, die Yang-Leitbahnen der Hand von der Spitze der Hand zum Kopf, die Yang-Leitbahnen des Fußes vom Kopf zum Fuß, und die Yin-Leitbahnen des Fußes vom Fuß zum Rumpf.

4. Ferner gilt, daß sich am Kopf die Leitbahnen *splendoris yang* über Stirn und Gesicht, die Leitbahnen *yang minoris* über Schläfen und Wangen und die Leitbahnen *yang maioris* über die Okzipitalseite ausbreiten.[1]

---

[1] Vgl. unten auf S. 186 den Text und die Abbildung 120.

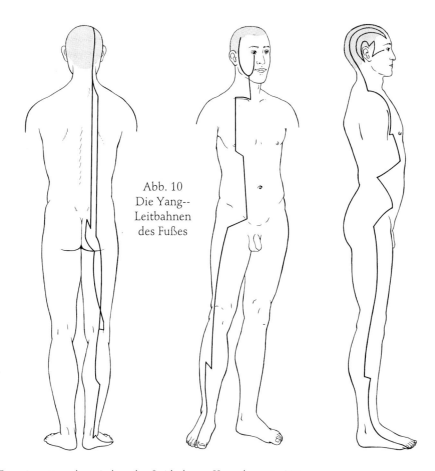

Abb. 10
Die Yang--
Leitbahnen
des Fußes

Energieaustausch zwischen den Leitbahnen; Komplementarität

Wie die Abb. 7 – 10 und der soeben angedeutete Leitbahnverlauf erkennen lassen, berühren sich an der Spitze der Extremitäten Leitbahnen komplementärer Polarität, also Yin- mit Yang-Leitbahnen. Diese Berührung ist Ausdruck eines fortgesetzten Energieaustauschs und einer Umpolung zwischen der Tiefe (Intima, Yin) und der Oberfläche (Extima, Yang).[2] Denn die in der eingangs erwähnten Namensgebung zum Ausdruck kommende Zugehörigkeit einzelner Leitbahnen zu Orbes bedeutet ja eine betonte Affinität zu den dem sogenannten Orbis zugeordneten Funktionen.[3]

[2] 'Extima' neuer normativer Ausdruck statt bisher *species*.

[3] Im Hinblick auf Einzelheiten der Orbisikonographie verweisen wir auf die zitierte *Systematische Akupunktur* , vor allem aber auf die ausführliche Darstellung in den entsprechenden Kapiteln PORKERT, *Die Theoretischen Grundlagen der chinesischen Medizin*, 3. Auflage, s. Bibliographie)

Für die Premoprehension wichtige, auf Hauptleitbahnen gelegene Reizpunkte (foramina cardinalia)[1]

Foramina der *cardinalis pulmonalis yin maioris manus*

Aula media *(Zhongfu), P1*

Erläuterung des Namens

"Versammlungshalle der Mitte" – *aula, fu* bezeichnet eine 'Versammlungshalle', in der öffentliche Angelegenheiten vollzogen werden, und in der stets eine größere Anzahl von Menschen anwesend ist. Der Begriff ist ein Hinweis auf die energetische Akzentuierung des Foramens.

'Mitte' deutet auf die zentrale Wandlungsphase Erde und weist auf den durch sie qualifizierten Lienalorbis.

Lage

Das Foramen liegt im 1. Interkostalraum unterhalb des lateralen Endes der Clavicula, 6 PZ (= Proportionalzoll)[2] lateral der Körpermittlinie. Man findet den Punkt, indem man vom Foramen *Tegmen floreum*, Rs20, genau 6 PZ lateral nach außen geht. Der Situs ist durch einen Puls markiert.

Wirkung

Das Qi von Lienal- und Pulmonalorbis stützend und regulierend, auf diese Weise Pituita umwandelnd, Humor kanalisierend, Calor kühlend und die Extima offenhaltend.

Premoprehensive Indikationen

Husten und Keuchatmung, Druck auf der Brust, Schmerzen im Schultergürtel.

Übliche Manipulationen

Ein-Finger-Zen-Pression, Kompression, Mulsion, Frikation.

---

[1] Die hier gebrauchte Namensgebung hält sich an die in China und international verbindlichen Bezeichnungen, die ausführlich in den Kapiteln Foraminologie II von PORKERT/HEMPEN *Systematische Akupunktur* bzw. *Classical Acupuncture – the Standard Textbook* erläutert worden sind. Wir verweisen insbesondere auf die einführenden Hinweise auf den SS. 130 - 133 der *Systematischen Akupunktur*.

[2] Vgl. die Ausführungen auf S. 362 der *Systematischen Akupunktur*

Lacus pedalis (Chize), P5

Erläuterung des Namens

"Moorsee am Fußpunkt" — *Ze, lacus* weist auf ein Gewässer, einen 'Moorsee', der sich in Vertiefungen und Senken hält und Feuchtigkeit für eine größere Umgebung konserviert und spendet.

Man unterscheide den 'Moorsee' (*lacus, ze*) als einen Spender von Feuchtigkeit für die Umgebung, vom *stagnum, chi,* "Teich", in dem sich einfach die Strömung eines fließenden Wassers verbreitet und vertieft. Ein *lacus* hat stets eine klimaregulierende und — im medizinischen Kontext — die Feuchtigkeit regulierende, den Säfteaustausch beeinflussende Wirkung.

"Fuß", *chi* deutet hier auf den Abstand eines Proportionalfußes, gemessen ab dem proximalen Rand des Daumenballens.

Lage

In der Mitte der Innenseite der Ellbogenbeuge, am radialen Rand der Bizepssehne, so etwas näher am Radius, in 2 Querfingern Abstand vom Foramen *Stagnum curvum*, IC11. Auch dieser Punkt wird durch einen Puls markiert. Man findet ihn am aufrecht sitzenden Patienten, wenn dieser den Arm mit der Handfläche nach oben ausstreckt, wobei der Ellbogen leicht geknickt wird.

Wirkung

Das Qi des Lienalorbis stabilisierend, das Qi des Pulmonalorbis kräftigend, die Hemmung des hepatischen Orbis durch den Pulmonalorbis wiederherstellend, auf diese Weise Humor umwandelnd oder ausleitend, Kontravektionen absenkend, Calor kühlend.

Abb. 11

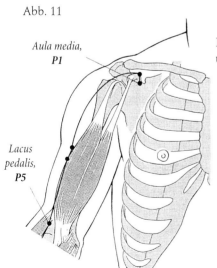

Aula media,
P1

Lacus pedalis,
P5

Premoprehensive Indikationen

Spastische Schmerzen in Unter- und Oberarm, Husten und Keuchatmung, Völlegefühl in Brust und Flanken; *ventus pavoris* der Kleinkinder.

Übliche Manipulationen

Pression, Perfrikation, Rudikulation, Mulsion.

Extremitas cavi (Kongzui) P6

Erläuterung des Namens

"Die Tiefe des Lochs" — Hinweis auf die Eigenschaft des Situs bzw. das Gefühl bei der Punktsuche: es handelt sich hier um ein Rimikum, also einen durch eine deutlich fühlbare Vertiefung ausgezeichneten Situs.

Lage

Das Foramen liegt an der radialen Innenseite des Unterarms, 7 PZ proximal der Handgelenksfalte, und ist unter festem Druck des Daumens als deutliche Vertiefung (Foramen = 'Höhlung', 'Loch') zu spüren. Zur Behandlung streckt der Patient pronierend den Arm aus. Man findet das Foramen dann 5 PZ unterhalb von *Lacus pedalis* und 7 PZ oberhalb der Handgelenksfalte auf der Verbindungslinie von *Lacus pedalis*, P5 und *Vorago maior*, P9.

Wirkung

Das Qi des Pulmonalorbis harmonisierend und absenkend, die Extima öffnend, Calor kühlend, das Xue haltend.

Premoprehensive Indikationen

Gegen Calorbefunde im Pulmonalorbis mit Husten, Keuchatmung, Halsschmerzen; Schmerzen im Ellbogen.

Übliche Manipulationen

Pression, Prehension, Kompression, Intermulsion.

Series intermissum[1] (Lieque), P7

Erläuterung des Namens

"Aufeinanderfolgende Lücken", "Reihe von Lücken" — ein beschreibender Name für die Unregelmäßigkeit des Situs.

Abb. 12

Series intermissum, P7

Lage

Am *processus styloideus radii*, 1,5 PZ proximal der Handgelenksfalte. Zur Behandlung läßt man den Patienten beide Hände so verschränken, daß die Gabelungen seiner Daumen und Zeigefinger ineinandergreifen. Dann trifft die Spitze des Zeigefingers auf das Foramen an der Gegenhand.

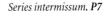
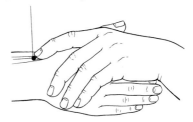

---

[1] Alte Bezeichnung *Lacunae*.

Wirkung

Die Energien des Pulmonalorbis lösend, Ventus zerstreuend, den Energiefluß in der *sinarteria respondens* wiederherstellend und harmonisierend.

Premoprehensive Indikationen

Kopfschmerzen, Hemiplegie, Facialisparese; Kraftlosigkeit der Hand [Tendovaginitis stenosans].

Übliche Manipulationen

Pression und Kompression.

Vorago maior *(Taiyuan), P9*

Erläuterung des Namens

"Großer Wasserschlund" — Das hier gebrauchte chinesische Wort *yuan* ist ein anderes als an allen übrigen Stellen in diesen Texten übliche: es bedeutet — wie das

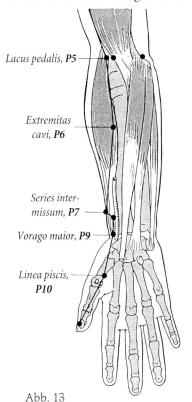

lateinische Wort *vorago* — einen 'Abgrund', eine 'große Wassertiefe', ein mächtiges Wasser großer Tiefe — und ist damit ein Hinweis auf die große Energiebeträge freisetzende Wirkung der Beeinflussung dieses Foramens.

*Lacus pedalis, **P5***

*Extremitas cavi, **P6***

*Series inter-missum, **P7***

*Vorago maior, **P9***

*Linea piscis, **P10***

Abb. 13

Lage

In der Vertiefung am Radialende der Handgelenksfurche. Man sucht diese Stelle auf, indem der Patient seine Hand mit dem Handteller nach oben darbietet, etwas außerhalb der Pulsstelle.

Wirkung

Die Mitte und dadurch den Pulmonalorbis stützend, den Flüssigkeitshaushalt regulierend, damit Ariditas kompensierend, Pituita umwandelnd, Husten stillend.

Premoprehensive Indikationen

Husten, Keuchatmung, Halsentzündung; [*Tendovaginitis stenosans*].

Übliche Manipulationen

Pression und Kompression.

45

Linea piscis *(Yuji), P10*

Erläuterung des Namens

"Fisch(bauch)grenze" — dies die Umschreibung der chinesischen Bezeichnung des Thenars (Daumenballens), auf dem das Foramen liegt.

Lage

Auf dem Daumenballen, radial entsprechend der Mitte des Metakarpale und, wie man sagt, "an der Grenze zwischen weißem und rotem Fleisch". — Man findet den Punkt am äußeren Rand des Thenars, indem man mit dem Daumen die in der Mitte des Metakarpale gelegene Stelle aufsucht.

Wirkung

Calor im Pulmonalorbis kühlend, die Kehle freimachend.

Premoprehensive Indikationen

Schmerzen in Thorax und Rücken, Kopfschmerzen mit Schwindelgefühl, Halsschmerzen, Fieber mit Schüttelfrost.

Übliche Manipulationen

Pression, Prehension, Kompression.

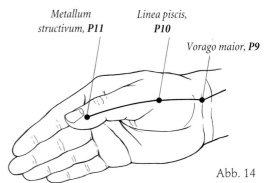

Metallum structivum, P11 *Linea piscis, P10* *Vorago maior, P9*

Abb. 14

Metallum structivum *(Shaoshang), P11*

Erläuterung des Namens

Shaoshang, "Junges Shang" — Shang ist ein Tonemblem, das auf den struktiven Aspekt der Wandlungsphase Metall hinweist.[1] Damit ist angedeutet, daß über dieses Foramen auf das *yin pulmonale* eingewirkt werden kann.

Lage

An der radialen Oberseite des Daumens, ca. 1/10 Zoll vom Daumennagel entfernt. Zur Behandlung wird die Hand so dargeboten, daß der Daumennagel waagrecht nach oben liegt.

Wirkung

Calor bzw. depletiver Calor des Lienalorbis, der sich auf Pulmonal- und Renalorbes übertragen hat, kühlend und ausleitend; Calor des Pulmonalorbis kühlend, dadurch die Kehle freimachend; Flexus aufhaltend, Kontravektionen absenkend.

Premoprehensive Indikationen

Halsschmerzen, Fieber; Ohnmacht bei *vento percussio* [Apoplexie], spastische Schmerzen in den Fingern; *ventus pavoris* oder Ventus-Symptomatik bei Kleinkindern.

Übliche Manipulation

Depsation.

Foramina der *cardinalis intestini crassi splendoris yang manus*

Yang extremum *(Shangyang) IC1*

Erläuterung des Namens

"Äußerstes Yang" — Dies die wörtliche Übersetzung einer chinesischen Variante der Punktbezeichnung, die auf den an der Spitze des Zeigefingers liegenden Situs anspielt. Hingegen ist die gängige chinesische Bezeichnung Shangyang wörtlich zu übersetzen mit "Yang des Tonemblems Shang", womit also das aktive Gegenstück eines Orbis oder einer Leitbahn bezeichnet wird, die durch die Wandlungsphase Metall qualifiziert sind, nämlich der crassintestinale Orbis und seine Leitbahn.

Lage

An der Spitze des Zeigefingers radial im Abstand von ca. 1/10 PZ vom Nagelwinkel. Der genannte Punkt wird an der Grenze zwischen weißem und rotem Fleisch an der Radiusseite des Zeigefingers gefunden.

Wirkung

Die Extima öffnend, die Struktivität des Pulmonalorbis stützend; die Sinnesöffnungen freimachend.

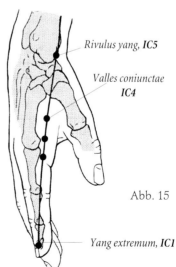

Rivulus yang, **IC5**

Valles coniunctae
IC4

Abb. 15

Yang extremum, **IC1**

Premoprehensive Indikationen

Halsschmerzen; Taubheit; Ohnmacht; Schmerzen in den Fingern oder Gefühlsverlust in denselben.

Übliche Manipulationen

Depsation, Prehension.

[1] Vgl. PORKERT, *Theoretische Grundlagen*, S. 60.

Valles coniunctae *(Hegu), IC4*

Erläuterung des Namens

"Vereinte Täler" — Eine Beschreibung des Situs bei abduziertem Daumen.

Lage

Nahe der radialen Seite, ungefähr in der Mitte des 2. Mittelhandknochens (Metakarpale) in einer Vertiefung gelegen. — Das Foramen wird bei abduziertem Daumen an der höchsten Stelle des sich bildenden Muskelhöckers gefunden. Es liegt an der Mitte des 2. Metakarpale.

Wirkung

Ventus-Heteropathien zerstreuend, die Extima lösend, Schmerz niederdrückend, die Netzbahnen durchgängig machend.

Premoprehensive Indikationen

Kopfschmerzen, [Hypertonie]; Zahnschmerzen, Fieber, Halsschmerzen; spastische Verspannungen der Finger, Schmerzen im Arm; Verzerrung der Gesichtsmuskulatur im Gefolge einer Hemiplegie.

Übliche Manipulationen

Pression, Prehension, Kompression.

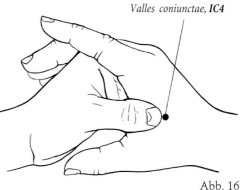

*Valles coniunctae, **IC4***

Abb. 16

Rivulus yang *(Yangxi) IC5*

Erläuterung des Namens

"Yang-Bach" — Hier weist, wie so oft, das Bild eines Wasserlaufs auf die Durchgangsfunktion eines Transitoriums.[1]

Lage

Auf dem Handrücken distal der Handgelenksfalte in einer Vertiefung, die von den beiden Daumenspannern gebildet wird. Dies ist die sogenannte *tabatière anatomique*. Man findet das Foramen bei pronierter Hand des Patienten proximal vom Foramen *Valles coniunctae* am genannten Ort.

---

[1] Vgl. PORKERT/HEMPEN, *Systematische Akupunktur,* S. 61f.

Wirkung

Einen Ventus-Befund des hepatischen Orbis, repletiven Calor aus dem Cardialorbis absenkend und sedierend; dadurch die Sinnesöffnungen freimachend.

Premoprehensive Indikationen

Kopfschmerzen, Zahnschmerz, Taubheit, Tinnitus, [*Tendovaginits stenosans*].

Übliche Manipulationen

Kompression und Frikation.

Pervium obliquum *(Pianli) IC6*

Erläuterung des Namens

"Schräger Durchgang" — ein Hinweis auf die Topologie des Situs.

Lage

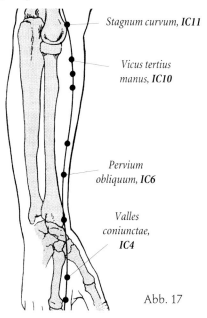

Stagnum curvum, **IC11**

Vicus tertius manus, **IC10**

Pervium obliquum, **IC6**

Valles coniunctae, **IC4**

Abb. 17

3 PZ proximal vom Foramen *Rivulus yang*. Man läßt den Patienten die Hände verschränken, wobei das Ende seines Mittelfingers das Foramen anzeigt. Es liegt in einer fühlbaren Vertiefung, wenn man 3 PZ proximal vom *Rivulus yang*, IC5 in Richtung auf *Stagnum curvum*, IC11 abträgt.

Wirkung

Durch Absenkung des Qi pulmonale und Fassung des Xue wird das Sensorium freigemacht.

Premoprehensive Indikationen

Schmerzen und Krämpfe in Arm und Handgelenk; Tinnitus; Ohnmachten; Wassersucht.

Übliche Manipulationen

Pression, Prehension, Frikation.

Vicus tertius manus *(Shousanli), IC10*

Erläuterung des Namens

"Dritter Weiler der Hand" — Ein "Weiler" ist eine kleine Siedlung, in der der erschöpfte Reisende verschnaufen kann. "Weiler" bedeutet deshalb dringend benötigte, wenn auch bescheidene Reserven an kritischer Stelle.

"Dritter", 3 weist als erste ungerade Zahl nach der 1 auf das Yang, auf die freizügige Aktivierung aller Potenzen (von Himmel, Erde und Mensch) oder, allgemeiner, auf die Entfaltung der aktiven Energie, also des Qi.

Lage

3 PZ distal des Foramens *Stagnum curvum*, IC11, auf der Leitbahn am Rand des Radius. Man findet das Foramen auf der gedachten Linie, die *Stagnum curvum* mit *Rivulus yang*, IC5, verbindet. Es liegt in einer leichten Ausbuchtung der Muskulatur.

Wirkung

Ventus austreibend und Humor kanalisierend.

Premoprehensive Indikationen

Spastische Spannungen im Unterarm, die dessen Streckung behindern; Paresen des Arms und der Hand, die von chronischen Schmerzen begleitet sind.

Übliche Manipulationen

Pression, Perfrikation, Rudikulation, Intermulsion.

Stagnum curvum (Quchi), IC11

Erläuterung des Namens

"Gekrümmter Teich" — *Stagnum, chi,* "Teich" ist eine Ansammlung, Stauung, Massierung von Wasser, das sich wenig bewegt, mithin eine Stelle, ein Foramen, in dem sich leicht auch Heteropathien ansammeln können — hier Ventus. Auch kann der Begriff ganz allgemein auf das Yin oder auch auf die Wandlungsphase Wasser hinweisen.

"Gekrümmt", "Krümmung" beschreibt das Aussehen des anatomischen Situs, der einer "gekrümmten Senke" ähnlich ist.

Lage

In der Falte, die auf der Radialseite über dem Ellbogengelenk liegt. Man findet das Foramen am radialen Ende der sich bildenden Beugefalte, wenn der Patient am Ellbogen einen Winkel von 90° bildet.

Wirkung

Ventus austreibend, die Extima öffnend, Calor kühlend, Humor ausleitend, Bauenergie und Xue harmonisierend.

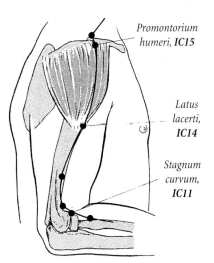

Promontorium humeri, *IC15*

Latus lacerti, *IC14*

Stagnum curvum, *IC11*

Abb. 18

Premoprehensive Indikationen

Fieber, [Hypertonie, Urticaria, Exantheme]; Schwellung und Schmerzen von Hand und Arm, Schmerzen im Unterarm; "Tennisellbogen"; Lähmungserscheinungen an der oberen Extremität.

Übliche Manipulationen

Pression, Kompression, Rudikulation, Intermulsion.

Latus lacerti (Binao), IC14

Erläuterung des Namens

Anatomisch-topographische Bezeichnung.

Lage

Nahe der distalen Spitze des *m. deltoideus* bzw. 7 PZ proximal des Foramens *Stagnum curvum*, IC11.

Von den zwei lateral an der Clavicula brustseitig sich zeigenden Vertiefungen entspricht die vordere, kleinere dem gesuchten Foramen. Man läßt den Patienten die Hände entspannt verschränken und in der Weise bis zum oberen Rand des Brustbeins heben, daß die entsprechende Vertiefung deutlich sichtbar und der Spalt geöffnet wird.

Wirkung

Die Netzbahnen durchgängig machend, die Sicht klärend.

Premoprehensive Indikationen

Lokale Schmerzen im Oberarm, "Schulter-Arm-Syndrom"; Kurzsichtigkeit.

Übliche Manipulationen

Pression, Kompression, Rudikulation.

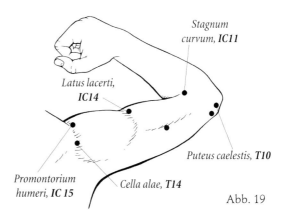

Abb. 19

Promontorium humeri *(Jianyu), IC15*

Erläuterung des Namens

Anatomische Bezeichnung.

Lage

Foramen unterhalb des genannten Promontoriums, am lateralen Ende der Clavicula, zugleich vor und lateral vom Acromio-clavicular-Gelenk. — Man findet die Stelle, wenn der Patient die Hände entspannt verschränkt und so weit bis zum oberen Rand des Brustbeins hebt, daß die entsprechende Vertiefung deutlich sichtbar und der Spalt geöffnet wird. Von den zwei lateral, an der Clavicula brustseitig sich zeigenden Vertiefungen entspricht die vordere, kleinere dem gesuchten Foramen.

Wirkung

Ventus-Heteropathien jeder Art austreibend.

Premoprehensive Indikationen

Schmerzen an der Schulteraußenseite und im Schultergelenk, Bewegungsunfähigkeit des Schultergelenks; einseitige Lähmung dieses Körperteils.

Übliche Manipulationen

Pression, Kompression, Rudikulation, Mulsion, Perfrikation.

Tripus caelestis *(Tianding) IC17*

Erläuterung des Namens

"Dreifuß des Himmels" — Der Dreifuß ist ein Emblem der Speisenzubereitung, im mythischen wie im politischen Zusammenhang zugleich ein Palladium der Selbsterhaltung; der Himmel deutet auf die aktiven kosmischen Wirkungen.

Lage

Ca. 1 PZ schräg unterhalb des *Foramen aquaticum*, IC18, am hinteren Rand des *m. sterno-cleido-mastoideus*. Um es aufzusuchen, läßt man den aufrecht sitzenden Patienten den Kopf etwas zur Gegenseite neigen. Wenn er dabei die Hand so an seinen Hals legt, daß der kleine Finger an die mediale Kommissur der Clavicula mit dem Sternum zu liegen kommt, dann erreicht die Spitze seines Mittelfingers das Foramen.

Wirkung

Schlund und Kehle freimachend.

Premoprehensive Indikationen

Plötzlicher Stimmverlust, Halsschmerzen; [Skalenus-Syndrom].

Übliche Manipulationen

Pression, Prehension, Frikation.

Foramen aquaticum *(Futu) IC18*

Erläuterung des Namens

"Wasser-Foramen" — Diese Übersetzung einer Variante des chinesischen Namens weist auf den Renalorbis hin, der durch die Wandlungsphase Wasser qualifiziert wird.

Eine ebenso häufige Übersetzung von *futu*, lateinisch *Ruina adminiculata*, "Abgedämmte Bresche", ist eine Beschreibung der Verhältnisse am Situs.

Lage

1 PZ senkrecht unterhalb des Winkels der Mandibula und 3 PZ seitlich des Kehlkopfknorpels. Man orientiert sich beim aufrecht sitzenden Patienten von den dem Schlüsselbein zugewandten Kopf des *m. sterno-cleido-mastoideus* auf den Punkt hin.

Wirkung

Das Qi in den Pulmonal- und Renalorbes stützend und zum Strömen bringend.

Premoprehensive Indikationen

Husten, Halsschmerzen, plötzlicher Stimmverlust; [Skalenus-Syndrom].

Übliche Manipulationen

Pression, Prehension, Frikation.

Accipiens odores *(Yingxiang), IC20*

Erläuterung des Namens

"(Foramen, das) die Wohlgerüche empfangen läßt" — Ein Hinweis auf seine therapeutische Funktion, das Geruchsvermögen wiederherzustellen.

Abb. 20

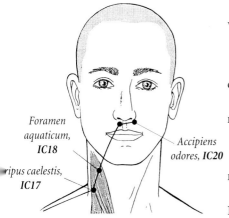

Foramen aquaticum, **IC18**

Accipiens odores, **IC20**

ripus caelestis, **IC17**

Lage

Am unteren Rand des Nasenflügels, in der Vertiefung des Knochens.

Wirkung

Ventischen Calor zerstreuend und die Nase durchgängig machend.

(Pädiatrie:) Die Nase freimachend, das pulmonale Qi harmonisierend, die Extima öffnend.

Premoprehensive Indikationen

Rhinitis, verstopfte Nase, verzerrte Gesichtsmuskulatur bei Hemiplegie.

(Pädiatrie:) Permotionen, verstopfte Nase, Nasenfluß.

Übliche Manipulationen

Pression, Kompression, Frikation.

(Pädiatrie:) Mulsion und Pression mit dem gespreizten Zeige- und Mittelfinger einer Hand, wobei die Finger rechts und links von den Nasenlöchern ansetzen und gleichmäßig von oben nach unten und von unten nach oben bewegt werden — diese Manipulationen 20 – 30mal.

Foramina der *cardinalis stomachi splendoris yang pedis*

Recipiens lacrimarum *(Chengqi) S1*

Erläuterung des Namens

"Foramen, das die Tränen aufnimmt" — Hinweis auf die anatomische Lage und physiologische Funktion des Situs.

Lage

Ca. 0,7 PZ senkrecht unterhalb der Pupille.

Wirkung

Ventus zerstreuend, ventischen Calor austreibend und die Sicht klärend.

Premoprehensive Indikationen

Tränendes Auge und alle Arten von Sehstörungen; auch einseitige Paresen der Gesichtsmuskulatur, Zuckungen der Gesichtsmuskulatur.

Übliche Manipulationen

Striktion, Pression, Frikation.

Margo zygomaticus *(Sibai), S2*

Erläuterung des Namens

"Rand des Wangenbeins" — Anatomische Namensgebung, die auch dem gängigen chinesischen Namen (*sibai = candor quartus*, "vierte Weiße") zu Grunde zu liegen scheint.

Lage

Ein PZ senkrecht unterhalb der Pupille des geradeaus blickenden Auges, also unmittelbar auf dem Rand des *os zygomaticum*. Der Punkt wird behandelt, indem der Patient sich in einem entsprechenden Behandlungsstuhl mit dem Kopf zurücklehnt und der Behandler das Foramen im rechtwinkeligen Schnittpunkt der Horizontalen zur unteren

Abb. 21

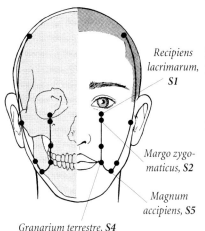

Recipiens lacrimarum, **S1**

Margo zygomaticus, **S2**

Magnum accipiens, **S5**

Granarium terrestre, **S4**

Orbitagrenze mit der Senkrechten von der Mitte der Pupille her aufsucht.

Wirkung
Ventus-Heteropathien austreibend, die Sicht klärend; Anregung und Regulation des Energieflusses im hepatischen Orbis.

Premoprehensive Indikationen
Benommenheit, Schwindel, Kopfschmerzen; Hemiplegie; brennende, gerötete Augen.

Übliche Manipulationen
Pression, Kompression, Striktion.

Granarium terrestre (Dicang), S4

Erläuterung des Namens
"Zwischenspeicher in der Erde" — Das hier gebrauchte chinesische Wort *cang* ist ein Homonym eines anderen Wortes *cang* und weist im engeren Sinn auf einen 'Zwischenspeicher', in dem Ernten höchstens während eines Monats oder einer Jahreszeit gelagert werden.

Hingegen deutet das Wort "Erde" auf die Tiefe und auf das chronisch konstitutionell Angehäufte. Im Begriff liegt also jener Widerspruch, der darin besteht, daß an dieser Stelle Wirkungen sich struktiv festsetzen, die eigentlich im bewegten Umlauf sein sollten.

Lage
Exakt im entspannten Mundwinkel. Man behandelt, indem der Patient den unterstützten Kopf zur Seite lehnt. Das Foramen wird durch den tastbaren Mandibularpuls markiert.

Wirkung
Ventus internus besänftigend, Paresen und Paralysen aufhebend.

Premoprehensive Indikationen
Speichelfluß, Augen- und Mundgegend affizierende Hemiplegie.

Übliche Manipulationen
Pression, Kompression, Striktion.

Magnum accipiens (Daying), S5

Erläuterung des Namens

"(Das Foramen das) Großes empfängt" — Hinweis auf die energetische Therapiemöglichkeit und weite Wirkung.

Lage

Vor dem Winkel der Mandibula, am Unterrand des *m. masseter*, wo in einer Vertiefung der Mandibula ein Puls wahrgenommen werden kann. Der Patient lehnt den unterstützten Kopf zur Seite. Das Foramen ist an dem tastbaren Mandibularpuls erkennbar.

Wirkung

Ventus-Heteropathien zerstreuend, die Netzbahnen durchgängig machend, die Wehrenergie emporhebend.

Premoprehensive Indikationen

Kiefersperre, Zahnschmerzen.

Übliche Manipulationen

Pression, Kompression, Striktion.

Mandibula[1] (Yache), S6

Erläuterung des Namens

Anatomische Bezeichnung

Lage

Wenig vor und oberhalb des Winkels der Mandibula. Man behandelt bei auf die Seite gelegtem und unterstütztem Kopf. Das Foramen liegt dann bei festem Schließen des Mundes auf dem Wulst des Masseter. Zur Behandlung sollte allerdings der Mund leicht geöffnet, dieser Muskel also entspannt werden.

Wirkung

Ventus-Heteropathien lösend, die Netzbahnen durchgängig machend, Kiefersperre behebend.

Premoprehensive Indikationen

Verzerrung von Mund und Augen bei Hemiplegie; Zahnschmerzen; Schwellung der Mandibulargegend.

(Pädiatrie:) Kiefersperre, Sprachverlust, Schmerzen in beiden Kiefern, Zahnschmerzen.

[1] Korrektur der bisherigen Bezeichnung 'Maxialla'.

Übliche Manipulationen

Pression, Kompression, Striktion.

(Pädiatrie:) Mulsion und Pression mit dem Mittelfinger, etwa 10 – 20mal.

Abb. 22

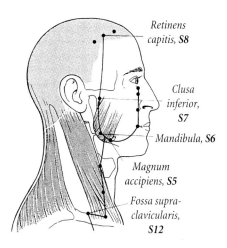

Retinens capitis, *S8*

Clusa inferior, *S7*

Mandibula, *S6*

Magnum accipiens, *S5*

Fossa supra-clavicularis, *S12*

Clusa inferior *(Xiaguan)*, S7

Erläuterung des Namens

"Unteres Paßtor" — Der in Foraminanamen sehr häufig vorkommende Begriff *guan*, clusa bezeichnet die künstlich errichtete Sperre in einer natürlichen Enge, in einem Paß, also eine "Paßsperre", ein "Paßtor". Im Hinblick auf medizinische Zusammenhänge wird damit ausgedrückt, daß ein entsprechendes Foramen im gesamten Energiegefüge der Person strategische Bedeutung hat, seine Sperre oder Offenhaltung mit weitreichenden, über das lokale Geschehen hinausgehenden Folgen verbunden ist.

Lage

In einer Vertiefung am unteren Rand des *os zygomaticum*, vor dem *processus condyloideus mandibulae*. Zur Behandlung legt der Patient den unterstützten Kopf auf die Seite. Ist er zur Spannung der Kaumuskulatur fähig, so kann das Foramen deutlich als Vertiefung lokalisiert werden. Im allgemeinen ist es zweckmäßig, bei der Behandlung die Muskulatur zu entspannen, den Mund also leicht zu öffnen.

Wirkung

Stützung der Energien der Lienal-, Pulmonal und Renalorbes, Kräftigung dieser Orbes, dadurch Ableitung von *calor humidus* und Öffnung der Netzbahnen.

Premoprehensive Indikationen

Paralytische Gesichtsmusulatur; Zahnschmerzen.

Übliche Manipulationen

Pression, Kompression, Striktion.

Retinens capitis (Touwei), S8

Erläuterung des Namens

"(Foramen der) Retinens (= Halteleitbahn) am Kopf" — Zur Bedeutung und Wirkung der *sinarteria retinens* vgl. in *Systematische Akupunktur* die SS. 121ff und 125ff. Über dieses Foramen ist ihre Beeinflussung vom Kopf her möglich.

Lage

Im Schläfenwinkel 0,5 PZ innerhalb der Haargrenze, 1.5 PZ lateral des Foramens *Shen stirpis*. Der Patient lehnt den unterstützten Kopf auf die Seite, wobei der Punkt an der angegebenen Stelle leicht zu finden ist.

Wirkung

Ventus-Heteropathien zerstreuend, hepatischen und Fellealorbis stützend und harmonisierend.

Premoprehensive Indikationen

Kopfschmerzen.

Übliche Manipulationen

Pression, Striktion, Perfrikation.

Fossa supraclavicularis (Quepen), S12

Erläuterung des Namens

Der in der traditionellen chinesischen Medizin und Akupunktur seit altersher für diesen Situs übliche Name *quepen*, wörtlich "Bettlerschale", *scutella egentis*, dient in China seit dem 19. Jahrhundert in der Medizin westlicher Orientierung auch als Normübersetzung des westlichen *nomen anatomicum fossa supraclavicularis*.

Lage

In der Vertiefung des bezeichneten Situs, etwa auf der Mitte der Clavicula, mithin senkrecht oberhalb der Brustwarze, bzw. 4 PZ lateral vom Foramen *Ruina caelestis*, Rs22. Man behandelt am aufrecht sitzenden Patienten, an dem man das Foramen an der angegebenen Stelle leicht auffindet.

Wirkung

Ventischen Humor bzw. ventischen Calor aus dem oberen und mittleren Calorium zerstreuend bzw. ausleitend.

Premoprehensive Indikationen

Völlegefühl in der Brust, Keuchatmung, asthmatische Zustände; Verspannung der Nackenmuskulatur.

Übliche Manipulationen
Pression, Kompression.

Radix mammae *(Rugen), S18*

Erläuterung des Namens
"Wurzel der Brust" — eine topologische Bezeichnung.

Lage
Senkrecht unterhalb der Brustwarze auf dem 5. Interkostalraum.

Wirkung
Humor der Mitte ausleitend, so die Brust freimachend, das Qi regulierend

Premoprehensive Indikationen
(Pädiatrie:) Druck auf der Brust, Husten, Schleimrasseln.

Übliche Manipulationen
(Pädiatrie:) Frikation, Mulsion mit Zeige- und Mittelfinger.

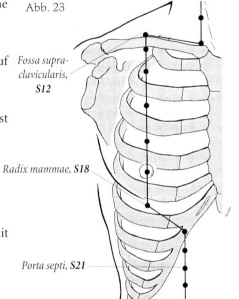

Abb. 23

Fossa supra-clavicularis,
S12

Radix mammae, **S18**

Porta septi, **S21**

Porta septi *(Liangmen), S21*

Erläuterung des Namens
"Tor der Scheidewand" — "Scheidewand" ist mit einiger Wahrscheinlichkeit ein Hinweis auf das Zwerchfell, dessen Existenz und Funktion den Chinesen seit ältesten Zeiten zwar bekannt waren, nicht aber seine präzise anatomische Lage: es liegt ja deutlich höher als das Foramen. Als Funktion des Zwerchfells betrachtete man die Abgrenzung, Unterscheidung von Oben und Unten — und damit natürlich auch die Vermittlung zwischen Oben und Unten, gleichbedeutend mit der Vermittlung zwischen Yin und Yang, Aktivität und Struktivität. Diese Vermittlerrolle haben im Konzert der Orbes in erster Linie Lienal- und Stomachorbis inne, qualfiziert durch die mittlere Wandlungsphase Erde.

Lage
Am Oberbauch, 4 PZ oberhalb des Nabels und 2 PZ lateral der Leibesmittellinie.

Wirkung

Calor humidus der Mitte zerstreuend.

Premoprehensive Indikationen

Schmerzen in der Leibesmitte, Spannungsgefühl und Druckgefühl unter den kleinen Rippen und in der Flankengegend.

Übliche Manipulationen

Frikation, Intermulsion, Mulsion.

Cardo caeli (Tianshu), S25

Erläuterung des Namens

"Angel des Himmels" — *Cardo, shu,* d. h. 'Angelpunkt' bedeutet Drehpunkt, Punkt der Wendung in verschiedene Richtungen, der Regulierung, Vermittlung. Diese in Punktnamen öfter vorkommende Komponente deutet darauf hin, daß das Foramen eine regulierende, harmonisierende, einen Ausgleich herstellende Wirkung hat.

"Himmel" ist die Bezeichnung für die Gesamtheit aller aktiven, dynamisierenden kosmischen Einflüsse, ein Synonym der Natur.

Lage

Auf der genauen Höhe des Nabels, 2 PZ lateral von diesem. Der Punkt wird bei einem auf dem Rücken liegenden Patienten leicht aufgefunden.

Wirkung

Den Energiefluß in den *oo. intestinorum* wiederherstellend und harmonisierend; das Qi regulierend, Blockaden auflösend.

Premoprehensive Indikationen

Diarrhoe oder Obstipation, Leibschmerzen; Regelstörungen des Weibes. In der **(Pädiatrie:)** Bauchschmerz, Dysenterie, Diarrhoe oder Obstipation.

Übliche Manipulationen

Kompression, Frikation, Mulsion;

(Pädiatrie:) Mulsion bzw. Frikation allein mit dem Mittelfinger ausgeführt, dabei Behandlungsfrequenz 100 – 200mal.

Abb. 24

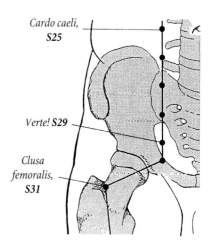

Cardo caeli, *S25*

Verte! *S29*

Clusa femoralis, S31

Verte! (Guilai), S29

Erläuterung des Namens

"Komm' zurück!" — Offensichtlich eine Beschwörung des Therapeuten, der über die Einwirkung auf das Foramen bemüht ist, die Potenz zurückkehren zu lassen.

Lage

4 PZ unterhalb und 2 PZ lateral des Nabels.

Wirkung

Chordapsus (verschiedenartige Störungen, die von schneidenden oder ziehenden Schmerzen im Unterleib begleitet sind) stillend, das renale Yin stützend, Potenzstörungen heilend.

Premoprehensive Indikationen

Spannungen und Schmerzen im Unterleib; Impotenz des Mannes, ausbleibende Regel oder *fluor albus*.

Übliche Manipulationen

Kompression, Frikation, Mulsion.

Clusa femoralis (Biguan), S31

Erläuterung des Namens

"Paßtor des Femurs" — Zu 'Paßtor' vgl. den Text oben S. 57.

Lage

Senkrecht unterhalb der oberen, vorderen *spina iliaca*, auf gleicher Höhe mit der Schambeinsymphyse. — Man mißt vom Foramen *Lepus subreptus*, S32 12 PZ nach oben, d. h. in proximaler Richtung, und findet dort den Punkt.

Wirkung

Depletion des Renalorbis, auch depletiven Algor in diesem Orbis kompensierend.

Premoprehensive Indikationen

Schmerzen in Hüfte und Oberschenkel, Taubheit, Schwäche, Atrophie, auch akute Spasmen der Oberschenkel- bzw. Beinmuskulatur, durch welche die Beugung des Gelenks behindert oder verunmöglicht wird.

Übliche Manipulationen

Kompression, Perfrikation, Rudikulation.

Lepus subreptus *(Futu)*, S32

Erläuterung des Namens

"Der sich an den Boden drückende Hase" — Eine poetische Beschreibung der topologischen Verhältnisse: das Aussehen des Muskels, an dessen Ende das Foramen liegt.

Lage

Man trägt vom oberen Rand der Patella 6 PZ in proximaler Richtung ab und findet, wenn man dies mit der Hand tut, am Ende des Zeigefingers das gesuchte Foramen.

Wirkung

Ventischen Algor vor allem aus dem hepatischen Orbis zerstreuend, das *qi hepaticum* entfaltend und kräftigend.

Premoprehensive Indikationen

Schmerzen, Kältegefühl, Taubheit im Kniegelenk; Lähmung der unteren Extremität; Hernien.

Übliche Manipulationen

Kompression, Perfrikation, Rudikulation.

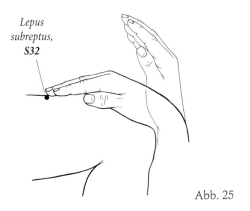

Lepus subreptus, **S32**

Abb. 25

Monticulus septi *(Liangqiu)*, S34

Erläuterung des Namens

"Hügel mit der Scheidewand" — eine den Situs im Hinblick auf die palpatorische Bestimmung beschreibende Namensgebung.

Lage

2 PZ oberhalb des Außenrandes der Kniescheibe. — Der sitzende Patient beugt das Knie. In dieser Haltung können zunächst von der Mitte des oberen Rands der Patella 2 PZ abgetragen und dann wieder lateral ein PZ abgetragen werden. An dieser Stelle tastet man eine Vertiefung.

Wirkung

Algorischen Humor, der das Yang des Stomachorbis bindet, zerstreuend; Repletion im Stomachorbis zerstreuend, ganz allgemein Algor-Heteropathien neutralisierend.

Premoprehensive Indikationen

Schmerzen, Kältegefühl, Taubheitsgefühl im Knie.

Übliche Manipulationen

Kompression, Perfrikation, Rudikulation.

Nasus vituli *(Dubi), S35*

Erläuterung des Namens

"Kalbsnase" — eine Beschreibung des Situs, in dem das Foramen zu finden ist.

Lage

Bei sitzend gebeugtem Knie in der Vertiefung unmittelbar unterhalb der Patella, seitlich der Patellarsehne.

Wirkung

Depletiven Algor aber auch humorischen Ventus aus dem unteren Calorium zerstreuend.

Premoprehensive Indikationen

Dumpfe Schmerzen im Kniegelenk, die dessen Bewegung behindern.

Übliche Manipulationen

Pression, Mulsion, Kompression.

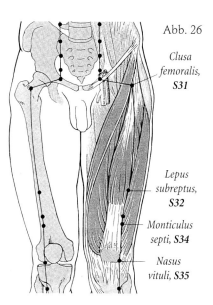

Abb. 26

Clusa femoralis, **S31**

Lepus subreptus, **S32**

Monticulus septi, **S34**

Nasus vituli, **S35**

Vicus tertius pedis *(Zusanli), S36*

Erläuterung des Namens

"Dritter Weiler am Fuß" — Zu "Weiler" und "Dritter Weiler" vgl. oben S. 49 die Erläuterungen.

Lage

3 PZ unterhalb der unteren Kante der Kniescheibe, 1 PZ fibular der Tibiakante in Höhe der *tuberositas tibiae*. — Wenn der Patient aufrecht auf einem Stuhl sitzt und seine Hand auf das Knie legt und dabei den Daumen gegen die mediane Seite der Tibia drückt, so erreicht die Spitze seines Mittelfingers dieses Foramen. Es ist bei bestimmtem Behandlungsbedürfnis gewöhnlich erhöht druckempfindlich.

Wirkung

Lienal- und Stomachorbis regulierend und stützend, damit Qi und Xue harmonisierend.

Premoprehensive Indikationen

Bauchschmerzen, Leibschmerzen, Diarrhoe oder Obstipation; Kälte der unteren Extremitäten; [Hypertonie].

(Pädiatrie:) bei allen Arten von Humor- oder Depletionsbefunden, insbesondere bei Blähungen, Bauchschmerzen, Durchfall und Erbrechen.

Übliche Manipulationen

Pression, Kompression, Frikation.

(Pädiatrie:) Pression und Mulsion mit der Daumenspitze, etwa 50 – 100mal; Mulsion im Anschluß an Unguipression.

Angustiae superiores agri ampli *(Juxu Shanglian), S37*

Erläuterung des Namens

"Obere Enge des Weiten Feldes" — Poetische Beschreibung des Situs, der dadurch gekennzeichnet ist, daß er einer tastbaren Spalte in einem optisch ebenen Areal entspricht.

Lage

An der lateralen Seite der Tibia, 3 PZ distal von *Vicus tertius pedis* und 1 PZ neben der Tibiakante nach fibular. — Das Foramen liegt in einer Vertiefung.

Wirkung

Die Funktionen der *oo. stomachi et intestinorum* regulierend, *calor humidus* klärend und kühlend, Blockaden und Konkretionen zerbrechend.

Premoprehensive Indikationen

Schmerzen in der Umgebung des Nabels, Durchfall; paralytische Befunde der unteren Extremitäten.

Übliche Manipulationen

Pression, Kompression, Rudikulation.

Abundantia *(Fenglong), S40*

Erläuterung des Namens

"Üppige Fülle" — Ein Hinweis darauf, daß die über dieses Foramen beeinflußten Funktionen von Lienal- und Stomachorbis die Grundlage der äußerlich sichtbaren

Entfaltung von Gesundheit und Körperfülle bilden.

Lage

Vom *malleolus externus* und Kniegelenk gleichermaßen jeweils 8 PZ entfernt, eine Fingerbreite seitlich vom *Os relaxationis*, S38. Man findet das Foramen am aufrecht sitzenden Patienten, indem man sich am *malleolus externus* orientiert und von dort 8 PZ nach oben geht; das Foramen liegt dann drei Querfinger hinter dem lateralen Rand der Tibia.

Wirkung

Humor umwandelnd, Pituita austreibend, sedierend; das Yang absenkend.

Premoprehensive Indikationen

Profuser Auswurf; Obstipation; Parese oder Atrophie des Unterschenkels.

(Pädiatrie:) Flexus (Erkalten der Extremitäten), Kontravektionen; Keuchatmung, viel Auswurf.

Übliche Manipulationen

Pression, Kompression, Rudikulation.

(Pädiatrie:) Pression und Kompression mit der Daumenspitze.

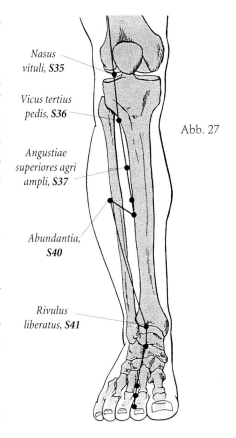

Nasus vituli, **S35**

Vicus tertius pedis, **S36**

Angustiae superiores agri ampli, **S37**

Abundantia, **S40**

Rivulus liberatus, **S41**

Abb. 27

Rivulus liberatus (Jiexi), S41

Erläuterung des Namens

"Befreiter Wasserlauf" — ein Hinweis auf die Topologie, wo sich nun die Energie der Leitbahn nach Durchqueren vieler Engstellen (*angustiae*) über den Abhang des Fußrückens frei ergießen kann.

Lage

Am Fußrücken, auf der Mitte der Mittelfußfalte. — Das Foramen befindet sich auf dem Fußrücken über dem Mittelfußknochen in einer Vertiefung und wird durch den Puls der *arteria tibialis anterior* markiert.

Wirkung

Humor venti, auch calor venti zerstreuend, Krämpfe lösend, Schmerz stillend.

Premoprehensive Indikationen

Verrenkungen des Sprunggelenks; Taubheit und Fühllosigkeit im Fuß und in den Zehen.

(Pädiatrie:) *Ventus pavoris*, Erbrechen; Schmerzen im oberen Sprunggelenk.

Übliche Manipulationen

Pression, Frikation, Mulsion und Kompression.

(Pädiatrie:) Mulsion mit dem Daumen und Unguipression — etwa bis zu 30mal.

Vestibulum internum *(Neiting)*, S44

Erläuterung des Namens

"Innere Vorhalle" — Eine "Vorhalle", *vestibulum*, chinesisch *ting*, dient dem Verkehr innerhalb eines Hauses, also einerseits der Verbindung zwischen verschiedenen Sonderzwecken gewidmeten Gemächern, anderseits dem vorübergehenden Aufenthalt von Besuchern oder zum vorübergehenden Abstellen von Gegenständen. Auf den Zusammenhang der Medizin übertragen bedeutet dann Vestibulum, "Vorhalle" eine Stelle des Durchgangs, eine untergeordnete Schaltstelle. Diese wird hier als "Innere Vorhalle" bezeichnet, weil der Situs gegenber den exponierten Endpunkten anderer Leitbahnen, so auch der cardinalis stomachi, zurückgesetzt erscheint.

Lage

In einer Vertiefung an der Aponeurose zwischen 2. und 3. Zehe, somit distal des Metatarso-phalangeal-Gelenks.

Wirkung

Calor humidus bzw. Ardor des orbis stomachi kühlend und kanalisierend; das Qi regulierend, Schmerz stillend.

Premoprehensive Indikationen

Fazialisparese und ihre Folgen in der Mundregion, Kiefersperre; Zahnschmerzen; Diarrhoe.

Übliche Manipulationen

Pression, Prehension, Frikation.

Laetitia repressa (Lidui) S45

Erläuterung des Namens

"Die unterdrückte Heiterkeit" — Ein Hinweis auf die Stimmung des Patienten, die durch Einwirkung auf das Foramen zu korrigieren ist.

Lage

An der fibularen Seite der 2. Zehe, etwa 1/10 Zoll neben dem Nagelwinkel.

Wirkung

Pituita-Blockaden, die im Gefolge von humidem Calor und Ardor aufgetreten sind, zerschlagend; allgemein Ardor kühlend; das Qi mobilisierend, Kontravektionen und Flexus absenkend.

Premoprehensive Indikationen

Zahnschmerzen; Nasenbluten; unruhiger, traumreicher Schlaf.

Übliche Manipulationen

Frikation, Prehension, Depsation.

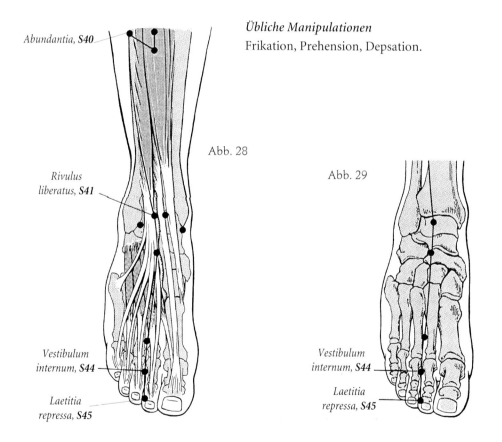

Abundantia, **S40**

Rivulus
liberatus, **S41**

Abb. 28

Abb. 29

Vestibulum
internum, **S44**

Laetitia
repressa, **S45**

Vestibulum
internum, **S44**

Laetitia
repressa, **S45**

Foramina der *cardinalis lienalis yin maioris pedis*

Candor occultus *(Yinbai) L1*

Erläuterung des Namens
"Verborgene Weiße" — Hinweis auf das Aussehen des Situs an der Grenze zwischen weißem und rotem Fleisch.

Lage
An der tibialen Seite des Halux, 0,1 PZ seitlich des Nagelwinkels.

Wirkung
Den Lienalorbis kräftigend, so Humor austreibend; das Xue regulierend.

Premoprehensive Indikationen
Blähbauch; Regelstörungen;
(Pädiatrie:) *Ventus pavoris.*

Übliche Manipulationen
Depsation, Prehension, Pression.

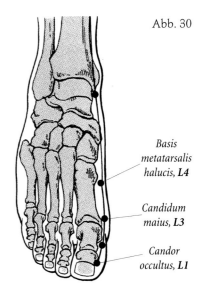

Abb. 30

*Basis
metatarsalis
halucis,* **L4**

*Candidum
maius,* **L3**

*Candor
occultus,* **L1**

Candidum maius *(Taibai) L3*

Erläuterung des Namens
"Das größte weiße (Foramen)" — Beschreibende Charakterisierung des Situs.

Lage
In 1 PZ Entfernung vom unteren Rand des kleinen Kopfs des 1. *Metatarsale halucis,* proximal des Metatarso-Phanlangeal-Gelenks, an der Grenze von weißem und rotem Fleisch.

Wirkung
Humiden Calor von Lienal- und Stomachorbis kühlend und ausleitend, Pituita lösend, das Qi absenkend, die Säfte erhaltend.

Premoprehensive Indikationen
Schmerzen in der Leibesmitte; Blähungen; Abgeschlagenheit; Obstipation.

Übliche Manipulationen
Pression, Prehension, Kompression.

Basis metatarsalis halucis *(Gongsun), L4*

Erläuterung des Namens
Anatomische Bezeichnung.

Lage
An der durch den Namen bezeichneten Stelle, d. h. 1 PZ proximal des *Candidum maius* in einer Vertiefung unterhalb der Basis des 1. Metatarsale, an der Grenze von rotem und weißen Fleisch.

Wirkung
Lienal- und Stomachorbis kräftigend, auf diese Weise repletiven Humor korrigierend; den Energiefluß in der *sinarteria impedimentalis* regulierend.

Premoprehensive Indikationen
Verdauungsstörungen aller Art, Blähungen, Bauchschmerzen; fehlender Appetit.

Übliche Manipulationen
Pression, Prehension, Kompression.

Abb. 31

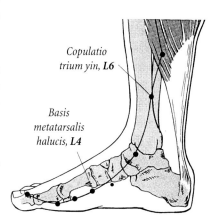

Copulatio trium yin, **L6**

Basis metatarsalis halucis, **L4**

Copulatio trium yin *(Sanyinjiao), L6*

Erläuterung des Namens
"Die Verbindung der drei Yin-(Leitbahnen)" — Funktionsbeschreibung des Punkts insofern, als sich in ihm die *cardinalis lienalis* mit den *cardinales hepatica et renalis* treffen.

Lage
3 PZ senkrecht über dem *malleolus internus*, am Hinterrand der Tibia. Bei der Behandlung orientiert man sich beim sitzenden oder liegenden Patienten am Hinterrand der Tibia, an der man 3 PZ vom *malleolus internus* emporgeht.

Wirkung
Den Lienalorbis kräftigend, Humor umwandelnd; den hepatischen Orbis lösend, den Renalorbis stützend, auf diese Weise eine Steigerung des Säfteumlaufs bewirkend.

Premoprehensive Indikationen
Schlaflosigkeit; Tympanie, Diarrhoe, Blähungen; verminderter Appetit; Urininkontinenz oder Urinverhaltung, Impotenz, Samenverlust; gynäkologische Störungen.
(Pädiatrie:) Miktionsstörungen, auch Bettnässen.

Übliche Manipulationen

Pression, Prehension, Kompression, Mulsion.

(Pädiatrie:) Pression oder Kompression mit der Daumenspitze, etwa 50 bis 100mal.

Domus lienalis *(Diji), L8*

Erläuterung des Namens

"Domizil, wörtlich 'Haus' des Lienalorbis" — eine Bezeichnung, die darauf hinweist, daß man über dieses Foramen die Funktionen des genannten Orbis sehr direkt "antrifft".

Lage

An der Innenseite der Tibia, 3 PZ senkrecht unterhalb des Foramens *Fons tumuli yin*, L9, und 4 PZ oberhalb des Foramens *Vallis percolationis*, L7.

Wirkung

Bauenergie und Xue harmonisierend, den *paraorbis uteri* einstimmend.

Premoprehensive Indikationen

Regelstörungen aller Art, spärliche Urinausscheidung; Wassersucht; Diarrhoe.

Übliche Manipulationen

Prehension, Kompression, Intermulsion.

Fons tumuli yin *(Yinlingquan), L9*

Erläuterung des Namens

"Die Quelle am Yin-Grabhügel" — Tumulus, ein "Grabhügel", ist eine künstliche Erhebung — und von allen in der Landschaft zu beobachtenden die kleinste und bescheidenste.

"Yin" ist ein Hinweis auf die Innenseite der Extremität, bzw. auf die an der Innenseite verlaufende Yin-Leitbahn.

Lage

Das Foramen liegt in einer Vertiefung am Unterrand der medialen Seite des Tibiakopfes. Man findet es am aufrecht sitzenden oder am liegenden Patienten an dieser Stelle in einer Vertiefung.

Wirkung

Algorischen Humor, der in Calor oder Ardor übergeht, regulierend. Das Qi in das untere Calorium hinabführend.

Premoprehensive Indikationen

Schwellungen, verschiedene Schmerzbefunde im Kniegelenk; Wasseransammlungen, Miktionsstörungen; Blähungen.

Übliche Manipulationen

Pression, Prehension, Kompression, Intermulsion.

Mare xue (Xuehai), L10

Erläuterung des Namens

"Meer (= Ausgleichsreservoir) des Xue" — Über dieses Foramen wird das Xue, also die individualspezifisch struktive Energie, gewissermaßen angezapft und wirksam reguliert.

Lage

2 PZ senkrecht über dem Oberrand der Patella; übt man starken Druck auf die Stelle aus, hat der Patient ein Gefühl lokaler Betäubung. — Um das Foramen aufzusuchen legt der Behandelnde am aufrecht sitzenden Patient die linke Hand so auf dessen rechte Kniescheibe, daß Zeige-, Mittel- und die übrigen zwei Finger diese bedecken, der Daumen hingegen die Innenseite des Knies berührt. Dabei markiert die Daumenspitze das Foramen.

Wirkung

Qi und Xue regulierend, Spasmen und Konvulsionen lösend.

Premoprehensive Indikationen

Ekzeme, Urticaria; Regelstörungen des Weibes, Schmerzen im Knie.

(Pädiatrie:) *Ventus pavoris*, also Spasmen, Krämpfe, Konvulsionen, Ohnmachten; Juckreiz, Knieschmerzen.

Übliche Manipulationen

Pression, Prehension, Kompression, Rudikulation.

(Pädiatrie:) Prehension mit Daumen und Mittelfinger oder Kompression mit dem Daumen, dabei Prehension und Kompression je 5mal.

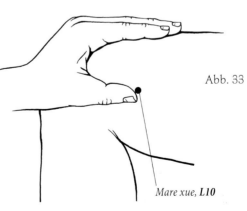

Abb. 33

Mare xue, **L10**

Porta Sagittarii *(Jimen) L11*

Erläuterung des Namens

"Tor des Schützen" — Das Sternbild des Schützen ist die teilweise westliche Entsprechung des chinesischen Sternbilds *Ji*, das auf die Zeit der Sonne in ihrem tiefsten Stand, im Zusammenhang der Medizintheorie aber auch auf den Renalorbis und die Wandlungsphase Wasser hinweist — damit auf die Funktionen der Wasserausscheidung ganz allgemein.

Lage

An der Innenseite des Oberschenkels 6 PZ senkrecht oberhalb des Foramens *Mare xue*, L10. Das beschriebene Foramen wird durch einen Puls markiert.

Wirkung

Den Vesikalorbis kräftigend, die Miktion normalisierend.

Premoprehensive Indikationen

Harnverhaltung und Enuresis.

(Pädiatrie:) Miktion erschwert oder unmöglich; fortgesetzte Miktionen.

Übliche Manipulationen

(Pädiatrie:) Pression mit den Kuppen von Zeige- und Mittelfinger, vom Knie ausgehend entlang der Innenseite des Oberschenkels — etwa 100 – 500mal.

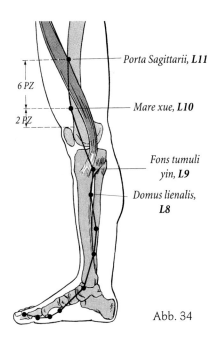

Porta Sagittarii, **L11**

6 PZ

Mare xue, **L10**

2 PZ

Fons tumuli yin, **L9**

Domus lienalis, **L8**

Abb. 34

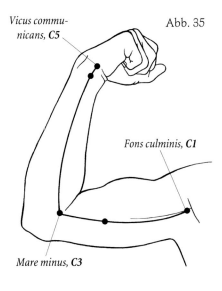

Vicus communicans, **C5**

Abb. 35

Fons culminis, **C1**

Mare minus, **C3**

Foramina der *cardinalis cardialis yin minoris manus*

Fons culminis (Jiquan), C1

Erläuterung des Namens

"Quelle am äußersten Ende" — Hinweis auf die Topologie in der Tiefe der Achselhöhle.

Lage

In der Tiefe der Achselhöhle neben der dort tastbaren Pulsstelle. Das Foramen wird bei abduziertem Arm behandelt.

Wirkung

Repletiven Calor in den hepatischen, pulmonalen und lienalen Orbes zerstreuend; Traurigkeit hebend.

Premoprehensive Indikationen

Druckgefühl auf der Brust, Schmerzen in Flanken und Brustkorb; Kältegefühl und Taubheit in Ober- oder Unterarm; Abszesse.

Übliche Manipulationen

Prehension, Kompression, Frikation.

Mare minus (Shaohai), C3

Erläuterung des Namens

"Das kleinere Meer (= Ausgleichsreservoir)" — zu unterscheiden vom "Kleinen Meer" (*Mare parvum*) und den übrigen "Meeren"!

Lage

Medial in der Ellbogenfalte gelegen, bei gebeugtem Ellbogen oberhalb des medialen *epicondylus humeri*. — Man läßt den Patienten mit dem Ellbogengelenk einen rechten Winkel bilden, wobei man leicht das Foramen an der medialen Seite der Ellbogenfalte auffinden kann.

Wirkung

Ventus-Heteropathien und *ventus humidus* zerstreuend; sedierend; die Netzbahnen durchgängig machend.

Premoprehensive Indikationen

Schmerzen in Schulter, Achsel, Ellbogengelenk und Unterarm sowie zwischen den Rippen; Zittern der Hände, Spastizität des Unterarms.

Übliche Manipulationen

Pression, Prehension, Intermulsion.

Vicus communicans *(Tongli), C5*

Erläuterung des Namens

"Der verbindende Weiler" — Ein 'Weiler' ist eine kleine Siedlung, in der der erschöpfte Reisende verschnaufen kann. "Weiler" bedeutet deshalb dringend benötigte, wenn auch bescheidene Reserven an kritischer Stelle.

Das Beiwort 'verbindend' erklärt sich aus der Funktion des Foramens, das in seiner Eigenschaft als Nexorium[1] die Verbindung innerhalb eines Gespanns komplementärer Leitbahnen und Orbes herstellt.

Lage

Bei supinierter Hand 1 PZ proximal des Foramens *Impedimentale laetitiae, C7.*

Wirkung

Ventus-Noxen austreibend, die in Pulmonal- und hepatischem Orbis, indirekt im Cardial- und Renalorbis, Heteropathien induziert haben.

Premoprehensive Indikationen

Drehschwindel, Okklusion der Kehle und Steifheit der Zunge, plötzlicher Stimmverlust; Palpitationen.

Übliche Manipulationen

Pression, Prehension, Kompression.

Impedimentale laetitiae *(Duichong), C7*

Erläuterung des Namens

"Das *Foramen impedimentale* (= der breiten Troßstraße) zur Heiterkeit" — Der chinesische Begriff *chong*, lateinisch *impedimentale*, bezeichnet wörtlich eine breite Troßstraße, auf der schwerer und dichter Verkehr liegt. Im Zusammenhang der chinesischen Medizin wird der Terminus nicht nur zur Qualifikation einer besonderen Leitbahn, eben der Impedimentalis, benutzt, sondern er ist auch in den Namen zahlreicher Foramina anzutreffen. *Impedimentale qi* z. B. bedeutet also, daß durch das so bezeichnete Foramen entweder große Mengen von Qi, von aktiver Energie fließen und

---

[1]Vgl. Porkert/Hempen, *Systematische Akupunktur*, S. 53f.

ausgetauscht werden, oder daß sie durch Einwirkung auf das Foramen mobilisiert werden können.

Heiterkeit ist eine philosophische Assoziation, die einerseits zum Cardialorbis, andererseits über den Herbst und die Wandlungsphase Metall zum Pulmonalorbis Beziehungen herstellt.

Lage

Ganz außen, an der ulnaren Seite der Handgelenksfalte. Das Foramen wird bei supiniertem Unterarm behandelt.

Wirkung

Das Qi im Cardialorbis stützend, auf diese Weise sedierend; Calor kühlend, das Yang absenkend; die Netzbahnen durchgängig machend.

Premoprehensive Indikationen

Schreckhaftigkeit, Ängstlichkeit, Palpitationen; Schlafstörungen; Gedächtnisstörungen; Schmerzen im Handgelenk; [Kreislaufschwäche, Apoplexie].

Übliche Manipulationen

Depsation, Intermulsion.

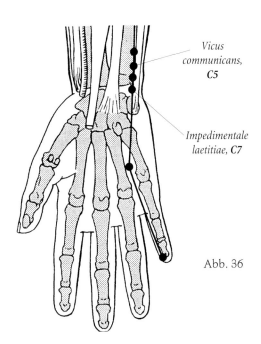

Vicus communicans, **C5**

Impedimentale laetitiae, **C7**

Abb. 36

Foramina der *cardinalis intestini tenuis yang maioris manus*

Lacus minor (Shaoze), IT1

Erläuterung des Namens

"Der kleinere Moorsee", das "Kleinere Wasser" — Man unterscheide den "Moorsee", *lacus, ze* als einen Spender von Feuchtigkeit für die Umgebung, vom *stagnum, chi*, "Teich", in dem sich einfach die Strömung eines fließenden Wassers verbreitet und vertieft. Ein *lacus* hat stets eine klimaregulierende und — in medizinischem Kontext — die Feuchtigkeit regulierende, den Säfteaustausch beeinflussende Wirkung.

Auch ist ausgedrückt, daß über dieses Foramen Reserven des Yin erschlossen werden können.

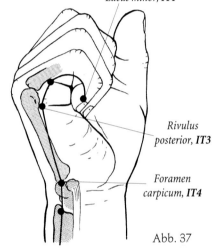

Lacus minor, IT1

Rivulus posterior, IT3

Foramen carpicum, IT4

Abb. 37

Lage

An der Außenseite des kleinen Fingers, 0,1 PZ proximal vom Nagelwinkel.

Wirkung

Calor venti-Heteropathien zerstreuend; die Milch zum Fließen bringend.

Premoprehensive Indikationen

Bewußtlosigkeit, Ohnmacht; Steifheit des kleinen Fingers; fehlende oder zu geringe Milchsekretion.

Übliche Manipulationen

Depsation, Pression, Kompression.

Rivulus posterior (Houxi), IT3

Erläuterung des Namens

"Der hintere Wasserlauf" — Topologische Benennung des Foramens.

Lage

Am Rande der Handquerfalte, proximal des Metakarpo-Phalangeal-Gelenks des kleinen Fingers, bei halb geballter Faust an der Grenze von weißem und rotem Fleisch. Wird die angegebene Stelle an der Seite des kleinen Fingers lokalisiert, so bewirkt Druck auf die Vertiefung ein elektrisierendes oder analgesierendes Gefühl im Finger des Patienten.

Wirkung

Calor venti-Heteropathien zerstreuend, so die Nervus (= Funktionen der Muskeln und Sehnen) entkrampfend, die Leitbahnen freimachend, die *sinarteria regens* durchgängig machend, das Bewußtsein klärend.

Premoprehensive Indikationen

Nackensteife, Schmerzen und Spannung im Ellbogen; epileptische Anfälle.

Übliche Manipulationen

Pression, Kompression.

Foramen carpicum *(Wangu), IT4*

Erläuterung des Namens

Bezeichnung des Situs.

Lage

An der ulnaren Seite des Handtellers in einer Vertiefung zwischen der Basis des *os metacarpale V*, dem *os hamatum* und dem *os pisiforme* an der Grenze von weißem und rotem Fleisch.

Wirkung

Bei bestehendem Calor der Intima die geschlossene Extima öffnend, dadurch Calor oder Ardor ableitend, Pituita umwandelnd.

Premoprehensive Indikationen

Fieber ohne Schweiß.

Übliche Manipulationen

Pression, Kompression.

Senectus felix *(Yanglao), IT6*

Erläuterung des Namens

"Glückliches Alter" — Bezeichnung des therapeutischen Ziels, das durch die Einwirkung auf das Foramen anvisiert wird.

Lage

An der radialen Seite des *processus styloideus radii*, 1 PZ proximal des Foramens *Vallis yang*, IT5 in einer Vertiefung. Diese erscheint, wenn der Patient den Arm leicht anwinkelt und dabei seinen Handteller der Brust zuwendet. Am oberen Ende der rinnenartigen Vertiefung findet sich das Foramen.

Wirkung

Den hepatischen Orbis harmonisierend, so Ventus zerstreuend, die Nervus entkrampfend, die Netzbahnen durchgängig machend, die Sicht klärend.

Premoprehensive Indikationen

Sehstörungen aller Art; Verliegen; Schmerzen im Handgelenk.

Übliche Manipulationen

Pression, Kompression.

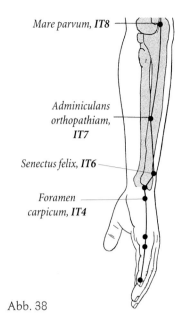

Mare parvum, **IT8**

Adminiculans orthopathiam, **IT7**

Senectus felix, **IT6**

Foramen carpicum, **IT4**

Abb. 38

Adminiculans orthopathiam *(Zhizheng),* IT7

Erläuterung des Namens

"(Foramen), das die Orthopathie stützt" — ein allgemeiner Hinweis auf die Funktion des Punktes.

Lage

Auf der Verbindungslinie zwischen den Foramina *Vallis yang,* IT5 und *Mare parvum,* IT8, 5 PZ proximal des erstgenannten Punktes nahe dem Außenrand der Ulna. Man findet das Foramen bei angewinkeltem Ellbogen und pronierter Hand 5 PZ hinter dem Handgelenk am unteren Rand der Elle.

Wirkung

Das Qi im hepatischen Orbis mächtig stützend, so Ventus und calor venti-Heteropathieen austreibend.

Premoprehensive Indikationen

Kopfschmerzen und Schwindelanfälle; Schmerzen in Ellbogen und Arm.

Übliche Manipulationen

Pression, Prehension, Rudikulation.

Mare parvum (Xiaohai), IT8

Erläuterung des Namens

"Kleines Meer (= Ausgleichsreservoir)" — Funktionsbezeichnung des Punktes als Zugang zum Ausgleichsreservoir des hepatischen Orbis.

Lage

An der dorsalen Seite des Ellbogens, in einer Vertiefung zwischen Olecranon der Ulna und der Spitze des mittleren *epicondylus humeri*. — Das Foramen wird bei angewinkeltem Unterarm an der Innenseite in der Vertiefung zwischen den genannten Knochen aufgesucht.

Wirkung

Hepatischen und Cardialorbis harmonisierend, so das Yang absenkend, Ventus zerstreuend und Calor kühlend, die Netzbahnen freimachend, Spasmen lösend.

Premoprehensive Indikationen

Zahnschmerzen, Schmerzen in Hals und Nacken, diffuse Schmerzen in der oberen Extremität.

Übliche Manipulationen

Kompression, Prehension, Frikation, Intermulsion.

Rectum alae (Jianzhen), IT9

Erläuterung des Namens

"Geradheit der Schulter" — ein Hinweis auf die therapeutische Absicht, nämlich die vollkommene Beweglichkeit und Funktionstüchtigkeit der Schulterpartie zu gewährleisten.

Lage

Am Hinterrand des *promontorium humeri* und des *m. deltoideus*, 1 PZ oberhalb der Achselfalte bei abduziertem Arm. — Man läßt den Patienten aufrecht sitzen oder liegen und dabei den Arm an die Brust drücken.

Wirkung

Die Netzbahnen öffnend, Ventus und *ventus humidus* zerstreuend.

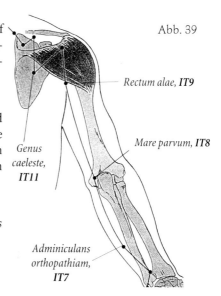

Abb. 39

Rectum alae, **IT9**

Mare parvum, **IT8**

Genus caeleste, **IT11**

Adminiculans orthopathiam, **IT7**

Premoprehensive Indikationen

Diffuse Schmerzen im Schultergelenk, durch welche dessen Bewegungen behindert werden; paralytische Befunde an der oberen Extremität.

Übliche Manipulationen

Pression, Kompression, Rudikulation, Frikation.

Genus caeleste *(Tianzong), IT11*

Erläuterung des Namens

"Geschlecht des Himmels" — Eine poetische Benennung, die in keinem strengen Zusammenhang mit der Funktion steht und deren historische Entstehung dunkel ist.

Zong, 'Geschlecht', 'Sippe' bedeutet die in der Erbreihe — und damit auch im *qi nativum, qi genuinum* und *qi ascitum*[1] fortwirkenden überpersönlichen Qualitäten des Individuums.

Lage

Im Mittelpunkt der *fossas infraspinata* der Scapula, der zusammen mit den Foramina *Inductorium lacerti*, IT10 und *Rectum alae*, IT9 ein Dreieck bildet. Dieser Punkt ist am aufrecht sitzenden Patienten leicht zu bestimmen.

Wirkung

Ventischen Humor lösend.

Premoprehensive Indikationen

Diffuse Schmerzen in Schulter und Rücken, gestörte Mobilität des Schultergelenks; Steifigkeit, Verspannung der Nackenmuskulatur.

Übliche Manipulationen

Pression, Kompression, Rudikulation, Frikation.

Fenestra caeli *(Tianchuang), IT16*

Erläuterung des Namens

"Fenster des Himmels" — 'Fenster' ist eine Öffnung, durch welche das Menschlich-Soziale mit der Außenwelt, dem Kosmos, der Natur, kommuniziert.

'Himmel' ist die Bezeichnung für die Gesamtheit aller aktiven, dynamisierenden kosmischen Einflüsse, ein Synonym der Natur.

Lage

Am hinteren Rand des *m. sterno-cleido-mastoideus*, 0,5 PZ waagrecht hinter dem *Foramen aquaticum*, IT18.

Abb. 40

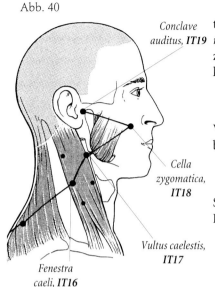

Conclave auditus, **IT19**

Cella zygomatica, **IT18**

Vultus caelestis, **IT17**

Fenestra caeli, **IT16**

Man sucht das Foramen am sitzenden Patienten in der Weise auf, daß man sich vom Rand des *m. sterno-cleido-mastoideus* auf das Foramen zuorientiert, das man 3,5 PZ seitlich des Kehlkopfknorpels findet.

Wirkung

Das Qi des hepatischen Orbis harmonisierend, Ventus austreibend, Spasmen und Paresen behebend.

Premoprehensive Indikationen

Schmerzen, die vom Hals und Nacken in die Schultern und in den Arm ausstrahlen; Halsschmerzen, plötzlicher Stimmverlust.

Übliche Manipulationen

Pression, Prehension, Frikation.

Vultus caelestis (Tianrong), IT17

Erläuterung des Namens

"Antlitz des Himmels" — ein poetischer Hinweis auf die Harmonisierung der Sinnesfunktionen im Kopfbereich durch die Wiederherstellung des Ausgleichs mit den kosmischen Einwirkungen ("Himmel").

Lage

Hinter dem Mandibularwinkel, am Vorderrand des *m. sterno-cleido-mastoideus* auf einer Senkrechten unter dem Ohrläppchen.

Wirkung

Ventus-Heteropathien, so auch ventischen Calor zerstreuend, das Qi im hepatischen Orbis stützend; Humor ausleitend.

Premoprehensive Indikationen

Ohrensausen, plötzliche Stimmverlust; [Skalenus-Syndrom]; Halsschmerzen.

Übliche Manipulationen

Pression, Prehension, Frikation.

---

[1] Vgl. PORKERT, *Theoretische Grundlagen . . .* Register.

Cella zygomatica *(Quanjiao), IT18*

Erläuterung des Namens

"Kellerloch der Wange" — Bezeichnung des Situs. Der chinesische Begriff *jiao*, lateinisch *cella*, bedeutet ein ausgemauertes oder zumindest abgeteuftes Erdloch zur Lagerung von Nahrungsreserven, selten als Notunterkunft benützt. Mit einem "Kellerloch", *cella*, ist mithin eine zwar tast- und stechbare Öffnung zu verstehen, deren Inhalt und Reserven jedoch nur lokale Bedeutung besitzen.

Lage

In der Mitte, am unteren Rand des Wangenbeins, auf gleicher Höhe mit dem Foramen *Accipiens odores*, IC20, und unterhalb des äußeren Canthus. — Das Foramen ist am Patienten, der den Kopf zurücklehnt, leicht zu bestimmen.

Wirkung

Ventus-Heteropathien aller Art zerstreuend.

Premoprehensive Indikationen

Verzerrung der Gesichtsmuskulatur im Gefolge einer Hemiplegie; Zahnschmerzen.

Übliche Manipulationen

Pression, Kompression, Striktion, Frikation.

Conclave auditus *(Tinggong), IT19*

Erläuterung des Namens

"Palast des Gehörs" — ein Hinweis auf die Funktion des Foramens im Hinblick auf die Korrektur von Gehörstörungen.

Lage

Vor dem Ohr in der Vertiefung, die sich zwischen Tragus und Kiefergelenk bildet, wenn der Mund leicht geöffnet ist.

Wirkung

Gehörstörungen aller Art, auch Tinnitus behebend.

Premoprehensive Indikationen

Schwerhörigkeit, Taubheit, Tinnitus.

Übliche Manipulationen

Pression, Kompression und Frikation.

Foramina der *cardinalis vesicalis yang maioris pedis*

Canthus nasalis *(Jingming)*, V1

Erläuterung des Namens

Die hier als normative Bezeichnung gewählte Übersetzung einer chinesischen Variante ist offensichtlich ein topologischer Terminus. Die in den chinesischen Werken häufigere Bezeichnung des Punktes bedeutet "Helle des Auges" und weist ebenso offensichtlich auf die mit der Einwirkung auf das Foramen verbundene therapeutische Absicht hin.

Lage

Canthus nasalis. — Der Punkt ist leicht zu finden. Infolge der besonderen Empfindlichkeit des unter ihm liegenden Gewebes ist bei der Behandlung außerordentliche Umsicht am Platze, um die Gefahr von Blutungen und Hämatomen auszuschließen.

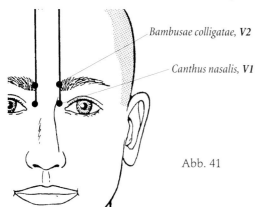

Bambusae colligatae, **V2**

Canthus nasalis, **V1**

Abb. 41

Wirkung

Ventus zerstreuend, Calor kühlend, die Netzbahnen durchgängig machend, die Sicht klärend.

Premoprehensive Indikationen

Ophthalmologische Störungen aller Art.

Übliche Manipulationen

Pression, Kompression, Striktion, Frikation.

Bambusae colligatae *(Cuanzhu)*, V2

Erläuterung des Namens

"Zusammengelegter Bambus" — eine beschreibende Namensgebung, die die in Falten gelegten Brauen mit gerafften Bambusstangen vergleicht.

Lage

Am medialen Ende der Braue, direkt über dem Foramen *Canthus nasalis* in einer Vertiefung.

Wirkung

Ventus zerstreuend, die Extima öffnend, die Netzbahnen und Sinnesöffnungen freimachend, die Sicht klärend.

Premoprehensive Indikationen

Kopfschmerzen, Schlafstörungen, Schmerzen in der Brauengegend; Schmerzhaftigkeit und Rötung des Auges, [Ophthal-moplegie].

Abb. 42

(Pädiatrie:) Permotionen, Fieber ohne Schweiß, Kopfschmerzen, gedämpftes Sensorium, verminderte Präsenz und konstellierende Kraft; Schreckhaftigkeit, Unruhe, Angstzustände.

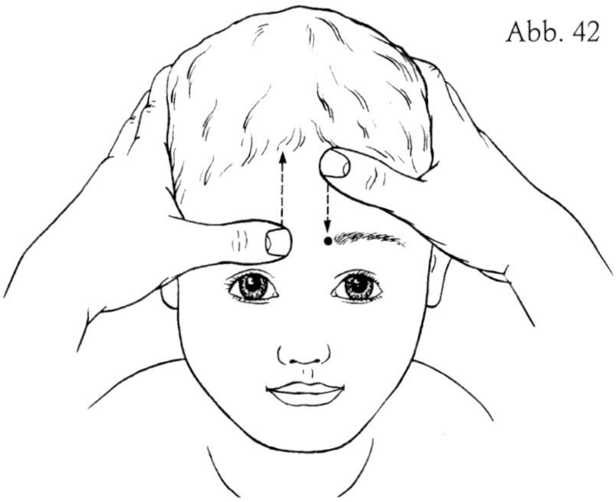

Übliche Manipulationen

Pression, Kompression, Striktion, Frikation.

(Pädiatrie:) Rectopression mit der radialen Seite der Daumen oder mit der Daumenkuppe abwechselnd von unten nach oben (Abb.42); dabei Behandlungsfrequenz 30 – 50mal.

Columna caeli (Tienzhu), V10

Erläuterung des Namens

"Säule des Himmels" — "Himmel" bezeichnet die Gesamtheit aller aktiven, dynamisierenden kosmischen Einflüsse. 'Säule' ist das Bild eines den Bau tragenden Elements — damit ein Hinweis auf die das Gesamtgefüge der Persönlichkeit stützenden Funktionen, die mit dem Foramen in Beziehung stehen.

Abb. 43

Lage

Das Foramen liegt 1,3 PZ seitlich von *Porta infantiae*, Rg15 zwischen den Dornfortsätzen 1. und 2. HWK, ungefähr 0,5 PZ innerhalb der Haargrenze auf der lateralen Seite des *m. trapecius*. Bei dem auf dem Gesicht liegenden Patienten orientiert man sich zweckmäßigerweise am Foramen *Via figulina*, Rg13, von dem das gesuchte Foramen 1,5 PZ lateral gelegen ist.

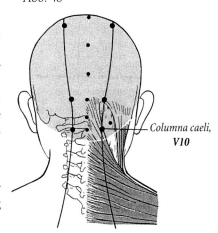

— *Columna caeli,* **V10**

Wirkung

Ventus-Heteropathien zerstreuend, Humor umwandelnd, die Netzbahnen durchgängig machend.

Premoprehensive Indikationen

Steifer Nacken, Kopfschmerzen; verstopfte Nase und Geruchsverlust.

Übliche Manipulationen

Pression, Kompression, Frikation, Rudikulation.

Porta ventorum (Fengmen), V12

Erläuterung des Namens

"Pforte der Winde" — Hinweis auf den über das Foramen stets zur Behandlung anstehenden Grundbefund. — Die Variante *Aula caloris (refu)*, also "Versammlungshalle von Calor" deutet auf die wirksame Regulation von Calor-Befunden durch eine Kräftigung des Pulmonalorbis hin, der ja für die Kühlung der aktiven Orbes ausdrücklich zuständig ist.

Lage

1,5 PZ lateral vom *processus spinosus* des 2. Brustwirbels.

Wirkung

Den Pulmonalorbis entfaltend und stützend, das Qi harmonisierend, so Calor kühlend, Ventus zerstreuend, die Netzbahnen freimachend.

Premoprehensive Indikationen

Fieber, Kopfschmerzen, Nackensteife, Husten, Keuchatmung.

Übliche Manipulationen

Pression, Prehension, Perfrikation, Rudikulation.

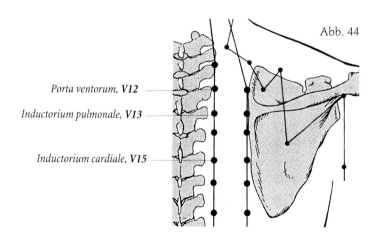

Abb. 44

Porta ventorum, **V12**

Inductorium pulmonale, **V13**

Inductorium cardiale, **V15**

Inductorium pulmonale *(Feishu), V13*

Erläuterung des Namens
"Induktorium des Rückens für den Pulmonalorbis" — Funktionsbezeichnung.

Lage
1,5 PZ lateral des Dornfortsatzes des 3. Brustwirbels. — Man sucht das Foramen am aufrecht sitzenden Patienten oder bei dem auf dem Bauch liegenden Patienten an der bezeichneten Stelle.

Wirkung
Pulmonal- und Renalorbis stützend und harmonisierend, das Qi regulierend, das Yin kräftigend, Calor kühlend, das Yang absenkend.

Premoprehensive Indikationen
(auch in der **Pädiatrie**:) Husten, Atembeklemmung, Keuchatmung, asthmatische Zustände, Druck auf der Brust, reichlicher Auswurf von Schleim; Fieber am Nachmittag höher; Schweiße während des Schlafs. Verletzung oder Überanstrengung der Rücken-muskulatur.

Übliche Manipulationen
Pression, Kompression, Rudikulation, Frikation.

(Pädiatrie:) Mulsion mit den Spitzen von Daumen und Mittelfinger; Pression der Innenseite des Schulterblatts von oben nach unten mit der radialen Oberfläche des Daumens. Dabei Behandlungsfrequenz bei Mulsion 50 – 100mal, bei Pression 100 – 300mal.

Inductorium cardiale *(Xinshu), V15*

Erläuterung des Namens
"*Inductorium dorsale* des Cardia-lorbis" — Funktionsbeschreibung.

Lage
1,5 PZ lateral des Dornfortsatzes des 5. Brustwirbels.

Wirkung
Den Cardialorbis stabilisierend, sedierend, das Xue regulierend, das Qi harmonisierend.

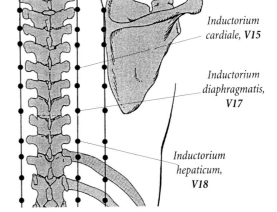

Inductorium cardiale, **V15**

Inductorium diaphragmatis, **V17**

Inductorium hepaticum, **V18**

Abb. 45

Premoprehensive Indikationen

Schlaflosigkeit, Palpitationen, Nervosität; Schweiße während des Schlafs.

Übliche Manipulationen

Pression, Kompression, Rudikulation, Frikation.

Inductorium diaphragmatis *(Geshu), V17*

Erläuterung des Namens

"Dorsalinduktorium des Zwerchfells (d. h. der Leibesmitte)" — Der chinesische Begriff *ge*, "Diaphragma" entspricht als Modellvorstellung der funktionellen Zusammmenhänge, nicht hingegen als *nomen anatomicum* dem "Zwerchfell"! *Ge* ist die Grenze zwischen Oben und Unten, aber zugleich auch der Ort des Austauschs, des Übergangs, der Osmose. Mithin ist das *Inductorium diaphragmatis* zuständig für diesen Austausch zwischen Oben und Unten, zwischen Yang und Yin.

Lage

1,5 PZ lateral des Dornfortsatzes des 7. Brustwirbels.

Wirkung

Das Xue regulierend, Stasen zerteilend; Spannungen in Brust und Leibesmitte lösend, Depletion und Defizienz kompensierend.

Premoprehensive Indikationen

Spontane Schweiße, auch Schweiße während des Schlafs; Husten, Schluckauf, Erbrechen; Anorexie; Schmerzen im Rücken.

Übliche Manipulationen

Pression, Kompression, Perfrikation, Rudikulation.

Inductorium hepaticum *(Ganshu), V18*

Erläuterung des Namens

"Dorsalinduktorium des hepatischen Orbis" — Funktionsbeschreibung.

Lage

1,5 PZ lateral des Dornfortsatzes des 9. Brustwirbels.

Wirkung

Die hepatischen und Fellealorbis kräftigend, *calor humidus* kühlend und ausleitend, das Qi harmonisierend, Blockaden auflösend, die Sicht klärend.

Premoprehensive Indikationen

Schmerzen in Rippen und Flanken; [Hepatitis]; Sehstörungen.

Übliche Manipulationen

Pression, Kompression, Rudikulation, Frikation.

Inductorium felleum (Danshu), V19

Erläuterung des Namens

"Dorsalinduktorium des Fellealorbis" — Funktionsbeschreibung.

Lage

1,5 PZ lateral des 10. Brustwirbels.

Wirkung

Calor-Heteropathien aus hepatischem und Fellealorbis ableitend, den Lienalorbis harmonisierend, den Stomachorbis stützend, die Leibesmitte freimachend, entspannend.

Premoprehensive Indikationen

Schmerzen in Brust und Rippengegend; bitterer, übler Mundgeschmack; [Ikterus].

Übliche Manipulationen

Pression, Kompression, Rudikulation, Frikation.

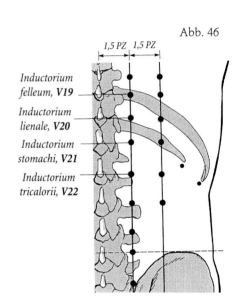

Abb. 46

1,5 PZ   1,5 PZ

Inductorium felleum, V19

Inductorium lienale, V20

Inductorium stomachi, V21

Inductorium tricalorii, V22

Inductorium lienale (Pishu), V20

Erläuterung des Namens

"Dorsalinductorium des Lienalorbis" — Funktionsbeschreibung.

Lage

1,5 PZ lateral des Dornfortsatzes des 11. Brustwirbels.

Wirkung

Das Lienalqi harmonisierend, die Verdauung und Assimilation stützend, Humor und Feuchtigkeit eliminierend, Bauenergie und Xue regulierend.

Premoprehensive Indikationen

Schmerzen, Druckgefühl, Tympanie in der Magengegend; Verdauungsstörungen; **pädiatrische** Pavor-Symptomatik, die den Lienalorbis affiziert.

Übliche Manipulationen

Pression, Kompression, Rudikulation, Frikation, Perfrikation.

Inductorium stomachi (Weishu), V21

Erläuterung des Namens

"Dorsalinduktorium des Stomachorbis" — Funktionsbeschreibung.

Lage

1,5 PZ lateral des Dornfortsatzes des 12. Brustwirbels.

Wirkung

Lienal- und Stomachorbis stützend und harmonisierend, Humor umwandelnd, Blockaden zerbrechend.

Premoprehensive Indikationen

Schmerzen in der Leibesmitte; Übelkeit; Verdauungsstörungen in der Allgemeinmedizin und Pädiatrie; auch Milcherbrechen der Säuglinge.

Übliche Manipulationen

Pression, Kompression, Rudikulation, Frikation, Perfrikation.

Inductorium tricalorii (Sanjiaoshu), V22

Erläuterung des Namens

"Dorsalinduktorium des Trikaloriums" — Funktionsbezeichnung des Beeinflussungspunkts für die Regulation des gesamten Säftehaushalts.

Lage

1,5 PZ lateral vom Zwischenraum zwischen 1. und 2. Lendenwirbel.

Wirkung

Die Dynamik des Qi anfachend, den Säftehaushalt harmonisierend, so Humor umwandelnd, Feuchtigkeit kanalisierend.

Premoprehensive Indikationen

Anorexie, Blähungen, Erbrechen, Diarrhoe; Gedunsenheit.

Übliche Manipulationen

Pression, Kompression, Perfrikation, Rudikulation.

Inductorium renale *(Shenshu), V23*

Erläuterung des Namens

"Dorsalinduktorium des Renalorbis" — Funktionsbeschreibung.

Lage

1,5 PZ lateral des Dornfortsatzes des 2. Lendenwirbels.

Wirkung

Den Renalorbis stützend und harmonisierend, damit die Lenden kräftigend, das Gehör verbessernd und die Sicht klärend.

Premoprehensive Indikationen

Depletion des Renalorbis bei Schmerzhaftigkeit und Schwäche der Lenden; Impotenz, Samenverlust; Regelstörungen des Weibes; Bettnässen; Taubstummheit, Tinnitus.

Übliche Manipulationen

Pression, Kompression, Rudikulation, Frikation, Perfrikation.

Inductorium intestini crassi *(Dachangshu), V25*

Erläuterung des Namens

"Dorsalinduktorium des Crassintestinalorbis "— Funktionsbeschreibung.

Lage

1,5 PZ lateral des Dornfortsatzes des 4. Lendenwirbels, damit auf der Höhe des Beckenkamms und lateral des Foramens *Clusa yang*.

Wirkung

Die *oo. stomachi et intestinorum* regulierend, so die Nahrungsassimilation verbessernd; Lenden und Knie kräftigend.

Premoprehensive Indikationen

Schmerzen in Lenden und Hüften, Überanstrengung der Lendenmuskulatur; Diarrhoe oder Obstipation, Blähungen; [Enteritis].

Übliche Manipulationen

Pression, Kompression, Rudikulation, Frikation, Perfrikation.

Inductorium vesicale *(Pangguangshu), V28*

Erläuterung des Namens

"Dorsalinduktorium des Vesikalorbis" — Funktionsbezeichnung.

Lage

Auf gleicher Höhe mit dem 2. Foramen des os sacrum, 1,5 PZ seitlich der Leibesmittellinie auf der Höhe des 2. Sakralwirbels.

Wirkung

Das Qi des Vesikalorbis kräftigend, den Rücken beweglich machend.

Premoprehensive Indikationen

Miktionsstörungen aller Art, Obstipation oder Diarrhoe; Kreuzbeinschmerzen.

Übliche Manipulationen

Pression, Kompression, Perfrikation, Rudikulation, Perpression.

Cella superior *(Shangjiao), V31*

Erläuterung des Namens

"Oberes Kellerloch" — eine Bezeichnung der von außen zu palpierenden, dem 1. *foramen sacrale* entsprechenden Vertiefung. Zum Begriff *cella* vgl. die S. 82.

Wirkung

Das Qi in Vesikal- und Renaorblis absenkend, so Calor und Humor-Heteropathien eliminierend.

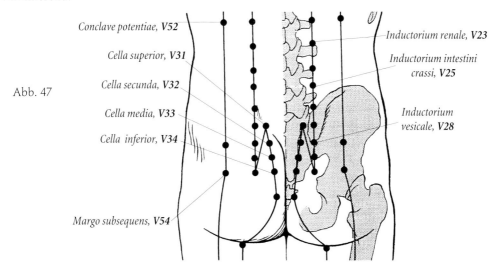

Abb. 47

Conclave potentiae, **V52**
Cella superior, **V31**
Cella secunda, **V32**
Cella media, **V33**
Cella inferior, **V34**
Margo subsequens, **V54**

Inductorium renale, **V23**
Inductorium intestini crassi, **V25**
Inductorium vesicale, **V28**

Cella secunda *(Cijiao), V32*

Erläuterung des Namens

"Das nächstfolgende Kellerloch" — eine beschreibender Hinweis auf die dem 2. *foramen sacrale* entsprechende äußere Vertiefung.

Wirkung

Calor humidus aus dem unteren Calorium ableitend.

Cella media *(Zhongjiao), V33*

Erläuterung des Namens

"Mittleres Kellerloch" — beschreibender Name für die dem 3. Sakralloch entsprechende, äußerlich tastbare Vertiefung.

Wirkung

Qi und Xue im unteren Calorium kräftigend und harmonisierend, so Depletion kompensierend und Calor kühlend.

Cella inferior *(Xiajiao), V34*

Erläuterung des Namens

"Unteres Kellerloch" — eine beschreibende Bezeichnung für das äußerlich als Vertiefung tastbare 4. *foramen sacrale*.

Lage

Sie entspricht der in den Namenserläuterungen vorhandenen Angaben.

Wirkung

Das renale Yin stützend, das vesikale Qi kräftigend, so Calor im unteren Calorium kühlend.

Premoprehensive Indikationen (für alle vier Cellae)

Schmerzen in der Lendengegend, Miktionsstörungen der verschiedensten Art [ferner bei den verschiedensten Affektionen des Urogenitalsystems].

Übliche Manipulationen (für alle vier Cellae)

Pression, Kompression, Rudikulation, Frikation, Perfrikation.

Porta femoris *(Yinmen), V37*

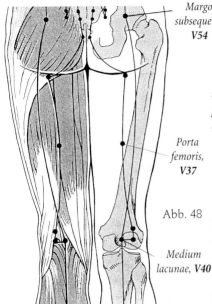

Margo subsequens, **V54**

Porta femoris, **V37**

Abb. 48

Medium lacunae, **V40**

Erläuterung des Namens

"Pforte des Femurs" — Topologischer Name.

Lage

Genau in der Mitte der Verbindungslinie zwischen *Rima carnis*, V36, und der Mitte der *fossa poplitea*, 6 PZ unterhalb des Foramens *Rima carnis*.

Wirkung

Humor umwandelnd und kanalisierend.

Premoprehensive Indikationen

Schmerzen im Sitzbeinnerv; Schmerzen in Rücken- und Lendengegend; paralytische Befunde der unteren Extremität.

Übliche Manipulationen

Perpression, Kompression, Rudikulation, Mulsion.

Medium lacunae *(Weizhong), V40*

Erläuterung des Namens

"Die Mitte des Staugewässers" — Der chinesische Ausdruck *wei*, lateinisch *lacuna*, bezeichnet eine Verbreiterung und Vertiefung, damit zwingend eine Verlangsamung der Strömung eines fließenden Gewässers. Diese Namensgebung ist gleicheitig ein Hinweis auf die topologische Situation in der *fossa poplitea*, wo die Nachgiebigkeit des Gewebes das Bild einer *lacuna* gibt, also auch die Problematik möglicher Funktionsverlangsamung der aktiven Energie andeutet.

Lage

In der Mitte der Kniegelenksfalte, dort, wo ein Puls fühlbar ist.

Wirkung

Die Renalorbis und hepatischen Orbis stützend und regulierend, so das Yang bändigend, Calor, auch *calor aestus* und Calor des Xue kühlend, Lenden und Knie stärkend.

Premoprehensive Indikationen

Schmerzen in der Lendengegend; behinderte Beugung des Kniegelenks; Wadenkrämpfe; Hemiplegie.

(Pädiatrie:) *Ventus pavoris* mit Paresen und spastischen Lähmungen.

Übliche Manipulationen

Pression, Frikation, Kompression, Rudikulation.

(Pädiatrie:) Prehension mit Daumen und den Kuppen des Zeige- und Mittelfingers, 5mal.

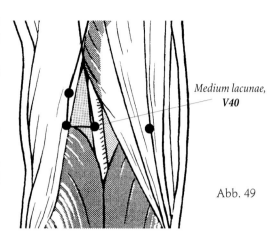

Medium lacunae,
V40

Abb. 49

Venae et viscera *(Gaohuang), V43*

Erläuterung des Namens

"Das Innere" — Dieser poetische Ausdruck der klassischen Sprache bedeutet die innersten Gedanken und Eigenheiten eines Menschen, seinen Charakter, seine Gesinnung im körperlichen und gemütsmäßign Sinn. Als Bezeichnung eines Foramens soll der Ausdruck andeuten, daß hier über die Mitte auf die Person eingewirkt wird.

Lage

Auf der Höhe des Dornfortsatzes des 4. Brustwirbels, im Abstand von 3 PZ lateral der Rückenmittellinie.

Wirkung

Lienal- und hepatischen Orbis stützend, das Pulmonalqi regulierend, auf diese Weise die Assimilationskraft konsolidierend.

Premoprehensive Indikationen

Keuchatmung, Husten mit blutigem Auswurf, [Thorakalsyndrom], Schweiße während des Schlafs, Pollutionen.

Übliche Manipulationen

Pression, Kompression, Perfrikation, Rudikulation.

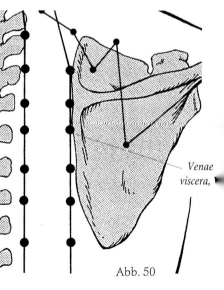

Venae viscera,

Abb. 50

Conclave potentiae (Zhishi), V52

Erläuterung des Namens

"Zimmer der Potenz" — Sitz der Potenz im weitesten Sinn, also nicht nur im Hinblick auf die geschlechtliche Potenz, ist der Renalorbis. Ist das Potential des Renalorbis, des Sitzes der angeborenen Konstitution und der konstitutionellen Kraftreserven geschmälert, so werden davon unmittelbar sowohl der Lienalorbis als vor allem auch der hepatische Orbis nach der Sequenz I der Wandlungsphasen in Mitleidenschaft gezogen. Das hier bezeichnete Foramen wird mit dieser Namensgebung als eine Stelle ausgewiesen, an der auf diese Reserven eingewirkt werden kann.

Lage

Auf der Höhe des Dornfortsatzes des 2. Lendenwirbels, im lateralen Abstand von 3 PZ von der Rückenmittellinie. (Vgl die Abb. 47 oben!)

Wirkung

Das Renalqi erhaltend und kräftigend.

Premoprehensive Indikationen

Impotenz, Pollutionen; Miktionsstörungen aller Art; Schmerzen in der Lendenmuskulatur; Gedunsenheit.

Übliche Manipulationen

Pression, Kompression, Perfrikation, Rudikulation.

Margo subsequens (Zhibian), V54

Erläuterung des Namens

"Der nachfolgende Rand" — Beschreibung der Topologie: das Foramen markiert das Ende des Kollateralzweigs der Leitbahn auf der Mitte des Glutäus.

Lage

Auf der Höhe des 4. Foramen sacrale, im lateralen Abstand von ca. 3 PZ von der Rückenmittellinie. (Vgl die Abb. 47 und 48 oben!)

Wirkung

Humor und depletiven Calor im unteren Calorium korrigierend.

Premoprehensive Indikationen

Schmerzen in Steißbein und Gesäßgegend, [Ischialgien]; Miktionsstörungen aller Art; Obstipation; Hämorrhoiden.

Übliche Manipulationen

Kompression, Perpression, Rudikulation.

Columna carnis (Chengshan), V57

Erläuterung des Namens

"Säule des Fleisches" — Der Name charakterisiert gleichzeitig den Situs und weist auf die Hauptrichtung der therapeutischen Wirkung hin: Der Situs liegt gewissermaßen am Ende einer Ebene, aus der sich die "Säule des Fleisches" des *m. gastrocnemius*, einem Gebirge vergleichbar, erhebt.

Lage

Am unteren Ende der konvergierenden Sehnen des *m. gastrocnemius*.

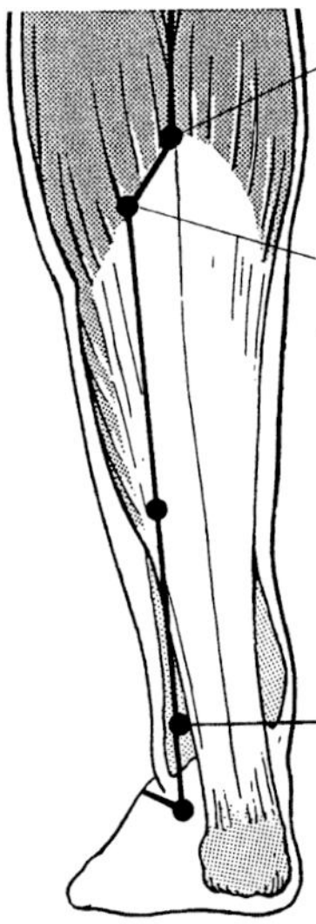

Wirkung

Das Qi der Mitte, d. h. sowohl von Lienal- und Stomachorbis als auch des hepatischen Orbis kräftigend und regulierend, auf diese Weise Calor kühlend, Humor ausleitend, Depletion kompensierend; Hämorrhoiden heilend.

Premoprehensive Indikationen

Hämorrhoiden; Schmerzen in Hüften und Oberschenkel, Verspannungen und Krämpfe der Unterschenkelmuskulatur, letzteres vor allem auch in der Pädiatrie.

Übliche Manipulationen

Pression, Kompression, Rudikulation, Mulsion.

(Pädiatrie:) Prehension, gewöhnlich 5mal, mit Daumen und dem Zeige- und Mittelfinger.

Columna carnis, V57

Yang flectens, V58

Abb. 51

Olympus, V60

Yang flectens (Feiyang), V58

Erläuterung des Namens

"Das zurückweichende Yang" (oder der Variante: "Das fliegende Yang, *yang volens*)" — Die Bezeichnung beider Varianten ist ein Hinweis auf den zu behandelnden Befund des hepatischen Orbis: sein flüchtiges ("fliegendes") sich der Behandlung entziehende Yang ist einer der Faktoren für die Störungen.

Lage

7 PZ oberhalb des *malleolus externus* am lateralen Rand des *m. gastrocnemius*, ein PZ schräg unterhalb der *Columna carnis*.

Premoprehensive Indikationen

Kopfschmerzen mit Drehschwindel; Kraftlosigkeit, Verspannungen der Bein- vor allem aber der Unterschenkelmuskulatur, Wadenkrämpfe; Rückenschmerzen, Hämorrhoiden.

Übliche Manipulationen

Pression, Prehension, Rudikulation.

Olympus *(Kunlun)*, V60

Erläuterung des Namens

Wie im klassischen Griechenland der Olymp, so galt im alten China das Kunlun-Gebirge zugleich als der höchste Berg und der Sitz der Götter — dies ein Hinweis darauf, daß über dieses Foramen auf die höchste Sphäre der Steuerung eingewirkt werden kann.

Lage

Auf gleicher Höhe wie die Spitze des *malleolus externus*, jedoch in einer Vertiefung, die zwischen dessen Hinterrand und dem Vorderrand der Achillessehne liegt. Um das Foramen zu behandeln orientiert man sich am sitzenden oder liegenden Patienten am äußeren Malleolus und an der Sehne des Calcaneus.

Wirkung

Den hepatischen Orbis stützend, das Qi bewegend, auf diese Weise Ventus-Heteropathien austreibend, die Netzbahnen durchgängig machend, die Nervus stärkend, die Hüfte kräftigend.

Premoprehensive Indikationen

Schmerzen in Kopf und Nacken; Steifigkeit, Verspannung der Nackenmuskulatur; Schmerzen in der Lendengegend; Verletzungen, Verrenkungen im Knöchelgelenk.

Übliche Manipulationen

Pression, Prehension, Kompression.

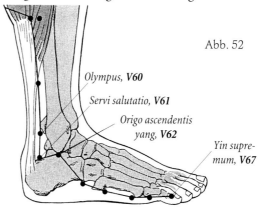

Abb. 52

Olympus, **V60**

Servi salutatio, **V61**

Origo ascendentis yang, **V62**

Yin supremum, **V67**

Servi salutatio (Pucan), V61

Erläuterung des Namens

"Der Diener grüßt" — Vermutlich ein Hinweis darauf, daß durch die Stimulierung des Foramens die Gehfähigkeit kranker Bedienter wiederhergestellt werden konnte.

Lage

In einer Vertiefung am Fersenbein, 1,5 PZ senkrecht unter dem Foramen Olympus, V60

Wirkung

Den hepatischen Orbis stützend und harmonisierend, so Ventus besänftigend, die Nervus kräftigend.

Premoprehensive Indikationen

Nackenschmerzen; Wadenkrämpfe, Schmerzen in Ferse und Fuß.

(Pädiatrie:) *Ventus pavoris*, also Spasmen des Kleinkinds.

Übliche Manipulationen

Pression, Prehension, Kompression.

(Pädiatrie:) Kräftige Prehension mit Daumen, Zeige- und Mittelfinger, auch Unguipression — je 5mal.

Origo ascendentis yang (Shenmo), V62

Erläuterung des Namens

"Ursprung der *Sinarteria ascendens yang*" — Funktionsbezeichnung.

Lage

In der Vertiefung unterhalb der Spitze des *malleolus lateralis*, dabei 0,5 PZ seitlich seines Randes.

Wirkung

Das hepatische Qi stützend und harmonisierend; die Nervus, also die Funktionen der Muskeln und Sehnen, entkrampfend; die *sinarteria ascendens yang* durchgängig machend, das Bewußtsein klärend.

Premoprehensive Indikationen

Kopfschmerzen und Drehschwindel, epileptische Anfälle; Schmerzhaftigkeit und Steifigkeit der Fußgelenke.

Übliche Manipulationen

Pression, Kompression, Frikation.

Yin supremum *(Zhiyin)*, V67

Erläuterung des Namens

"Das äußerste Yin" — ein Hinweis auf Situs, aber auch auf die Funktion des Foramens: Renal- und Vesikalorbis entsprechen im Rahmen der Wandlungsphasenqualifikation Struktivität in ihrer höchsten Aktualität, also dem höchsten Grad der Struktion und Konkretisierung.

Lage

An der Außenseite der kleinen Zehe, etwa 0,1 PZ proximal des Nagelwinkels.

Wirkung

Die Renal- und hepatischen Orbis kräftigend und harmonisierend, das renale Yin stützend, auf diese Weise *ventus internus* bewältigend, Schwangerschaft und Geburt harmonisierend.

Premoprehensive Indikationen

Kopfschmerzen, Schmerzen in den Augen; verstopfte Nase; Störungen der Schwangerschaft und Komplikationen bei der Geburt.

Übliche Manipulationen

Depsation, Kompression.

Foramina der *cardinalis renalis yin minoris pedis*

Fons scatens (Yongquan), R1

Erläuterung des Namens

"Die emporsprudelnde Quelle" — Poetische Beschreibung von Situs und Funktion des Foramens: eine auf einer weithin von Foramina freien Fläche mit mächtiger Wirkung sich manifestierendes Foramen, das überdies zu dem durch die Wandlungsphase Wasser qualifizierten Renalorbis in engster Beziehung steht.

Lage

In einer Vertiefung auf der Mitte der Fußsohle, zwischen 2. und 3. Metatarso-phalangeal-Gelenk.

Wirkung

Den Qi-Mechanismus insgesamt regulierend und stützend, die Sinnesöffnungen freimachend; sedierend, Calor kühlend.

Premoprehensive Indikationen

Gefühl innerer Hitze, Schlafstörungen, Reizbarkeit, Nervosität, einseitiger Kopfschmerz; Schwindel, [Hypertonie].

(Pädiatrie:) Fieber; *ventus pavoris*, extreme Unruhe.

Übliche Manipulationen

Pression, Kompression, Perfrikation.

(Pädiatrie:) Mulsion mit der Daumenspitze, Pression mit der Daumenkuppe in Richtung der Zehen — die genannten Maßnahmen je 50 – 100mal.

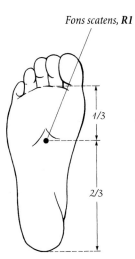

Fons scatens, R1

1/3

2/3

Abb. 53

Rivulus maior (Taixi), R3

Erläuterung des Namens

"Mächtiger Wasserlauf" — Benennung, die gleichzeitig auf Topologie und Funktion abhebt.

Abb. 54

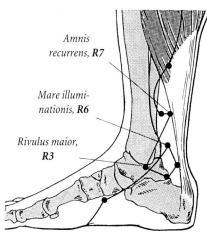

Amnis recurrens, **R7**

Mare illuminationis, **R6**

Rivulus maior, **R3**

Lage

In der Mitte einer Verbindungslinie zwischen *malleolus medialis* und der Achillessehne in einer Vertiefung, in der ein Puls tastbar ist.

Wirkung

Das Qi in Renal- und hepatischem Orbis stützend und regulierend; Calor kühlend; Lenden und Knie kräftigend.

Premoprehensive Indikationen

Potenzstörungen, Regelstörungen, Miktionsstörungen; Schwerhörigkeit; Zahnschmerzen, Halsschmerzen; Riß der Achillessehne.

Übliche Manipulationen

Pression, Prehension, Depsation.

Mare illuminationis (Zhaohai), R6

Erläuterung des Namens

"Das Meer der Erhellung" — ein Hinweis auf die therapeutische Wirkung des Foramens, zu der nicht zuletzt die Aufhellung einer gedrückten Stimmung gehört.

Lage

Genau senkrecht unter der Mitte des *malleolus medialis*. 0,4 PZ von seinem unteren Rand entfernt.

Wirkung

Das renale Qi nach oben führend, Pulmonal-, Cardial- und hepatischen Orbis regulierend; auf diese Weise indirekt Calor kühlend, sedierend.

Premoprehensive Indikationen

Störungen der Regel; Schlaflosigkeit; Polyurie.

Übliche Manipulationen

Pression, Kompression, Frikation.

***Amnis recurrens** (Fuliu), R7*

Erläuterung des Namens

"Der zurückfließende Strom" — ein Hinweis darauf, daß dem Individuum verloren zu gehen drohende Energien wiedergegeben werden.

Lage

In einer Vertiefung am Vorderrand der Achillessehne, 2 PZ senkrecht oberhalb des Foramens *Rivulus maior*, R3.

Wirkung

Den Renalorbis stützend; den Säftehaushalt, insbesondere die Bauenergie und das Xue regulierend, harmonisierend; Calor, vor allem *calor humidus* kühlend.

Premoprehensive Indikationen

Profuse Schweiße während des Schlafs, Fieber; Gedunsenheit, Flatulenz, Diarrhoe.

Übliche Manipulationen

Pression, Prehension, Rudikulation.

***Vallis yin** (Yingu), R10*

Erläuterung des Namens

"Tal des Yin" — Man spricht von einem Tal, weil das Foramen an einer Beugestelle, der *fossa poplitea* liegt, und von Yin, weil der Innen- = Schattenseite zugewandt.

Lage

Am medialen Rand der *fossa poplitea*, zwischen den Sehnen der *mm. semitendinosus et semimembranosus*.

Wirkung

Calor humidus-Heteropathien eliminierend.

Premoprehensive Indikationen

Schmerzen im Kniegelenk und in der Poplitealgegend; Impotenz; Miktionsstörungen.

Übliche Manipulationen

Pression, Kompression, Frikation, Rudikulation.

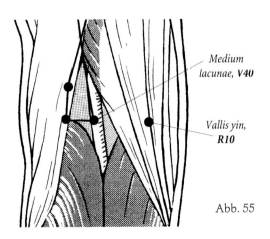

Medium lacunae, **V40**

Vallis yin, **R10**

Abb. 55

Aula inductoria *(Shufu), R27*

Erläuterung des Namens

"Versammlungshalle der Induktion" — Zu Aula, *fu*, vgl. oben die Erläuterung auf S. 42. Der Begriff ist ein Hinweis auf die energetische Akzentuierung des Foramens.

'Inductoria', *shu* unterstreicht hier den Anfang der Einflußnahme auf diese Leitbahn auf der Brust.

Lage

In der Vertiefung zwischen 1. Rippe und dem Unterrand der Clavicula, 2 PZ lateral der Leibesmittellinie. (Vgl. hierzu die Abb. 82 unten.)

Wirkung

Humor trocknend, Pituita (in den Lienal- und Pulmonalorbes) umwandelnd, Keuchatmung besänftigend.

Premoprehensive Indikationen

Husten, Keuchatmung, Schmerzen in der Brust; Erbrechen, Anorexie.

Übliche Manipulationen

Pression, Frikation, Perfrikation.

Foramina der *cardinalis pericardialis yin flectentis manus*

Stagnum caeleste *(Tianchi), PC1*

Erläuterung des Namens

"Teich des Himmels" — *Stagnum*, 'Teich' ist eine Ansammlung, Stauung, Massierung von Wasser, das sich wenig bewegt, mithin eine Stelle, ein Foramen, in dem sich leicht auch Heteropathien ansammeln können — in diesem Fall Ventus oder Humor. Oft weist der Begriff ganz allgemein auf das Yin oder die Wandlungsphase Wasser.

In die komplementäre Richtung weist das Qualifikativ "Himmel" = die Gesamtheit der aktiven bzw. aktivierenden, kosmischen Einflüsse — ein Hinweis auf das Yang, auf die Öffnung der Extima über dieses Foramen.

Lage

1 PZ lateral der Brustwarze, 3 PZ senkrecht unterhalb der Achselfalte.

Wirkung

Die Extima öffnend, Ventus zerstreuend, Humor ausleitend.

Premoprehensive Indikationen
Deutliche Atemgeräusche, Druck, Beklemmungsgefühl auf der Brust, Husten.

Übliche Manipulationen
Pression, Frikation, Mulsion.

Lacus curvus (Quze), PC3

Erläuterung des Namens
"Der gekrümmte Moorsee" — Man unterscheide den "Moorsee". *lacus, ze* als einen Spender von Feuchtigkeit für die Umgebung, vom *stagnum, chi*, "Teich" vgl. die vorangehende Eintragung und auch S. 43.

Lage
In der Mitte der Ellbogenfalte, an der ulnaren Seite der Sehne des *m. biceps brachii*. Man läßt den Patienten den Ellbogen leicht anwinkeln und wirkt auf die angegeben Stelle unter Vermeidung der Arterie ein.

Wirkung
Pulmonal- und Cardialorbis stützend, auf diese Weise Calor und Ventus aus dem oberen Calorium eliminierend; Calor des Xue kühlend.

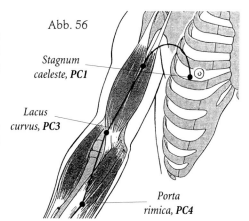

Abb. 56

Stagnum caeleste, PC1

Lacus curvus, PC3

Porta rimica, PC4

Premoprehensive Indikationen
Schmerzen in der Leibesmitte, Übelkeit; diffuse Schmerzen und Tremor in der oberen Extremität.

Übliche Manipulationen
Pression, Kompression, Rudikulation, Intermulsion.

Porta rimica (Ximen), PC4

Erläuterung des Namens
"Spaltpforte" — eine Funktionsbezeichnung, in der die spezielle Qualifikation dieses Rimikums[1] zum Ausdruck kommt.

Lage
An der Innenseite des Arms, 5 PZ proximal der Handgelenksfalte in einer Vertiefung zwischen den *mm. palmaris longus et flexor carpi radialis*.

Wirkung

Cardialorbis und Pulmonalorbis mächtig stützend und regulierend, Calor besonders des Xue kühlend; sedierend; die Leibesmitte freimachend.

Premoprehensive Indikationen

Spannungsgefühl, Druck und Schmerzen in der Brust; Palpitationen; blutiger Auswurf; Epilepsie.

Übliche Manipulationen

Prehension, Kompression, Intermulsion.

Clusa interna (Neiguan), PC6

Erläuterung des Namens

"Inneres Paßtor" — Zu diesem Begriff vgl. oben S. 57.

Lage

2 PZ proximal der Handgelenksquerfalte, zwischen den Sehnen der *mm. palmaris longus et flexor carpi radialis.* Auf dieses Foramen wirkt man bei supiniertem Unterarm ein. Man hat es in der Vertiefung zwischen den Muskeln gefunden.

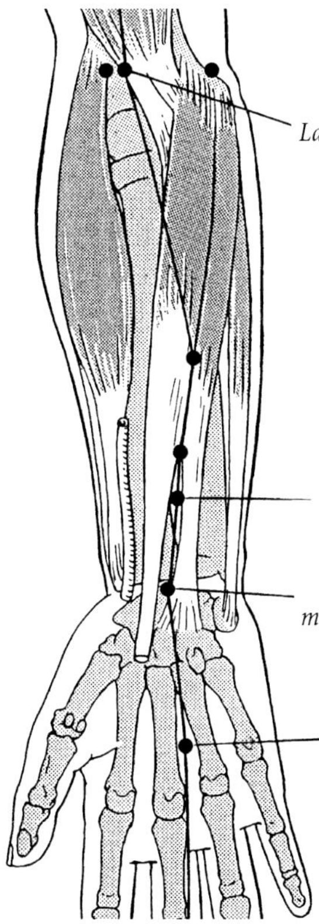

Wirkung

Cardial- und Lienalorbis stützend und harmonisierend, so sedierend; das Qi regulierend, Schmerz stillend; Ventus, Calor und Humor ausleitend und zerstreuend.

Premoprehensive Indikationen

Schmerzen in der Magengegend; Übelkeit; Palpitationen; Nervenaffektionen.

Übliche Manipulationen

Pression, Kompression.

Abb. 57

Lacus curvus,
PC3

Clusa interna, **PC6**

Tumulus magnus, **PC7**

*Medium palmae, **PC8***

[1] Zu diesem Begriff vgl. PORKERT/HEMPEN *Systematische Akupunktur*, S. 54

Tumulus magnus (Daling), PC7

Erläuterung des Namens

"Großer Grabhügel" — Beschreibung des Situs, wobei wir uns daran erinnern, daß 'Grabhügel' eine künstliche, verhältnismäßig geringfügige Erhebung in der Landschaft darstellt.

Lage

In der Mitte der Handgelenksfalte zwischen den Sehnen der *mm. palmaris longus et flexor carpi radialis.*

Wirkung

Den Cardialorbis kühlend, sedierend; den Stomachorbis harmonisierend; die Extima öffnend, Calor ableitend, Ventus zerstreuend, Druck von der Brust nehmend.

Premoprehensive Indikationen

Schmerzen, Druckgefühl in Brust und Flanken; Palpitationen, Übelkeit; Schmerzen im Handgelenk.

Übliche Manipulationen

Pression, Prehension, Kompression.

Medium palmae (Laogong), PC8

Erläuterung des Namens

"Mitte des Handtellers" — Topologische Namensgebung. — Eine Variante des Namens, zu übersetzen mit "Zimmer der Strapazen", deutet auf den Hintergrund der zu behandelnden Störungen, auf extremen Stress.

Lage

In der Mitte des Handtellers zwischen 3. und 4. Metakarpale, zugleich bei geschlossener Faust zwischen der Spitze von Mittel- und Ringfinger.

Wirkung

Den Cardialorbis kühlend, Calor zerstreuend, Ventus und Humor aus der Mitte ableitend.

Premoprehensive Indikationen

Palpitationen, Tremor; [Hysterie].

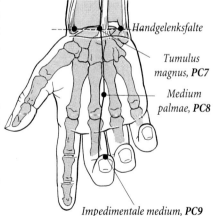

Handgelenksfalte

Tumulus magnus, **PC7**

Medium palmae, **PC8**

Impedimentale medium, **PC9**

Abb. 58

(Pädiatrie:) Fieber mit großem Durst und großer Unruhe; Entzündungen des Zahn-fleisches, Appetitlosigkeit bei üblem Mundgeruch.

Übliche Manipulationen
Pression, Kompression, Frikation.

Impedimentale medium *(Zhongchong), PC9*

Erläuterung des Namens
"Mittleres Impedimental-Foramen" — Der chinesische Begriff *chong*, lateinisch *impedimentalis*, bezeichnet wörtlich eine breite Troßstraße, auf der schwerer und dichter Verkehr fließt. Im Zusammenhang der chinesischen Medizin wird der Terminus nicht nur zur Qualifikation einer besonderen Leitbahn, eben der "Impedimentalis", sondern er ist auch in den Namen zahlreicher Foramina anzutreffen. Hier findet das Qualifikativ *impedimentalis* als Hinweis auf die puteale Funktion des Foramens Verwendung, über welches beachtliche Energien mobilisiert werden können.[1]

Lage
An der Spitze des Mittelfingers, etwas näher der Speichenseite.

Wirkung
Calor und Ardor kühlend, die Extima öffnend, Cardial- und Pericardialorbis stützend.

Premoprehensive Indikationen
Fiebrige Erkrankungen mit großer Hitze, Unruhe; paretische Zunge.
(Pädiatrie:) nächtliche Schreikrämpfe.

Übliche Manipulationen
Depsation, Prehension, Kompression.

[1] Zum Begriff des 'Puteale' vgl. PORKERT/HEMPEN, *Systematische Akupunktur*, S. 57f.

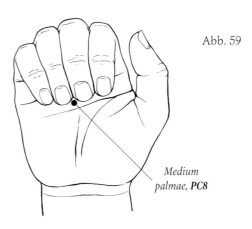

Abb. 59

*Medium palmae, **PC8***

Foramina der *cardinalis tricalorii yang minoris manus*

Impedimentale clusae *(Guanchong)*, *T1*

Erläuterung des Namens

"Impedimental-Foramen des Paßtors" — Zum Begriff des *'impedimentale'* vgl. die vorangehende Erläuterung.

Der in den Namen von Foramina sehr häufig anzutreffende Begriff *guan, clusa* weist auf eine künstlich errichtete Sperre in einer natürlichen Enge, in einem Paß, also auf eine "Paßsperre": 'Paßtor'. Im Hinblick auf medizinische Zusammenhänge wird damit ausgedrückt, daß ein entsprechendes Foramen im gesamten Energiegefüge der Person strategische Bedeutung hat, seine Sperre oder Offenhaltung mit weitreichenden, über das lokale Geschehen hinausgehenden Folgen verbunden ist.

Lage

Auf der ulnaren Seite des Ringfingers, 0,1 PZ proximal des Nagelwinkels.

Wirkung

Die Säfte kühlend, so Humor und Ventus austreibend, die Sinnesorgane freimachend, Schlund und Kehle öffnend.

Premoprehensive Indikationen

Fieber mit großer Unruhe, gerötete Augen, Halsschmerzen, Kopfschmerzen; Parese der Zunge.

Übliche Manipulationen

Depsation, Prehension, Kompression.

Insula media *(Zhongzhu)*, *T3*

Erläuterung des Namens

"Mittlere Insel" — eine topologische Beschreibung des Situs auf dem Handrücken.

Lage

Auf dem Handrücken zwischen 4. und 5. Metakarpale, in einer Vertiefung proximal vom Metacarpo-phalangeal-Gelenk.

Wirkung

Den Mechanismus des Qi lockernd, die Sinnesöffnungen freimachend.

Premoprehensive Indikationen

Taubstummheit; Tinnitus; Rötung der Augen; einseitige Kopfschmerzen; Schmerzen in Handteller und Fingern, deren Flexion behindert ist; Schmerzen im Unterarm und Oberarm.

Übliche Manipulationen

Pression, Kompression.

Clusa externa *(Waiguan), T5*

Erläuterung des Namens

"Äußeres Paßtor" — Topologische Benennung, die auf das an der Außenseite und im Yang gelegene, einen strategischen Durchgang markierende Foramen hinweist. Zu *clusa*, 'Paßtor' vgl. die Erläuterungen auf der vorangehenden Seite 108.

Lage

2 PZ proximal der Handgelenksfalte in der Mitte des Unterarms, im Zwischenraum zwischen Speiche und Elle. Dieses Foramen sucht man bei proniertem Unterarm zwischen Speiche und Elle in 2 PZ Abstand von der äußeren Handgelenksfalte auf.

Wirkung

Die Extima öffnend, Calor zerstreuend; die Haupt- und Netzleitbahnen durchgängig machend, so Blockaden des Qi beseitigend.

Premoprehensive Indikationen

Kopfschmerzen; Tinnitus; Schmerzen in Unterarm, Oberarm, Hand und Fingern; die Flexion dieser Teile ist beeinträchtigt; [Interkostalneuralgie].

Übliche Manipulationen

Pression, Kompression, Frikation.

Tigris volans *(Feihu), T6*

Erläuterung des Namens

"Der fliegende Tiger" — "Fliegender Tiger" ist vermutlich eine poetische Namensgebung, die auf die Konfiguration des Situs hinweisen soll.

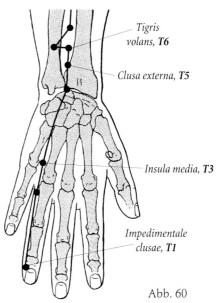

Tigris volans, T6

Clusa externa, T5

Insula media, T3

Impedimentale clusae, T1

Abb. 60

109

Eine Variante *Zhigou* bedeutet "Seitlicher Abzugsgraben", womit auf die an dieser Stelle stattfindende seitliche Ablenkung der Leitbahn hingewiesen wird.

Lage

3 PZ proximal der Handgelenksfalte auf der Mitte des Unterarms zwischen Ulna und Radius.

Wirkung

Den Mechanismus des Qi lockernd, so die Extima öffnend, Stasen und Verknotungen lösend, die Säfte in Umlauf bringend.

Premoprehensive Indikationen

Fieber, Schmerzen in Brust und Flanken; Erbrechen, Obstipation; Tinnitus, Schwerhörigkeit.

Übliche Manipulationen

Pression, Prehension, Kompression.

Puteus caelestis *(Tianjing), T10*

Erläuterung des Namens

"Brunnen des Himmels" — "Himmel" steht als Synonym der Natur für die Gesamtheit aller aktiven kosmischen Einwirkungen.

"Brunnen" ist eine Bezeichnung für den Zugang zu einem lebenswichtigen Reservoir.

Lage

1 PZ hinter und oberhalb des Olekranons in der bei Flexion des Unterarms entstehenden Vertiefung.

Wirkung

Säfteumlauf und Qi-Mechanismus stabilisierend, Humor-, *humor venti*- und Ardor-Heteropathien zerstreuend.

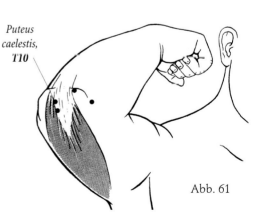

Puteus
caelestis,
T10

Premoprehensive Indikationen

Kraftlosigkeit der Arme, Schmerzen in den Ellbogen.

Übliche Manipulationen

Pression, Kompression, Intermulsion.

Abb. 61

Cella alae (Jianjiao), T14

Erläuterung des Namens

"Kellerloch der Schulter" — Bezeichnung des Situs. Zum chinesischen Begriff *jiao*, *cella*, vgl. oben die Ausführungen auf S. 82.

Lage

In einer Vertiefung zwischen Akromion und *tuberculum maius humeri*; sie liegt bei angehobenem Arm in der hinteren der beiden dann auftretenden Vertiefungen auf der Schulter.

Wirkung

Ventus und ventischen Humor zerstreuend.

Premoprehensive Indikationen

Diffuse Schmerzen in Schulter und Oberarm; der Bewegungsspielraum des Schultergelenks ist verringert.

Übliche Manipulationen

Pression, Kompression, Rudikulation, Perkussion.

Apertura caeli (Tianyou), T16

Erläuterung des Namens

"Öffnung des Himmels" — Hinweis auf die Funktion des Foramens. Der chinesische Ausdruck *you*, lateinisch *apertura*, bezeichnet die 'Öffnung' in einem Gebäude, durch die man mit der Außenwelt kommunizieren kann.

'Himmel' weist auf die Gesamtheit aller aktiven kosmischen Einflüsse.

Lage

Hinter und unterhalb des *processus mastoideus*, am hinteren Rand des *m. sterno-cleido-mastoideus*, auf der Höhe des Kieferwinkels.

Wirkung

Bei Perkussionen (= plötzlichen, massiven, schockartigen exogenen Erkrankungen) vor allem bei bei *percussio venti* und *percussio humoris*, den Qi-Mechanismus regulierend und die Sinnesöffnungen freimachend.

Premoprehensive Indikationen

Schmerzen, die vom Nacken über die Schulter auf den Arm ausstrahlen, Steifheit der Nackenmuskulatur; Kopfschmerzen.

Übliche Manipulationen

Pression, Kompression, Prehension, Frikation.

Pluteus venti (Yifeng), T17

Erläuterung des Namens

"Der Schutzschirm gegen Ventus" — ein Hinweis auf die therapeutische Funktion des Foramens.

Lage

In einer Vertiefung hinter dem Ohr zwischen dem Winkel der Mandibula und dem *processus mastoideus*.

Wirkung

Ventus-Heteropathien und vento percussio abwehrend, Sicht und Gehör klärend.

Premoprehensive Indikationen

Tinnitus und Schwerhörigkeit; Verzerrung der Augen- und Mundmuskulatur bei Fazialisparese; Kiefersperre; Nackenschmerzen.

Übliche Manipulationen

Pression, Kompression, Prehension.

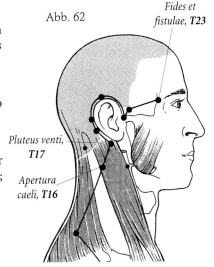

Abb. 62

Fides et fistulae, T23

Pluteus venti, T17

Apertura caeli, T16

Fides et fistulae (Sizhukong), T23

Erläuterung des Namens

"Mit Geigen und Flöten", "mit Streich- und Blasinstrumenten" — ein poetischer Hinweis auf die vielfältig harmonisierende Wirkung einer über das Foramen geführten Therapie.

Lage

In einer Vertiefung neben dem lateralen Ende der Augenbraue.

Wirkung

Endo- und exogenen Ventus zerstreuend, das Qi regulierend, das Xue bewegend.

Premoprehensive Indikationen

Kopfschmerz und Drehschwindel, gerötete Augenregion, Zuckungen in Lidern und Augenmuskeln; Epilepsie.

Übliche Manipulationen

Striktion, Pression, Frikation.

Foramina der *cardinalis fellea yang minoris pedis*

Conventus auditus *(Tinghui), F2*

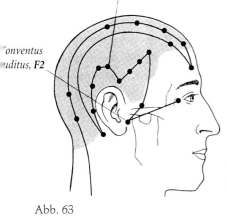

Apex auriculi, **F8**

'onventus auditus, **F2**

Abb. 63

Erläuterung des Namens

"Conventus ("Versammlungspunkt") für das Gehör" — Funktionsbezeichnung.

Lage

Unmittelbar vor der *incisura intertragica* in einer Vertiefung, die bei Öffnung des Mundes tastbar wird.

Wirkung

Ventus zerstreuend, das Qi fließen lassend, das Gehör harmonisierend.

Premoprehensive Indikationen

Tinnitus und Schwerhörigkeit, Schmerzen im Ohr; Zahnschmerzen, Krämpfe des Kaumuskels, Facialisparese.

Übliche Manipulationen

Pression, Kompression, Striktion, Frikation.

Apex auriculi *(Erjian), F8*

Erläuterung des Namens

"Der obere Punkt des Ohrs" — Bezeichnung des Situs.

Lage

Senkrecht oberhalb der Spitze des Ohrs, 1,5 PZ innerhalb der Haargrenze.

Wirkung

Durch Pituita bedingte Blockaden zerschlagend, ventischen Humor und Ventus-Heteropathien zerstreuend.

Premoprehensive Indikationen

Schläfenkopfschmerz, halbseitiger Kopfschmerz; Erbrechen.

(Pädiatrie:) *Ventus pavoris.*

Übliche Manipulationen

Pression, Frikation, Striktion, Kompression.

Candor yang *(Yangbai), F14*

Erläuterung des Namens
"Die Weiße des Yang" — Bestimmung des Situs als weiße Stelle im emphatisch als Yang zu bezeichnenden Gebiet.

Lage
1 PZ oberhalb der Mitte der Augenbraue.

Wirkung
Ventus-Heteropathien zerstreuend, die Sicht klärend.

Premoprehensive Indikationen
Kopfschmerzen; Schmerzen im Augapfel, brennende Augen, Trübsichtigkeit aller Art, Zuckungen der Augenmuskulatur.

Übliche Manipulationen
Pression, Kompression, Striktion, Frikation.

Lacrimarum instantium capitis *(Linqi), F15*

Erläuterung des Namens
"Am Rand der Tränen" — ein Hinweis auf den Befund, der u. a. über das Foramen zu behandeln ist.

Lage
Senkrecht über dem Foramen *Candor yang*, F14, 0,5 PZ innerhalb der Haargrenze.

Wirkung
Den hepatischen und fellealen Orbis stützend und regulierend, auf diese Weise Ventus-Heteropathien zerstreuend.

Premoprehensive Indikationen
Halbseitiger Kopfschmerz; tränende und feuchte Augen, Schleier vor den Augen; verstopfte Nase.

Übliche Manipulationen
Pression, Kompression, Frikation.

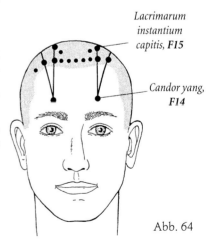

Lacrimarum instantium capitis, **F15**

Candor yang, **F14**

Abb. 64

Stagnum venti *(Fengchi), F20*

Erläuterung des Namens

"Teich des Windes" — Zu *stagnum. chi*, 'Teich' vgl. oben die Ausführungen auf den SS. 50 und 76.

Der Ausdruck weist auf ein Foramen, in dem sich leicht auch Heteropathien ansammeln können — hier Ventus.

Lage

Senkrecht unterhalb des Foramens *Hiatus cerebri*, F19, in einer Vertiefung unmittelbar auf der Haargrenze, mithin zwischen den *mm. sternocleidomastoideus* und *trapezius*. Um das Foramen aufzufinden, kann man wie angegeben vorgehen oder auch die Vertiefung zwischen *m. sternocleidomastoideus* und *m. trapezius* auf gleicher Höhe mit dem Foramen *Aula venti*, Rg16 in der Kopfmittellinie aufsuchen.

Abb. 65

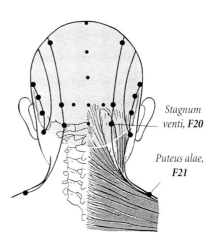

Stagnum venti, **F20**

Puteus alae, **F21**

Wirkung

Ventus-Heteropathien zerstreuend, Calor kühlend, Gehör und Sicht klärend.

Premoprehensive Indikationen

Epilepsie; einseitige Kopfschmerzen; Permotionen [= grippöse Befunde, Erkältungskrankheiten]; Verspannung der Nackenmuskulatur.

Übliche Manipulationen

Pression, Kompression, Prehension, Frikation.

Puteus alae *(Jianjing), F21*

Erläuterung des Namens

"Brunnen der Schulter" — Bezeichnung, die auf Funkion und Situs hinweist. Der "Brunnen" steht mit den Quellen des Lebens in Verbindung.

Lage

In der Vertiefung am höchsten Punkt der Schulter oder, anders gesehen, in der genauen Mitte zwischen Foramen *Omnium defatigationum*, Rg14, und dem Akromion. – Auf dieses Foramen kann man sich wie angegeben oder von der *Fossa supraclavicularis* her orientieren.

Wirkung

Den Qi-Mechanismus und damit die Bewegungen des Xue und den Säftehaushalt regulierend, die Extima öffnend, Ventus-Heteropathien zerstreuend, Calor kühlend.

Premoprehensive Indikationen

Verspannung der Nackenmuskulatur, Schmerzen in Schultergürtel und Rücken, erschwerte Flexion von Hand und Arm.

(Pädiatrie:) Permotionen mit Schüttelfrost; Schreckhaftigkeit; Nackenschmerzen.

Übliche Manipulationen

Pression, Kompression, Rudikulation, Prehension, Tympanisation.

(Pädiatrie:) Prehension des Foramens gleichzeitig mit Daumen, Zeige- und Mittelfinger oder Kompression nur mit dem Mittelfinger — jeweils 5mal.

Sol et luna (Riyue), F24

Erläuterung des Namens

"Sonne und Mond" — eine poetische Namensgebung für ein Foramen, über das die vielfältigsten Beziehungen zu anderen Leitbahnen geknüpft werden, und durch dessen therapeutische Beeinflussung vor allem auch die Stimmung aufgehellt werden soll.

Lage

1,5 PZ senkrecht unterhalb des Foramens *Conquisitorium hepaticum*, H14, auf der Mamillarlinie im 7. Interkostalraum.

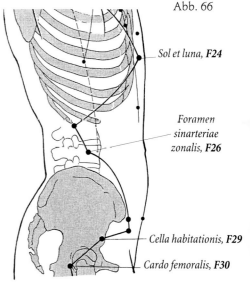

Abb. 66

Sol et luna, **F24**

Foramen
sinarteriae
zonalis, **F26**

Cella habitationis, **F29**

Cardo femoralis, **F30**

Wirkung

Die Mitte regulierend, Calor kühlend.

Premoprehensive Indikationen

Ziehende Schmerzen in den Flanken; saures Aufstoßen, Übelkeit.

Übliche Manipulationen

Pression, Frikation, Perfrikation, Mulsion.

Foramen sinarteriae zonalis (Daimo), F26

Erläuterung des Namens

"Foramen der *sinarteria zonalis*", "Gürtelleitbahn" — ein Hinweis auf Funktion und Situs.

Lage

Auf der Höhe des Nabels, lateral zwischen den Endpunkten der 11. und 12. Rippen.

Wirkung

Die *sinarteria zonalis* regulierend, das Qi ins untere Calorium absenkend; dessen Funktionen stützend und harmonisierend, so Calor kühlend und Humor kanalisierend.

Premoprehensive Indikationen

Gynäkologische Befunde aller Art, Schmerzen im Unterleib; Obstipation.

Übliche Manipulationen

Pression, Kompression, Frikation, Intermulsion.

Cella habitationis (Jujiao), F29

Erläuterung des Namens

"Wohn-Kellerloch" — eine einfache Namensgebung, die allenfalls auf den Umstand einer deutlich tastbaren Vertiefung hinweist. Zu *jiao, cella*, vgl. auch oben die S. 82.

Lage

In der Mitte einer Verbindungslinie zwischen *spina iliaca superior anterior* und dem *m. trochanter maior*. Das Foramen liegt 3 PZ hinter dem Foramen *Via retenta*, F28, in einer Vertiefung.

Wirkung

Das Qi ins untere Calorium führend, so depletiven Algor und Calor korrigierend.

Premoprehensive Indikationen

Schmerzen in Lenden, Hüfte und Oberschenkel, Schmerzen diffuser oder lokalisierter Art im Hüftgelenk; [Arthritis des Hüftgelenks].

Übliche Manipulationen

Pression, Kompression, Perpression, Tympanisation.

Cardo femoralis (Huantiao), F30

Erläuterung des Namens

"Angelpunkt des Femurs" — Bezeichnung von Situs und Funktion.

Lage

Am Schnittpunkt vom 1. zum 3. Drittel der Verbindungslinie zwischen dem höchsten Punkt des großen Trochanter und dem Hiatus des Sakrums. Das Foramen wird an einem auf der Seite liegenden Patienten bei angewinkeltem Oberschenkel behandelt.

Wirkung

Den hepatischen Orbis stützend und regulierend, so Ventus-Heteropathien zerstreuend, Humor-Heteropathien ausleitend; die Leitbahnen, vor allem die an den unteren Extremitäten freimachend.

Premoprehensive Indikationen

Schmerzen in Hüfte und Oberschenkel, Hemiplegie.

Übliche Manipulationen

Pression, Kompression, Perpression.

Forum ventorum *(Fengshi), F31*

Erläuterung des Namens

"Marktplatz der Winde" — Forum, der "Marktplatz" ist ein Versammlungsort des anonymen, die struktiven Grundlagen jeder Gesellschaft bildenden Volks — im Gegensatz zu *aula*, der "Versammlungshalle", in der sich die aktiven, dem öffentlichen Leben richtungsweisende Impulse gebenden namhaften Persönlichkeiten versammeln. Auf den medizinischen Zusammenhang übertragen ist ein Forum ein Punkt, an dem struktive Kräfte, struktive Energien, also materialisiertes Potential zusammengezogen wird. — Es ist dies ein eindeutiger Hinweis auf die therapeutische Absicht.

Lage

An der Außenseite des Oberschenkels, 7 PZ oberhalb der Kniegelenksfalte. Dieser Punkt wird bei aufrecht stehendem Patient und herabhängendem Arm von der Spitze seines Mittelfingers erreicht.

Wirkung

Ventus-Heteropathien aller Art einschließlich *vento percussio, ventus humidus, ventus algoris* zerstreuend, so Paresen und Lähmungen lösend.

Premoprehensive Indikationen

Einseitige Lähmungen, diffuse oder lokalisierte Schmerzen im Kniegelenk.

Übliche Manipulationen

Pression, Kompression, Rudikulation, Tympanisation.

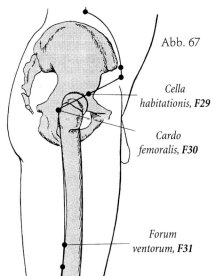

Abb. 67

Cella habitationis, **F29**

Cardo femoralis, **F30**

Forum ventorum, **F31**

Fons tumuli yang (Yanglingquan), F34

Erläuterung des Namens

"Quelle am sonnenbeschienenen Grabhügel" — Die Grundbedeutung von Yang ist die "sonnenbeschienene Seite eines Berghangs", was der metaphorischen Bedeutung des Namens entspricht, im topologischen Sinn dann die "äußere, sichtbare Seite", die Seite der Yang-Leitbahn.

Tumulus ist ein "Grabhügel", ist eine künstliche Erhebung, und von allen in der Landschaft zu beobachtenden die kleinste und bescheidenste.

"Quelle" weist auf den Zugang zu lebendigen Kräften.

Lage

In einer Vertiefung vor dem Kopf der Fibula.

Wirkung

Das Qi im mittleren und unteren Calorium kräftigend, so Lienal- und Renalsorbis, aber auch den hepatischen und fellealen Orbis stützend und regulierend, die Nervus (Muskeln und Sehnen) wie auch die Knochen festigend, Humor-, Ventus- und Calor-Heteropathien eliminierend.

Premoprehensive Indikationen

Diffuse oder lokalisierte Schmerzen im Kniegelenk; Schmerzen im Bereich der kleinen Rippen.

Übliche Manipulationen

Pression, Kompression, Frikation.

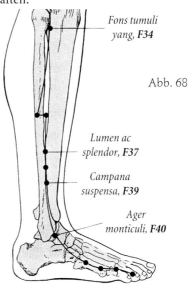

Fons tumuli yang, **F34**

Abb. 68

Lumen ac splendor, **F37**

Campana suspensa, **F39**

Ager monticuli, **F40**

Lumen ac splendor (Guangming), F37

Erläuterung des Namens

"Glanz und Licht" — ein Hinweis auf einen Aspekt der therapeutischen Funktion, die Aufhellung der Sicht, die Stärkung der Sehkraft.

Lage

5 PZ oberhalb des *malleolus externus*. Man findet das Foramen an dieser Stelle am Vorderrand der Fibula.

Wirkung

Das Qi im hepatischen Orbis stützend und regulierend, so die Nervus (= Funktionen der Muskeln und Sehnen) kräftigend, die Sicht klärend, Ventus zerstreuend, die Extima öffnend.

Premoprehensive Indikationen

Schwächegefühl und Schmerzempfindungen im Unterschenkel, vor allem an dessen Außenseite; ophthalmologische Befunde wie Nachtblindheit, Schleierbildung, Jucken und Stiche im Auge.

Übliche Manipulationen

Pression, Kompression, Rudikulation, Perfrikation.

Campana suspensa *(Xuanzhong)*, F39

Erläuterung des Namens

"Die herabhängende Glocke" — eine teils topologisch, teils funktionsbezogene Namensgebung.

Die "Glocke" ist ein Emblem des Metalls und des Yin. Sie weist auf eine Bewegung des Yin, eine involutive, zentripetale Bewegung hin.

Lage

3 PZ oberhalb des *malleolus externus*; die vertiefte Stelle ist durch einen Puls markiert.

Wirkung

Das Qi, vor allem jenes der mittleren und oberen Caloria, mächtig zur Entfaltung bringend, so Ventus-Heteropathien aller Art zerstreuend, das Yang bändigend, Pituita umwandelnd, Humor kanalisierend.

Premoprehensive Indikationen

Kopfschmerzen, Verspannung der Nackenmuskulatur, diffuse Schmerzen in der unteren Extremität.

Übliche Manipulationen

Pression, Kompression, Rudikulation, Intermulsion.

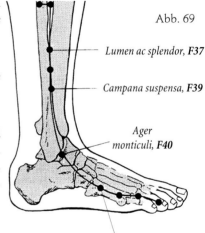

Abb. 69

Lumen ac splendor, **F37**

Campana suspensa, **F39**

Ager monticuli, **F40**

Lacrimarum instantium pedis, **F41**

Ager monticuli *(Qiuxu)*, F40

Erläuterung des Namens

"Das Feld am Hügel" — Ein Hinweis auf die topologischen Verhältnisse am Situs: der Punkt liegt unterhalb des "Hügels" des *malleolus lateralis*.

Lage

Vor und unterhalb des *malleolus externus* in einer Vertiefung, lateral der Sehne des *m. extensor digitorum longus*. Man findet das Foramen in der Vertiefung unterhalb des äußeren Knöchels.

Wirkung

Repletive Befunde in hepatischem und fellealem Orbis lösend, die Netzbahnen durchgängig machend.

Premoprehensive Indikationen

Schmerzen im Sprunggelenk; Schmerzen in Brust und Flanken; Ohrenschmerzen.

Übliche Manipulationen

Pression, Kompression, Frikation.

Lacrimarum instantium pedis (Linqi), F41

Erläuterung des Namens

"Am Rande der Tränen" (des Fußes) — Ein Foramen verwandter Funktion und Bezeichnung wie das bereits bekannte *Lacrimarum instantium capitis*, F15.

Lage

In einer Vertiefung distal der Tarso-metatarsalgelenke zwischen 4. und 5. Zehe lateral der Sehne des *m. extensor digiti longus V*.

Wirkung

Repletive Befunde im hepatischen und fellealen Orbis zerstreuend, die *sinarteria zonalis* durchgängig machend und harmonisierend.

Premoprehensive Indikationen

Ziehende Schmerzen in den Flanken; tränende, feuchte Augen; Schwellung und Schmerzhaftigkeit des Fußrückens.

Übliche Manipulationen

Pression, Depsation, Kompression.

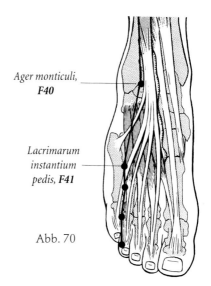

Ager monticuli, **F40**

Lacrimarum instantium pedis, **F41**

Abb. 70

Foramina der *cardinalis hepatica yin flectentis pedis*

Lanx magna (Dadun), H1

Erläuterung des Namens

"Die große Schale" — eine poetische Beschreibung des Situs.

Lage

Lateral auf der fibularen Seite der großen Zehe, ca. 0,1 PZ proximal vom Nagelwinkel.

Wirkung

Das hepatische Qi kräftigend, so die Bewegungen des Xue harmonisierend, Ventus zerstreuend.

Premoprehensive Indikationen

In der **Pädiatrie** bei Epilepsie.

Übliche Manipulationen

Depsation, Kompression.

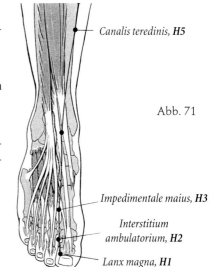

*Canalis teredinis, **H5***

Abb. 71

*Impedimentale maius, **H3***

*Interstitium ambulatorium, **H2***

*Lanx magna, **H1***

Interstitium ambulatorium (Xingjian), H2

Erläuterung des Namens

"Der Zwischenraum des Gehens" — Metaphorische, aber auch funktionelle Charakteristik des Situs.

Lage

0,5 PZ proximal der Zwischenzehenfaszie zwischen großer und 2. Zehe, distal vom Zehengrundgelenk. Die Stelle ist durch einen Puls markiert.

Wirkung

Den hepatischen Orbis stützend und harmonisierend, das Xue haltend.

Premoprehensive Indikationen

Große Reizbarkeit, Zornesbereitschaft; Schmerzen und Völlegefühl in Brust und Flanken; Kopfschmerzen, Drehschwindel; Regelstörungen, Miktionsstörungen.

Übliche Manipulationen

Pression, Kompression, Frikation.

Impedimentale maius (Taichong), H3

Erläuterung des Namens

"Das mächtige (Foramen) impedimentale" — Funktionsbezeichnung. Zum chinesischen Begriff *chong, impedimentale*, vgl. oben die SS. 74f oder 107.

Lage

In einer Vertiefung, 1,5 PZ proximal vom Grundgelenk zwischen der 1. und 2. Zehe in einer Vertiefung. Diese Stelle ist durch einen Puls markiert.

Wirkung

Hepatischen und fellealen Orbis stützend und harmonisierend, das Xue regulierend und kühlend.

Premoprehensive Indikationen

Kopfschmerzen, Schwindelanfälle; [Hypertension]; *ventus pavoris* bei Kleinkindern.

Übliche Manipulationen

Pression, Kompression, Frikation.

Canalis teredinis (Ligou), H5

Erläuterung des Namens

"Kanal des Holzwurms" — Metaphorische Situsbeschreibung.

Lage

5 PZ oberhalb des *malleolus medialis* auf der Innenseite der Tibia.

Wirkung

Das hepatische Qi zur Entfaltung bringend, die Netzbahnen durchgängig machend.

Premoprehensive Indikationen

Miktionsstörungen, Regelstörungen, Schmerzhaftigkeit und Schwellung der Hoden.

Übliche Manipulationen

Pression, Kompression, Rudikulation.

Clusa genus (Xiguan), H7

Erläuterung des Namens

"Paßtor des Knies" — ein Name, der auf Lage und Funktion des Foramens hinweist. Zum Begriff 'Paßtor', chinesisch *guan*, lateinisch *clusa* vgl. oben die Erläuterung S. 57.

Lage

Am Knie, 1 PZ hinter dem Foramen *Fons tumuli yin*, L9, hinter und unter dem medialen Condylus der Tibia. Das Foramen liegt nahe dem Innenrand der Tibia an der angegebenen Stelle.

Wirkung

Ventus-Heteropathien zerstreuend.

Premoprehensive Indikationen

Schmerzhaftigkeit und Beugeunfähigkeit des Knies; Schmerzen in Hals und Kehle.

Übliche Manipulationen

Pression, Kompression, Perfrikation.

Fons curvus *(Ququan), H8*

Erläuterung des Namens

"Quelle an der Krümmung" — Beschreibender Name.

Eine 'Quelle' verschafft Zugang zu lebensnotwendigen Kräften.

Lage

Am medialen Ende der Kniegelenksfalte in einer Vertiefung am Muskelrand der *mm. semimembranosus et semitendinosus* gelegen.

Wirkung

Das hepatische Qi stützend und harmonisierend, so Ventus zerstreuend, das Xue regulierend, die Nervus (= Funktionen der Muskeln und Sehnen) kräfigend.

Premoprehensive Indikationen

Dumpfe oder kolikartige Schmerzen im Unterleib, Miktionsstörungen aller Art; Knieschmerzen; Pollutionen; Juckreiz des Genitale.

Übliche Manipulationen

Pression, Kompression, Perfrikation.

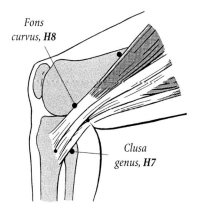

Fons curvus, **H8**

Clusa genus, **H7**

Abb. 72

Conquisitorium lienale (Zhangmen), H13

Erläuterung des Namens

Funktionsbezeichnung. Eine Variante des Namens bedeutet "Dekorierte Pforte"

Lage

Am freien Ende der 11. Rippe. Bei gebeugtem Ellbogen und abduzierten Arm berührt die Ellbogenspitze diesen Punkt.

Wirkung

Den Lienalorbis stützend und harmonisierend, die Bauenergie stabilisierend, Humor-Befunde aller Art umwandelnd und kanalisierend, das Qi in Pulmonals- und Renalorbis führend.

Premoprehensive Indikationen

Schmerzen in der Rippengegend, Druck auf der Brust; Erbrechen, Diarrhoe.

Übliche Manipulationen

Pression, Frikation, Mulsion, Intermulsion.

Conquisitorium hepaticum (Qimen), H14

Erläuterung des Namens

Funktionsbezeichnung.

Lage

Im Interkostalraum, zwischen 6. und 7. Rippe, unmittelbar senkrecht unter der Brustwarze, mithin 1,5 PZ lateral des Foramens *Non licet*, S19.

Wirkung

Das hepatische Qi stärkend, so Calor des Xue kühlend, Ardor absenkend.

Premoprehensive Indikationen

Schmerzen in Brust und Flanken.

Übliche Manipulationen

Pression, Frikation, Mulsion, Intermulsion.

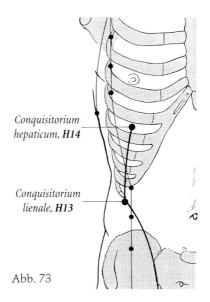

Conquisitorium hepaticum, **H14**

Conquisitorium lienale, **H13**

Abb. 73

Foramina der *sinarteria regens*

Incrementum et vigor (Zhangqiang), Rg1

Erläuterung des Namens

"Wachstum und Stärke" — ein Hinweis auf die therapeutischen Absichten, die mit der Beeinflussung des Foramens verfolgt werden.

Lage

Zwischen der Spitze des Steißbeins und dem Anus.

Wirkung

Depletion des Yin, der Struktivität, Depletion aller Bereiche, vor allem aber des unteren Caloriums und des Renalorbis behebend. Die *sinarteria respondens* (!) durchgängig machend; die *oo. intestinorum* harmonisierend.

Premoprehensive Indikationen

Diarrhoe, Obstipation, Hämorrhoiden, *prolapsus ani*.

Übliche Manipulationen

Pression, Kompression, Frikation.

Clusa yang regentis (Yao Yangguan), Rg3

Erläuterung des Namens

"Yang-Paßtor der *sinarteria regens*" bzw. Yang-Paßtor der Lenden" — Bezeichnung von Funktion und Situs. Zu *guan*, "Paßtor" vgl. oben die Ausführungen S. 108.

Lage

Unterhalb des Dornfortsatzes des 4. Lendenwirbels.

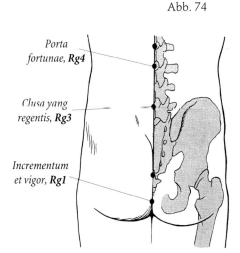

Abb. 74

*Porta fortunae, **Rg4***

*Clusa yang regentis, **Rg3***

*Incrementum et vigor, **Rg1***

Wirkung

Depletion des unteren Caloriums kompensierend.

Premoprehensive Indikationen

Regelstörungen; Impotenz; Schmerzen in Lenden und Steißgegend.

Übliche Manipulationen

Pression, Kompression, Rudikulation, Frikation.

Porta fortunae (Mingmen), Rg4

Erläuterung des Namens

"Pforte des Lebensloses" — Ming, der 'Auftrag', das 'Lebenslos' ist die einem Menschen von der Geburt her verliehene Begabung, Konstitution, Anlage, Lebensspanne, die nach Auffassung der chinesischen Medizintheorie als *qi nativum*, als "angeborenes, konstitutionelles Qi" bezeichnet wird. Sie hat ihren Sitz im Renalorbis. Allerdings wird, wie die Ausführungen über die Wirkung der Punktstimulation zeigen, hier der Begriff *Porta fortunae* in einer Bedeutung verwendet, die einer protowissenschaftlichen Sprachregelung aus der Frühzeit der chinesischen Medizintheorie entspricht, weshalb der Bedeutungsumfang weiter, aber auch mit fließenden Übergängen verstanden werden muß.

Lage

Zwischen den Dornfortsätzen von 2. und 3. Lendenwirbeln.

Wirkung

Den hepatischen Orbis stützend, das Xue mehrend, den Renalorbis kräftigend; so Ventus zerstreuend und das Qi absenkend.

Premoprehensive Indikationen

Impotenz; Schmerzen in Lenden und Steißgegend.

Übliche Manipulationen

Pression, Kompression, Rudikulation, Perfrikation.

Yang supremum (Zhiyang), Rg9

Erläuterung des Namens

"Äußerstes Yang" — Vermutlich eine funktionsbezogene Namensgebung.

Lage

In der Vertiefung unterhalb des Dornfortsatzes des 7. Brustwirbels.

Wirkung

Das Qi der Mitte stützend und durchgängig machend, Humor ausleitend, Calor kühlend, Ventus zerstreuend.

Premoprehensive Indikationen

Schmerz, der von der Lendengegend in den Rücken ausstrahlt, Verspannung der Rückenmuskulatur; Husten, Keuchatmung.

Übliche Manipulationen

Pression, Kompression, Rudikulation.

Columna personae (Shenzhu), Rg12

Erläuterung des Namens

"Die Säule der Person"

Lage

In der Vertiefung unterhalb des Dornfortsatzes des 3. Brustwirbels.

Wirkung

Das Qi des hepatischen und des Cardialorbis stützend und regulierend, auf diese Weise Calor kühlend, das Yang haltend, Ventus-Heteropathien zerstreuend.

Premoprehensive Indikationen

Husten; heftige Schmerzen in Lenden und Wirbelsäule.

Übliche Manipulationen

Pression, Kompression, Rudikulation, Frikation.

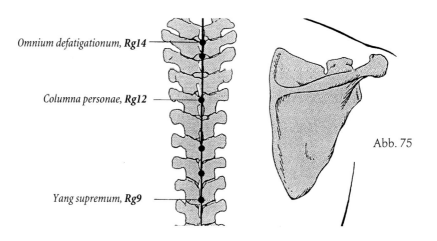

Omnium defatigationum, **Rg14**

Columna personae, **Rg12**

Yang supremum, **Rg9**

Abb. 75

Omnium defatigationum *(Dazhui), Rg14*

Erläuterung des Namens

"(Foramen) aller Strapazen" — Therapeutische Funktion: beide Varianten der Bezeichnung stimmen in ihrer Kernbedeutung völlig überein: *bailao*, wörtlich "die hundert Strapazen" = "alle Strapazen" weist auf die totale Erschöpfung des Patienten hin; *dazhui*, wörtlich "der große Hammer", hat die gleiche Assoziation wie im Deutschen die Ausdrücke "niederschlagen", "niedergeschlagen", "erschlagen sein", d. h. total erschöpft und ruhebedürftig.

Lage

In der Vertiefung unterhalb des Dornfortsatzes des 7. Halswirbels oder, anders betrachtet, oberhalb des *processus spinosus* des 1. Brustwirbels.

Wirkung

Das Qi der Mitte stützend und regulierend, so humiden Calor ableitend, Ardor absenkend; hepatischen und Pulmonalorbis kräftigend, so ventischen Calor ableitend, die Extima offenhaltend.

Premoprehensive Indikationen

Permotionen [grippöse Befunde und Erkältungskrankheiten]; Fieber; Verliegen der Halswirbelsäule, Nackensteife; Schweiße während des Schlafs; Husten.

(Pädiatrie:) Permotionen, Fieber, Nackensteife, Husten.

Übliche Manipulationen

Pression, Kompression, Rudikulation, Frikation.

(Pädiatrie:) Mulsion mit dem Daumen oder Mittelfinger; Vellidepsation mit Daumen und Zeigefinger; dabei ist die Mulsion 20 – 30mal auszuführen, die Vellidepsation und Vellikation so lange, bis die Haut sich rötet.

Porta infantiae *(Yamen), Rg15*

Erläuterung des Namens

"Pforte der Stummheit" – Hinweis auf den Gebrauch des Foramens bei Stimmverlust.

Lage

Am Genick, 0,5 PZ innerhalb des Haaransatzes zwischen den processus spinosi des 1. und 2. Halswirbels, damit 0,5 PZ unterhalb des Foramens *Aula venti*, Rg16.

Wirkung

Das Qi im hepatischen und Cardialorbis stützend und regulierend, so Calor bzw. Ardor absenkend, Spasmen lösend, die Sinne klärend.

Premoprehensive Indikationen

Hinterkopfschmerz; Raserei und Tobsucht; plötzlicher Stimmverlust, steife oder gelähmte Zunge; Ohnmacht.

Übliche Manipulationen

Pression, Frikation, Mulsion.

Aula venti *(Fengfu), Rg16*

Erläuterung des Namens

"Versammlungshalle des Windes" — Zu *fu, aula* vgl. oben die Erläuterungen auf S. 42. Ventus weist auf die entsprechende Heteropathie.

Lage

Auf der Mittellinie des Nackens, 1 PZ innerhalb des Haaransatzes, direkt unterhalb der *protuberantia occipitale.*

Wirkung

Ventus-Heteropathien jeder Art zerstreuend, so krampflösend und schmerzstillend.

Premoprehensive Indikationen

Kopfschmerzen, Verspannungen der Nackenmuskulatur.

Übliche Manipulationen

Pression, Kompression, Frikation.

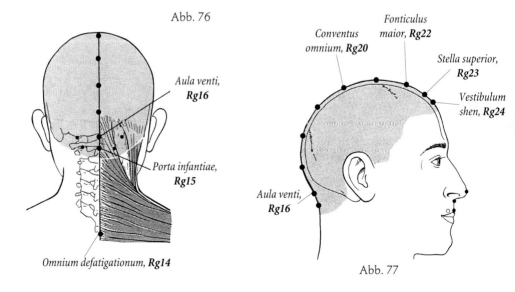

Abb. 76

Aula venti, **Rg16**

Porta infantiae, **Rg15**

Omnium defatigationum, **Rg14**

Conventus omnium, **Rg20**

Fonticulus maior, **Rg22**

Stella superior, **Rg23**

Vestibulum shen, **Rg24**

Aula venti, **Rg16**

Abb. 77

Conventus omnium *(Baihui), Rg20*

Erläuterung des Namens

"Treffpunkt aller (Leitbahnen)" — Funktionsbezeichnung mit Blick auf die Yang-Leitbahnen.

Lage

Auf der Mitte des Schädeldachs, an der Stelle des Haarwirbels, d. h. circa 7 PZ vom hinteren und 5 PZ vom vorderen Haaransatz entfernt, so am Schnittpunkt einer Linie, die die höchsten Punkte beider Ohrmuscheln verbindet, und der Kopfmittellinie.

Wirkung

Den hepatischen Orbis stabilisierend und regulierend, das hepatische Yang absenkend, Ventus besänftigend; den Cardialorbis stützend, die Sinnesöffnungen freimachend; sedierend; das renale Yang aus dem unteren Calorium emporführend.

Premoprehensive Indikationen

Kopfschmerzen, Drehschwindel, Ohnmachten; [Hypertension; Eklampsie].
In Allgemeinmedizin und **Pädiatrie:** Diarrhoe, Aftervorfall.

Übliche Manipulationen

Pression, Kompression, Frikation;
In der **Pädiatrie:** Pression, Kompression, Mulsion — etwa 30 – 50mal.

Fonticulus maior *(Xinmen, Xinhui), Rg22*

Erläuterung des Namens

"Die große Fontanelle" — Bezeichnung des Situs.

Lage

In der großen Fontanelle, mithin 1 PZ hinter dem Foramen *Stella superior*, Rg23, damit auch 3 PZ vor dem *Conventus omnium*, Rg20 und 2 PZ innerhalb der Haargrenze.

Wirkung

Humor- und *ventus humidus*-Heteropathien ableitend.

Premoprehensive Indikationen

In der **Pädiatrie:** bei Kopfschmerzen.

Übliche Manipulationen

Pression, Kompression, Frikation.

Stella superior *(Shangxing) Rg23*

Erläuterung des Namens

"Oberer Stern" — ein poetisches Toponym für das unmittelbar hinter der vorderen Haargrenze auf der Kopfmitte liegende Foramen.

Lage

In einer Vertiefung 1 PZ hinter dem vorderen Haaransatz, zugleich 4 PZ vor dem Foramen *Conventus omnium*, Rg20.

Wirkung

Ventischen Calor ableitend, die Nase durchgängig machend.

Premoprehensive Indikationen

Den Kopf affizierenden Ventus — mit hochrotem und gedunsenem oder blassem Gesicht, Kopfschmerzen, Schmerzen in den Augen, Nasenbluten.

Übliche Manipulationen

Pression, Frikation, Mulsion.

Rex faciei *(Sujiao), Rg25*

Erläuterung des Namens

"Der König des Gesichts" — eine populäre Namensgebung für die höchste Erhebung des Gesichts, die Nasenspitze.

Lage

Auf der Nasenspitze.

Wirkung

Die Nase freimachend.

Premoprehensive Indikationen

Verstopfung der Nase, Nasenbluten oder Nasenfluß; Ohnmacht.

Übliche Manipulationen

Prehension, Mulsion.

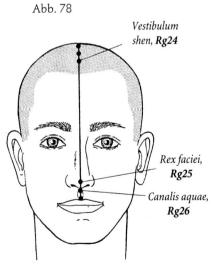

Abb. 78

Vestibulum shen, **Rg24**

Rex faciei, **Rg25**

Canalis aquae, **Rg26**

Canalis aquae *(Shuigou), Variante: Renzhong, Rg26*

Erläuterung des Namens

"Wassergraben" bzw. "Mitte des Menschen" = Philtrum — In allen Fällen eine den Situs der Oberlippe irgendwie beschreibende Namensgebung.

Lage

In der Mitte der grabenartigen Vertiefung des Philtrums, wenig oberhalb seiner Mitte.

Wirkung

Die Mitte, vor allem Lienalorbis und Stomachorbis regulierend und stabilisierend, so Ventus besänftigend, Humor bzw. Pituita umwandelnd; die Sinnesöffnungen freimachend, Calor oder Ardor absenkend; sedierend; den Rücken beweglich machend.

Premoprehensive Indikationen

In Allgemeinmedizin und **Pädiatrie:** Fazialisparesen mit Verzerrung der Muskulatur um Mund und Augen; *ventus pavoris*, Krämpfe, Konvulsionen, Ohnmachten, Epilepsie, Tobsucht, Kiefersperre.

Übliche Manipulationen

Pression, Kompression, Frikation.

(Pädiatrie:) Unguipression (Abb. 158) 5mal, bei Ohnmachten bis zur Wiederkehr des Bewußtseins.

Foramina der *sinarteria respondens*

Conquisitorium vesicale *(Zhongji, Pangguangmu), Rs3*

Erläuterung des Namens

Funktionsbezeichnung: Konquisitorium für den Vesikalorbis.[1]

Lage

Auf der Leibesmittellinie, 4 PZ unterhalb des Nabels, 1 PZ über dem Rand der Schambeinsymphyse.

Wirkung

Den Säftehaushalt regulierend, das renale Yin stabilisierend, das Xue mehrend und harmonisierend, Humor ausleitend.

---

[1] Zum Begriff des Konquisitoriums vgl. PORKERT/HEMPEN, *Systematische Akupunktur* S. 53.

Premoprehensive Indikationen

Impotenz bzw. Regelstörungen; Chordapsus (heftige stechende, konvulsive Schmerzen im Unterleib, vor allem in der Umgebung des Nabels); Miktionsstörungen, Bettnässen, Pollutionen.

Übliche Manipulationen

Kompression, Frikation, Mulsion.

Prima clusarum *(Guanyuan), Rs4*

Erläuterung des Namens

"Das Erste der Paßtore" — Zum Begriff des "Paßtors" vgl. oben die S. 108. Der Name weist auf die überragend wichtige Funktion des Foramens, das hier als *yuan*, als "Haupt", als Erstes aller strategisch wichtigen Paßsperren im Individuum bezeichnet wird.

Lage

3 PZ unterhalb des Nabels.

Wirkung

Den Renalorbis stützend, das *qi nativum*, also die Grundlage der angeborenen Konstitution konsolidierend, das Qi regulierend, das Yang bändigend und absenkend.

Premoprehensive Indikationen

Typische Symptome von Depletion des Renalorbis wie Schmerzen im Unterleib; schmerzhafte Menses; Polyurie, Urininkontinenz, Bettnässen.

Übliche Manipulationen

Kompression, Frikation, Mulsion, Perfrikation.

Porta lapidea *(Shimen), Rs5*

Erläuterung des Namens

"Das steinerne Tor" — Stein ist ein Emblem hoher Struktivkraft, also des Yin, hiermit wiederum ein Hinweis auf die als in höchstem Maße als Yin qualifizierten *orbes renalis et lienalis*.

Lage

2 PZ unterhalb des Nabels.

Wirkung

Das renale Yin stützend, das renale Yang mobilisierend; Calor-Heteropathien im unteren Calorium kühlend.

Premoprehensive Indikationen

Schmerzen im Unterleib, Durchfälle.

Übliche Manipulationen

Kompression, Frikation, Mulsion, Perfrikation.

Mare qi (Qihai), Rs6

Erläuterung des Namens

"Meer (= Ausgleichsreservoir) des Qi" — eine allgemeine Benennung der Funktion des Foramens.

Lage

1,5 PZ unterhalb des Nabels.

Wirkung

Den Renalorbis stützend und regulierend, das Yin in jenem Orbis konsolidierend, das Yang (*yang merum*) dort mobilisierend; das Yang absenkend.

Premoprehensive Indikationen

Schmerzen im Unterleib; Regelstörungen des Weibes; Urininkontinenz.

Übliche Manipulationen

Kompression, Frikation, Mulsion, Perfrikation.

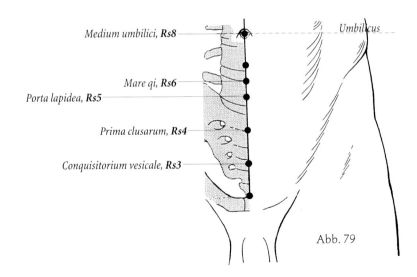

Medium umbilici, **Rs8**

Mare qi, **Rs6**

Porta lapidea, **Rs5**

Prima clusarum, **Rs4**

Conquisitorium vesicale, **Rs3**

Umbilicus

Abb. 79

Medium umbilici *(Shenque, Variante: Qizhong) Rs8*

Erläuterung des Namens

"Mitte des Nabels" — Benennung des Situs. Die Variante des Namens bedeutet "Wachtturm des Shen, d. h. der Konstellierenden Kraft" und soll hier eine strategische Position im Funktionsgefüge markieren.

Lage

Nabel

Wirkung

Perkussionen verschiedener Art, das sind anfallsweise und heftig auf der Grundlage einer Depletion der Mitte und des Yin auftretende Störungen, stabilisierend; das lienale Qi harmonisierend, Humor eliminierend.

Premoprehensive Indikationen

Schmerzen im Unterleib, Durchfälle; [Apoplexie].

(Pädiatrie:) alle Arten plötzlicher Verdauungsstörungen mit Bauchschmerzen, Verdauungsstillstand, fauligem Aufstoßen, Verstopfung, Durchfall, Erbrechen.

Übliche Manipulationen

Mulsion, Perfrikation.

(Pädiatrie:) Mulsion mit der Spitze des Mittelfingers oder mit dem Handballen, ebenso die Kombination von Mulsion und Vellidepsation mit Daumen, Zeige- und Mittelfinger; Frikation des Punktes mit der Handinnenfläche oder dem Zeige-, Mittel-, Ring- und kleinen Finger; Vellidepsation der Region um den Nabel, bis eine Rötung sichtbar wird.

Die Kombination von Mulsion und Frikation entgegen dem Uhrzeigersinn wirkt suppletiv, mit dem Uhrzeigersinn hingegen dispulsiv.

Die Mulsion ist etwa 100 – 300mal, die Frikation 5 Minuten lang auszuführen.

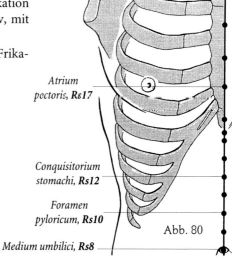

Atrium pectoris, **Rs17**

Conquisitorium stomachi, **Rs12**

Foramen pyloricum, **Rs10**

Abb. 80

Medium umbilici, **Rs8**

Foramen pyloricum *(Xiawan), Rs10*

Erläuterung des Namens

Bezeichnung des Situs und der Funktion.

Lage

2 PZ senkrecht oberhalb des Nabels.

Wirkung

Calor humidus aus der Mitte ableitend.

Premoprehensive Indikationen

Typische Symptome einer Depletion von Lienal- und Stomachorbis: Schmerzen, Spannungsgefühl im Bauch, darniederliegende Verdauung, Appetitlosigkeit, Übelkeit, Erbrechen, Obstipation.

Übliche Manipulationen

Kompression, Frikation, Mulsion.

Conquisitorium stomachi *(Zhongwan, Variante: Weimu), Rs12*

Erläuterung des Namens

"*Foramen conquisitorium* für den Stomachorbis" — Funktionsbezeichnung. Die Variante bedeutet "Mittleres *Foramen cardiacum*" und deutet auf Situs und Funktion.

Lage

4 PZ senkrecht oberhalb des Nabels.

Wirkung

Den Stomachorbis regulierend, sein Qi harmonisierend, so Humor kanalisierend, Kontravektionen absenkend.

Premoprehensive Indikationen

für Allgemeinmedizin und Pädiatrie gleichermaßen: Schmerzen in der Magengegend, Spannungsgefühl in der Leibesmitte, Übelkeit und Brechreiz; Verdauungsstörungen; Durchfall.

Übliche Manipulationen

Mulsion mit der Handinnenfläche, etwa 100 – 200mal.

Atrium pectoris (Danzhong), Rs17

Erläuterung des Namens

"Vorhof der Brust" — Der normative chinesische Name ist ein mindestens seit dem 3. Jahrhundert unserer Zeitrechnung verwendeter, an Assoziationen reicher Begriff der u. a. auch auf den Pericardialorbis weist, so integrierende Funktionen sowohl des Cardial- als auch des Lienalorbis abdeckt.

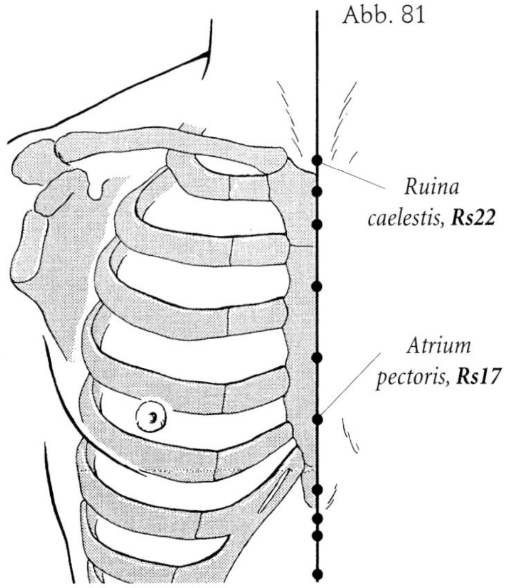

Lage

Auf dem Brustbein, auf der Höhe der Brustwarzen bzw. des 4. Interkostalraums.

Wirkung

Das Qi bewegend und harmonisierend, Kontravektionen absenkend, Druck von der Brust nehmend, die Leibesmitte entspannend, Pituita umwandelnd, Husten stillend.

Abb. 81

Ruina caelestis, **Rs22**

Atrium pectoris, **Rs17**

Premoprehensive Indikationen

Keuchatmung und Asthma, Aufstoßen, Schmerzen in der Brust.

(Pädiatrie:) Druckgefühl, Beklemmungsgefühl auf der Brust, profuser Auswurf, Keuchatmung und Husten.

Übliche Manipulationen

Pression, Kompression, Frikation, Perfrikation.

(Pädiatrie:) Mulsion mit der Spitze des Mittelfingers; Divergenzpression mit beiden Händen von Foramen ausgehend bis zur rechten und linken Brustwarze; Pression vom Sternum in Richtung Schwertfortsatz mit Zeige- und Mittelfinger — diese Manipulationen jeweils etwa 100 – 200mal.

Ruina caelestis (Tiantu), Rs22

Erläuterung des Namens

"Bresche des Himmels" — "Himmel" steht, wie bei allen anderen mit diesem Wortglied gebildeten Punktenamen, für die Gesamtheit der aktiven kosmischen Wirkungen; "Bresche" beschreibt den Situs des Foramens, das gewissermaßen in einer Bresche, einem Einbruch in jenem Wall liegt, der beidseitig durch die Schlüsselbeine gebildet wird.

Lage

0,5 PZ oberhalb des Sternums, in der Mitte der *fossa suprasternalis*.

Wirkung

Das Qi des Pulmonalorbis und Lienalorbis stärkend und regulierend, Kontravektionen absenkend, Pituata-Blockaden aufbrechend, so die Kehle freimachend.

Premoprehensive Indikationen

Aufstoßen; Keuchatmung und Asthma; erschwerter Auswurf von Schleim.

(Pädiatrie:) Druckgefühl, Beklemmungsgefühl auf der Brust, Husten, Keuchatmung, Kurzatmigkeit, Schleimauswurf, Übelkeit, Erbrechen; Halsschmerzen.

Übliche Manipulationen

Frikation, Pression.

(Pädiatrie:) Kompression und Mulsion der *Ruina caelestis* mit dem Zeigefinger oder der Spitze des Mittelfingers; Vellidepsation mit Daumen und Zeigefinger. Kompression und Mulsion erfolgen jeweils 10 – 15mal, die Vellidepsation so lange, bis eine dunkelrote Verfärbung der Haut eintritt.

Fons in angustiis *(Lianquan), Rs23*

Erläuterung des Namens

"Quelle in den Engen" — ein Hinweis auf Topologie und Funktion: das Foramen liegt auf der Körpermittellinie in einem Grübchen über dem Adamsapfel.

Lage

In einem Grübchen über dem Adamsapfel.

Wirkung

Das hepatische Qi regulierend, den Lienalorbis stützend, so Calor kühlend, *calor humidus* zerstreuend.

Premoprehensive Indikationen

Schwellungen unter der Zunge, Verhärtung, Kontraktion der Zungenwurzel erschweren das Sprechen; schlaffe Zunge. Speichelfluß, Schluckbeschwerden, plötzlicher Stimmverlust.

Übliche Manipulationen

Pression, Mulsion.

Recipiens liquoris *(Chengjiang), Rs24*

Erläuterung des Namens

"(Foramen, das) die Flüssigkeiten aufnimmt" — ein Hinweis auf Funktion und Situation am Situs.

Lage

In der Mitte des Unterkiefers in der Vertiefung unterhalb der Lippe.

Wirkung

Den hepatischen Orbis stützend und regulierend, Ventus besänftigend.

Premoprehensive Indikationen

Verzerrung der Gesichtsmuskulatur bei Fazialisparese; Zahnschmerzen.

Übliche Manipulationen

Pression, Kompression, Frikation.

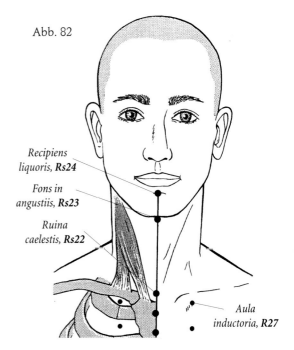

Abb. 82

*Recipiens liquoris, **Rs24***

*Fons in angustiis, **Rs23***

*Ruina caelestis, **Rs22***

*Aula inductoria, **R27***

---

[1] Viele der in diesem Abschnitt aufgeführten Situs sind der Aku-Moxi-Therapie ungebräuchlich, werden mithin in der einschlägigen Literatur nicht erwähnt. Deshalb bringen wir im Anhang I auf den SS. 389ff. unten die chinesischen Zeichen sowie deutsche Erklärungen der Namen.

Vor allem in der pädiatrischen Premoprehension beachtete, außerhalb der Leitbahnen gelegene Foramina, Regionen und Strecken[1]

Strecken, Regionen, Foramina des Gesichts, an Kopf und Hals

Conclave abyssi *(Kangong)*

Lage

Strecke entlang den Augenbrauen, vom Anfang bis zum Ende.

Wirkung

Die Extima öffnend, das Gehör verbessernd, Kopfschmerzen stillend.

Premoprehensive Indikationen

Permotiones, Kopfschmerzen, gerötete Augen

Übliche Manipulationen

Divergenzpression mit den Daumen vom Anfang bis zum Ende der Augenbrauen — diese etwa 30 – 50mal. (Abb. 83)

Yang maior *(Taiyang)*

Lage

An der Schläfe 1 PZ lateral vom Kreuzungspunkt, welcher durch das laterale Ende der Augenbraue mit dem Orbitalrand gebildet wird.

Wirkung

Ventischen Algor zerstreuend, die Sicht klärend.

Premoprehensive Indikationen

Permotionen, Fieber, Kopfschmerz, gerötete und schmerzhafte Augen, *Ventus pavoris*.

Übliche Manipulationen

Rectopression mit den radialen Seiten beider Daumen; Mulsion mit dem Mittelfinger. Schreitet die Mulsion zum Auge hin voran, wirkt sie suppletiv; in Richtung auf das Ohr hin durchgeführt, wirkt sie dispulsiv (Abb. 84). — Solche Behandlungen etwa 30 – 50mal.

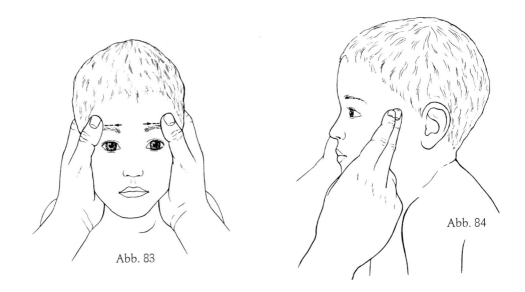

Abb. 83

Abb. 84

Protuberantia postauricularis *(Erhou gaogu)*

Lage

Hinter dem Ohr, unmittelbar in einer Vertiefung auf der Haargrenze.

Wirkung

Ventischen Algor zerstreuend, sedierend.

Premoprehensive Indikationen

Permotionen, Kopfschmerzen, *Ventus pavoris*, Spasmen, Erregtheit, Reizbarkeit, Angstzustände.

Übliche Manipulationen

Mulsion dieses Punktes mit den Daumen (Abb. 85) oder mit den Spitzen der Mittelfinger — diese Manipulationen etwa 30 - 50 mal.

Ossa columnae caeli *(Tianzhugu)*

Lage

Strecke auf der Mittellinie des Nackens, vom Foramen *Porta infantiae*, Rg15, innerhalb des Haaransatzes bis zum Foramen *Omnium defatigationum*, Rg 14.

Wirkung

Algor zerstreuend, Ventus und Schreckhaftigkeit besänftigend.

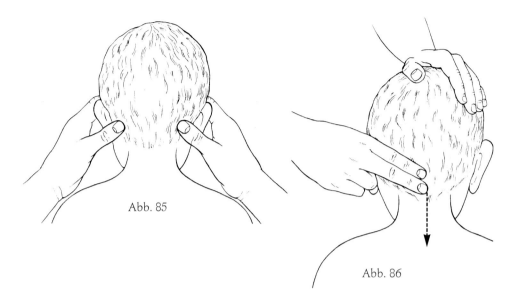

Abb. 85

Abb. 86

Premoprehensive Indikationen

Erbrechen, Übelkeit, Nackensteife, Fieber, Halsschmerzen, *Ventus pavoris*.

Übliche Manipulation

Rectopression der *Ossa columnae caeli* mit dem Daumen oder mit Zeige- und Mittelfinger (Abb. 86) — diese Manipulationen etwa 100 – 500mal.

Fornices pontis (Qiaogong)

Lage

Strecke, die vom Foramen *Pluteus venti*, T17 unter dem Ohrläppchen, bis zum
Foramen *Fossa supraclavicularis*, S12 reicht.

Wirkung

Das hepatische Yang bändigend und absenkend.

Premoprehensive Indikationen

Kopfschmerzen, hervortretende Augen, [Hypertonie].

Übliche Manipulationen

Ein-Finger-Zen-Pression, Kompression, Mulsion.

Stabiliens anhelitum (Dingchuan)

Lage

Foramen in einer Vertiefung etwa 0,5 – 1 PZ lateral des Dornfortsatzes des 7. Halswirbels.

Wirkung

Husten stillend, Keuchatmung besänftigend.

Premoprehensive Indikationen

[Asthma, auch bronchioläres], Schulterschmerzen.

Übliche Manipulationen

Kompression und Mulsion mit Daumen oder Mittelfinger — je 20 – 30mal.

Regionen, Strecken, Foramina der Brust und des Abdomens

Latus mammae (Rupang)

Lage

0,2 PZ lateral der Brustwarzen.

Wirkung

Das Qi regulierend und Kontravektionen absenkend, Druck von der Brust nehmend, Husten stillend, Pituita umwandelnd.

Premoprehensive Indikationen

Druckgefühl, Beklemmungsgefühl auf der Brust durch Stasen des Qi, Husten, profuser Auswurf, Erbrechen.

Übliche Manipulationen

Mulsion von *Latus mammae* mit dem Zeige- oder Mittelfinger, etwa 100 – 200mal.

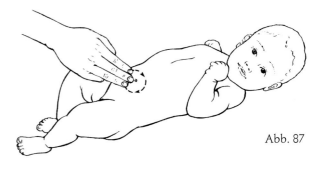

Abb. 87

Abdomen *(Fu)*

Lage

Die den Nabel umgebende Region des Abdomens.

Wirkung

Lienal- und Stomachorbis regulierend und stützend, Qi und Xue harmonisierend.

Premoprehensive Indikationen

Bauchschmerzen, Völlegefühl, Spannungsgefühl des Bauchs, Übelkeit, Erbrechen, Anorexie, Verdauungsstillstand, [Dyspepsie], Obstipation.

Übliche Manipulationen

Divergenzpression vom *Conquisitorium stomachi,* Rs12 ausgehend, entweder mit dem Daumenballen oder den Palmarflächen von Zeige-, Mittel-, Ring- und kleinem Finger; Frikation mit dem Handteller oder den Palmarflächen der vier Finger Die Frikation entgegen dem Uhrzeigersinns wirkt suppletiv, mit dem Uhrzeigersinn hingegen dispulsiv (Abb. 87). Behandlungsdauer: Die Frikation des Abdomens sollte 5 Minuten dauern, die übrigen Manipulationen etwa 100 – 200mal durchgeführt werden.

Ager cinnabaris *(Dantian)*

Lage

Bereich 2 bis 3 PZ unterhalb des Nabels.

Wirkung

Den Renalorbis stützend, das Yang roborierend, so Algor zerstreuend.

Premoprehensive Indikationen

Schmerzen im Unterleib, Diarrhoe, Bettnässen, Aftervorfall, Miktionsstörungen mit dunklem Urin, Anurie; Hernien, depletive Befunde.

Übliche Manipulationen

Mulsion und Frikation mit den Fingerspitzen von Daumen oder Mittelfinger, oder mit den Kuppen des Zeige-, Mittel-, Ring- und kleinen Fingers. Mulsion oder Frikation gegen den Uhrzeigersinn wirkt suppletiv, mit dem Uhrzeigersinn dispulsiv. Rectopres-

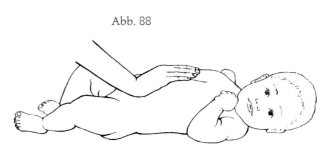

Abb. 88

sion mit dem Daumen oder dem Handteller vom Umbilicus ausgehend in Richtung *Ager cinnabaris*; Kompression mit dem Daumen oder dem Mittelfinger oder dem Handteller (Abb. 88), diese Manipulationen etwa 100 – 300mal.

All diese *Druckanwendungen dürfen nur während der Ausatmung des Kindes erfolgen,* müssen während der Einatmung ausgesetzt werden!

Cornua abdominalia (Dujiao)

Lage
Situs 2 PZ unterhalb, 2 PZ lateral des Nabels.

Wirkung
Algor ausleitend, Schmerzen stillend, den Flüssigkeitshaushalt regulierend.

Premoprehensive Indikationen
Bauchschmerzen durch Algor-Heteropathien, Diarrhoe, Obstipation.

Übliche Manipulationen
Gleichzeitige beidseitige Prehension der Bauchmuskeln (Abb. 89); Pression des Situs mit den Mittelfingern — diese Manipulationen etwa 100 – 300mal.

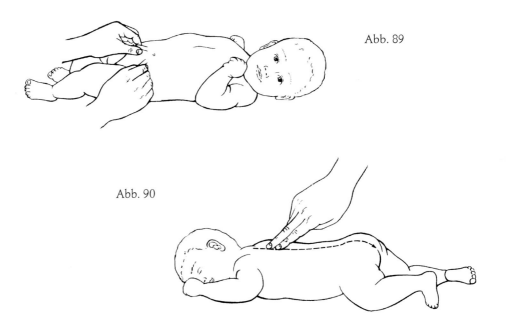

Abb. 89

Abb. 90

Strecken, Regionen, Foramina des Rückens

Spina *(ji)*

Lage

Die Strecke zwischen Foramen *Omnium defatigationum,* Rg 14, und dem Foramen *Incrementum et vigor,* Rg 1.

Wirkung

Calor kühlend, Lienal- und Stomachorbis stützend, Qi und Xue harmonisierend, die Verdauung und Assimilation stützend.

Premoprehensive Indikationen

Permotionen, Fieber, Obstipation, Erbrechen, *ventus pavoris,* Ernährungsstörungen, Bauchschmerzen, Appetitverlust, Magerkeit.

Übliche Manipulationen

Rectopression der *Spina* mit Zeige- und Mittelfinger von oben nach unten (Abb. 90); Vellidepsation von unten nach oben. Dabei erfolgt die Rectopression 100 – 300mal, die Vellidepsation 3 – 5mal.

Collateralia spinae Hua Tuo *(Hua Tuo Jiaji)*

Lage

Strecken lateral im Abstand von 0,5 PZ der Dornfortsätze vom 1. Brustwirbel bis zum 5. Lendenwirbel.

Wirkung

Dynamisierung des intimalen Qi.

Premoprehensive Indikationen

Verspannungen und Schmerzen im Rücken; Depletion, allgemeine Schwächezustände.

Übliche Manipulationen

Rudikulation, Perfrikation, Perpression, Pression, Ein-Finger-Zen-Pression.

Septem Articulationum ossa *(Qijiegu)*

Lage

Die Strecke zwischen 2. Lendenwirbel und der Spitze des Steißbeins.

Wirkung

a. Nach oben voranschreitende Pression stützt das Yang und reguliert den Flüssigkeitshaushalt; b. nach unten voranschreitende Pression leitet Calor aus und stützt die Verdauung.

Premoprehensive Indikationen

Depletiver Algor mit Diarrhoe, Bettnässen, Aftervorfall;. calorische Repletion in den crassintestinalen Leitbahnen: Obstipation, Flatulenz.

Übliche Manipulationen

1) Pression der *Septem articulationes*: diese erfolgt mit der radialen Oberfläche des Daumens oder den Knöcheln von Zeige- und Mittelfinger und schreitet vom Steißbein nach oben zum 2. Lendenwirbel voran;

2. Rectopression der *Septem articulationes*: diese erfolgt mit der radialen Oberfläche des Daumens oder den Fingerkuppen von Zeige- und Mittelfinger und schreitet vom 2. Lendenwirbel aus nach unten bis zum Ende des Steißbeins (Abb. 91) vor — diese Manipulationen etwa 100 – 300mal.

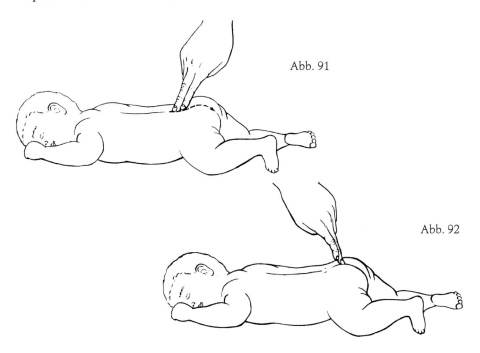

Abb. 91

Abb. 92

Cauda testudinis (Guiwei)

Lage
Die Spitze des Steißbeins.

Wirkung
Das Qi stützend, den Flüssigkeitshaushalt regulierend, die Verdauung verbessernd.

Premoprehensive Indikationen
Diarrhoe, Dysenterie, Obstipation, Aftervorfall, Enuresis nocturna.

Übliche Manipulationen
Mulsion mit Daumen oder Mittelfinger — etwa 100 – 300mal. (Abb. 92)

Oculus lumbalis (Yaoyan)

Lage
In einer Vertiefung 3 PZ lateral des Dornfortsatzes des 3. Lendenwirbels.

Wirkung
Pansion des Qi im Lendenbereich.

Premoprehensive Indikationen
Luxationen der, Schmerzen in der Lendenmuskulatur.

Übliche Manipulationen
Rudikulation, Kompression, Prehension, Perfrikation.

Regionen, Strecken, Foramina auf den oberen Extremitäten

(Regio) Cardinalis lienalis infantis (Pijing)

Lage
Palmare Fläche des Daumenendglieds (Abb. 93/94, Region 05).

Wirkung
Lienal- und Stomachorbis kräftigend, so das Qi und Xue der Mitte stützend und regulierend.

Premoprehensive Indikationen
Depletive Befunde mit Appetitverlust, Magerkeit; geschmälerte konstellierende Kraft; Verdauungsstörungen, Erbrechen, Durchfall, Dysenterie.

Abb. 93/94 — Pronierte und supinierte Kinderhand

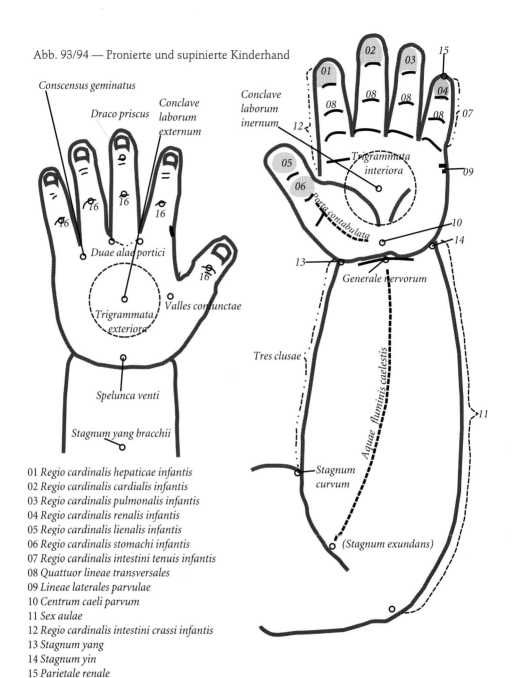

Conscensus geminatus

Draco priscus

Conclave laborum externum

Conclave laborum inernum

Trigrammata interiora

Porta contabulata

Duae alae portici

Valles conjunctae

Trigrammata exteriora

Spelunca venti

Stagnum yang bracchii

Generale nervorum

Tres clusae

Aquae fluminis caelestis

Stagnum curvum

(Stagnum exundans)

01 *Regio cardinalis hepaticae infantis*
02 *Regio cardinalis cardialis infantis*
03 *Regio cardinalis pulmonalis infantis*
04 *Regio cardinalis renalis infantis*
05 *Regio cardinalis lienalis infantis*
06 *Regio cardinalis stomachi infantis*
07 *Regio cardinalis intestini tenuis infantis*
08 *Quattuor lineae transversales*
09 *Lineae laterales parvulae*
10 *Centrum caeli parvum*
11 *Sex aulae*
12 *Regio cardinalis intestini crassi infantis*
13 *Stagnum yang*
14 *Stagnum yin*
15 *Parietale renale*
16 *Deceme articulationes digitorum*

Übliche Manipulationen

Pression am gebeugten Daumen des Kindes, die von der Daumenspitze zum Daumenballen voranschreitet, bewirkt eine Suppletion, Pression am gestreckten Daumen des Kindes vom Daumenballen in Richtung Daumenspitze voranschreitend, eine Dispulsion der *Regio cardinalis lienalis infantis,* diese Manipulationen etwa 100 – 500mal.

(Regio) Cardinalis hepaticae infantis (Ganjing)

Lage

Strecke auf der palmaren Fläche der Endphalanx des Zeigefingers (Abb. 93/94, Region 01).

Wirkung

Repletion im hepatischen Orbis lösend, so Ardor absenkend, Ventus zerstreuend, das hepatische Qi harmonisierend.

Premoprehensive Indikationen

Ventus pavoris, gerötete Augen, Unruhe, Reizbarkeit, Nervosität, inneres Hitzegefühl, Kopfschmerzen, Drehschwindel, Angstzustände, Ohrensausen.

Übliche Manipulationen

Eine Pression, die auf der Endphalanx des Zeigefingers bis zur Fingerspitze voranschreitet, bewirkt eine Dispulsion, in der Gegenrichtung voranschreitende Pression die Suppletion der *(Regio) Cardinalis hepaticae infantis,* diese Manipulationen etwa 100 – 500mal. — In der Regel erfolgt die Stimulation der *(Regio) Cardinalis hepaticae infantis* in dispulsiver Absicht.

(Regio) Cardinalis cardialis infantis (Xinjing)

Lage

Strecke auf der palmaren Fläche der Endphalanx des Mittelfingers (Abb. 93/94, Region 02).

Wirkung

Cardialen Ardor absenkend, Calor kühlend.

Premoprehensive Indikationen

Fieber ohne Schweiß, Gefühl innerer Hitze, große Unruhe und Reizbarkeit, Angstzustände. Dunkler, trüber Urin, Nervosität.

Übliche Manipulationen

Pression, die auf der Endphalanx des Mittelfingers zu dessen Spitze voranschreitet, ist eine Dispulsion, Pression, die in der Gegenrichtung voranschreitet, eine Suppletion der *(Regio) Cardinalis cardialis infantis* (Abb. 95), diese Manipulationen ca. 100 – 500mal.

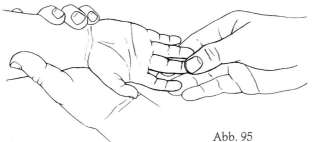

Die Manipulation der *(Regio) Cardinalis cardialis infantis* erfolgt in der Regel in suppletiver Absicht.

Abb. 95

(Regio) Cardinalis pulmonalis infantis (Feijing)

Lage

Strecke auf der palmaren Fläche der Endphalanx des Ringfingers (Abb. 93/94, Region 03).

Wirkung

Ventus zerstreuend, die Extima öffnend, Pituita umwandelnd, Husten stillend, die Energien des Pulmonalorbis harmonisierend, so Calor kühlend.

Premoprehensive Indikationen

Permotionen, Fieber, Husten, Keuchatmung, profuser Auswurf, Druckgefühl, Beklemmungsgefühl auf der Brust.

Übliche Manipulationen

Pression des Ringfingers, die von der Grundphalanx zur Spitze voranschreitet, ist eine Dispulsion, Pression die in der Gegenrichtung voranschreitet, eine Suppletion der *(Regio) Cardinalis pulmonalis infantis* (Abb. 96). — Diese Manipulationen etwa 100 – 500mal.

Parietale renale (Shending)

Lage

Die Spitze des kleinen Fingers (Abb. 93/94, Punkt 15).

Wirkung

Die Extima festigend, das *qi primum* sammelnd, Schweiße haltend.

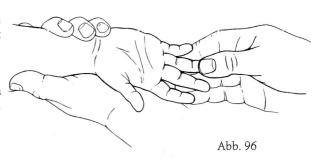

Abb. 96

Premoprehensive Indikationen

Schweiße während des Schlafs auftretend, spontane Schweiße.

Übliche Manipulationen

Kompression und Mulsion der Fingerspitze des kleinen Fingers mit den Fingerspitzen des Daumens, Zeige- oder Mittelfingers — etwa 100 – 500mal (Abb. 97).

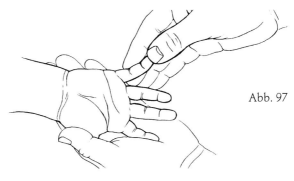

Abb. 97

(Regio) Cardinalis renalis infantis (Shenjing)

Lage

Strecke auf der palmaren Fläche der Endphalanx des kleinen Fingers (Abb. 93/94, Region 04).

Wirkung

Den Renal- und hepatischen Orbis stützend und regulierend, das Qi kräftigend, Calor kühlend, Miktionsstörungen heilend.

Premoprehensive Indikationen

Depletion des Renalorbis: vermehrte Urinausscheidung, Enuresis, spontane Schweiße.

Übliche Manipulationen

Pression des kleinen Fingers, die bereits in Höhe des Handwurzelknochens einsetzt und in Richtung auf die Fingerspitze voranschreitet, bewirkt eine Suppletion, Pression die in der Gegenrichtung voranschreitet, eine Dispulsion der *(Regio) Cardinalis renalis infantis* (Abb. 98). — Diese Manipulationen etwa 100 – 500mal.

Die Einwirkung auf die *(Regio) Cardinalis renalis infantis* erfolgt zumeist in suppletiver Absicht.

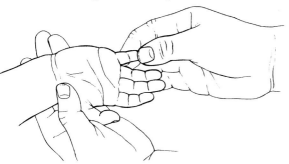

Abb. 98

(Regio) Cardinalis intestini crassi infantis *(Dachang)*

Lage

Bereich an der Radialseite des Zeigefingers, von dessen Spitze (Foramen *Yang extremum*, IC1) bis zur Gundphalanx (Abb. 93/94, Strecke 07).

Wirkung

Die Funktionen der *oo. stomachi et intestinorum* regulierend, so die Nahrungsassimilation verbessernd, calorischen Humor in diesen Bereichen bändigend.

Premoprehensive Indikationen

Diarrhoe, Aftervorfall, Obstipation, Fieber.

Übliche Manipulationen

Von der Spitze des Zeigefingers zu seiner Grundphalanx voranschreitende Rectopression, die der Behandler mit der radialen Seite seines Daumens ausführt, (Abb. 99) ist eine Suppletion, Rectopression, die in der Gegenrichtung voranschreitet, eine Dispulsion der *(Regio) Cardinalis intestini crassi infantis.* Anwendung der Manipulationen etwa 100 – 500mal.

(Regio) Cardinalis intestini tenuis infantis *(Xiaochang)*

Lage

Strecke an der ulnaren Kante des kleinen Fingers, von dessen Spitze bis zur Grundphalanx (Abb. 93/94, Strecke 12).

Wirkung

Humiden Calor aus dem unteren Calorium ableitend, Wasser kanalisierend.

Premoprehensive Indikationen

Durchfall, Dysenterie, Miktion erschwert, dunkler Urin.

Übliche Manipulationen

Rectopression des kleinen Fingers von der Fingerspitze bis zum Ansatz ist eine Suppletion, Rectopression, die in der Gegenrichtung voranschreitet, eine Dispulsion der *(Regio) Cardinalis intestini tenuis infantis* (Abb. 100).— Häufigkeit der Manipulationen etwa 100 – 500mal.

Quattuor lineae transversales *(Sihengwen)*

Lage

Die palmarseitigen Linien, die auf Zeige-, Mittel- und Ring- und kleinem Finger die Grenze zwischen Grund- und Mittelphalangen markieren (Abb. 93/94, Strecken 08).

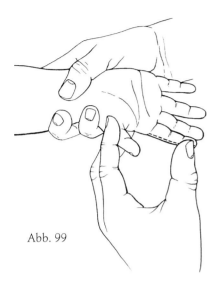

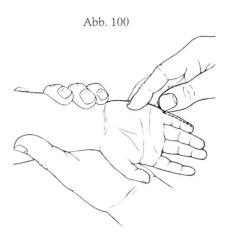

Abb. 100

Abb. 99

Wirkung

Das Qi bewegend und nach unten führend, die Netzbahnen durchgängig machend, Calor kühlend, Qi und Xue harmonisierend.

Premoprehensive Indikationen

Verdauungsstörungen, Blähungen, Ernährungsstörungen, Dyspepsie, *ventus pavoris*.

Übliche Manipulationen

Unguipression und Mulsion des definierten Bereichs, wobei man beim Zeigefinger der kindlichen Hand beginnt und zum kleinen Finger voranschreitet (Abb. 101). — Die Unguipression und Mulsion erfolgt jeweils 5mal; die Pression kann 100 – 300mal ausgeführt werden.

Lineae transversales parvae (Xiaohengwen)

Lage

Die Linien, welche auf Zeige-, Mittel- und Ring- und kleinem Finger palmarseitig die Grenze zwischen den Grundphalangen und dem Handteller markieren.

Wirkung

Calor kühlend, abdominales Druck- oder Völlegefühl lösend, Blockaden aufhebend.

Premoprehensive Indikationen

Fieber, Unruhe, Reizbarkeit, Nervosität, Blähungen.

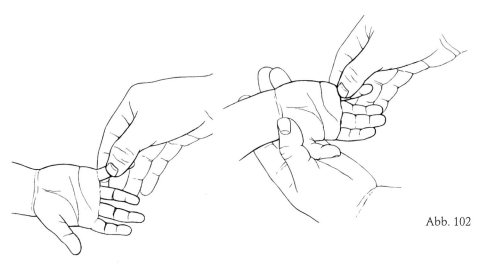

Abb. 102

Abb. 101

Übliche Manipulationen

Unguipression und Mulsion der genannten Linien, beginnend beim Zeigefinger über Mittel- und Ringfinger bis hin zum kleinen Finger; oder Pression dieser Linien vor und zurück mit der radialen Flanke des Daumens (Abb.102). — Unguipression und Mulsion erfolgen je 5mal, die Pression 100 – 300mal.

Lineae laterales parvulae *(Zhang xiaohengwen)*

Lage

Eine oder mehrere Linien, die an der ulnaren Kante der Hand am kleinen Finger vorhanden sind (Abb. 93/94, Region 09).

Wirkung

Calor kühlend, den Pulmonalorbis pandierend, Pituita umwandelnd, Husten stillend

Premoprehensive Indikationen

Husten, Keuchatmung, profuser Auswurf, Bronchitis.

Übliche Manipulationen

Kombinierte Kompression und Mulsion kann mit der Kuppe des Mittelfingers oder dem Daumen auf dem beschriebenen Situs ausgeführt werden (Abb. 103), und zwar etwa 100 – 500mal.

(Regio) Cardinalis stomachi *(Weijing)*

Lage

Die palmare Fläche der 2. Phalanx des Daumens (Abb. 93/94, Region 06).

Wirkung

Lienal- und Stomachorbis stützend und kräftigend, Humor und Calor aus dem mittleren Calorium dispulsierend.

Premoprehensive Indikationen

Diarrhoe, Erbrechen, Aufstoßen, Appetitverlust.

Übliche Manipulationen

Suppletion durch mit dem Daumen ausgeführte Zirkularpression auf dem Situs; Dispulsion durch in proximale Richtung ausgeführte Rektopression (Abb. 104)— beide Verfahren 50 – 100mal.

Porta contabulata *(Banmen)*

Lage

Strecke auf der Grenze zwischen rotem und weißem Fleisch auf dem Thenar, näher dessen radialer Flanke — vgl. Abb. 95.

Wirkung

Lienal- und Stomachorbis kräftigend, Verdauungsblockaden lösend, Erbrechen und Diarrhoe haltend.

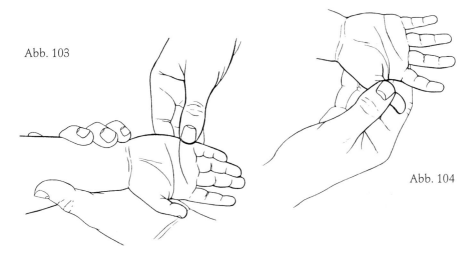

Abb. 103

Abb. 104

Premoprehensive Indikationen

Globusgefühl, Trommelbauch, Appetitsverlust, Übelkeit und Erbrechen, Diarrhoe.

Übliche Manipulationen

Mulsion der Strecke auf dem Thenar mit Daumen oder Zeigefinger oder Pression des Situs von distal nach proximal — diese Manipulationen etwa 100 - 500mal.

Conclave laborum internum (Neilaogong)

Lage

In der Mitte der Handinnenfläche zwischen dem Mittel- und Ringfinger in gebeugten Zustand (Vgl. Abb. 94).

Wirkung

Calor kühlend, Reizbarkeit besänftigend.

Premoprehensive Indikationen

Repletiver Calor mit Fieber, großem Durst, Reizbarkeit.

Übliche Manipulationen

Mulsion des Situs mit der Spitze des Zeige- oder Mittelfingers (Abb. 105), diese Manipulationen etwa 100 - 300mal.

Abb. 105

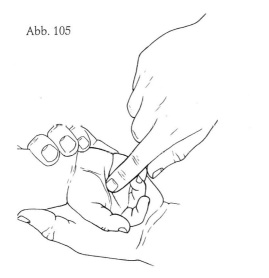

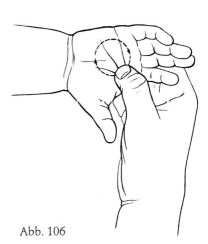

Abb. 106

Trigrammata interiora (Neibagua)

Lage

Kreisförmiger Bereich in der Innenhand, der das Foramen *Conclave laborum* umgibt (Vgl. Abb. 94).

Wirkung

Calor kühlend, Schreckhaftigkeit lösend.

Premoprehensive Indikationen

Ventus pavoris, Schreckhaftigkeit, nächtliche Schreikrämpfe, gerötete Augen.

Übliche Manipulationen

Unguipression des Bereichs im Uhrzeigersinn, die auf der Mittelfingerachse mit besonderer Behutsamkeit auszuführen ist (Abb. 106). — Diese Manipulationen etwa 100 – 500mal.

Centrum caeli parvum (Xiaotianxin)

Lage

Palmar auf der Mitte der zarten Sekundärfalte gelegen, die distal der großen Handgelenksfalte zu erkennen ist. (Abb. 93/94 – 10)

Wirkung

Sedierend, Spasmen und Reizbarkeit lösend, die Sinnesöffnungen freimachend, die Sicht klärend, Calor ableitend.

Premoprehensive Indikationen

Pavor venti-Symptomatik: Spasmen, Ohnmachten; Quängeligkeit, Schreikrisen bei Nacht; dunkler Urin, zur Verhaltung tendierend, gerötete, schmerzhafte Augen.

Übliche Manipulationen

Mulsion mit der Kuppe des Mittelfingers (Abb. 107) oder Unguipression gefolgt von Mulsion — hierbei Mulsion 100 – 500mal, Unguipression 5 – 10mal.

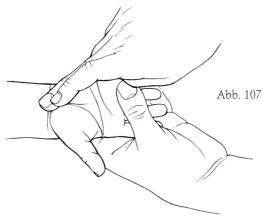

Abb. 107

Generale nervorum *(Zongjin)*

Lage

Mitte der palmaren Querlinie auf dem Handgelenk (Abb. 93/94).

Wirkung

Dispulsion von Calor und von Blockaden.

Premoprehensive Indikationen

Repletive Befunde; *ventus pavoris*, Spasmen, Konvulsionen, nächtliche Schreikrämpfe, Zahnschmerzen.

Übliche Manipulationen

Mulsion mit Daumen oder Mittelfinger; Unguipression.

Auch Prehension in der Weise, daß der Behandler den Daumen der einen Hand auf das Foramen, den Zeigefinger von hinten auf den Handwurzelknochen legt, während er mit der zweiten Hand Zeige-, Ring-, Mittel- und kleinen Finger des Kindes prehendierend hin und her bewegt (Abb. 108). Häufigkeit der Mulsion 100 – 300mal, der Prehension 3 – 5mal.

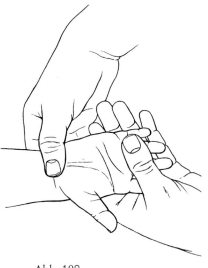

Abb. 108

Linea transversalis magna *(Dahengwen)*

Lage

Die palmare große Handgelenksfalte.

Wirkung

Die Mitte harmonisierend, so Blähbauch entspannend, Erbrechen und Diarrhoe haltend, sedierend, Pituita umwandelnd, Keuchatmung [Athma] besänftigend.

Premoprehensive Indikationen

Diarrhoe, Verdauungsblockaden, Erbrechen, Blähungen; Unruhe, Reizbarkeit, Keuchatmung.

Übliche Manipulationen

Divergenzpression vom *Generale nervorum* ausgehend (Abb. 109), diese Manipulationen etwa 30 – 50mal.

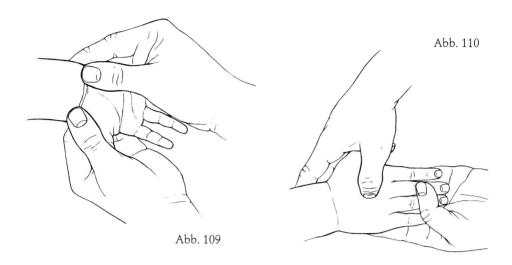

Abb. 110

Abb. 109

Conclave laborum externum *(Wailaogong)*

Lage

Auf dem Handrücken diametral entgegengesetzt dem *Conclave laborum internum* (Vgl. die Abb. 93/94).

Wirkung

Die Extima öffnend, das Yang emporführend, Algor austreibend.

Premoprehensive Indikationen

Permotionen; Kopfschmerzen, Bauchschmerzen, Durchfall, Aftervorfall, Hernien.

Übliche Manipulationen

Mulsion mit der Kuppe von Zeige- oder Mittelfinger; auch Unguipression und anschließende Mulsion (Abb. 110); dabei 3 – 5mal zu unguiprimieren, 30 – 50mal zu mulsieren.

Spelunca venti *(Yiwofeng)*

Lage

In einer Vertiefung auf der Außenseite des Carpus (Abb. 93).

Wirkung

Ventischen Algor zerstreuend, das Qi der Leibesmitte stützend, das Yang kräftigend.

Abb. 111

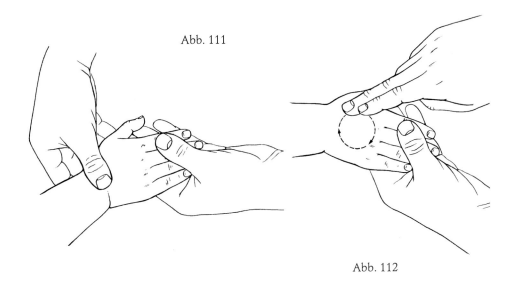

Abb. 112

Premoprehensive Indikationen
Permotionen, Bauchschmerzen, *ventus pavoris*, Juckreiz.

Übliche Manipulationen
Mulsion mit der Spitze des Daumens oder des Mittelfingers ausgeführt (Abb. 111), etwa 30 – 50mal.

Trigrammata exteriora *(Waibagua)*

Lage
Zirkuläres Umfeld des *Conclave laborum externum* (Abb. 93).

Wirkung
Dynamisierung des Qi, Pansion des Thorax, Lösung von Verknotungen und Blokkaden

Premoprehensive Indikationen
Beklemmungsgefühl, Druckgefühl auf der Brust, Atemnot, Tympanie, Obstipation.

Übliche Manipulationen
Volvomulsion im Uhrzeigersinn mit Kuppe von Daumen oder Mittelfinger ausgeführt (Abb. 112), etwa 30 – 50mal.

Draco priscus *(Laolong)*

Lage

Punkt 0,1 PZ proximal des Nagel-
feldes am Mittelfinger (Abb. 93).

Wirkung

Patefazient, also die Sinnesöffnungen freimachend.

Premoprehensive Indikationen

Ohnmachten, *pavor venti*-Symp-
tomatik

Übliche Manipulationen

Unguipression (Abb. 113), meist
im gleichen Zug mit einer solchen auf
den *Decem mittentia* ausgeführt.

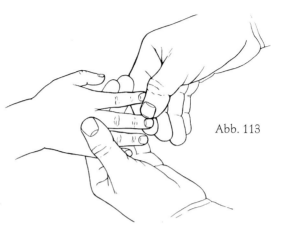

Abb. 113

Decem articulationes digitorum *(Shizhijie)*

Lage

Dorsal auf den 2. Gelenken von kleinem, Ring- Mittel- und Zeigefinger. (Abb. 93–16).

Wirkung

Das hepatische Yang regulierend, bändigend.

Premoprehensive Indikationen

Ventus pavoris, Speichelfluß.

Übliche Manipulationen

Unguipression, etwa 5mal; Mulsion mit Daumen und Zeigefinger, ca. 30mal.

Decem mittentia, **Decem reges**, *(Shixuan, Shiwang)*

Lage

Die Spitzen aller zehn Finger, jeweils ca. 0,1 PZ distal der Nagelfelder.

Wirkung

Das Bewußtsein klärend, das Gehör verbessernd, Calor kühlend, patefazient (die
Sinnesöffnungen freimachend).

Premoprehensive Indikationen

Ohnmachten, Spasmen, hohes
Fieber.

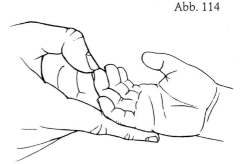

Abb. 114

Übliche Manipulationen

Unguipression der Situs (Abb.
114) 5mal pro Finger, bei Ohnmachten bis zur Rückkehr des Bewußtseins.

Dua alae portici *(Ershanmen)*

Lage

Zwei Situs auf dem Handrücken zu beiden Seiten des distalen Kopfs des 3. Mittelhandknochens (Abb. 94)

Wirkung

Calor kühlend und die Extima offenhaltend, Kontravektionen absenkend.

Premoprehensive Indikationen

Ventus pavoris, Spasmen, Fieber ohne Schweiß, Permotionen, Keuchatmung, Auswurf.

Übliche Manipulationen

Unguipression; Mulsion mit der Daumenkante oder mit Zeige- und Mittelfinger
(Abb. 115), dabei 3 – 5mal zu unguiprimieren und 30 – 100mal zu mulsieren.

Conscensus geminatus *(Erren shangma)*

Lage

Situs auf dem Handrücken in der Vertiefung zwischen den Grundgelenken von Ring-
und kleinem Finger (Abb. 94).

Wirkung

Das Yin rigierend, den Renalorbis stützend, das Qi bewegend, Stasen und Verknotungen lösend.

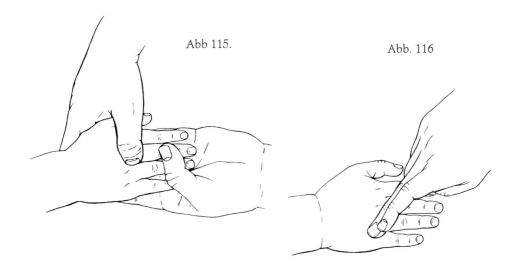

Abb 115.

Abb. 116

Premoprehensive Indikationen

Miktionsstörungen, Harnverhaltung, dunkler Urin, Bettnässen, Zahnschmerzen, depletive Calorbefunde: Aftervorfall, Verdauungsschwäche, Bauchschmerzen, Keuchatmung.

Übliche Manipulationen

Unguipression; Mulsion mit Daumen oder Mittelfinger (Abb. 116), erstere 3 – 5mal, letztere 30 – 100mal.

Stagnum yang bracchii *(Boyangchi)*

Lage

Auf der dorsalen Achse des Mittelfingers, 3 PZ proximal der *Spelunca venti* (Abb. 94).

Wirkung

Kopfschmerzen stillend, Miktionsstörungen heilend, Blockaden und Konkretionen zerbrechend.

Premoprehensive Indikationen

Permotionen, Kopfschmerzen, Obstipation, dunkler Urin.

Übliche Manipulationen

Unguipression 3 - 5mal, anschließend Mulsion 100 – 300mal.

Tres clusae (Sanguan)

Lage

Strecke entlang der radialen Flanke des Unterarms zwischen proximaler Thenargrenze und Beugefalte des Ellbogens (Abb. 95).

Wirkung

Das Yang stützend, Algor zerstreuend, Qi und Xue harmonisierend, die Extima öffnend.

Premoprehensive Indikationen

Depletiver Algor; Permotionen; Schüttelfrost ohne Schweiß.

Übliche Manipulationen

Pression mit der radialen Kante des Daumens oder den Kuppen von Zeige- und Mittelfinger ausgeführt, beginnend an der palmaren Handgelenksfalte und zur Ellbogenfalte voranschreitend, eine solche etwa 200 – 500mal.

Sex aulae (Liufu)

Lage

Strecke an der ulnaren Seite des Unterarms zwischen Ellenbogenbeuge und Handgelenksfalte (Abb. 93/94, Strecke 11).

Wirkung

Calor austreibend, sich klärend, das Xue kühlend, das Gift ausleitend.

Premoprehensive Indikationen

Repletio-Befunde, hohes Fieber, Reizbarkeit, Durst mit Verlangen nach heißen Getränken, *ventus pavoris*.

Übliche Manipulationen

Pression, mit der Daumenkuppe oder den Kuppen von Zeige- und Mittelfingers ausgeführt, die vom Ellbogen in Richtung Handgelenkfalte voranschreitet (Abb. 117) — etwa 100 – 500mal.

Aquae fluminis caelestis (Tianheshui)

Lage

Palmarseitige Strecke auf der Mitte des Unterarms, zwischen Handgelenksfalte und Ellenbogenfalte (Abb. 93/94).

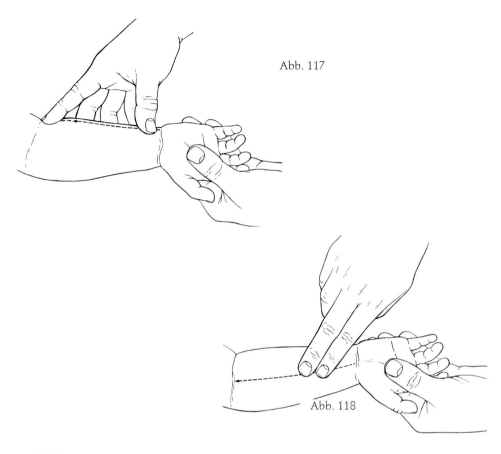

Abb. 117

Abb. 118

Wirkung

Calor kühlend, die Extima öffnend, Ardor des Cardialorbis absenkend, sedierend; auch Ariditas kompensierend, Pituita hemmend.

Premoprehensive Indikationen

Fieber, innere Hitze; Reizbarkeit, Schreckhaftigkeit, Durst, Keuchatmung, Auswurf.

Übliche Manipulationen

Pression der Strecke etwa 100 – 300mal mit den Kuppen des Zeige- und Mittelfingers (Abb. 118).

6. Kapitel: Diagnostik

Grundsätzlich: auf das Wie, nicht das Was kommt es an!

Daß wirksame Behandlung eine Diagnose voraussetzt, weiß jeder Arzt. Was viele Behandler oft verdrängen ist, daß nicht jede Diagnose eine ausreichende und angemessene ist. Das heißt, daß bestimmte methodische Schritte und Wege für die Gewinnung entscheidender Informationen besser, andere schlechter, manche überhaupt nicht geeignet sind. Solches verdient besondere Beachtung, wenn man vor die Alternative gestellt ist, einer Behandlung irgendeine westliche Diagnose oder gar nur pragmatische Untersuchung zu Grunde zu legen, oder eine chinesische. Natürlich nimmt auch eine chinesische Diagnose von den gleichen Symptomen ihren Ausgang, die der Patient gegenüber jedem Arzt nennt. Nicht die Beachtung dieser Symptome bringt jedoch die diagnostische Entscheidung, sondern die *Beurteilung*, richtiger, die *Qualifikation, die direktionale Bestimmung* dieser Symptome.

Wie in den vorausgehenden Kapiteln 2 – 4 schon theoretisch erläutert und vorbereitet, ist jede rational schlüssige chinesische Diagnostik von jeder rational schlüssigen westlichen Diagnose diametral verschieden. Erstere hat die eindeutige Definition gegenwärtiger Direktionalität zum Gegenstand, letztere die eindeutige Definition als Vergangenheit akkumulierter materieller Quantität. Es kann also niemals die Rede davon sein, daß im Hinblick auf eine bestimmte Behandlungsabsicht unbesehen eine chinesische Diagnose durch eine westliche ersetzt werden könnte — oder umgekehrt. Solches gilt emphatisch für die im vorliegenden Werk abgehandelte Premoprehension. Denn Hauptgegenstand, auf weite Strecken der einzige Gegenstand premoprehensiver Maßnahmen, sind gegenwärtige funktionelle Störungen, Dysfunktionen. Für die rational eindeutige Bestimmung der diesen Dysfunktionen zu Grunde liegenden Faktoren gibt es kein Verfahren, das hinsichtlich Klarheit, Sicherheit, Einfachheit und damit Praktikabilität auch nur annähernd die im Verlauf von 2000 Jahren gewachsene Methodik der chinesischen Diagnostik heranreicht. Für Behandler, die alle Verfahren der chinesischen Medizin anzuwenden trachten, verweisen wir auf die vorhandenen Spezialdarstellungen.[1] Dennoch ist es sinnvoll, die dort beschriebenen Verfahren im Hinblick auf das Thema des Buchs teils gerafft, teils sehr viel ausführlicher zu behandeln.

In der Premoprehension spielen Schmerzbefunde der Peripherie, und im Zusammenhang damit auch die tastende Exploration der Körperoberfläche, eine große Rolle. Deshalb werden in den folgenden Abschnitten die direktionalen Qualifikationen, die aus solchen Symptomen, Beobachtungen und Behandlungsabsichten sich ergeben, mit

---

[1] PORKERT, *Neues Lehrbuch der chinesischen Diagnostik.*

größter Ausführlichkeit dargestellt. Nur summarisch hingegen werden wir Symptome und Bereiche besprechen, deren wirksame Beeinflussung nur durch eine Arzneimitteltherapie zu erzielen ist.

Die (vier) Diagnostischen Verfahren (sizhen)

Die Fülle der diagnostisch zweckmäßigen oder notwendigen Schritte wird aus praktischen Erwägungen und gewachsener Übung zunächst in vier Verfahren gegliedert, nämlich

1. Inspektion (*wangzhen*) — die Diagnose durch den Augenschein;

2. Olfaktion und Auskultation (*wénzhen*) — die Diagnose von Gehör und Geruch;

3. Befragung (*wènzhen*) — die Befragung des Patienten oder seiner Umgebung; endlich

4. Palpation (*qiezhen*) — die diagnostische Tastung.

Im Hinblick auf die Anwendung premoprehensiver Maßnahmen werden aus der Inaugenscheinnahme, Befragung und Tastung die wichtigsten Informationen zu gewinnen sein.

(1) Inspektion — die Diagnose durch den Augenschein

Der diagnostische Augenschein kann sich auf bestimmte charakteristische Zeichen oder Erscheinungsweisen, wie etwa die der konstellierenden Kraft oder der Farbe, richten, die in allen Aspekten des Körpers zum Ausdruck kommen oder auf einen besonders aussagekräftigen Situs, etwa den der Zunge oder des Auges, konzentriert erscheinen.

Inspektion der konstellierenden Kraft (shen)

Wir hatten oben (S. 34) *shen* als jene Kraft beschrieben, die die Persönlichkeit gestaltet und ihre individuelle Ausprägung und Kohärenz lebenslang aufrechterhält.

Zeichen für die ausreichende Stärke von *shen* sind:

gesunde Gesichtsfarbe

klarer, fester Ausdruck der Augen

klares Denken

regelmäßige Ausscheidungen

Festigkeit des Gewebes

klare Artikulation der Sprache

harmonischer Rhythmus der Atmung

gute Koordination aller Bewegungen.

Wenn diese Zeichen fehlen oder sich ins Pathologische verändern, wenn z. B. ein eingefallenes, schmutzig wirkendes Gesicht, eine undeutliche Sprache, eine unregelmäßige, keuchende oder röchelnde Atmung beobachtet werden, dann ist die konstellierende Kraft vermindert und jede Gesamtprognose ungünstig. Sind hingegen die erwähnten Zeichen von intaktem *shen* vorhanden, so ist selbst dann noch eine günstige Gesamtprognose möglich, wenn einzelne kritische Symptome festgestellt werden.

Inspektion der Gesichtsfarbe

Farbüberlagerungen des Teints und anderer Hautpartien können in verschiedenen Varianten und Stärkegraden auftreten. Doch vorausgesetzt, daß die Haut stets einen matten Glanz und roten Schimmer zeigt, bleibt eine günstige Prognose möglich; umgekehrt deutet eine welke und glanzlose Haut auf ein Versagen der ausgleichenden Energie, ist also ein Zeichen für den Ausfall des *qi stomachi*.[1] Auf Grund der Wandlungsphasenkonvention und Orbisikonographie ergeben sich strenge und eindeutige Korrelationen zwischen Farbdeversanz,[2] Agenzien der Krankheit und Orbes, und zwar wie folgt:

Eine Deversanz des	zeigt an
Roten	Calor oder Affektionen des Cardialorbis und seiner Leitbahnen
Gelben	Humor oder Affektionen des Lienalorbis und seiner Leitbahnen
Weißen	Depletion und/oder Algor; Defizienz von Qi und Xue; oder Affektionen des Pulmonalorbis und seiner Leitbahnen
Schwarzen	Algor [oder Dolor] und daraus resultierende Dominanz der Struktivität; Stockungendes Energieflusses; oder Affektionen des Renalorbis und seiner Leitbahnen.
Grünen und Blaugrünen	Ventus oder Varianten von Ventus, also *algor venti*, in der Pädiatrie auch *ventus pavoris*, begünstigt durch eine Depletion des hepatischen Orbis; oder Affektionen des hepatischen Orbis und seiner Leitbahnen.

[1] Zu diesem Begriff des *qi stomachi* vgl. die S. 266 *et al.* in PORKERT, *Neues Lehrbuch der chinesischen Diagnostik*.

[2] 'Deversanz' von lateinisch *deversari*, 'als Gast einkehren', 'zu Gast sein', chinesisch *ke*, ist der *terminus technicus* für die variable Farbschattierung des Teints, u.U. auch bestimmter Schleimhäute.

Diagnostik:

Inaugenscheinnahme der Gestalt

Die folgenden strengen Korrelationen ergeben sich im wesentlichen aus den Normkonventionen der Orbisikonographie, in erster Linie auch zwischen den Perfektionen und dem Gesamtorbis.[1]

So sind Rückschlüsse möglich von	**auf**
der Glattheit der Formen	die Orthopathie von Lienal- und Stomachorbis – mithin auch auf den allgemeinen Säftehaushalt
der Elastizität des Fleisches	die Orthopathie der Mitte, also insbesondere den Lienalorbis
der Stärke von Muskeln und Sehnen (= Nervus)	die Verfassung des hepatischen Orbis, indirekt auf das hepatische Qi.
der Mächtigkeit des Knochenbaus	die angeborenen Energiereserven (= Renalorbis)
einer asthenischen Erscheinung mit schmalen Schultern	Zartheit, schwache Entfaltung des Pulmonalorbis
[Muskelatrophien, ein westlicher Befund] je nachdem, ob bei diesem die Kraftlosigkeit oder der Massenverfall im Vordergrund steht	Depletion des hepatischen Qi oder Depletion der Lienal- und Stomachorbis.
Schwellungen der Gelenke	Stasen von Qi und Xue – im Gefolge von Verletzungen Knochenbrüchen, Luxationen [oder bei Bursitis]
Gelenkdeformationen	Akute oder chronische Schädigungen des Renalorbis
Rundrücken [dorsalkonvexe Krümmung der Wirbelsäule]	Depletion des Renalorbis [Morbus Bechterev, Osteoporose, Morbus Scheuermann]
Hohlrücken [dorsalkonkave Krümmung der Wirbelsäule]	Depletion des Renalorbis, zugleich Stasen von Qi und Xue [Spondylolyse und Spondylolistese]
seitliche Verkrümmung der Wirbelsäule	a. Depletion von Renal- und hepatischem Orbis, u.U. auch Depletion von Lienal- und Stomachorbis b. *algor humidus*-Affektionen im Lendenbereich oder c. Stasen des Qi und Xue.

[1] Zu Perfektion vgl. PORKERT, *Theoretische Grundlagen et al, Neues Lehrbuch der chinesischen Diagnostik,* S. 77.

Inaugenscheinnahme von Haltung und Bewegungsnaturell

Auf Grund der orbisikonographischen Beziehungen gilt grundsätzlich:

1. jede Funktionsanomalie der *Muskulatur* bedeutet eine primäre Affektion des *hepatischen Orbis*;

2. jede Funktionsanomalie, somatische Veränderung, Deformation insbesondere der *Knochen und Gelenke* bedeutet eine primäre Affektion des *Renal*orbis

Im einzelnen deuten	*auf*
Elegante, runde, harmonische Beugungen und Biegungen des Rückens	Starke Orthopathie des Renalorbis
Schwerfällige, unbeholfene Beugungund Biegung der Wirbelsäule	Stasen des Qi und des Xue in den affizierten Bereichen [Bandscheibenvorfall oder Blockierung im artikulären Teil der Wirbelsäule]
Hinken (= der Patient neigt sich bei jedem Schritt auf eine Seite)	a. Beinlängendifferenz, b. Gelenkversteifung oder ein insuffizientes Gelenk (Renalorbis!)
Mangelnde Koordination der Gehbewegung	a. Depletion von hepatischem und Renalorbis, insbesondere von deren Struktivität (Yin); oder b. Erschöpfung von Qi und Xue allgemein und im besonderen in hepatischem und Cardialorbis; c. Repletion der hepatischen Aktivität oder Ventus-Symptomatik [Parkinson]
Halbseitenlähmung	*vento percussio*, also eine Affektion des hepatischen Orbis
Beschränkte Exkursionen	Stasen des Qi und Xue, bei längerer Chronizität auch Veränderungen im Gelenk; akute Insulte, Brüche und Luxationen
Extremitäten	Krämpfe und Konvulsionen bei Kindern: *ventus pavoris*.

Die Inaugenscheinnahme von Augen und Lidern

Für die Beurteilung der einzelnen Bereiche des Auges in der chinesischen Diagnostik muß man sich zunächst gegenwärtig halten,[1] daß das Auge als Sinnesorgan dem hepatischen Orbis zugeordnet ist, die Lider dem Lienalorbis. Im übrigen gelten für die Farbdeversanzen der untersuchten Teile die Wandlungsphasenqualifikationen. So gilt:

---

[1] Vgl. oben die S. 27 bzw. im *Neuen Lehrbuch der chinesischen Diagnostik* die SS. 165 – 167.

Rötung der Augenwinkel läßt auf Ardor im Cardialorbis, Rötung der Skleren auf Ardor im Pulmonalorbis schließen.

Gelbe Skleren deuten auf mächtigen humorbedingten Calor der Intima.

Eine sich vorwölbende Iris deutet auf Ardor im hepatischen Orbis.

Entzündete, geschwürige Lider sind ein Zeichen von Ardor im Lienalorbis.

Ein im ganzen gerötetes und geschwollenes Auge weist auf ventusbedingten Calor in den hepatischen Leitbahnen.

Auffallend klare und weiße Skleren deuten auf Algor, trübe Skleren und eine schattige Iris auf Calor.

Bleiche Augenwinkel deuten auf Defizienz des Xue.

Auffallend glänzende Lider zeigen Pituita an.

Dunkelfärbung der Lider ist in der Regel ein Zeichen für Depletion des Renalorbis.

Eine leichte Schwellung der Orbita mit kaum merklichem Hervortreten des Auges bei glänzendem Gesicht deutet auf die Anfänge einer Wassersucht.

Lidschwellung mit Röte, plötzlich einsetzend, ist ein Zeichen von Calor im Lienalorbis.

Lidschwellung, langsam sich entwickelnd, zugleich Kraftlosigkeit, weist auf Depletion des Lienalorbis.

Schwellung des Unterlids im Senium deutet auf Verfall des renalen Qi.

Eine einsinkende Orbita ist ein Zeichen des Verfalls des Struktivpotentials (*jing*) in allen Orbes. Falls das Symptom nur leicht auftritt, kann eine gute Prognose gestellt werden; tritt es extrem auf, und ist es begleitet von völliger Geistesabwesenheit und Pulsen ohne *qi stomachi*, deutet das Zeichen auf den drohenden Exitus.

Schlummern mit halbgeöffneten Lidern ist ein Zeichen extremer Depletion von Lienal- und Stomachorbis.

Stark geweitete Pupillen bei unscharfer Sicht weisen auf Defizienz der Energie des Renalorbis.

Exophthalmus begleitet von Schweratmigkeit ist ein Symptom von "Überziehung" des Pulmonalorbis.

Koordinationsstörungen der Augenmuskulatur mit starrem Blick deuten auf schwere Krankheitsbilder.

Schielen, sofern nicht angeboren, ist meist ein Zeichen von endogenem Ventus.

Geringfügig starrer Blick kann ein Zeichen von Blockade der Intima durch calorbedingte Pituita sein.

---

[1] Ausführliches hierzu auf den SS. 176 – 197 von PORKERT, *Neues Lehrbuch der chinesischen Diagnostik.*

Inaugenscheinnahme der Nase

Die Nase entspricht als spezifische Körperöffnung dem Pulmonalorbis. Außerdem wird sie von den *Splendor yang*-Leitbahnen berührt, die Crassintestinal- und Stomachorbis zugeordnet sind. So können wir schließen

von	*auf*
Nasenflügelatmung	mächtigen Ardor im Pulmonalorbis und/oder Erschöpfung dieses Orbis
dickem, trübem, gelbem Nasenfluß	*calor venti*-Heteropathien
dünnem, klarem, weißem Nasenfluß	*algor venti*-Heteropathien.

Inaugenscheinnahme von Lippen, Mund, Rachen

Die Lippen entsprechen der Projektion von Lienal- und Stomachorbis. Im Hinblick darauf weisen **tiefrote (kirschrote)** Lippen auf Repletion oder auf Calor; blaßrote Lippen deuten auf Depletion oder Algor; **tiefrote, zugleich trockene** Lippen weisen auf Ardor, infolge dessen die Säfte geschädigt sind.

Blaßrote Lippen mit einem schwärzlichen Schleier deuten auf extremen Algor, **bläuliche bis schwärzliche** Lippen ebenso; **grün-bläuliche** Lippen deuten auf Ventus. Alle letztgenannten Farbdeversanzen der Lippen können von Schmerzen begleitet sein.

Die Zähne sind, genau wie Knochen und Nervengewebe, die Perfektion des Renalorbis. Andererseits wird das Zahngebiet auch von den crassintestinalen und Stomach-Leitbahnen berührt. Daraus wird verständlich, daß Zahnausfall auf Depletion des Renalorbis, bzw auf Depletion von Qi und Xue hinweist. Rotes, geschwollenes und zugleich schmerzhaftes Zahnfleisch läßt auf Repletion in Stomach- oder Crassintestinalorbis schließen, oder auf eine mächtige Ardor-Heteropathie.

Rötung oder Schwellung des Rachens weisen auf Calor im Pulmonal- oder im Stomachorbis.

Inaugenscheinnahme der Zunge ("Zungendiagnose")

Wegen seiner abgestuften Aussagekraft, zugleich relativen Einfachheit, stellt die Zungendiagnose im Rahmen der Inspektion ein eigenes Verfahren dar.[1]

Dabei ist das Aussehen von Zungenbelag und Zungenkörper getrennt zu beurteilen. Im *Belag* spiegeln sich die aktiven, funktionellen Projektionen; der Zungen*körper* läßt Rückschlüsse zu auf die Verfassung der struktiven Ressourcen, also auf das somatische Substrat, die Säfte . . .

Form, Farbe und Beschaffenheit (Feuchtigkeitsgrad) des *Zungenkörpers* geben in erster Linie Aufschluß über den Energiehaushalt der Orbes (Depletion der Orthopathie bzw. heteropathische Repletion); Farbe, Stärke und Struktur des *Zungenbelags* informieren zuvorderst über die Eindringtiefe einer Heteropathie (in Extima oder Intima), über Algor oder Calor sowie über die Verfassung des *qi stomachi*, d. h. über die Gesamtharmonie aller Orbes untereinander.[1]

Sinnvoll ist es auch, die Beschaffenheit des rasch wandelbaren *Zungenbelags* als Indikator für die Verfassung der aktiven Energien, die Beschaffenheit des *Zungenkörpers* als Indikator für die Verfassung der struktiven Ressourcen zu deuten.

Bei eben dieser Entscheidung, ob vorwiegend die aktive oder vorwiegend die struktive Energie von einer Heteropathie betroffen ist, hat die Zungendiagnose kritische Bedeutung. Im ersten Fall zeigt der Belag eklatante, der Zungenkörper nur unkritische Veränderungen, im zweiten Fall ist es umgekehrt.

Der Zungenkörper des Gesunden zeigt ein mittleres, frisches Rot. Bei Krankheit sind folgende Abweichungen zu beobachten:

Zeigt der Zungenkörper nur ein **tieferes Rot**, sonst aber keine Veränderungen, so ist dies ein Symptom von Calor oder Repletion. Ist er überdies trocken, so ist bereits die Erzeugung der aktiven Säfte (*jin*) im Stomachorbis beeinträchtigt.

Blässe des Zungenkörpers läßt im allgemeinen auf Depletion, insbesondere von Lienal- und Cardialorbis schließen.

Ein **scharlachroter**, zugleich **glanzlos und trocken** wirkender Zungenkörper deutet auf Versiegen der Säfte nach massivem Schwitzen oder Diarrhoe.

Wirkt der Zungenkörper **derb, lederartig, trocken**, so deutet dies auf Schmälerung der Säfte im Gefolge von mächtigem Calor oder Ardor. Ein ähnlicher, weniger mächtiger Befund kann auch durch Risse, spitze Erhebungen, Furchen des Zungenkörpers angedeutet sein.

Ein **verkleinerter, geschrumpfter oder äußerst zart** wirkender Zungenkörper weist auf Schmälerung der Struktivität (Yin), also der körperlichen Ressourcen ganz allgemein.

Ein **steifer**, zugleich **intensiv roter** Zungenkörper zeigt endogenen Ventus [also apoplektische oder präapoplektische Zustände] an.

Eine **bebende**, zugleich **tiefrote** Zunge weist auf ventischen Calor im hepatischen Orbis

Bei Kleinkindern zeigt eine **hervorgestreckte oder zwischen den Lippen spielende Zunge** mächtige Calor-Befunde in Lienals- und /oder Cardialorbis an.

Für die Beurteilung des *Zungenbelags* gilt grundsätzlich, daß Gesundheit, also eine stabile Orthopathie stets durch das Vorhandensein eines solchen dünnen, weißlichen, durchscheinenden, leicht feuchten Belags angezeigt wird. Schwindet dieser Belag, verstärkt oder verdünnt er sich, wird er fleckig, ungleichmäßig oder vertrocknet er, so sind dies Zeichen mehr oder minder starker Beeinträchtigungen der Orthopathie und der Ausbildung von Heteropathien.

---

[1] Vgl. die S. 266 *et al.* in PORKERT, *Neues Lehrbuch der chinesischen Diagnostik.*

Ein farblich veränderter, sonst aber gleichmäßig dünner Zungenbelag weist in der Regel auf extimale, also rezente und leichte Erkrankungen hin; ein auffallend verdickter Zungenbelag deutet auf eine Affektion der Tiefe, der Intima und auf schwerere Erkrankung.

Auffallende Feuchtigkeit des Zungenbelags deutet auf Algor, auffallende Klebrigkeit auf Humor, eine gelbe oder gelbliche Farbdeversanz zeigt Calor-Befunde an.

Ist der Zungenbelag	*so ist zu schließen auf*
weiß	Ventus oder Algor oder Humor oder auf die Extima beschränkte Affektionen
weiß, zugleich dünn und feucht	Ventischer Algor
weiß über einem intensiv roten Zungenkörper	auf die Intima konzentrierter Calor
weiß, zugleich dick und klebrig	Humor-Befunde der Intima
weiß, zugleich glasig und feucht	Depletion der mittleren Orbes und Behinderung der Scheidung von Trübem und Klarem
weiß, wie gepudert wirkend	ein den Pulmonalorbis affizierender Calor induziert Humor
gelb	Calor-Befunde der Intima
gelb, zugleich dünn und feucht	Ventus ist in Calor umgeschlagen, doch die Säfte erscheinen noch nicht geschmälert
gelb, zugleich dick und klebrig	calorischer Humor der Mitte
schwachgelb, zugleich klebrig	Humor affiziert den Qi-Mechanismus
gelb, zugleich kleisterartig	*Calor humidus* affiziert die Mitte
gelb, zugleich dünn und trocken	Calor-Heteropathien haben zu einer Schädigung der Säfte und einer Schwächung des Renalorbis geführt
schwachgelb, fast farblos	Humor entwickelt sich auf der Grundlage eines depleten Lienalorbis
zitronengelb	eine mächtige Calor-Heteropathie zusammen mit Humor
schmutziggelb	Humor im Verein mit Algor in den mittleren Orbes
schwarz	Algor oder Dolor affizieren den Renalorbis; auch kann Redundanz des Yin bei Blockaden des Yang angezeigt sein.
schwarz, zugleich matt und trocken	eine schwere Calor-Heteropathie überlagert den Renalorbis.[1]

[1] Im übrigen wird nochmals auf die sehr viel differenziertere Behandlung der Zungendiagnostik hingewiesen, die auf den SS. 180 – 197 des *Neuen Lehrbuchs der chinesischen Diagnostik* zu finden ist.

Diagnostik:

Die Inaugenscheinnahme des Ohres

Das Ohr entspricht dem Renalorbis. Das Aussehen der Ohrmuschel gibt daher Aufschluß über die Verfassung des *qi nativum*[1] im Renalorbis. Eine mäßig fleischige und mattglänzende Ohrmuschel läßt auf ein ausreichendes *qi nativum* schließen, eine gedunsene, geschwollene hingegen auf Mächtigkeit einer Heteropathie, eine geschrumpfte, wie vertrocknet wirkende, auf die Schwäche der Orthopathie.

Blasse Ohrmuscheln sind ein Zeichen von Algor, bläuliche bis schwärzliche ein Zeichen von Schmerzen im Gefolge von Ventus oder Algor.

Die Inaugenscheinnahme des Kopfhaars

Das Kopfhaar ist dem Renalorbis zugeordnet. So deutet volles, reinfarbenes,[2] also nicht mit Grautönen oder der Grundfarbe des Haares fremden Farbeinsprengeln vermischtes Haar auf Stärke des Renalqis. Vergilbendes Haar zeigt eine Defizienz des Xue, d. h. der individualspezifisch struktiven Energie an. Haarausfall ist ein Zeichen für ein verfallendes Renalqi. — Unreines, sich verfilzendes Haar der Kleinkinder ist das Zeichen einer Störung der Intestinalorbes infolge zu früher oder falscher Entwöhnung.

Die Inspektion des Zeigefingers in der Pädiatrie

Die Premoprehension hat in der Pädiatrie auch für die Behandlung innerer Krankheiten Bedeutung. Zugleich können am Kleinkind wichtige Verfahren der chinesischen Diagnostik, wie die Zungen- und vor allem die Pulsdiagnose, nur beschränkt angewandt werden. Deshalb hat die Diagnose der Finger, insbesondere der Innenseite des Zeigefingers, die bei Kindern bis zum 3. Lebensjahr sehr differenzierte Aufschlüsse liefert, besondere Wichtigkeit. Denn in diesem zarten Alter ist die aktive Projektion der vitalen Funktionen auf die Körperoberfläche zugleich intensiv und differenziert.

Topologie und Manipulation

Man unterscheidet an der Innenseite des Zeigefingers, von der Endphalanx beginnend, "Clusa des Lebensloses" (*clusa fortunae*), "Clusa des Qi" (*clusa qi*) und "Ventus-Clusa" (*clusa venti*). Dabei korreliert man

die *clusa venti (fengguan)* der Grundphalanx zum System der Netzbahnen (*reticulares*), mithin den flüchtigen, rezenten, ganz oberflächlichen Störungen (: 'Ventus');

die *clusa qi (qiguan)* der Mittelphalanx zu den Hauptleitbahnen (*cardinales*), mithin den zwar dynamischen und akuten, dennoch in die Intima wirkenden Störungen (: 'Qi'); endlich

---

[1] Vgl. PORKERT, *Neues Lehrbuch der chinesischen Diagnostik*, S. 121 u. Register.

[2] Im chinesischen Text heißt es stets 'schwarzes.'

178

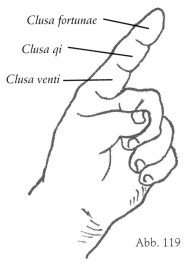

Clusa fortunae

Clusa qi

Clusa venti

Abb. 119

die *clusa fortunae (mingguan)* den Orbes, mithin den tiefgreifenden und ernsten, die Orbes und ihr Substrat affizierenden Störungen zu (: das 'Lebenslos' (*ming*) entspricht dem im Renalorbis gespeicherten *qi nativum*).

Um die Zeichnung und Farbveränderung gut sichtbar zu machen, streicht der Diagnostizierende mit dem Daumen kräftig mehrmals in proximaler Richtung über die Innenseite des passiv gestreckten kindlichen Zeigefingers.

Aussehen

Die Innenseite des Zeigefingers ist beim gesunden Kind rosig, mit einer leicht gelblichen Farbnuance. Treten Beschwerden auf, so deutet das Fortbestehen der Pastelltöne auf eine leichte, das Auftreten kräftiger Farben auf eine schwere Erkrankung.

Bezogen auf die Leitkriterien, äußern sich Extima- und Intima-Affektionen durch die relative Tiefe der Zeichnung: eine oberflächliche Zeichnung weist auf eine extimale Affektion, eine tiefe auf eine solche der Intima. (In der Regel werden am gleichen Kind sowohl tiefe wie oberflächliche Linien festzustellen sein. Also gilt es zu beachten, in welchem Abschnitt welcher Grad der Tiefe vorliegt).

Algor und Calor erschließen sich aus einer Kombination des vorangehenden Kriteriums von Oberflächlichkeit und Tiefe und der Qualität der Rottönung der Linien: Blaßrote, u. U. auch scharlachrote Linien, die oberflächlich und verwaschen erscheinen, deuten auf Algor oder auf depletiven Algor.

Intensiv rote, purpurrote, bräunlich rote Linien zeigen eine Calor-Heteropathie an.

Ähnliches gilt, wenn sich dem Rotton ein ins Grünliche bzw. Schwärzliche gehender Farbbton beimischt. Daraus kann man auf Stasen des Xue, u. U. durch Pituita begünstigt, schließen.

Ist die grünliche Deversanz stärker als die rote, so äußert sich darin Ventus, damit ein emphatischer Bezug auf den hepatischen Orbis, also auf Spastizität und Schmerzen.

Wirken die nach dem Streichen des Fingers auftretenden Linien selbst gestaut, so ist dies ein Zeichen von Repletion — und solche in der Pädiatrie stets ein Zeichen für ernste, tiefsitzende Erkrankungen.

Verlängern und vertiefen sich die Linien auf den einzelnen *clusae*, so ist auf eine Vertiefung, Verschlimmerung der Krankheit zu schließen; werden die Linien kürzer und leichter, so bewegt sich die Störung in die Extima und es tritt Besserung ein.

(2) Die Beurteilung durch Gehör und Geruch

Der chinesische Terminus *wén* (= im 2. Ton) bezeichnet gleichermaßen die akustische wie die olfaktorische Wahrnehmung. Entsprechend wird in den chinesischen Quellen unter diesem Rubrum außer der akustischen Beurteilung der Stimme auch die geruchsmäßige der Ausscheidungen angeführt.

Stimme, Sprache

Eine **rauhe oder dröhnende Stimme** ist in der Regel ein Zeichen von Repletion im Gefolge von exogenem Calor oder einer mächtigen Calor-Heteropathie. Eine **leise, schwache Stimme** deutet auf Depletion.

Heteropathien in der Extima äußern sich in einer **lauten, kraftvollen**, zunächst leichtflüssigen, später schwerfälligen **Sprache**.

Heteropathien der Intima bedingen eine **leise, ängstliche**, zunächst schwerfällige, später flüssige **Rede**.

Algor bedingt **Redeunlust, Wortkargheit**.

Calor bedingt **Geschwätzigkeit**.

Depletion führt zu einem **schwachen, leisen, oft unterbrochenen Redefluß**.

Repletion bedingt eine **laute und polternde Stimme**.

'**Wirre Reden**', d. h. **zusammenhangloser Redefluß** im Verein mit gedämpftem Sensorium, deutet auf *Repletion*.

"**Repetitive Faselei**" bei großer nervöser Prostration weist ebenso auf *Depletion* (von Cardial- und/oder Renalorbis) wie die Tendenz zu Selbstgesprächen, zu sinnlosen Reden, von deren Inhalt man sich aber wieder distanziert.

Die Stimme des Kindes

Wegen der erweiterten pädiatrischen Indikationen der Premoprehension einerseits, den beschränkten Artikulationsmöglichkeiten des Kleinkinds andererseits kommt in der Pädiatrie der diagnostischen Beurteilung stimmlicher Äußerungen zusätzliche Bedeutung zu.

So deutet **anhaltendes, lautes Weinen** auf repletive Störungen, **kurzes, intermittierendes, leises Wimmern** auf depletive Störungen; **schrilles Schreien**, in der Intensität wechselnd, zeigt Schmerzen an. **Anhaltendes Klagen und Wimmern**, bei dem keine Tränen fließen, weist auf eine tiefe Läsion der Intima, also auf ernste, schwere Krankheit.

Klang des Atems und Hustens

Eine **laute, geräuschvolle Atmung** ist im allgemeinen ein Zeichen von Repletion; sie kommt aber auch vor, wenn nach langer Krankheit Depletion von Pulmonal- und Renalorbis besteht.

Eine **leise, kaum hörbare Atmung** ist im allgemeinen ein Zeichen von Depletion; sie kommt aber auch bei Calor-Heteropathien des Pericardialorbis vor.

Keuchatmung ('Keuchen', *chuan*): die Atmung ist erschwert, erfolgt durch den Mund, mit hochgezogenen Schultern; der Patient erträgt das Liegen nicht. Diese Zeichen können sowohl auf Repletion wie auf Depletion deuten.

Repletives Keuchen ist äußerst geräuschvoll, beschleunigt, von repleten Pulsen begleitet und tritt auf der Grundlage einer kräftigen Konstitution bei pulmonalem Calor oder bei Pituita-Blockaden auf.

Das *depletive Keuchen* geht mit einem eher verlangsamten Atemrhythmus bei einem sich müde fühlenden, leise sprechenden, häufig seufzenden Patienten einher.

Husten weist in erster Linie auf eine Affektion des Pulmonalorbis, die bestehen kann

in exogenem, *ventischem Algor* — wenn der Husten **laut und rauh** klingt, und gleichzeitig klarer, weißer Auswurf und eine Verstopfung der Nase beobachtet wird;

in *Calor* — wenn der **Husten gedämpft klingt**, der Auswurf gelb und dick, dabei schwer löslich ist;

in *Algor* oder *Humor* in Verbindung mit *Pituita* — wenn der gedämpft klingende Husten leicht größere Mengen Auswurfs herausbefördert;

in *Depletion* — wenn zwar ein Hustenreiz verspürt wird, der Drang sich aber nur in einigen **heftigen Atemzügen oder Hüsteln** äußert;

in *Repletion* — wenn der Husten **anfallsweise oder paroxysmatisch** auftritt und u. U. von Hämoptoe begleitet ist;

in *Ardor,* wenn der Husten niemals Schleim, sondern allenfalls etwas klebrige Flüssigkeit herausbefördert.

Der Geruch von Schweiß und Ausscheidungen

Der Umstand, daß der Schweiß einen deutlich wahrnehmbaren, oft penetranten Geruch hat, ist ein Zeichen, daß entweder eine Ventus-, Calor- oder Humor-Heteropathie sich längere Zeit hindurch in der Haut (d. h. in der Perfektion des Pulmonalorbis) angesammelt hatte und dabei die Säfte veränderte.

Auffallender Mundgeruch zeigt Calor im Stomachorbis an.

Bei Kot, Urin und Menstrualblut deutet ein besonders penetranter Gestank auf Calor (bei Urin u. U. auch auf Humor), ein verhaltener Geruch, etwa wie nach frischem Fleisch, auf Algor.

(3) Die diagnostische Befragung

Die Befragung des Patienten oder seiner Angehörigen soll außer den allgemeinen Daten für das Krankenblatt Aufschluß über jene Faktoren bringen, die auf anderem diagnostischen Wege ungenügend oder überhaupt nicht erfaßbar sind, z. B. über subjektive Eindrücke, in der Vergangenheit liegende Krankheiten, Behandlungen, Unfälle, über die Lebensgewohnheiten usw. Wie bei der Anamnese der westlichen Medizin ergeben sich viele Fragen unmittelbar aus dem Gang der Untersuchung. Auf jeden Fall sollte bei jeder Erstdiagnose zumindest zu folgenden Punkten gefragt werden: 1. Temperaturempfinden, 2. Schweiße, 3. Schmerz, 4. Stuhlgang und Miktion, 5. Appetit, Durst, 6. Atmung, 7. Gesicht und Gehör, 8. Müdigkeit und Schlaf, 9. frühere Krankheiten und ihre Behandlung, 10. weibliche Regel.

Temperaturempfinden

Die Frage nach dem subjektiven Temperaturempfinden ist ein *grundlegendes Element jeder Diagnose* und steht deshalb in der Regel am Anfang der Befragung. Es können auftreten:

Frieren ("Schüttelfrost", "Kältescheu", *wuhan*), das ist eine allgemeine subjektive Kälteempfindung, die unabhängig auftritt von, ja meist trotz gegebener Wärme der Kleidung, der Umgebung, des Körpers und der Extremitäten.

Frösteln ("Windabscheu", *wufeng*), das ist eine subjektive Kälteempfindung auf der Haut, die eine "Gänsehaut" hervorruft, als ob man einem starken Luftzug ausgesetzt wäre — unabhängig von den objektiven Verhältnissen. Frieren und Frösteln, Schüttelfrost können bei Algor- und Calor-Heteropathien, bei Depletion und Repletion auftreten, was differentialdiagnostisch zu unterscheiden ist.

Quälende Hitze ("Hitzeabscheu", *wure*), d. h. die subjektive Empfindung drückender Hitze — unabhängig von Körper- und Umgebungstemperatur und Kleidung.

Fieber (*fare*), das ist eine objektive, oft auch subjektiv wahrgenommene Temperaturerhöhung des ganzen Körpers über das physiologische Maß hinaus.

Hitzewallungen, das ist das intermittierende oder anfallsweise Auftreten der als "quälende Hitze" beschriebenen Störung.

Periodisches Fieber (*chaore*), das ist intermittierendes, anfallsweise oder periodisch wiederkehrendes Fieber, mitunter von Schüttelfrost begleitet.

Aus den Auskünften über das Temperaturempfinden sind Rückschlüsse möglich auf die relative Stärke von Orthopathie und Heteropathie, auf Depletion des Yin oder des Yang, auf Affektionen in Extima oder Intima, exogene oder endogene Störungen.

Auf exogene Noxen deuten **plötzliches Auftreten der Symptome**, Fieber mit Schüttelfrost, größere Wärme des Handrückens als des Handtellers, größere Wärme des Rückens als des Bauchs und der Brust.

Der endogene Charakter einer Störung wird nahegelegt durch **allmählich sich entwickelnde Symptomatik**, Wechsel von Hitze und Kälte, Frieren, das durch warme Bedeckung zu bessern ist, Handteller, die wärmer als die Handrücken, Brust und Bauch, die wärmer als der Rücken sind.

Die relative **Stärke von Schüttelfrost und Fieber** steht stets in direktem Verhältnis zur Stärke von Heteropathien und im allgemeinen in umgekehrtem Verhältnis zur Stärke der Orthopathie.

Eine stets eintretende **Verschlechterung des Befindens** bei Tag weist auf eine primäre Affektion der aktiven Energien (= Yang), eine stets während der Nacht eintretende Verschlechterung des Befindens weist auf eine primäre Affektion der struktiven Energien (= Yin).

Über längere Zeit jeden Tag nach Mittag ein Temperaturanstieg deutet auf Depletion der Struktivität (Yin). Frostigkeit, **spontane Schweiße** und kalte Extremitäten sind Zeichen von Depletion der Aktivität (Yang).

Schweiße

Zunächst bedarf im Zusammenhang der chinesischen Medizin der Begriff 'Schweiß' (*han*) einer ausdrücklichen Bestimmung, weil hier das Verständnis des Begriffs *wesentlich verschieden* ist von jenem in anderen Medizinsystemen, insonderheit von jenem der westlichen traditionellen wie modernen Medizin. Also

1. Schweiß = (nomologische oder pathologische) Hautfeuchtigkeit ≠ Nässe!

Diese "Hautfeuchtigkeit" wird im Körper aus struktiven Ressourcen (= Säften, Körperflüssigkeiten) unter dem Einfluß vitaler Dynamik (= Aktivität, Yang) gebildet und tritt durch die Poren der Haut nach außen. Mit anderen Worten, Schweiß zeigt stets eine Verschiebung im dynamischen Gleichgewicht von aktiven Impulsen und struktiven Potenzen einer Person an. Schweiß bildet sich also sowohl, wenn die Aktivität über das Maß der ihr die Waage haltenden Struktivität gesteigert wird, als auch, wenn bei gleichbleibender Aktivität — und sei diese nur die Aufrechterhaltung nomologischer Funktionen — die verfügbaren struktiven Ressourcen geschmälert sind. Im ersten Fall würde man Redundanz des Yang oder Calor, im zweiten Fall Defizienz oder Depletion des Yin diagnostizieren.

Bei exogenen Störungen kann Schweiß oder **Schweißlosigkeit** auftreten. Schweißlosigkeit ist dann ein Zeichen von extimaler Repletion, bei der die Poren sich nicht öffnen können; Schweiß ist ein Zeichen für extimale Depletion, bei der die Poren nicht geschlossen werden können.

2. Jede Verminderung oder Steigerung der nomologischen Hautfeuchtigkeit belastet die Orthopathie.

Nach dem oben Gesagten und alltäglicher Erfahrung ist eine gewisse ("nomologische") Hautfeuchtigkeit ebenso Teil der Orthopathie wie etwa die Lungenatmung;

deshalb bedingt jede gesteigerte vitale Leistung eine gesteigerte Hautfeuchtigkeit. Nachdem aber die struktiven Ressourcen[1] keineswegs unerschöpflich sind, zeigt *absolut jede Steigerung der Hautfeuchtigkeit* zwingend den Verschleiß von Struktivität an. Deshalb ist es zunächst ein allgemeines Gebot der Lebenshygiene, die Hautfeuchtigkeit weder über noch unter den individuell angenehmsten Pegel zu steigern oder zu senken; erst recht aber ein Leitsatz der medizinischen Behandlung, daß bei der Öffnung der Extima niemals ein massiver Flüssigkeitsverlust herbeigeführt oder auch nur toleriert werden darf.

Anders als die bei großer Kraftanstrengung nomologisch auftretenden Schweiße sind diagnostisch vor allem bedeutsam:

Die spontanen Schweiße (*zihan*), d. h. solche, die sich ohne besondere Anstrengung von selbst einstellen. Sie deuten in der Regel auf Depletion des Yang.

Die Schweiße während des Schlafs (*daohan*) sind solche, die sich nach dem Einschlafen einstellen und nach dem Erwachen sogleich wieder versiegen.[2] Sie weisen zumeist auf Depletion der Struktivität.

Schmerzempfindungen

Im Zusammenhang mit einer premoprehensiven Behandlung kommt der differenzierten Beurteilung der Schmerzempfindungen hervorgehobene Bedeutung zu.

Aus der Sicht der chinesischen Medizin deutet absolut jede Schmerzempfindung auf eine Hemmung, Behinderung, Blockade des Qi-Flusses, also der Entfaltung der vitalen Dynamik. Darüberhinaus lassen sich folgende Modalitäten unterscheiden:

Stechender Schmerz (*citong*): das Gefühl, als ob man mit einer Nadel oder einem spitzen Gegenstand gestochen wird. Befund: Stasen des Xue.

Ortsfester Schmerz (*gudingtong*): Tritt er in Gelenken auf, ist der Befund Algor; wird er intermittierend im Rumpf empfunden, so ist auf Stasen des Xue zu schließen.

Schwellungsschmerz (*zhangtong*): eine Schmerzempfindung, die vom Gefühl des Drucks, der Spannung, der Beklemmung oder der Völle begleitet ist. Diese Schmerzmodalität im Brustraum und Epigastrium läßt auf Stasen und Stauungen des hepatischen Qi schließen, im Kopf wahrgenommen auf Redundanz oder Emporschlagen des hepatischen Yang.

Umherwandernde Schmerzen (*zouchuantong*): Schmerzempfindungen dieser Art wechseln fortgesetzt den Ort. Beobachtet man sie in den Gelenken, so deuten sie auf Ventus; treten sie in Brustraum und Epigastrium auf, so zeigen sie eine momentane Einstauung des Qi an.

Schmerz mit Kälteempfindung (*lengtong*): Wird bei dieser Modalität der Schmerz durch Wärmeanwendung gelindert, so lautet der Befund: Algor bzw. Depletion des Yang, der aktiven Energie.

---

[1] Primär als Renalorbis definiert! — vgl. oben die SS. 32f.   [2] Sie versiegen also auch sogleich, sofern man während der Nacht wach liegt; umgekehrt stellen sie sich auch bei Tag ein, wenn man in Schlaf fällt.

Brennender Schmerz (*shaotong*): Eine Schmerzempfindung, die als Brennen oder Hitze zu charakterisieren ist, mithin das dringende Verlangen nach Kühlung auslöst. Befund: mächtiger Calor bei Depletion der Struktivität (d. h. des Yin).

Reißender, schneidender Schmerz (*jiaotong*): Bei dieser Modalität des Schmerzes hat der Patient das Gefühl, als ob ein Messer in den Körper gestoßen wird. Befund: Heteropathien, die zu mächtiger Repletion in den Leitbahnen führen.

Diffuser (unbestimmter, dumpfer) Schmerz (*yintong*): eine schwer definierbare Modalität der Schmerzen von geringer Intensität. Befund: Allgemeiner Verfall der vitalen Ressourcen, somit je nach diagnostischem Kontext, Depletion der Struktivität bzw. des Xue wie der Aktivität und des Qi.

Lastende, drückende Schmerzen (*zhongtong*): Schmerzen in den Gliedern sind von einem Gefühl der Schwere, des Drucks und der Abgeschlagenheit begleitet. Befund: Chronischer Humor hat zu Stauungen des Qi geführt.

Spannungs- und Erschöpfungsgefühl ("Muskelkater") (*suantong*): Diese Schmerzmodalität ist durch die Verbindung von Spannung, Schwäche und Empfindlichkeit charakterisiert. Bei Auftreten dieser Empfindungen im ganzen Körper ist auf extimale Humor-Affektionen zu schließen; konzentrieren sie sich auf Lenden und Knie, so deuten diese Zeichen auf Depletion des Renalorbis.

Entleertheitschmerz (*kongtong*): Die Schmerzempfindungen gehen mit einem Gefühl völliger Kraftlosigkeit und Vernichtung einher. Diese Modalität deutet auf allgemeine Schmälerung und Defizienz der vitalen Ressourcen, also von struktiven und aktiven Energien, von Qi und Xue bei Depletion des Renalorbis.

Zugleich brennender und klopfender Schmerz begleitet akute Calor-Befunde (bei Entzündungen).

Spastische Schmerzen zeigen alle Arten von Ventus-Befunden an. Treten solche Schmerzen anhaltend und mit großer Intensität auf, so sind überdies somatische Traumen vorhanden. Deren Bestehen wird durch Schwellungen angezeigt. Ruft die Palpation über dem Knochen eine intensive Schmerzempfindung hervor, so ist auf eine Fraktur mit massiver Repletion zu schließen.

Kopfschmerzen

Auch bei deren diagnostischer Beurteilung ist die Qualifikation nach Algor und Calor, Extima und Intima, Depletion und Repletion, Außeninduktion und Endogenität sinnvoll. Überdies ist am Kopf der topologische Verlauf der Hauptleitbahnen von großer diagnostischer Bedeutung — wie aus der Abbildung 120 auf der nächsten Seite zu erkennen.

Anhaltender starker Kopfschmerz begleitet von Spanungsschmerzen im ganzen Körper bei Fieber deutet auf die Entfaltung exogener Heteropathien.

Kopfschmerz verbunden mit Nackensteife, durch Wind und Kälte exazerbiert läßt auf ventischen Algor schließen.

Kopfschmerz, durch Kälte gebessert, weist auf ventische Calor-Heteropathien.

Das Gefühl der Einschnürung des Kopfes bei allgemeiner Prostration und Gliederschwere läßt auf ventische Humor-Heteropathien schließen.

Kopfschmerz, über längere Zeit anhaltend, doch in der Intensität wechselnd, zeigt endogene Heteropathien an.

Dumpfe Kopfschmerzen, durch Stress gesteigert, weist auf Depletion des Qi.

Dumpfe Kopfschmerzen, zugleich Schwindel und blasser Teint, weisen auf Depletion des Xue.

Kopfschmerz bei gleichzeitigem Entleertheitsgefühl, Rückenschmerzen und Schwäche der Beine zeigt Depletion des Renalorbis an.

Kopfschmerz mit Schwindel, Schweregefühl, Blähungen und wässrigem Stuhl weist auf Depletion des Lienalorbis.

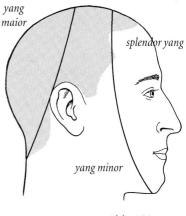

Abb. 120

Kopfschmerz stechend, auf eine Stelle beschränkt, zeigt Stasen des Xue an.

Die Empfindung als sei der Kopf eingezwängt zusammen mit allgemeinem Beklemmungsgefühl bei klebrigem Zungenbelag, deutet auf Pituita bzw. Humor-Heteropathien.

Diffuser Kopfschmerz bei bitterem Mundgeschmack, Trockenheit des Mundes, Durst zeigt Ardor im hepatischen Orbis an.

Kopfschmerz im Zusammenhang mit der weiblichen Regel weist gewöhnlich auf eine Defizienz des hepatischen Yin; in deren Gefolge schlägt das hepatische Yang ungebändigt nach oben und bedingt im Kopf eine lokale Repletion.

Es bestehen ziemlich präzise Beziehungen zwischen den topologischen und sonstigen Modalitäten der Kopfschmerzen und den Sinarterien.

Kopfschmerzen, die wiederholt auf Nacken und Rücken ausstrahlen, deuten auf die *sinarteriae yang maioris.*

Stirnkopfschmerz, Supraorbitalschmerz, weist auf die *sinarteriae splendoris yang.*

Schläfenkopfschmerz, (oft bohrend in der Nähe des Foramens *Clusa superior, F3,* weist auf die *sinarteriae yang minoris.*

Kopfschmerz mit Gliederschwere, gespanntem Abdomen, spontanen Schweißen, weist auf die *sinarteriae yin maioris.*

Innenkopfschmerz, auf die Zähne ausstrahlend bei Zyanose der Nagelfelder, deutet auf die *sinarteriae yin minoris.*

Scheitelkopfschmerz, auf die Schläfen ausstrahlend, mitunter von Aufstoßen und Übelkeit begleitet, deutet auf die *sinarteriae yin flectentis.*

Schwindel als ein den Kopfschmerzen verwandtes Symptom

Auch der Schwindel ist akut und chronisch durch Repletion bzw. Depletion bedingt. **Plötzlicher, heftiger Schwindel** ist ein repletives Symptom, das auf emporlodernden Ardor des hepatischen Orbis oder auf nicht mobilisierte Pituita[1] weist. **Chronisches Auftreten von Schwindel** ist entweder ein Zeichen von Depletion, vor allem im Renalorbis, oder von Pituita, welche die Entfaltung des Qi hemmt.

Schmerzen im Thorax

Schmerzen im Thoraxbereich weisen in der Regel auf Affektionen von Pulmonal- und Cardialorbis.

Schmerzen, zugleich Druck, Spannungsgefühl, Beklemmungsgefühl im Thorax verbunden mit Atemnot, auf Schultern und Rücken ausstrahlend, wird als Thorax-Okklusion (*xiongbi*) bezeichnet, mithin auf Stasen des Qi und des Xue, und weist in diesem Bereich primär auf Depletion des Yang, Pituita, auch Depletion des Qi.

Schmerzen im Thorax, zugleich Fieber, Keuchatmung zeigt Calor und/oder Repletion des Pericardialorbis an.

Schmerzen im Thorax, dabei Schweiße im Schlaf,[2] Husten, der gelben, zähen Schleim herausbefördert, begleiten Depletion der pulmonalen Struktivität.

Schmerzen im Bereich der freien Rippen, zugleich Völlegefühl, Reizbarkeit oder Depression weisen auf Affektionen des hepatischen Qi. Ähnliche Schmerzen mit Ikterus, also gelblichem Teint, gelben Skleren ist als Calor- bzw. Humor-Affektion von hepatischem und Fellealorbis zu diagnostizieren.

Schmerzen im Bereich der freien Rippen, stechend und klar umschrieben, weist auf Stasen der individualspezifisch struktiven Energien (Xue) sowie im hepatischen Orbis und seinen Leitbahnen.

Brennender Schmerz im gleichen Bereich, zugleich Rötung des Gesichts und der Skleren weist auf Ardor und resultierende Stauungen im hepatischen Orbis und seinen Leitbahnen.

Brennende Schmerzen im Bereich der freien Rippen, zugleich Fieber und Schweiße während des Schlafs, weisen auf Depletion der renalen und hepatischen Struktivität hin.

Bauchschmerzen

Für deren Beurteilung gelten die allgemeinen, strengen Korrelationen zu den Leitkriterien[3] also Druckempfindlichkeit = Repletion, Besserung durch Druck = Depletion, Besserung durch Wärmeanwendung = Algor, Besserung durch Kühlung = Calor. Depletion wird auch durch mäßig starke Schmerzen angezeigt, die langsam, ganz allmählich einsetzen.

---

[1] Hierzu Grundsätzliches in PORKERT, *Neues Lehrbuch der chinesischen Diagnostik*, S. 290. [2] Vgl. oben die Seite 182.
[3] Vgl. vor allem oben SS. 14 – 18 bzw. PORKERT, *Neues Lehrbuch der chinesischen Diagnostik*, SS. 49, 59, und 63.

Überdies weisen Schmerzen in der Nabelgegend und das Auftreten verschieblicher Kongelationen auf Wurmbefall, Schmerzen im Unterbauch bei Miktionsstörungen auf Harnverhaltung.

Leibschmerzen des Weibes *post partum* weisen in der Regel auf Depletion des Xue (infolge Blutverlusts) oder auf Stauungen des Xue in den Leitbahnen.

Schmerzen in verschiedenen Bereichen des Körpers

Diffuse Schmerzen im ganzen Körper treten oft im Zusammenhang mit exogenem *ventischem Algor* auf; sie sind also die Zeichen einer *extimalen Heteropathie*.

Allgemeine Körperschmerzen, zugleich allgemeines Schweregefühl und das Gefühl als ob der Kopf eingezwängt sei, deutet auf Humor-Heteropathien im Lienalorbis, mithin im Fleisch.[1]

Körperschmerzen, nach langer Krankheit und Bettlägrigkeit auftretend, sind der Ausdruck von Depletion und Stauungen von Qi und Xue.

Okklusionen

Okklusionen (Gelenk- und Gliederschmerzen) (*bi*) treten auf bei Ventus-, Algor- oder Humor-Heteropathien; differentialdiagnostisch muß man unterscheiden:

Ortsfesten Schmerz, begleitet von Gliederschwere und Abgeschlagenheit, nennt man 'haftende Okklusion' (*zhaobi*), die im wesentlichen durch *Humor* bedingt ist.

Wandernde Schmerzen, die bald in diesem, bald in jenem Gelenk auftreten, nennt man 'wandernde Okklusion' (*xingbi*); sie ist im wesentlichen durch *Ventus* bedingt.

Heftige und stechende Schmerzen, über lange Zeit ortsfest, nennt man 'schmerzhafte Okklusion' (*tongbi*); diese ist im wesentlichen durch *Algor* bedingt.

Lendenschmerzen

Lendenschmerzen deuten überwiegend auf Affektionen des Renalorbis. Differential-diagnostisch sind zu unterscheiden:

Anhaltende Schmerzen, in ihrer genauen Lokalisation und Eigenart aber schwer bestimmbar, bei Kraftlosigkeit der Lenden und im Verein mit reichlichem, hellem Urin und Durchfall sowie Kälte der Lendengegend, sind Zeichen von Depletion des renalen Yang.

Ähnliche Schmerzen im Verein mit Stuhlverstopfung, wenig dunklem Urin, wiederholten aktiven Kongestionen in Kopf und Oberkörper (bedingt durch emporlodernden depletiven Ardor) weisen auf Depletion des renalen Yin.

Lendenschmerz mit dem Gefühl "als säße man im Wasser" oder "als trüge man ein schweres Gewicht um den Leib gebunden", im Verein mit Gliederschwere, bei trübem oder feuchtem Wetter und im Sitzen verschlimmert, deuten auf Humor.

---

[1] Vgl. hierzu die S. 29 oben und PORKERT, *Neues Lehrbuch der chinesischen Diagnostik*, SS. 101f.

Schmerzhaftigkeit und Steifheit der Lenden am Morgen deutlich, im Verlauf des Tages nachlassend, zeigt Stasen von Qi und Xue [und Verspannungen der Muskulatur] an.

Rückenschmerzen, auch solche die in Schultern und Nacken ausstrahlen, weisen auf die *sinarteriae yang maioris*[1] hin. Halten sie über längere Zeit an, ist auch an Depletion des Renalorbis oder an ventischen Humor zu denken — was die Differentialdiagnose zeigen muß.

Stuhl und Urin

Soweit die Modalitäten von Stuhlgang und Miktion der Inspektion (dem diagnostischen Augenschein) und der Geruchsdiagnose des Diagnostikers nicht direkt zugänglich sind, müssen sie durch Befragung ermittelt werden.

Stuhlgang

Verstopfung (Obstipation)

Verstopfung, das ist das Ausbleiben der Defäkation bis zu mehreren Tagen, weist grundsätzlich entweder auf eine Säfte-Defizienz im Bereich des Unteren Caloriums, also vor allem von Tenuintestinal- und Crassintestinalorbis, oder, gegenpolig, an ein hinfälliges Yang im gleichen Bereich.

Eine *repletive Verstopfung* mit Säfte-Defizienz infolge von Calor, wird durch Symptome wie periodisches Fieber, Durst, trockene Zunge mit gelbem Belag, harter gespannter Bauch, nahegelegt.

Eine *depletive Verstopfung*, gleichfalls mit Defizienz der Säfte, tritt im Senium oder bei Frauen *post partum* auf, wenn das Xue, also die individualspezifisch struktive Energie geschmälert ist.

Auf *algorische Verstopfung* weisen Zeichen wie ein grünlich-bleicher Teint, das Verlangen nach heißen Getränken und *pp. mersi atque tardi*.

Durchfall (Diarrhoe)

Durchfall mit dem Gefühl von brennender Hitze am Anus während der Defäkation und sehr übelriechendem Kot deutet auf *Calor*.

Durchfall mit Bauchschmerzen, kalten Extremitäten, weißer Zunge, fadem Mundgeschmack weist auf *Algor* der Intima.

Zunächst harter, dann durchfälliger Stuhl weist oft auf Depletion des Lienalorbis, bedingt durch eine *Humor*-Heteropathie.

Morgendurchfälle (vor Sonnenaufgang) deuten auf Depletion des renalen Yang .

---

[1] Das sind die tenuintestinalen und vesikalen Hauptleitbahnen. — Man vgl. insbesondere die SS. 206ff. und 216ff in PORKERT/HEMPEN, *Systematische Akupunktur*.

Diagnostik:

Miktion

Eine auffallend gesteigerte Urinmenge deutet auf Defizienz der aktiven Energien.

Wenn diese vermehrte Urinausscheidung allerdings mit fortwährend großem Durst und gesteigerter Flüssigkeitsaufnahme einhergeht, ist sie Teil des *Sitis diffundens*-Krankheitsbilds [Diabetes].[1]

Vermehrter Urin ohne Durst ist ein Zeichen von Depletion des Renalorbis.

Eine deutlich verringerte Urinausscheidung weist oft auf eine Schädigung der Säfte durch Calor. (Die Säfte können indes auch durch eine (westliche) Schwitzkur oder durch fehlgeführtes Purgieren geschmälert sein.)

Häufige Ausscheidung geringer Mengen dunklen Urins deutet auf Calor im Unteren Calorium.

Häufige Ausscheidung von hellem, klarem Urin weist auf depletiven Algor im Unteren Calorium.

Häufige Ausscheidung kleinster Urinmengen ("Harnträufeln") ist ein Zeichen von Calor der Intima, der zu Depletion der Strukturität (Yin) geführt hat.

Erschwerte Miktion ist im allgemeinen ein Zeichen von Calor.

Bettnässen bzw. Urininkontinenz bei Erwachsenen ist gewöhnlich durch depletiven Algor im Unteren Calorium oder — nach schwerer Krankheit — durch eine Schädigung des *qi primum*[2] bedingt.

Totale Urinverhaltung ist (soweit nicht klare somatische Befunde gegeben sind) bedingt durch mehr oder weniger extreme Depletion des vesikalen Qi.

Appetit und Nahrungsaufnahme

Auskünfte über den Appetit und die Nahrungsaufnahme erleichtern die Beurteilung der Funktionen von Lienal- und Stomachorbis. Nahrungsidiosynkrasien zeigen oft Schwächen oder Überfunktionen spezifischer Orbes an.

Durst

Fortgesetzter, starker Durst weist im allgemeinen auf *Calor*.

Fader Mundgeschmack, Verlangen nach Getranken, die dann doch nicht genossen werden, deutet auf *Algor*.

Großer Durst, zugleich wirre Reden, kein Stuhlgang weisen auf *repletiven Calor*.

Fortwährendes Verlangen nach Getränken, die immer nur schluckweise genossen werden, ist entweder ein Zeichen von *Depletion der Mitte* oder von *humorinduziertem Calor*.

---

[1] In der Bibliographie von PORKERT, *Neues Lehrbuch der chinesischen Diagnostik*, S. 283 wird auf eine ausführliche vergleichende Studie zwischen Diabetes und *sitis diffundens* verwiesen.

[2] Vgl. *op. cit.* S. 64 *et al.*

Verlangen nach heißen Getränken kann entweder *a.* durch eine mächtige Humor-Heteropathie. *b.* durch depletiven Algor oder *c.* durch Pituita in der Leibesmitte bedingt sein.

Durst nach Erbrechen weist auf eine deutliche Schmälerung der Säfte.

Hunger, Appetit, Speisenaufnahme

Die Abnahme oder Zunahme des Appetits ist bei den meisten Krankheitsbildern ein Indikator nicht nur für die Stärke des *qi stomachi*, sondern mittelbar für die Stärke der Orthopathie überhaupt, mithin meist auch ein Gradmesser für die Schwere der Krankheit.

Verminderter Appetit deutet auf Schmälerung der aktiven Energien in Lienal- und Stomachorbis.

Zunahme des Appetits ist ein Zeichen erneuter Kräftigung dieser Energien.

Subjektive Besserung durch Nahrungsaufnahme ist ein Zeichen allgemeiner Depletion.

Subjektive Verschlechterung durch Nahrungsaufnahme ist ein Zeichen umschriebener Repletion.

Verminderter Appetit bei exogenen Affektionen weist auf Stauung des Qi in Lienal- und Stomachorbis.

Verminderter Appetit bei endogenen Störungen ist ein Zeichen von Depletion in Lienal- und Stomachorbis.

Fast völliger Appetitverlust zu Beginn einer Krankheit oder während einer leichten Krankheit weist auf eine Schädigung der aktiven Energien des Stomachorbis, die besonderer Aufmerksamkeit bedarf.

Hunger und/oder Magerkeit trotz reichlicher Nahrungsaufnahme ist ein Zeichen mächtigen Ardors im Stomachorbis, der zwangsläufig eine Schädigung der struktiven Energie dieses Orbis nach sich zieht.

Fehlender Appetit trotz Hunger weist auf eine Schädigung der struktiven Energien des Lienalorbis.

Mundgeschmack

Bitterer Mundgeschmack ist ein Zeichen überströmender Energie des Fellealorbis.

Saurer Mundgeschmack weist auf Calor im hepatischen Orbis.

Scharfer Mundgeschmack zeigt Calor des Pulmonalorbis an.

Salziger Mundgeschmack deutet auf eine Calor-Affektion des Renalorbis.

Süßlicher Mundgeschmack verrät, daß die trüben Energien des Lienalorbis nach oben überfließen.

Fader Mundgeschmack deutet auf Humor im Stomachorbis, mithin auf eine mangelhafte Umsetzung der Flüssigkeiten. Außerdem kann ein fader Mundgeschmack während der Rekonvaleszenz auftreten und auf eine noch bestehende Depletion des Stomachorbis (mit den gleichen Folgerungen) hinweisen.

Sapores

Eine Geschmacksidiosynkrasie entsprechend dem zum Ikonogramm eines jeden Orbis gehörenden Sapor kann als diagnostischer Fingerzeig dienen; dieser darf aber nicht schematisch und ohne Rücksicht auf die Gesamtdiagnose in den Befund übernommen werden.

Gehör

Das Gehör ist die primär dem Renalorbis korrelierte Sinneswahrnehmung.

Ohrensausen, Ohrenklingen

Plötzlich auftretendes, sehr intensives Ohrensausen, das durch eine vor das Ohr gehaltene Hand noch verstärkt wird, deutet auf Repletion.

Allmählich sich einstellendes, verhältnismäßig schwaches Ohrensausen, das durch Abdecken des Ohres mit der Hand vermindert wird, weist auf Depletion.

Schlaf und das Bedürfnis nach Schlaf

Unregelmäßigkeiten im Schlaf-Wach-Rhythmus — und damit die meisten Schlafstörungen — weisen auf Affektionen des Cardialorbis, der Generalinstanz der Koordination aller vitalen Funktionen.

Schlaflosigkeit

Schlaflosigkeit, wenn sie auf übermäßiges Nachdenken (Kogitation) folgt, läßt auf die Defizienz des Xue im Cardialorbis schließen.

Geht **Schlaflosigkeit** mit Druck in der Leibesmitte, erschwerten Miktionen, keuchendem, unregelmäßigem Atem einher, so mag sie durch Störung des Qi-Mechanismus im Lienalorbis und daraus resultierendem Flüssigkeitsstau in der Körpermitte bedingt sein.

Schlaflosigkeit mit Palpitationen bei Trockenheit des Mundes und *pp. minuti sive celeri* ist ein Zeichen von Depletion des Yin.

Schlaflosigkeit im Senium ist in der Regel durch allgemeine Depletion und infolgedessen durch ungenügenden Rapport der Energien bedingt.

Schlafsucht

Depletion der aktiven, bei Vigor der struktiven Energien bedingt im allgemeinen Schlafsucht.

Schlafsucht mit Gliederschwere und *pp. languidi* weist auf Humor.

Weibliche Regel

Verfrüht eintretende Regel

Eine verfrüht eintretende Regel von roter, purpurroter bis schwärzlicher Farbe bei Trockenheit des Mundes, beschleunigten Pulsen (*pp. celeri*), schmerzhaftem Unterleib weist auf Calor im Bereich des Xue.

Tritt die Regel erst in der zweiten Hälfte des Zyklus verfrüht ein, ist sie von heller Farbe bei normaler Mundfeuchtigkeit, verlangsamten Pulsen (*pp. tardi*) und schmerzhaftem Unterleib, so besteht Defizienz des Xue.

Bestehen vor der Regel Schmerzen im harten und gespannten Unterleib, so ist auf Kongestion bzw. Stasis der aktiven wie struktiven Energien zu schließen.

Bestehen nach der Regel Schmerzen im Unterleib ohne sonstige Symptome, kann auf endogenen Algor infolge Depletion des Xue geschlossen werden.

Ausbleibende Regel

Sofern eine Schwangerschaft ausgeschlossen ist, kann das Ausbleiben der Regel durch Erschöpfung oder Stauung des Xue, durch extreme Überanstrengung oder durch Blockaden des Qi in hepatischem und Lienalorbis bedingt sein.

Stockende Regel

Eine Regel, die zwar eintritt, dann aber ins Stocken kommt, kann durch Erregung (*ira*) oder durch Algor-Perkussion gehemmt worden sein. Bei fiebrigen Erkrankungen ist ein Übergreifen von Calor auf das Xue denkbar.

Fluor albus

Fluor albus deutet im allgemeinen auf depletiven Algor, wenn er dünn, auf humor-induzierten Calor, wenn er gelblich und übelriechend ist.

(4) Diagnose durch Tastung (Palpation)

In der chinesischen Diagnostik spielt die Palpation eine herausragende Rolle. Getastet werden in erster Linie Vorzugsstellen an der Körperoberfläche, nämlich Reizpunkte (Foramina) und Pulse, darüberhinaus auch offensichtlich traumatisierte Situs oder Bereiche, die der Patient ausdrücklich als schmerzhaft bezeichnet.

Im Hinblick auf die Premoprehension ist die Beurteilung der Sensibilitätsveränderungen an Reizpunkten von besonderer Wichtigkeit. Entsprechend ausführlich gehen wir darauf ein. Doch sollten auch Grundkenntnisse in der Pulsdiagnose nicht fehlen. Auf diese gehen wir hier nur summarisch ein. Für eine umfassende Darstellung verweisen wir auf die Seiten 215 – 276 in PORKERT, *Neues Lehrbuch der chinesischen Diagnostik.*

Die Palpation der Pulse

Die chinesische Pulstastung wird grundsätzlich mit (Zeige-, Mittel- und Ringfinger) einer Hand vollzogen. Die wichtigsten Taststellen liegen beidseitig auf der *arteria radialis* am *processus styloideus radii*. Dort lassen sich (am Erwachsenen) drei Situs unterscheiden, deren distaler als Pollex (Pollikarpuls), mittlerer als Clusa (Clusalpuls) und proximaler als Pes (Pedalpuls) bezeichnet wird. Diese Situs sind zu topologischen Bereichen des Körpers wie zu den *delokalisierten* Funktionskomplexen der Orbes korreliert.

Im Verlauf von knapp zwei Jahrtausenden haben sich für die praktische Definition der Pulsmodulationen sogenannte 'Ikonogramme', also Pulsbilder herauskristallisiert. Als typische Beispiele sind zu nennen:

*Oberflächlicher Puls (*pulsus superficialis*)*

Ikonographie

"Der Puls schlägt an der Oberfläche, ist bei leichtem Fingerdruck bereits spürbar, wird bei zunehmenden Druck immer schwächer; nimmt man den Druck zurück, so erscheint er wieder füllig." — Mit anderen Worten, ein Superfizialpuls erscheint mit größter Deutlichkeit in der obersten Ebene, d. h. unmittelbar unter der Haut bzw. dann, wenn der tastende Finger gerade noch Kontakt mit der Haut hält. Diese "Oberflächlichkeit" wird *gültig nur bei Zurücknahme des Drucks* ermittelt: Nur unter dieser Bedingung kann man sich vergewissern, daß der Puls nicht in größerer Tiefe ebenso deutlich oder gar noch deutlicher fühlbar ist.

Die Aussage "oberflächlich", superfizial enthält keine Feststellung über die Mächtigkeit des Pulses. Das bedeutet, ein als superfizial zu qualifizierender Puls kann sehr wohl auf mehreren, ausnahmsweise auch auf allen drei Ebenen tastbar sein; wesentlich ist nur, daß er seine größte Deutlichkeit in der *obersten* Ebene zeigt (Man vgl. hierzu die nachfolgenden Ikonogramme von repletem und depletem Puls!).

Befund

Extima-Symptom; ist der Puls kräftig, schließt man auf Repletion der Extima, ist er kraftlos, auf extimale Depletion.

*Untergetauchter (tiefer) Puls (*pulsus mersus)

Ikonographie

"Der Puls bewegt sich unterhalb des Fleisches". Mit anderen Worten, ein 'untergetauchter Puls' (*pulsus mersus*) erscheint mit größter Deutlichkeit auf der untersten Ebene, d. h. dann, wenn der palpierende Finger die Bereiche weichen Gewebes durchmessen hat und gegen den Knochen auf einen endgültigen Widerstand stößt, also auch bei Steigerung des Palpationsdrucks, nicht weiter vordringen oder eine zusätzliche Modulation bewirken kann. Auch mit der Aussage "untergetaucht" (*mersus, chen*) ist, für sich genommen, nichts über die Mächtigkeit des Pulses ausgesagt. Ein untergetauchter Puls, der sich auf eine Ebene, etwa die eigentliche und tiefe beschränkt, ist nur bei hohem Druck wahrnehmbar; zeigt er überdies Repletion, dehnt er sich über mehrere Ebenen aus, so wird man ihn u. U. auch bei mittlerem oder sogar ganz leichtem Druck empfinden können; dennoch weist er seine größte Deutlichkeit nur bei hohem Palpationsdruck auf, also in der tiefsten Ebene.

Befund

Heteropathie der Intima; ist dieser Puls mächtig, schließt man auf Repletion der Intima, ist er kraftlos, auf intimale Depletion.

*Beschleunigter Puls (*pulsus celer)

Ikonographie

Puls beschleunigt, mit einer Frequenz (beim Erwachsenen) von mehr als 5 Schlägen pro Atemzug, bei Repletion kraftvoll, bei Depletion kraftlos.

Befund

Calor-Heteropathie.

*Verlangsamter Puls (*pulsus tardus)

Ikonographie

Verlangsamter Puls mit (beim Erwachsenen) weniger als 4 Schlägen pro Atemzug.[1]

Befund

Algor-Heteropathie, je nach Umständen auch in Verbindung mit Depletion oder Repletion.

---

[1] Diagnostisch ist nur eine *relative*, d. h. im Verhältnis zu den anderen Rhythmen des beurteilten Individuums definierte Pulsfrequenz von Bedeutung. Vlg. auch PORKERT, *Neues Lehrbuch der c. D.* S. 261 *et al.*

Depleter Puls (pulsus depletus)

Ein schwacher Puls, der bei aufmerksamem Tasten stets nur in einer Ebene auszu-machen ist. Er verschwindet völlig sowohl bei Zurücknahme als auch bei Verstärkung des seiner Ebene entsprechenden Palpationsdrucks. Bildlich läßt sich dieser Eindruck in der nebenstehenden Abbildung veranschaulichen, die modellhafte Pulsschnitte in drei verschiedenen Ebenen zeigt. Die Ausdehnung der Pulse ist von so geringer Dimension, daß jeder Puls wirklich deutlich nur in einer einzigen Ebene, in "seiner Ebene" erkennbar ist. Natürlich kann ein solcher depleter Puls auch in der Tiefe als 'untergetauchter Puls' oder in der obersten Ebene als 'superfizialer Puls' vorkommen.

Befund
Depletion der Orthopathie.

Repleter Puls (pulsus repletus)

Ikonographie

Ein mächtiger Puls, der sich über mehr als eine Ebene, u. U. über alle drei Ebenen ausdehnt. Dies wird in der Abbildung 121 verdeutlicht. Aus diesem Beispiel ist erkennbar, daß ein repleter Puls zwar besonders mächtig — und damit deutlich oder gar "hart und "kräftig" wirkt, der Diagnostizierende dennoch in der Pflicht bleibt, die eigentliche Ebene des repleten Pulses genau zu bestimmen. Denn auch ein repleter Puls kann *per definitionem* nicht in allen Ebenen gleich stark, d. h. gleich deutlich empfun-den werden, sondern nur in einer einzigen, eben "seiner" Ebene.

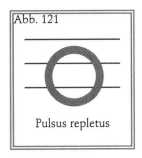

Abb. 121

Pulsus repletus

Befund
Repletion einer Heteropathie oder mehrerer Heteropathien.

Schlüpfriger Puls (pulsus lubricus)

Ikonographie

Der Puls kommt und geht leicht und gleitend; er scheint unter dem palpierenden Finger, dessen Druck man verändert, auszuweichen wie ein runder, schlüpfriger Gegen-stand zwischen gleitfähigen Oberflächen.

Befund
Akzentuierung oder Überakzentuierung aller durch die Wandlungsphase Erde qualifi-zierten Funktionen, mithin von Assimilation und Integration, zuvorderst also Humor-Heteropathien, Belastung des Flüssigkeitshaushalts; u. U. auch Pituita, durch repletiven Calor bedingt.

*Schleifender Puls (*pulsus asper*)*

Ikonographie

Der Puls kommt und geht schleifend, rauh, wie gebremst — so als ob man mit einem Messer leicht über Bambus schabte.

Befund

Das Qi, also die individualspezifisch aktive Energie, ist in seiner Entfaltung gehemmt entweder, weil die konstitutionellen Ressourcen, also das Struktivpotential oder das Xue, die individualspezifisch struktive Energie, geschädigt sind. Eine solche gehemmte Entfaltung begünstigt Pituita-Befunde und in der Pädiatrie einen Verdauungsstillstand durch lokale Stasen des Qi.

Die Palpation von Reizpunkten (Foramina)

Die diagnostische Tastung von Reizpunkten dient bei der Premoprehension

1. zur eindeutigen Ortung eines therapiewürdigen Punktes,

2. zur Bestimmung oder Bestätigung der aktuellen Funktionsqualität des Foramens. Wenn unter palpatorischem Fingerdruck eines oder mehrere Foramina sich als schmerzempfindlich erweisen, so ist auf eine Störung nicht nur am Situs, sondern *auch in Orbes und/oder Körperregionen* zu schließen, *die diesem Situs zugeordnet sind.* Für jede premoprehensive Maßnahme bedeutsam ist auch die punktspezifische Ermittlung von Depletion bzw. Repletion.

Bei **Depletion** eines Foramens nimmt der Palpierende den Situs als auffällig nachgiebige, u. U. geradezu einbrechende Stelle wahr; und der Patient empfindet den Palpation als eher angenehm oder die Schmerzen lindernd. (Ohne Druck auf das Foramen *kann* der Patient an dieser Stelle ein unbestimmtes Jucken oder Ziehen wahrnehmen.)

Repletion in einem Foramen wird vom Palpierenden als Verhärtung, erhöhte Spannung des Situs, u. U. auch als Schwellung wahrgenommen. Für den Patienten kann der Situs auch ohne Berührung schmerzhaft sein. Auf jeden Fall aber ruft Palpation eine Schmerzempfindung hervor oder steigert eine schon vorhandene. Solcher Schmerz wird als stechend, brennend oder ziehend charakterisiert.

Nachfolgend zeigen wir in Tabellenform, in welcher Weise charakteristische Befunde der chinesischen [und westlichen, somatischen] Medizin zu Sensibilitätsveränderungen bestimmter Foramina korreliert sind.

Befund	Erfolgsforamina
Verliegen	*Columna caeli*, V10, *Puteus alae*, F21, *Fenestra caeli*, IT16
[Zervikalsyndrom]	*Columna caeli*, V10, *Apertura caeli*, T16, *Stagnum venti*, F20 *Induct. medium alae*, IT15, *Omnium defatigationum*, Rg14

Diagnostik:

Befund	**Erfolgsforamina**
[Skalenussyndrom]	*Fenestra caeli*, IT16, *Vultus calestis*, IT17, *Tripus cael.*,IC17
[Thorakalsyndrom]	*Turris vis structivi*, Rg10, *Via shen*, Rg11, *Inductorium regentis*, V16
Streßsymptomatik [Kachexie, Degenerative Erkrankungen der Wirbelsäule]	*Inductorium renale*, V23, *Oculus lumbalis*, ??
[Verrenkungen im hinteren, artiku-lären Bereich der LendenWS]	*Clusa yang fellea*, F33, *Porta fortunae*, Rg4
Lumbago, akuter	*Inductorium renale*, V23, *Induct. intestini crassi*, V25
[Bandscheibenvorfall]	*Inductorium renale*, V23, *Porta fortunae*, Rg4, *Cardo femoralis*, F30
[Verrenkungen des Ileosakralgelenks]	*Cella superior*, V31, *Cella secunda*, V32, *Cella media*, V33, *Cella inferior*, V34
[Läsion des oberflächl. Glutealnervs]	*Inductorium primae clusarum*, V26, *Induct. vesicale*, V28
[Musculus piriformis-Syndrom]	*Margo subsequens*, V54, *Cardo femoralis*, F30
[Coxarthrose]	*Cella habitationis*, F29
[Meniskusschaden]	*Nasus vituli*, S35
[Verletzung der Knieseitenbänder]	*Clusa genus*, H7, *Fons curvus*, H8, *Clusa yang fellea*, F33
[Bursa praepatellaris]	*Mare xue*, L10
[Achillessehnenriß]	*Olympus*, V60, *Rivulus maior*, R3
[Luxation des oberen Sprunggelenks]	*Ager monticuli*, F40, *Rivulus liberatus*, S41
[Arthrose des oberen Sprunggelenks]	*Ager monticuli*, F40, *Altare medium*, H4, *Mare illuminationis*, R6
[Luxationen des Handgelenks]	*Tumulus magnus*, PC7, *Stagnum yang*, T4, *Impedimentale laetititiae*, C7
[Tendovaginitis stenosans]	*Vorago maior*, P9, *Rivulus yang*, IC5
[Epicondylitis radialis humeri]	*Stagnum curvum*, IC11
[Läsion des Epicondylus ulnaris]	*Mare parvum*, IT8
[Bursitis olecrani]	*Puteus caelestis*, T10
[Periarthritis humero-scapularis]	*Promontorium humeri*, IC15, *Rectum alae*, IT9 *Aula media*, P1
[Bursitis subacromnialis]	*Promontorium humeri*, IC15

Befund	*Erfolgsforamina*
[*Tendovaginitis stenosans* am *caput longum m. bicipitis brachii*]	*Aula media,* P1
[Subluxation des Radiusköpfchens]	*Lacus pedalis,* P5
[Schulter-Arm-Syndrom]	*Aula media,* P1, *Stagnum curvum,* IC11
Läsion des Kiefergelenks	*Clusa inferior,* S7, *Mandibula,* S6, *Conclave auditus,* IT19
[Erkrankungen der Atemwege]	*Aula media,* P1, *Inductorium pulmonale,* V13
Magenschmerzen	*Inductorium stomachi,* V21
Obstipation	*Inductorium intestini crassi,* V25
[Facialisparese]	*Mandibula,* S6, *Conventus auditus,* F2, *Margo zygomaticus,* S2
Kopfschmerzen	*Bambusae colligatae,* V2, *Stagnum venti,* F20 *Apex auriculi,* F8, *Candor yang,* F14 *Conventus omnium,* Rg20
[Trigeminusneuralgie]	*Bambusae colligatae,* V2, *Clusa inferior,* S7 *Mandibula,* S6, *Cella ampla,* S3, *Margo zygomaticus,* S2
[Interkostalneuralgien]	*Conquisitorium lienale,* H13, *Conquisitorium hepatic.* H14
Zahnschmerzen	*Clusa inferior,* S4, *Mandibula,* S6
Tinnitus	*Conclave auditus,* IT19, *Conventus auditus,* F2.

Palpation in der Pädiatrie

In der Pädiatrie sind so wichtige Diagnoseverfahren wie Pulsdiagnose und Befragung nur eingeschränkt anzuwenden. Deshalb ist, wie schon bei der Inaugenscheinnahme angedeutet, anderen, speziell pädiatrischen Diagnoseverfahren besondere Aufmerksamkeit zu schenken.

Die Tastung der Gliedmaßen

Heiße Fußsohlen weisen auf Calor.

Kalte Waden deuten auf Algor.

Kalte Fingerspitzen sind ein Zeichen von *flexus pavoris.*

Hitze allein des Mittelfingers weist auf exogenen ventischen Algor.

Diagnostik:

Hat das Kind kalte Handteller und schließt und öffnet es fortwährend die Hände, so sind dies Zeichen von Totalverlust der Struktivität, in der Pädiatrie ein äußerst kritischer Befund!

Die Tastung der Stirn

Ist die Stirn des Kindes bei Fieber deutlich heißer als die Handteller, weist dieser Umstand auf extimalen Calor.

Sind die Handteller bei Fieber deutlich heißer als die Stirn, kann man auf depletiven Calor schließen.

Zweiter Teil: Praxis — Techniken und Behandlungsmuster

Abschnitt I: Die Technik der Premoprehension

Die Anwendung der Premoprehension geschieht, indem durch die Hand oder ein anderes Körperteil oder sogar vermittels eines Instruments auf die Körperoberfläche des Behandelten eingewirkt wird. Der Erfolg dieser Verfahren hängt nicht zuletzt von einer sorgfältigen Ausbildung und ausreichenden Erfahrung des Behandlers ab. Unabhängig vom angewandten Verfahren sollte der Behandler in allen Fällen fähig sein

1. ausdauernd
2. kraftvoll
3. ausgewogen und gleichmäßig
4. behutsam und sanft

auf den Patienten einzuwirken. Das Zusammenwirken all dieser Eigenschaften ermöglicht einen tiefgreifenden und nachhaltigen Heilerfolg.

Mit "ausdauernd" ist gemeint, daß die Einwirkung während der ganzen für einen bestimmten Behandlungserfolg notwendigen Zeit ohne Abschwächung aufrechterhalten werden kann.

"Kraftvoll" bedeutet, daß der Behandler in seinen Fingern oder seiner Hand durch Übung und Konzentration beliebig starke, auf jeden Fall den besonderen Erfordernissen entsprechende Einwirkungen ausüben kann. Diese Kraftentfaltung richtet sich natürlich nach der Konstitution des Patienten, der Art der Symptome, der Beschaffenheit des Situs.

"Ausgewogen und gleichmäßig" bedeutet im Hinblick auf die Premoprehension, daß die Bewegungen des Behandlers rhythmisch, schwungvoll und ohne Schwankungen der Frequenz oder Druckstärke erfolgen.

Endlich bedeutet "behutsam und sanft", daß die Finger oder die Hand zwar sanft und leicht aber nicht oberflächlich, kräftig aber nicht lastend, fest aber nicht hart und grob oder schroff auf den Patienten einwirken.

Unnötig zu wiederholen, daß ein Therapeut diese Fähigkeiten nur im Laufe längerer Übung und Erfahrung bei gleichzeitig gewissenhafter Konzentration auf sein Tun erzielen kann. Er muß zunächst die geforderten Techniken formal erlernen, im Verlauf fortgesetzter Praxis vertiefen und verinnerlichen, mit ihnen zutiefst vertraut werden. Aus dieser Vertrautheit ergeben sich subtile Einwirkungsmöglichkeiten, bei denen bewußte Absichten unmittelbar in manuelle Einwirkung umgesetzt werden.

Und selbstverständlich setzt all dieses zu allen Zeiten auch immer die Beachtung diagnostischer Zeichen und theoretischer Zusammenhänge voraus.

Das Scharnier zwischen einer präzise formulierten Diagnose — wie diese auf Grund der induktiven Synthese in der chinesischen Medizin erhoben werden kann — und den nicht minder präzise zu steuernden Einwirkungen der Premoprehension ist eine klare und sauber differenzierte Fachterminologie. In der chinesischen Literatur zur Premoprehension der letzten Jahrhunderte und der Gegenwart werden zu diesem Zweck mehr als einhundert verschiedene Fachbegriffe definiert und angewendet. Unter Weglassung dessen, was durch regionale und Schultraditionen und besondere Spezialisierungen entstanden ist, dürfte ein therapeutisch ehrgeiziger und sorgfältiger Premoprehenseur an der Schwelle des 21. Jahrhunderts mit etwas weniger als fünfzig begrifflich unterschiedenen Techniken sein Auskommen haben. Ärzte und Therapeuten, die die Premoprehension nur ergänzend oder gelegentlich anwenden wollen, werden aus diesem Instrumentarium vermutlich nur zwei oder drei Dutzend Techniken tatsächlich verinnerlichen — auch dies schon ein gewaltiger Qualitätssprung im Vergleich zu jeder anderen manuellen Heiltechnik mit Richtung auf die Körperoberfläche.

Das methodische Inventar der premoprehensiven Techniken läßt sich in verschiedener Weise gliedern oder anordnen. Wir können unterscheiden Verfahren der vertikalen Kraftanwendung wie etwa Kompression, Perpression, Punktopression, Unguipression, Ein-Finger-Zen-Pression, Rudikulation und Kalkation;

sodann der flächigen Kraftanwendung, die erfolgt durch Frikation, Perfrikation, Linearpression, Zirkularpression, Trition, Mulsion, Intermulsion, Volvomulsion. Man nennt diese Techniken auch äquiprimierende Verfahren oder Verfahren der Äquipression: die Druckanwendung verweilt nicht an einer einzelnen Stelle, sondern erfolgt mit mehr oder weniger Kraft auf ein größeres Areal, ohne daß deshalb auf quantitativ geringere Stärke der premoprehensiven Einwirkung geschlossen werden dürfte.

Sodann gibt es Verfahren der konvergierenden Kraftanwendung, als da sind Prehension, Vellikation, Vellidepsation, Depsation, . . . Ergänzend spielen Anwendungen antagonistischer (gegensinniger) Krafteinwirkung eine Rolle, als da sind Traktion und Eduktion. Endlich zu erwähnen sind auch die Verfahren der Beugung und Biegung, die durch Agitation, Quassation, Intergation . . . entfaltet werden.

Die an den sprachlichen Feinheiten und Zusammenhängen interessierten Leser seien auf den Überblick (Synopse) der premoprehensiven Terminologie im Anhang auf SS. 395ff. verwiesen. Dort finden sich außer allen chinesischen Begriffen in Voll- und vereinfachten Zeichen auch einige Hinweise zur Ableitung der Begriffe.

Die hauptsächlichen premoprehensiven Techniken

Premieren, Pression (chinesisch tui, *lateinisch* premere, pressio)   推

Beschreibung

Das 'Premieren', die 'Pression' ist die Druckausübung entweder mit einem Finger —in der Regel mit dem Daumen — oder mit der ganzen Hand auf bestimmte Körperstellen oder Foramina.

Diese Druckausübung erfolgt gleichmäßig *vibrierend*, indem das druckausübende Körperteil entlang einer vorgegebenen Linie in einer bestimmten Richtung auf dem Körper des Behandelten gelegt wird.

Die Hauptzüge des Verfahrens sind also

a. der Arm des Behandlers muß sich locker und entspannt bewegen,

b. das Handgelenk ist natürlich, gewissermaßen dem Gewicht der Hand folgend, abgewinkelt; ebenso leicht ist das Ellbogengelenk abgewinkelt, so daß über die premierende Hand bzw. den Daumen dieser Hand eine gleichmäßig pulsierende Druckausübung erfolgt;

c. bei einer Ein-Finger-Pression werden die übrigen Finger der behandelnden Hand zu einer leeren Faust geballt; der Daumen empfängt seine Kraft aus dem Unterarm und dem Handgelenk und übt mit stetigen, gelassenen Impulsen Druck auf den zu behandelnden Situs aus.

Abb. 122

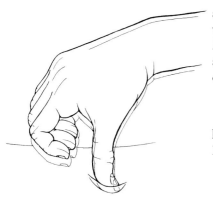

Zu Beachtendes

Die Druckimpulse der Pression müssen stets ausgeglichen und locker erfolgen, selbst dann, wenn man nicht ausdrücklich von Äquipression, Äquiprimieren spricht.[1] Ihre Frequenz kann zwischen 120 und 250 Impulsen pro Minute liegen, die mittlere Frequenz wohl zwischen 160 und 220.

Kautelen

Beim Verfahren der Pression werden erhebliche Kräfte über kleine Hautareale übertragen. Deshalb ist es beim Premieren unerläßlich, die

---

[1] Vgl. die Erläuterungen zur nachfolgenden Variante 1 ab Seite 204 unten.

Haut des Patienten durch Applikation eines geeigneten Gleitmittels oder Massageöls, als da sind Vaseline, Stechpalmenöl (*Oleum Ilicis chin.*), gleitfähig zu machen und zu erhalten.

Wirkung

Die Pression als Basismanipulation und Kernverfahren der Premoprehension ist zugleich eine der modulationsfähigsten Techniken. Mit ihr können durch Modifikationen von Druck, Behandlungsdauer, Frequenz, Ansatzwinkel, Bewegungsrichtung und sogar Gleitmittel nahezu alle intendierbaren Behandlungswirkungen[1] hervorgebracht werden — eingeschlossen die diametral entgegengesetzten von Suppletion und Dispulsion oder von Tepefaktion und Refrigeration.[2]

Insofern allerdings aus praktischen Erwägungen durch das Premieren, die Pression ein Reiz mittlerer Stärke auf ein verhältnismäßig sehr kleines Areal der Körperoberfläche ausgeübt wird, dient das Premieren in der Regel dazu, Leitbahnen durchgängig zu machen, ('Pandieren, Pansion'), das Qi in Bewegung zu setzen und Stauungen aufzubrechen.

Anwendungen

Die Pression kann auf Foramina an beliebigen Stellen der Körperoberfläche angewendet werden; am häufigsten geschieht dies bei Foramina des Gesichts und des Kopfes, des Thorax und Abdomens, sowie an Gelenken und den Extremitäten. Sie findet bei der Behandlung von Kopfschmerzen, Schmerzen der Magengegend, Schmerzen im Abdomen, diffusen Schmerzen in Gelenken, Muskeln und Sehnen Anwendung und zugleich bzw. darüber hinaus zur Korrektur der mit den Schmerzen zusammenhängenden Befunde.

Die Pression eignet sich zur Lockerung, Lösung von Spannungen der Nervus (= Muskeln und Sehnen), zur Harmonisierung von Bau- und Wehrenergie, zur Auflösung von Stasen, Stauungen — und damit ganz allgemein zur Roboration der für die Assimilation zuständigen mittleren Orbes (Lienalorbis und Stomachorbis).

Varianten und Modifikationen

Äquiprimieren, Äquipression (*chinesisch* pingtui, *lateinisch* aequus + premere)

平 推

Beschreibung

Die Bezeichnung 'Äquipression' ließe sich theoretisch auf die meisten premierenden Manipulationen anwenden, insofern bei ihnen eine ausgewogene, ausgeglichene Druck-

---

[1] Vgl. in den Artikeln des laufenden Kapitels jeweils die Abschnitte 'Wirkung' und 'Anwendungen'.

[2] Tepefaktion und Refrigeration sind zunächst in der Arzneimitteltherapie gebrauchte Begriffe (vgl. hierzu Porkert, *Klinische chinesische Pharmakologie*, SS. 45f), die im übertragenen Sinn auch in die Aku-Moxi-Therapie und Premoprehension Eingang gefunden haben. (Vgl. PORKERT/HEMPEN, *Systematische Akupunktur*, SS- 368 et al.)

anwendung gefordert ist. Von einer solchen ausgeglichenen und ausgewogenen Druckanwendung ausdrücklich zu sprechen hat dort einen Sinn, wo entweder die Druckausübung nicht mehr allein mit einem hochsensiblen Fingerballen erfolgt, sondern mit weniger sensiblen Teilen der Hand oder anderen Körperteilen; oder wenn diese Druckausübung besonders rasch — dadurch eine höhere Reibung und raschere Abstumpfung der Sensibilität des Fingerballens bedingend — oder unter Umständen erfolgt, unter welchen die selbstverständliche aber weitgehend unbewußte Kontrolle über die Gleichmäßigkeit in der Druckanwendung in Frage gestellt sein kann.

Pollikare Äquipression (Äquipression, Äquiprimieren mit dem Daumenballen)

Beschreibung

拇 指 平 推

Es erfolgt eine relativ kräftige Äquipression allein mit dem Daumenballen. Die übrigen vier Finger werden gerade ausgestreckt, so daß sich die aus Unterarm und Handgelenk kommende Kraft ganz im Daumen konzentrieren kann.

Wirkung

Die Wirkung der pollikaren Äquipression kommt der einer Kompression sehr nahe. Sie dient der Lösung und Durchgängigmachung ('Pansion') der Leitbahnen, der Regulierung der Muskelleitbahnen (*nervocardinales*), der Dynamisierung des Xue, der Zerteilung von Blockaden, der Lösung von Verknotungen und von Kongelationen, auch der Krampflösung und kann, indem sie an einem Foramen oder anderen wichtigen Situs verweilt, die harmonisierende Wirkung einer Kombination von Kompression und Mulsion ausüben (Abb. 123)[1].

Abb. 123

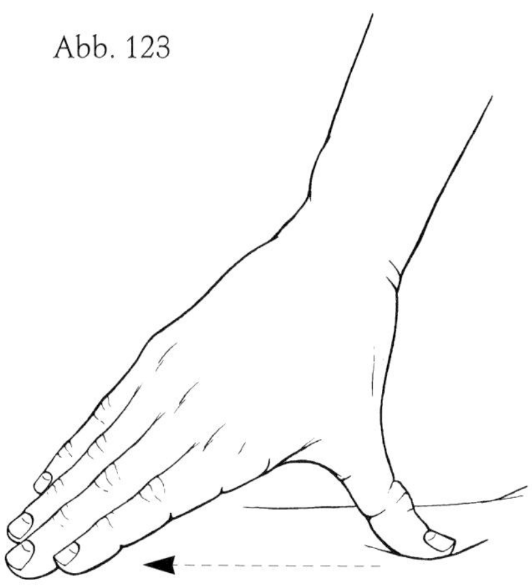

Anwendungen

Die pollikare Äquipression (und wie gesagt, ist diese gemeint, wenn in den meisten Texten, so auch in den Behandlungsmustern des vorliegenden Buches einfach von 'Pression' gesprochen wird) wird angewendet am Schultergürtel, an Thorax und Abdomen, in der Lendengegend, am Gesäß.

Schmerzbefunde und Okklusionen, die durch Ventus oder Humor bedingt sind, Gewebespasmen und damit zusammenhängende Allgemeinbefunde.

[1] Bei dieser und den folgenden Abbildungen beachte man, daß die in Abbildung 122 angedeutete Vibration zwecks größerer Klarheit der Darstellung insgesamt **nicht mehr** angedeutet wird!

Palmare Äquipression (Äquiprimieren, Äquipression mit dem Handteller)

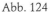

Beschreibung

Bei diesem Verfahren wird mit der ganzen Hand oder richtiger, mit der Handwurzel Druck auf den Behandlungssitus ausgeübt (Abb. 124). Solches bedeutet seitens des Behandlers eine erheblich größere Kraftanwendung. Deshalb kann es sinnvoll und zweckmäßig sein, mit der zweiten Hand die auf die erste gelegt wird, diese Kraftausübung zu unterstützen, zu verstärken.

Abb. 124

Wirkung

Insofern es sich auch hier um eine Äquipression handelt, unterscheidet sich die Wirkung nicht von der einer Pression — mit dem einzigen Unterschied, daß eine größere Fläche, ein größeres Areal als beim alleinigen Druck eines Daumens oder Knöchels erreicht wird.

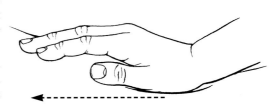

Anwendungen

Das Verfahren wird zur *animatio xue*, also zur Dynamisierung des Xue, zur Lösung von Stasen und Spasmen, in der Lendenregion, am Thorax und Abdomen und am Oberschenkel benutzt.

Pugnale Äquipression, pugnales Äquiprimieren (Äquipression bei Ballung einer Faust durch Druckausübung über die Knöchel von Zeige-, Mittel-, Ring- und kleinem Finger)

Beschreibung

Man ballt die Hand zu einer Faust und übt eine Äquipression über die Knöchel von Zeige-, Mittel-, Ring- und kleinem Finger aus. Die pugnale Äquipression erlaubt eine Steigerung des Pressionsreizes bei etwa gleichem Krafteinsatz seitens des Behandlers (Abb. 125).

Anwendungen

Zur Behandlung von Störungen insbesondere chronischen Okklusionen im Gebiet des Rückens, der Lenden und der Extremitäten oder allgemein, an Stellen, an denen eine gesteigerte Härte des Gewebes oder eine verminderte Sensibilität besteht.

Abb. 125   Abb. 126

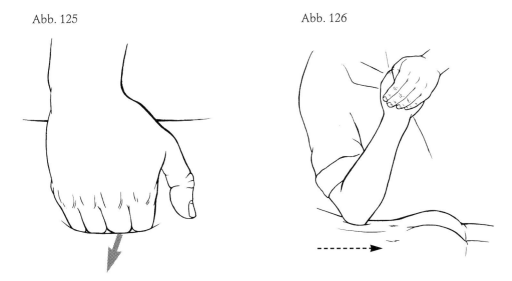

Cubitale Äquipression, cubitales Äquiprimieren (Äquipression mit dem Ellbogen)

肘 平 推

Beschreibung

Der Behandler übt vermittels des *processus coracoideus* seines Ellbogens eine Äqui-pression aus. — Mit diesem Verfahren ist der mit Abstand intensivste äquiprimierende Druckreiz auszuüben.

Anwendungen

Diese sind die gleichen, wie beim pugnalen Äquiprimieren, d. h. zur Lösung hart-näckig chronischer Blockaden in den Leitbahnen des Rückens, der Flanken, der Gesäß-muskulatur.

Rectopression, Rectoprimieren, auch Linearpression, Linearprimieren   直 推
(Geradlinige Pression, Linienpression; chinesisch zhitui*)*

Beschreibung

Die Rectopression, Linearpression oder auch Linienpression ist eine ursprünglich und auch weiterhin in der pädiatrischen Premoprehension angewandte Technik des Premie-rens, bei welcher die Bewegung jeweils nur in einer Richtung über ein bestimmtes, präzis beachtetes Liniensegment — normalerweise einer Leitbahn — geführt wird. Je nach Dimension des zu behandelnden Situs wird die Rectopression oder Linearpression ent-

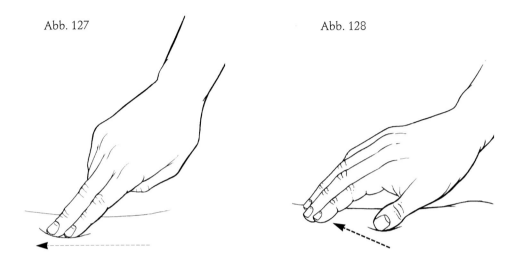

Abb. 127

Abb. 128

weder mit der radialen Kante des Daumens (Abb. 128) oder mit den Ballen von Zeige-finger und Mittelfinger (Abb. 127) ausgeführt.

Zu Beachtendes

Zur Steigerung des Hautreizes trotz behutsamsten Krafteinsatzes benetzt der Behand-ler die Hand entweder mit Ingwerpreßsaft oder zumindest mit Wasser; neuerdings hat sich die Verwendung von medizinischem Alkohol eingebürgert. Auf diese Weise wird die Sensibilität und Geschmeidigkeit des premierenden Fingers nicht beeinträchtigt und dennoch die auftretende Reibungsenergie nicht vermindert, sonder eher gesteigert. Die Frequenz der Rectopression sollte höher als bei der gewöhnlichen Pression liegen, und zwar optimalerweise zwischen 200 und 220 in der Minute. Der Kontakt zur Haut muß ein deutlicher und dennoch sensibler bleiben. Es soll am Situs eine deutliche Rötung, aber selbstverständlich unter keinen Umständen eine Verletzung auftreten.

Wirkung

Die Rectopression wird vor allem zur Dispulsion und Suppletion, in erster Linie in der Pädiatrie, gegebenenfalls auch am Erwachsenen eingesetzt, wobei das Streichen im Sinne der Verlaufsrichtung einer Leitbahn Dispulsion und gegen den Sinn der Verlaufsrichtung Suppletion bewirkt.

In neuerer Zeit wird das Verfahren auch zur Refrigeration, insbesondere auf den *Regiones intestini crassi, Aquae fluminis caelestis* eingesetzt — bei fiebrigen und repletiven Befunden in der Pädiatrie.

Zirkularpression, Zirkularprimieren (Kreisendes Premieren, Kreispression; chinesisch: xuantui*)*

旋 推

Beschreibung

Die Zirkularpression wird hautpsächlich in der Pädiatrie angewandt. Sie besteht in der mit dem Daumenballen ausgeführten, einen Kreis bzw. eine Spirale beschreibenden Pression eines bestimmten Areals (Abb. 129).

Zu Beachtendes

Auch hier wird der Finger mit Ingwersaft, Wasser oder Alkohol benetzt. Die Frequenz der Bewegungen beträgt ca. 160 Kreisbewegungen pro Minute.

Wirkung

Die Zirkularpression hat — mit der richtigen sensiblen Stärke ausgeführt — stets einen suppletiven Effekt. Sie ist der Volvomulsion[1] verwandt, jedoch auf ein umschriebenes Areal konzentriert und damit intensiver wirkend also jene.

Anwendungen

Die Zirkularpression ist das Haupttechnik zur Suppletion der *Regio cardinalis lienalis infantis* (= der palmaren Fläche des Daumenendglieds), mit anderen Worten zur Suppletion der Mitte und des kindlichen Lienalorbis.[2]

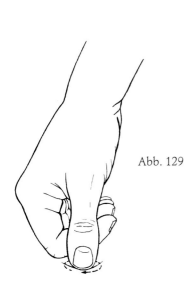

Abb. 129

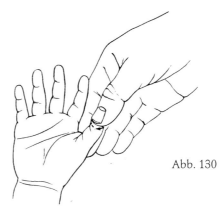

Abb. 130

[1] Vgl. zu diesem Verfahren unten die SS. 236f.
[2] Man vgl. oben S. 149.

Divergenzpression, Divergenzprimieren (chinesisch: fentui) 分 推

Beschreibung

Eine Divergenzpression wird grundsätzlich mit den Daumenballen beider Hände des Behandlers ausgeführt. Diese Daumenballen werden, von einem bestimmten Punkt, in der Regel einem Foramen ausgehend, premierend in entgegengesetzte Richtungen auseinander bewegt (Abb.131 und 132). Auch dieses Verfahren ist ursprünglich aus der pädiatrischen Premoprehension hervorgegangen und findet auch heute vorwiegend, aber nicht ausschließlich, in dieser Verwendung.

Zu Beachtendes

Bei der Divergenzpression muß der Behandler darauf achten, also mit Bedacht erlernen, daß mit beiden Fingern stets der gleiche Druck ausgeübt wird, daß dennoch die Bewegungen locker und sensibel und gleichmäßig erfolgen.

Wirkung

Die Divergenzpression dient der Harmonisierung, dem Ausgleich von Yin und Yang, der Regulierung von Qi und Xue.

Anwendungen

In der Pädiatrie wird die Divergenzpression gern am Handgelenk des Kindes eingesetzt.[1] Am Erwachsenen kommt sie mit gutem Erfolg auf dem *Conquisitorium stomachi* und auf *Medium umbilici* zur Lösung von Spannungen der Eingeweide, gegen Kongelationen und Konkretionen zum Einsatz.

Abb. 132

Abb. 131

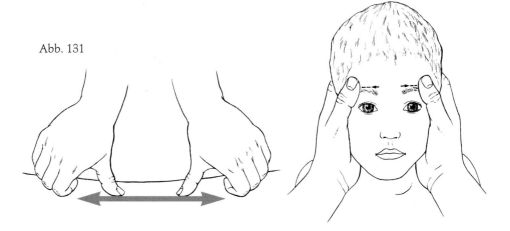

Konvergenzpression, Konvergentes Premieren (chinesisch: hetui*)*　　合 推

Beschreibung

Bei der Konvergenzpression premiert der Behandler, indem er die Daumenballen beider Hände gleichzeitig premierend in Richtung auf einen bestimmten Punkt, in der Regel ein Foramen — hinbewegt.

Wirkung

Die Wirkung der Konvergenzpression ist ähnlich jener der Divergenzpression: Ausgleich, Harmonisierung von Yin und Yang, Regulation des Qi und des Xue.

Anwendungen

Die Konvergenzpression wird gewöhnlich in Verbindung mit einer Divergenzpression bzw. nach dieser ausgeführt, und zwar praktisch 10 – 15mal pro Behandlung.

Stringieren, Striktion (chinesisch mo, *lateinisch* stringere, strictio*)*　　抹

Beschreibung

Beim Verfahren der Striktion legt der Behandelnde den Daumenballen einer Hand oder die Daumenballen beider Hände, seltener eine ganze Handfläche, auf die zu behandelnde Stelle und streicht mit langsamen Bewegungen hin und her.

Zu Beachtendes

Gegenüber der Pression, dem Premieren bestehen wesentliche Unterschiede: bei der Striktion erfolgt eine kontinuierliche Druckanwendung, nicht eine vibrierende; bei der Striktion erfolgt die Bewegung über den zu behandelnden Situs hin und her (NICHT, wie bei der Pression, nur in einer definierten Richtung).

Bei der Striktion erfolgt, absolut betrachtet, ein etwas höherer Druck als bei einer Pression auf den gleichen oder vergleichbaren Situs ein und desselben Patienten. Dennoch muß die Druckanwendung leicht, doch auf keinen Fall oberflächlich und schwebend sein, energisch, und dennoch nicht haftend, lastend. Auf gar keinen Fall darf es zu übermäßigen Hautreizungen oder gar Hautverletzungen kommen.

Wirkung

Die Sinnesöffnungen freimachend, sedativ, pandierend (= die Leitbahnen durchgängig machend).

---

[1] Vgl. Abb. 109 auf S. 161 unten, bzw. nebenstehend die Abb. 132: Divergenzpression vom *Atrium impressionis* ausgehend

Anwendungen

Die Striktion ist zur Ein-Finger-Zen-Pression komplementär und ergänzend; vgl. dort. Ihr Hauptanwendungsgebiet ist das Gesicht oder die Hände und Finger — bei Schwindel, Schmerzbefunden, zur Öffnung der Sinne und Sedation, im weiteren auch bei Verspannungen der Nackenmuskulatur (Abb. 133).

Varianten und Modifikationen

Striktion am Kopf und im Gesicht

Beschreibung

Der Behandler tritt vor den sitzenden Patienten, legt beide Hände leicht an dessen Schläfen und führt vom *Atrium impressionis* ausgehend mit den Daumenballen in Richtung auf die Schläfen und die Foramina *Yang maioris* eine Striktion aus (Abb. 134). Daran schließt sich eine weitere Striktion, die von den Wangenbeinen ausgehend zu den Foramina *Conclave auditus* vor den Ohren zieht. Danach kehrt er abermals zu der vom Foramen *Atrium impressionis* ausgehenden Striktion zurück. Diese Manipulationen sollen ohne Stockung und Pause ineinander übergehen.

Striktion der Hand

Beschreibung

Der vor dem sitzenden Patienten stehende Behandler erfaßt eine Hand des Patienten mit beiden Händen und stringiert mit seinem Daumen den Handteller. Gleiches wird sodann an der zweiten Hand durchgeführt.

Wirkung

Patefaktion, also eine Belebung der Sinnesfunktionen.

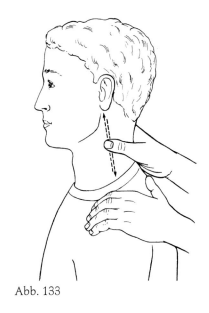

Abb. 133

Abb. 134

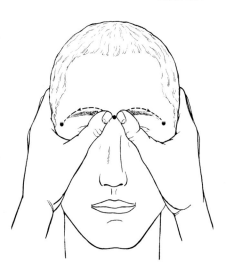

Unkostriktion, unkostringieren ('Hakenstriktion', 'hakenstringieren'; chinesisch: gou)

構　扚

Beschreibung

Der Behandler beugt Zeige- und Mittelfinger einer oder beider Hände leicht im 2. und 3. Gelenk und führt mit den Radialflanken der so hakenförmig gebeugten Finger eine

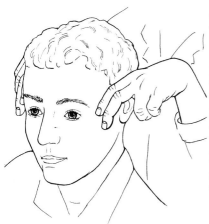

Abb. 135

Striktion aus. Die Unkostriktion ist eine vor allem am Kopf auszuführende Variante der Striktion, wobei der Behandler sich hinter den sitzenden Patienten stellt und mit geöffneten Händen die Flanken (Schläfen) des Kopfes beidseitig stringiert. Dabei stützt sich jede Hand mit dem Daumen am Hinterkopf ab, während die gekrümmten Zeige- und Ringfinger die gesamte Schläfe — beginnend bei den Foramina *Yang maior* — oberhalb am Ohr vorbeiziehend bis zum Hinterhaupt bestreichen (Abb. 135). Dieser Vorgang kann mehrmals vorwärts und rückwärts wiederholt werden.

Wirkung

Klärung des Sensoriums, insbesondere der Sicht.

Anwendungen

Bei Benommenheit, Bandgefühl um den Kopf, Kopfschmerzen, Sehstörungen.

Terieren, Trition (lateinisch terere, tritus, chinesisch gua)

刮

Beschreibung

Das Terieren, die Trition ist eine reibende Druckausübung, bei der unter mittlerem Druck kraftvolle Streichbewegungen ausgeführt werden. Die Trition erfolgt entweder mit der radialen Flanke des Daumens oder unter Verwendung einer Spatel mit scharfem doch sorgfältig geglättetem Rand. Dabei werden die terierenden Finger mit Wasser, Massageöl oder dergleichen benetzt und gleichmäßig pressend — also nicht intermittierend oder vibrierend! — mit mittlerem Vorwärts- und Vertikaldruck über den Behandlungssitus geführt.

Zu Beachtendes

Die Dauer von Tritionen richtet sich nach der sichtbaren, beabsichtigten Wirkung, nämlich einer intensiven Rötung und Erwärmung des Situs.

Es ist zu beachten, daß der endgültig zu erzielende Druck erst allmählich einsetzen darf.

Wirkung

Dispulsion und Tepefaktion, und damit wiederum Suppletion des Yang.

Anwendungen

Das Verfahren der Trition rührt ursprünglich aus der pädiatrischen Premoprehension, in der unter mittlerem Druck kraftvolle Streichbewegungen ausgeführt werden. In der allgemeinen Premoprehension wird das Verfahren heute an Schultergürtel, Rücken und Flanken angewendet bei der Behandlung von Stauungsgefühlen, Beklemmungsgefühlen, Druckgefühlen.

In der Pädiatrie und Volksmedizin war die Trition bei der Nachbehandlung von Masern, für das Ausquetschen von Pusteln, aber wohl auch für lösende Maßnahmen gebräuchlich.

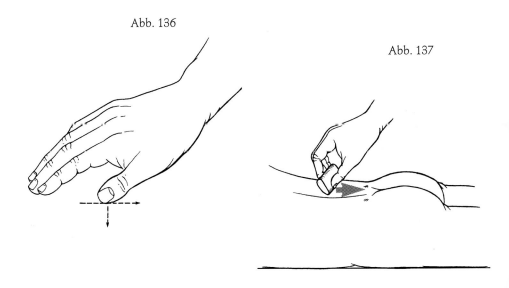

Abb. 136

Abb. 137

Ein-Finger-Zen-Pression, Ein-Finger-Zen-premieren (chinesisch: 一 指 禪 推 yizhi chantui*)*

Beschreibung

Die therapeutische Druckausübung auf Foramina der Akupunktur und andere Reizpunkte hat in der chinesischen Medizin eine lange, wahrscheinlich mehr als ein Jahrtausend währende Tradition, der Legende nach wurde sie bereits im berühmten Shaolin-Kloster am Songshan im Rahmen der meditativen Heil- und Kampftechniken entwickelt und gebraucht — daher der Name *Zen*, welcher die japanische Aussprache des chinesischen *chan*, und dieses wiederum die chinesische Deformation des sanskritischen *dhyana* = Meditation darstellt.

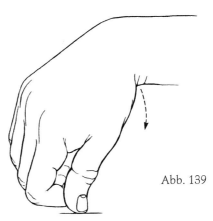

Abb. 139

Im Laufe der Jahrhunderte und gewiß in der Neuzeit säkularisiert, wenngleich oft noch als exklusive Schultradition weitergeführt, hat die Ein-Finger-Zen-Pression vielfältige Wandlungen und Abwandlungen erfahren.

In der Gegenwart — und damit auch im vorliegenden Lehrbuch — versteht man unter Ein-Finger-Zen-Pression jede premierende Technik, bei der allein ein Finger, nämlich stets allein der

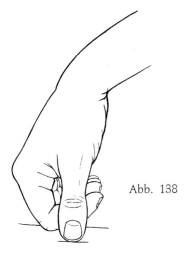

Abb. 138

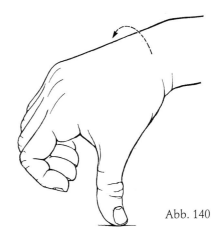

Abb. 140

215

Daumen zu einer vertikalen, intermittierenden Druckausübung auf ein oder mehrere *foramina cardinalia, extracardinalia* oder *ad hoc* verrwendet wird.

Zu Beachtendes

Wie schon oben bei der Pression allgemein, gilt bei der Ein-Finger-Zen-Pression ausdrücklich, daß der Arm des Behandlers in Schulter und Ellbogen locker geführt werden muß; auch daß die Hand im Gelenk locker herabhängt, daß die nicht applizierten Finger zu einer leeren Faust geballt werden, und daß nur aus und über den Daumen kräftige und kontinuierliche Impulse ausgeübt werden. Die Frequenz dieser Impulse liegt zwischen 120 und 160 pro Minute.

Die nachhaltige Wirksamkeit des Verfahrens, und damit auch die Kraftausübung über den Daumen, hängt ganz entscheidend davon ab, daß alle unbeteiligten Partien des behandelnden Arms vollkommen entspannt sind und bleiben, also Schulter, Ellbogen, Handgelenk, die übrigen Finger. Nur unter dieser Voraussetzung ist eine anhaltende Kraftausübung über den Daumen und auch eine allgemeine körperliche Ausdauer und Leistungsfähigkeit des Behandlers zu erwarten.

Wirkung

Absicht und damit Wirkung einer richtig ausgeführten Ein-Finger-Zen-Pression gleichen völlig der oben beschriebenen, einfachen Finger-Pression — mit dem großen Unterschied, daß durch die Ein-Finger-Zen-Pression erheblich größere Energiepotentiale auf ein kleines Areal übertragen werden können, damit also intensivere Beeinflussungen möglich sind. Über Suppletion, Dispulsion und Pansion hinaus, erweist sich das Verfahren deshalb bei der Harmonisierung von Bau- und Wehrenergie, bei der Dynamisierung der verschiedensten vitalen Funktionen, bei der Lösung von Stasen als überaus hilfreich und anpassungsfähig.

Anwendungen

Die Ein-Finger-Zen-Pression kann gleichermaßen bei der Behandlung von Störungen am Bewegungsapparat, gegen Allgemeinerkrankungen wie auch in der Pädiatrie eingesetzt werden.

Varianten

Irretiren, Irretition
(*lateinisch* irretire, irretitio, *chinesisch* chan)   纏 纏

Beschreibung

Die Irretition ist eine Variante der Ein-Finger-Zen-Pression, die sich von ihr im Grunde nur durch die erhöhte Frequenz der Druckimpulse unterscheidet: sie liegt oberhalb von 200 Impulsen pro Minute, so daß die Impulse so schnell aufeinanderfolgen, daß, bildlich gesprochen, der behandelte Situs bei der extrem raschen Druckfrequenz gewissermaßen zugedeckt, eingesponnen wird.

Wirkung

Der Akzent der Wirkung der Irretition liegt auf der Dispulsion, genauer der Dispulsion von Konge-lationen und Konkretionen.

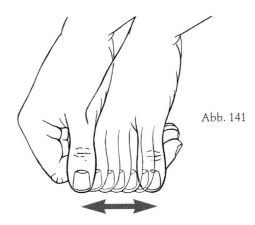

Abb. 141

Anwendungen

Entsprechend liegt der Hauptan-wendungsbereich bei der Behandlung von solchen Störungen, also aktiven (funktionellen) und struktiven (somatischen) Schwellungen, vor-zugsweise im Halsbereich.

Nebengipfelpression (chinesisch pianfeng tui)   偏峯推

Beschreibung

Die "Nebengipfelpression" ist eine allein mit der radialen Kante des Daumens ausge-führte Ein-Finger-Zen-Pression (Abb. 142).

Wirkung, Anwendungen

Durch diese Abwandlung wird der subjektive Eindruck physischer Kraftanwendung, die von der mit dem Daumenballen ausgeführten Pression ausgeht, deutlich gemildert, gleichzeitig die Impulsflexibilität erhöht und die Zielgenauigkeit nicht beeinträchtigt. Diese Variante der Ein-Finger-Zen-Pression hat ihren Sinn an besonders empfindlichen Stellen des Körpers, bzw. an besonders empfindlichen Patienten, im Gesicht, an Brust und

Abb. 142

Abb. 143

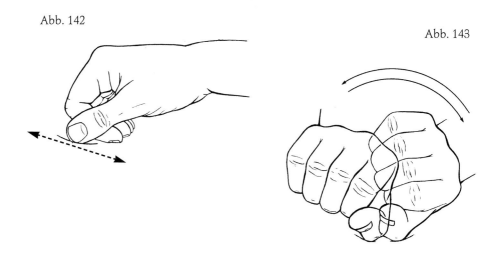

Rippen und am Abdomen (Berührungsempfindlichkeit), wenn über dort vorhandene Areale Kopfschmerzen, Schlaflosigkeit, Beklemmungsgefühle, Miktionsstörungen, Obstipation und dgl. behandelt werden sollen.

Ein-Finger-Zen-Pression mit dem abgewinkelten Finger   屈 指 推

Beschreibung

Es ist dies eine schaukelnde Druckausübung über die Rückseite des 1. Daumengelenks (Abb. 143)

Wirkung

Die Pression mit dem gekrümmten Finger ist eine weitere Milderung bei ungeminderter oder sogar gesteigerter Zielpräzision der Ein-Finger-Zen-Pression.

Anwendungen

Das Verfahren wird dort gebraucht, wo auf Grund der gegebenen Raum- und Sensibilitätsverhältnisse ein Situs zugleich mit äußerster Genauigkeit und Behutsamkeit premiert werden soll. Es findet also wiederum am Kopf oder bei der Behandlung von Störungsarealen auf dem Handrücken oder Fußrücken, am Hals, an den Schläfen Verwendung. — Die letztgenannten Varianten der Ein-Finger-Zen-Pression gründen nicht nur auf dem eingangs beschriebenen Basisverfahren der Pression mit dem Daumenballen, sondern sie sollten und können eigentlich erst von Behandlern mit einem gewissen Grad von Handfertigkeit und Erfahrung sinnvoll umgesetzt werden.

Prehendieren, Prehension (chinesisch na, *lateinisch* prehendere, prehensio)

Beschreibung

Bei der Prehension greift der Behandelnde zwischen Daumen einerseits und Zeige-
und/oder Mittelfinger andererseits die Haut oder das Gewebe am zu behandelnden Situs:
Prehension ist "Anfassen", "Zufassen" (Abb. 144)

Aus vielen Gründen ist das Prehendieren, die Prehension Bestandteil des chinesischen
und westlichen Namens des Gesamtverfahrens "Premo-Prehension." Damit wird ihre Rolle
und ihr Stellenwert im Rahmen der manuellen Disziplin der Premoprehension deutlich
gemacht.

Zu Beachtendes

Prehension muß fließend, behutsam und kontinuierlich erfolgen, unter keinen
Umständen darf sie ruckweise oder plötzlich einsetzen oder enden! Eine Steigerung der
Wirkung muß langsam erfolgen, also von einer leichten zu einer stärkeren Kraft-
anwendung übergehen. Auf gar keinen Fall darf der Behandler plötzlich kräftig zupacken!

Nachdem durch Prehension ein extrem dispulsiver Reiz gesetzt werden kann, ist es
praktisch die Regel, zur Harmonisierung eine Frikation oder Mulsion am gleichen Situs
folgen zu lassen.

Die Technik der Prehension hat sich historisch in der Pädiatrie entwickelt und war
offenbar Jahrhunderte lang auf diese beschränkt. Heute ist sie in allen Bereichen der
Premoprehension unverzichtbar.

Abb. 145

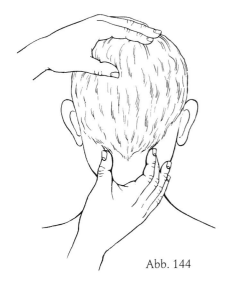

Abb. 144

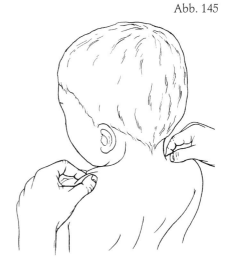

Wirkung

Durch Prehension läßt sich bei aller Behutsamkeit ein verhältnismäßig intensiver und das heißt dann in der Praxis, sehr rasch dispulsiver, pandierender und patefazierter Reiz ausüben. Das Verfahren dient mithin zur Pansion, Öffnung der Leitbahnen, Lösung der Extima, Sudation, Patefaktion, Dispulsion von Ventus, Algor, bei Okklusionen und Schmerzen in Gelenken, Muskeln und Sehnen; auch bei Muskelverspannungen, Spasmen, am Erwachsenen vorzugsweise der Nackengegend und Schulterregion und an den Extremitäten; in der Pädiatrie auch am Rumpf.

Beispielsweise werden durch Prehension des *Puteus alae,* F21 (Abb. 145) der Kreislauf von Qi und Xue im ganzen System pandiert, durch Prehension von *Valles coniunctae,* IC4, Zahnschmerzen gelindert oder kompensiert, durch die Prehension des Abdomens Koliken und durch die Prehension von *Columna carnis, V57,* Spasmen im Unterschenkel augenblicklich gelöst.

Varianten

Abwandlungen der Prehension ergeben sich im Grunde dadurch, daß der Behandler beim Zufassen als Antagonisten des Daumens 2, 3 oder alle Finger einsetzen kann. Deskriptiv spricht man dann also von 3-Finger, 4-Finger oder 5-Finger-Prehension — wobei die Fünffinger-Prehension auch als Perprehension bezeichnet wird — vgl. die sogleich folgende Eintragung.

Perprehendieren, Perprehension (*chinesisch* zhua)　　　　　　抓

Beschreibung

Eine unter Anwendung aller Finger einer Hand ausgeführte Prehension, also eine "Fünffinger-Prehension", unter deren Einsatz man auf ein verhältnismäßig großes Areal oder Körperbereich eine sehr intensive Reizwirkung ausüben kann, nennt man Perprehension, Ultraprehension.

Wirkung

Mit der Perprehension wird, soweit die topologischen Verhältnisse ihre Anwendung überhaupt erlauben, die denkbar intensivste manuelle Reizeinwirkung auf ein therapeutisches Areal, mithin ein extremer dispulsiver Effekt erzielt.

Anwendungen

Die Anwendung der Perprehension ist im Grunde die gleiche wie die der einfachen Prehension, mit der einzigen Erweiterung, daß dort, wo die topologischen Verhältnisse es zulassen, also an den Extremitäten, vor allem den unteren, am Kniegelenk, am Hals aber auch am Abdomen, die denkbar intensivste Kraftübertragung erfolgt.

Vellidepsieren, Vellidepsation　　　　　　　　　　挰
(*chinesisch* nie; *lateinisch* vellicare + depsere)

Beschreibung

Die Vellidepsation ist eine Dreifinger-Prehension, bei der also Daumen, Zeige- und Mittelfinger zusammenwirken — wodurch ein deutlich abgemilderter Reiz gesetzt wird (Abb. 146- 148).

Abb. 146

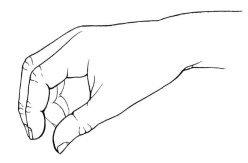

Wirkung

Dispulsion, Lösung wie bei allen prehensiven Maßnahmen, doch Milderung der subjektiven Empfindung.

Anwendungen

Das Verfahren hat zwar auch bei der Behandlung Erwachsener seine Anwendungen, z. B. an empfindlichen Stellen des Kopfes oder Halses, wenn eine subtile und zugleich milde Prehension gefordert ist. Das Hauptanwendungsgebiet ist indes die Pädiatrie, wozu bei den einzelnen Behandlungsmustern noch weiteres ausgeführt werden wird.

Abb. 147　　　　　　　　　　　　　Abb. 148

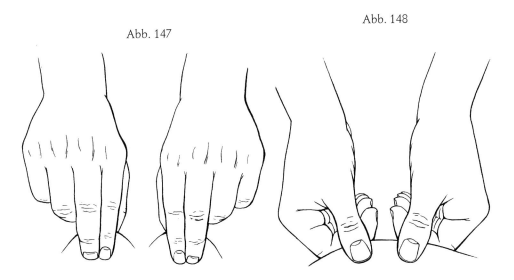

Vellizieren, Vellikation (lateinisch vellicare, vellicatio, chinesisch che) 扯

Beschreibung

Bei diesem Verfahren hebt der Behandler — entsprechend der Bedeutung des chinesischen Ausdrucks *che,* des lateinischen *vellicare* = 'zupfen', 'zwicken' — zwischen Daumen einerseits und Zeige- und Mittelfinger andererseits bestimmte Gewebepartien zupfend in einem raschen Rhythmus an (Abb. 149, 150).

Wirkung

Pansion der Leitbahnen, also die Wiederherstellung des Energieflusses an den im behandelten Bereich liegenden Foramina und Leitbahnen.

Anwendungen

Die Vellikation findet praktisch ausschließlich in der pädiatrischen Premoprehension Verwendung.

Abb. 149

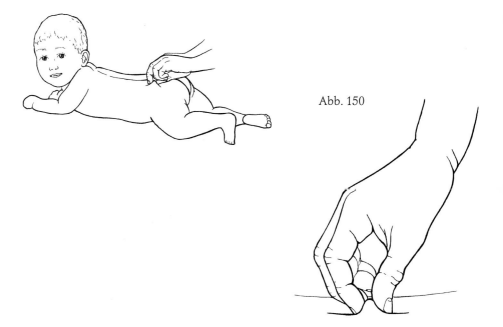

Abb. 150

Depsieren, Depsation (lateinisch depsere, depsio, chinesisch nian)　　捻

Beschreibung

Die prehensive Technik der Depsation wird mit lediglich zwei Fingern, nämlich Daumen und Zeigefinger vollzogen, zwischen denen das Gewebe, also die Haut und Muskulatur an einem bestimmten Situs rasch und mit mittlerer Kraftanwendung geknetet wird (Abb. 151).

Zu Beachtendes

Die Depsation muß flink und der Situation angepaßt erfolgen; auf keinen Fall darf die Kraftanwendung zögernd oder schleppend vor sich gehen.

Wirkung

Dispulsion; Lösung von Stauungen.

Anwendungen

Das Verfahren findet sowohl in der Allgemein- wie der pädiatrischen Premoprehension Verwendung, vorzugsweise an den kleinen Endgelenken aller Extremitäten, an denen depsierend Schwellungen und schmerzhafte Stauungen zerteilt werden. In Verbindung mit anderen premoprehensiven Techniken dient die Depsation zur Behandlung diffuser und lokaler Schmerzen in Fingern und Zehen. Schon im 7. Jahrhundert bezeugt eine Quelle,[1] daß die Depsation der Nasenflügel zur Beeinflussung von Affektionen dieses Organs verwendet wurde.

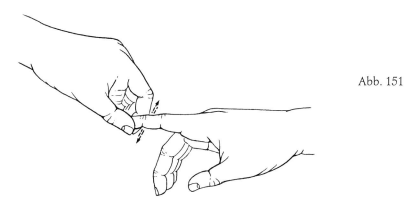

Abb. 151

---

[1] *Zhubing Yuanhoulun* aus dem Jahre 610.

Komprimieren, Kompression
(lateinisch comprimere, compressio, *chinesisch* an)

按

Das chinesische Wort *an* bedeutet in der Alltagssprache 'die Hand legen auf', 'mit der Hand niederdrücken'. So verstanden ist es ein Bestandteil der Wortverbindung *anmo*, 'Massage'. Im Rahmen der premoprehensiven Techniken jedoch kommt, wie wir sogleich sehen werden, dem Begriff eine stark verengte und spezielle Bedeutung zu, eben die Ausübung intensiven Drucks nicht nur mit der Hand, sondern u. U. auch mit dem Ellbogen.

Beschreibung

Bei der Kompression wird entweder mit einem Finger (dem Daumen), mit dem Handteller, mit dem Fingerknöchel oder mit dem Ellbogen auf ein bestimmtes Foramen allmählich gesteigerter und beständiger Druck ausgeübt, dessen Qualität allenfalls durch ein leichtes Hin- und Herdrehen und Wippen des drückenden Körperteils moduliert werden kann.

Zu Beachtendes

Bei der Kompression muß die Druckausübung gleichmäßig und geradlinig erfolgen. Der Kompressionsdruck ist zunächst behutsam einzusetzen und in Rückkopplung vom Situs und der Reaktion des Patienten allmählich zu steigern. Auf keinen Fall darf plötzlich und unvermittelt starker Druck auf irgendeine Körperstelle ausgeübt werden. Andererseits können bei allmählicher und umsichtiger Steigerung sehr beträchtliche Drucke zur Einwirkung gebracht werden.

Aus jahrhundertelanger Erfahrung hat sich eine Kombination von Kompression und Mulsion in der Weise in der Praxis bewährt, daß nach einer längeren Kompressionsphase eines Situs dort für einige Augenblicke eine Mulsion (s. a. unten) an dem gleichen Situs eingeschaltet wird — wodurch eine kurze Entspannung und Auffrischung der Reaktionsfähigkeit des Situs erzielt wird.

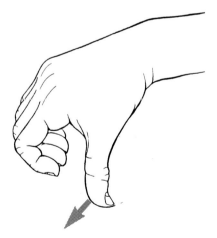

Wirkung

Die Kompression bewirkt eine intensive Dispulsion und damit auch Schmerzstillung, hebt Blockaden auf, lockert verspannte Muskulatur und trägt zu Korrektur von Verkrümmungen des Rückgrats bei.

Abb. 152

Anwendungen

Das Ziel der Kompression ist, einen Reiz bis in große und größte Gewebstiefen vordringen zu lassen.

Die Kompression unter Verwendung des Daumens kann praktisch an allen Foramina eingesetzt werden; die Kompression unter Gebrauch der Handflächen findet auf den unteren Extremitäten, aber auch in der Lendengegend und am Rücken Anwendung. Endlich findet die Kompression mit dem Fingerknöchel (Knöcheldruck-Massage) an Stellen Gebrauch, wo ein scharf definierter Punkt auf einem Muskel, z. B. auf einem Gelenkspalt komprimiert werden soll.

Die Kompression findet Anwendung bei diffusen und punktuellen Schmerzen an den Gelenken, bei Paresen, bei Verkrümmungen der Wirbelsäule, bei Schmerzen in der Magen- und Abdominalgegend, bei Schmerzen im Gefolge von Steinleiden.

Variationen, Modifikationen

Digitale Kompression, Digitales Komprimieren (Finger-Kompression) 指 按

Beschreibung

Bei diesem am häufigsten geübten Kompressionsverfahren erfolgt die Kompression mit Hilfe des Daumenballens (Abb. 153). Der Daumen wird ausgestreckt, die übrigen Finger leicht zur Faust flektiert. Die Druckanwendung auf den Situs erfolgt senkrecht und kontinuierlich.

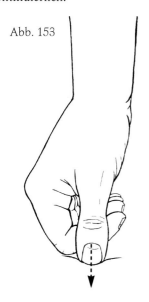

Abb. 153

Wenn es die Fläche des zu behandelnden Areals erfordert, können auch Zeige-, Mittel- und Ringfinger zu einer digitalen Kompression herangezogen werden.

Zu Beachtendes

Während einer Kompression darf der Druck nur behutsam gesteigert, nicht aber variiert oder sonstwie moduliert werden. Die Druckanwendung ist sehr von der physischen Leistungsfähigkeit des Behandlers abhängig, weshalb es zulässig und häufig geübte Praxis ist, die Aufrecherhaltung des Drucks mit Unterstützung durch Finger der zweiten Hand zu erleichtern bzw. zu gewährleisten.

Wird allerdings eine Kompression auf einen größeren Teil einer ganzen Leitbahn, z. B. der *cardinalis vesicalis* durchgeführt, so muß notgedrungen der komprimierende Finger bewegt werden. Dabei darf dennoch weder der Kontakt mit der Haut, noch auch nur der Kompressionsdruck nachlassen, so daß die Bewegung eine kriechende sein muß. Zur Vermeidung von Hautverletzungen ist auch auf angemessene Verwendung von Massageöl zu achten.

Wirkung

Wie bereits beim allgemeinen Eintrag zur Kompression festgestellt: intensive Dispulsion, die Zerteilung von Stasen und hartnäckigen Verhärtungen. Solche treten definitionsgemäß bei Algor-Befunden, Algor-Heteropathien auf; auch Stasen des Xue [Hämatome] sind der kompressiven Behandlung zugänglich.

Anwendungen

Bei repletiven Zuständen aller Art, bei Kongelationen und Konkretionen, Stasen, aber auch für die Erzielung von Fernwirkungen bei repletiven Störungen, beispielsweise wird die Kompression auf Induktorien des Rückens (*I. cardiale, diaphragmatis, lienale, stomachi*) oder auf dem *Vicus tertius pedis* angewendet, um Repletion in den zugeordneten Orbes zu zerstreuen und die damit einhergehenden Schmerzen zu stillen; auch *Valles coniunctae* können bei Zahnschmerzen nicht nur prehendiert, sondern oft auch komprimiert werden.

Palmare Kompression, Kompression mit der Hand   掌 按

Beschreibung

Bei der palmaren Kompression erfolgt die Druckübertragung entweder über die Handwurzel oder über das Thenar oder über den ganzen Handteller. Wahlweise komprimiert der Behandler mit einem dieser Teile und kann erforderlichenfalls den Druckeinsatz mit Unterstützung der zweiten Hand verstärken oder stabilisieren. (Abb. 154)

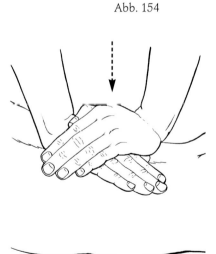

Abb. 154

Wirkung

Bei jeder Art von Palmarkompression werden die eingesetzten Drucke auf ein größeres Areal verteilt. Im Vergleich zur digitalen Kompression ist daher der Erfolg bereits ein milderer, harmonischerer, weshalb sich das Verfahren nicht nur dispulsiv, sondern auch zur Tepefaktion und Suppletion einsetzen läßt.

Anwendungen

Palmarkompression auf Areale des Rückens und der Lendengegend, in Sonderheit entlang der Wirbelsäule oder auf die Steißgegend — zur Behandlung von chronischen Algor- und Schmerzbefunden, hartnäckigen Verspannungen, selbst Deformationen der Wirbelsäule.

Perprimieren, Perpression; Ultrapression
(lateinisch perprimere, perpressio, *chinesisch* ya)

Beschreibung

Die Perpression ist ein Verfahren der Kompression, also der gleichmäßigen, intensiven Druckanwendung; sie unterscheidet sich von letzterer in zweierlei Weise,

1. indem der gleichmäßig auszuübende Druck bis zum äußersten, bis an die Grenze der physischen Leistungsfähigkeit des Behandlers gesteigert wird — weshalb eine Perpression mit dem Daumenballen oder dem nackten Handteller selten, wenn nicht unmöglich ist, sondern die Perpression mit dem Ellbogen ausgeübt wird;

2. trachtet man danach, den so ausgeübten ultrapressiven Druck nicht durch irgendeine Rückung oder Bewegung zu verändern. Mit anderen Worten, die Perpression erfolgt vertikal auf einen Situs und wird nicht durch irgendein Verschieben oder Gleiten auf der Körperoberfläche modifiziert.

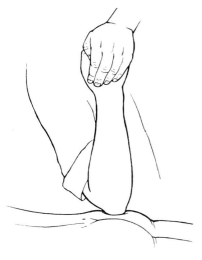

Wirkung

Dispulsion und Lösung von Konkretionen und Kongelationen in großen Muskelmassen.

Anwendung

Zur Zerteilung von Repletionen an mächtigen oder extrem verspannten Muskeln, z. B. am Glutäus (Abb. 155), am Oberschenkel, in der Lendengegend — mithin zur Behandlung von hartnäckigen Schmerzbefunden in diesen Gegenden.

Abb. 155 — Cubitale Ultrapression

Punktoprimieren, Punktopression (lateinisch punctoprimere . . . , *chinesisch* dian)

點　点

Beschreibung

Die Punktopression ist, wie der Name schon andeutet, ein Verfahren der Kompression, bei dem der gleichmäßige Druck auf ein sehr kleines Areal konzentriert wird, in der Regel auf ein genau bestimmtes Foramen. Deshalb wird die Punktopression entweder mit der Spitze des Daumens oder mit dem Knöchel des Daumens oder des Zeigefingers (Abb. 156) ausgeführt.

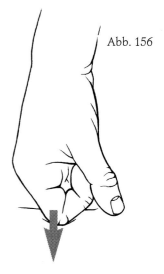

Abb. 156

Anwendungen

Die Punktopression hat im Grunde die gleichen Anwendungen wie die Kompression mit dem Daumenballen — mit dem Unterschied, daß eine noch größere Präzision und Konzentration der Wirkung möglich ist. Sie wird also auf einzelne Foramina gerichtet oder für die Behandlung von Sehnenansätzen und an den Gelenken allgemein und an den kleinen Gelenken der Extremitäten im besonderen eingesetzt, wie etwa an Punkten auf dem Hand- oder Fußrücken.

Unguiprimieren, Unguipression
(lateinisch unguiprimere, unguipressio, *chinesisch* qia)

掐

Beschreibung

Auch die Unguipression ist ein Verfahren der Kompression oder eigentlich der Perpression, d. h. der extremen Anwendung gleichmäßigen Drucks auf ein winziges Areal. Solche Druckanwendung erfolgt mittels des entsprechend manikürten Nagels des Daumens.

Die Unguipression ist ein Verfahren der punktuellen Perpression, das der in der Akupunktur bekannten Punktopression mit der Drucknadel[1] gleicht. Deshalb wird es volkstümlich auch "Fingernadelung" oder "Fingerakupunktur" genannt (*zhizhenfa*). Der Nagel wird an der beabsichtigten Stelle intensiv eingedrückt — bis zu einer erkennbaren Reaktion, dann zurückgenommen und wieder eingedrückt — in Abhängigkeit von Befund und Absicht.

Zu Beachtendes

Zur guten Praxis der Unguipression gehört, daß, nachdem das Hauptziel der Manipulation, die Lösung eines Krampfes oder Flexus erreicht ist, sich eine behutsame Mulsion des unguiprimierten Situs anschließen sollte, um das Qi wieder zu harmonisieren und die lokal aufgetretenen Schmerzen vollkommen zu stillen.

Wirkung

Die Unguipression wirkt intensiv dispulsierend, zugleich patefazient; sie setzt meist einen starken Schmerzreiz.

Anwendungen

Das im Grunde milde und gut zu beherrschende Verfahren wird auch heute noch vor allem in der Pädiatrie angewandt — zur Lösung allgemeiner *pavor venti*-Spasmen; des weiteren aber auch in der Allgemeinmedizin zur Behandlung akuter Ohnmachten, Flexus.

---

[1] Vgl. PORKERT/HEMPEN, *Systematische Akupunktur*, S. 364.

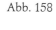
Abb. 158

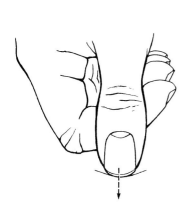

Abb. 157

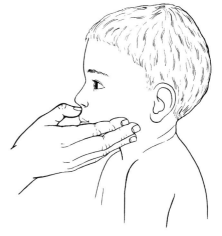

Frikieren, Frikation (*lateinisch* fricare, fricatio, *chinesisch* mo)   摩

Beschreibung

Der Behandler appliziert Handteller oder nur Zeige-, Mittel- und Ringfinger auf einen zu behandelnden Situs und führt unter leichten Bewegungen von Handgelenk und Arm eine kreisend rhythmische Massage aus (Abb. 159–160).

Zu Beachtendes

Der Ellbogen des Behandlers ist leicht angewinkelt, das Handgelenk entspannt. Finger und Hand werden in natürlicher Weise ausgestreckt.

Die druckausübenden Teile der Hand bzw. der Finger werden zusammen mit Handgelenk und Unterarm kreisend bewegt. Die Kraftentfaltung muß sehr gelöst und natürlich erfolgen (Abb. 161–162).

Die Bewegung kann im oder gegen den Uhrzeigersinn erfolgen; wichtig ist die Einhaltung einer Frequenz von ca. 120 Bewegungen pro Minute.

Wichtig ist vor allem die vollkommene Ausgeglichenheit von Druckeinsatz, Bewegungsgeschwindigkeit, Richtungswechsel, mithin die vollkommene Gelassenheit, Ausgewogenheit der Einwirkung: die Bewegung darf weder hastig noch langsam, der Druck weder zu leicht noch zu stark ausfallen.

Das Ziel der Frikation ist die Komposition, d. h. der Ausgleich, die Harmonisierung. Aus diesem Grund wird bei der Anwendung der Frikation auch Adjuvanzien, d. h. besonders ausgewählten Massageölen und Duftstoffen, erhöhte Bedeutung zugemessen. — Es

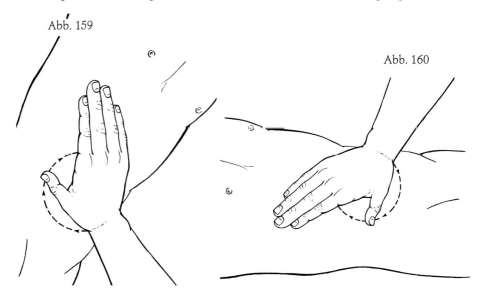

Abb. 159

Abb. 160

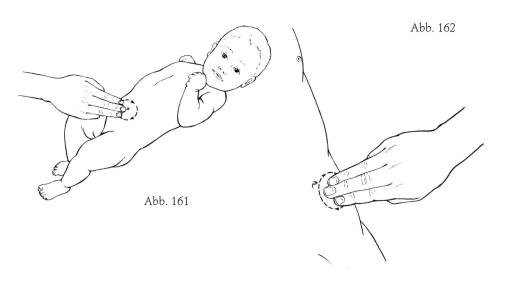

Abb. 162

Abb. 161

ist durchaus im Sinn der chinesischen Medizintheorie, wenn diese Duftstoffe nach dem momentanen subjektiven Empfinden des Patienten und seinen Reaktionen ausgewählt werden — wobei die Skala der Möglichkeiten vom Zwiebel- oder Ingwerpreßsaft über harzige Aromen bis hin zu raffinierten exotischen Düften reichen darf.

Wirkung

Die Durchführung einer Frikation, wie beschrieben bei einer Frequenz von 120 Kreisbewegungen pro Minute, sollte an sich weder eine Dispulsion noch eine Suppletion hervorrufen. Wenn letztere, die Dispulsion beabsichtigt ist, könnte die Frequenz gesteigert, wenn erstere, die Suppletion das Ziel ist, die Frequenz deutlich abgesenkt werden.

Durch Frikation werden die Mitte harmonisiert, in diesem Bereich Kongelationen und Schmerzbefunde gelöst, also Blockaden durchbrochen.

Anwendungen

Die beabsichtigte Wirkung wird vor allem auf die Flanken, den Thorax und das Abdomen gerichtet, bei bestehenden Beklemmungsgefühlen, Druckgefühlen, Verspannungen, Schmerzzuständen, aber auch bei Diarrhoe oder Obstipation, Verdauungsstörungen.

Das Verfahren wird gern mit verwandten, gleichfalls sehr modulationsfähigen anderen Techniken der Premoprehension, wie der Mulsion oder der Ein-Finger-Zen-Pression kombiniert.

Modifikationen

Mulsieren, Mulsion *(lateinisch* mulcere, mulsio, *chinesisch* rou) 揉

Beschreibung

Der Behandler bringt das Thenar oder die Handwurzel oder den Ballen einzelner Finger in satten Kontakt zu dem zu behandelnden Situs und führt dann eine sanft kreisende Bewegung aus. Die Mulsion mit dem Thenar nennt man Thenarmulsion, die Mulsion mit der Handwurzel Palmarmulsion[1] und die Mulsion mit dem Finger Fingermulsion oder digitale Mulsion (Abb. 163 – 166).

Zu Beachtendes

Die Bewegung muß mit lockerem Handgelenk aus diesem und einer leichten Folgebewegung des Arms ausgeführt werden. Dabei darf die Exkursion der Bewegung im Handgelenk mittlere Größe annehmen. Die Kreisfrequenz wird in der Regel mit zwischen 120 und 160 Bewegungen pro Minute liegen.

Abgrenzung gegenüber der Frikation

Die Mulsion ist äußerlich und teilweise auch von der Absicht her der Frikation verwandt, doch in wesentlichen Zügen von dieser auch verschieden:

die Frikation erstreckt sich stets auf ein größeres Areal, die Mulsion konzentriert sich auf ein kleines oder sehr kleines Areal. Die Frikation wird vom Anfang bis zum Ende mit

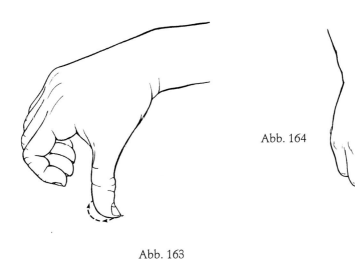

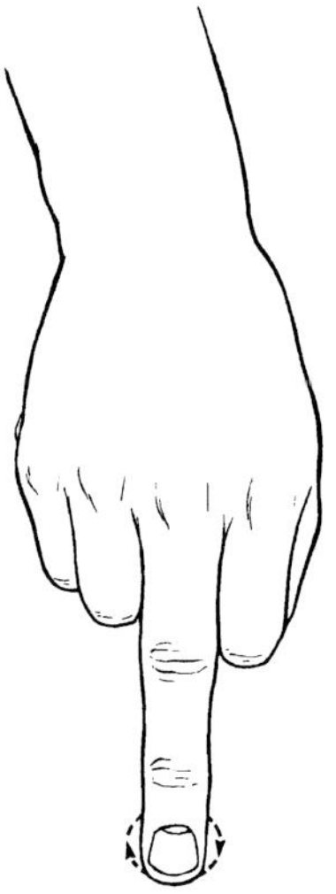

Abb. 164

Abb. 163

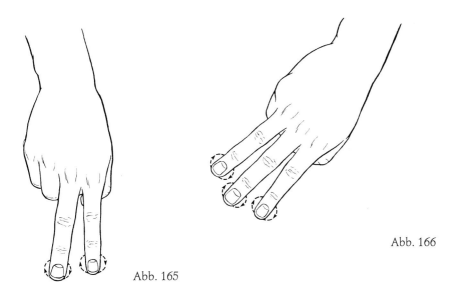

Abb. 166

Abb. 165

annähernd gleichbleibendem — nämlich mittlerem — Druck ausgeführt; bei der Mulsion erfolgt zunächst eine dezidierte Druckanwendung — oben hieß es, "in sattem Kontakt mit dem Behandlungssitus"! — die aber im Verlauf der Bewegung nachläßt — in Anpassung an die empfundenen Verhältnisse am Situs.

Wirkung

Die Mulsion hat aus der soeben gegebenen Grunddefinition eine dezidiert dispulsive Wirkung, die aber dennoch sehr viel behutsamer ausgeübt wird als bei Verfahren der Pression oder gar Kompression. Die Mulsion bildet also verfahrensmäßig und technisch das Bindeglied zwischen den Verfahren der Pression und der Frikation. Sie löst in behutsamer Weise Kongelationen und kanalisiert Pituita-Zusammenballungen, dynamisiert das Xue, beseitigt Schwellungen und Schmerzzustände.

Anwendungen

Im Prinzip kann der behutsame Reiz einer Mulsion an jeder Körperstelle und sowohl in der Allgemeinmedizin wie auch in der Pädiatrie eingesetzt werden. Häufig wird sie gebraucht bei Schmerzen in der Magen- und Abdominalgegend, bei Beklemmungsgefühlen, bei Störungen der Ausscheidungsorgane, aber auch bei äußeren Verletzungen und Schwellungen mit Schmerzen.

---

[1] Man vergleiche die nachfolgenden Seiten und Abbildungen!

Varianten

Palmar- oder Thenarmulsion

掌揉，大魚際揉

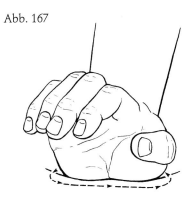

Abb. 167

Beschreibung

Die Palmar- bzw. Thenarmulsion (Abb. 167 und 168) entspricht in allen Einzelheiten der oben definierten Mulsionstechnik auch hinsichtlich der Frequenz, doch ist auf Grund der größeren Kontaktfläche die Reizwirkung eine mildere.

Wirkung

Milde Dispulsion, die sowohl in der Pädiatrie als auch bei alten und empfindlichen Menschen zur Lösung

von Blockaden und Schmerzzuständen in der Leibesmitte eingesetzt werden kann, also bei Allgemeinerkrankungen, Obstipation oder Diarrhoe, Verdauungsstörungen, Schwellungen. Es ist eine beliebte Technik der Roboration, der Regulation des Qi, der Stärkung der Mitte und der Schmerzlinderung.

Abb. 168

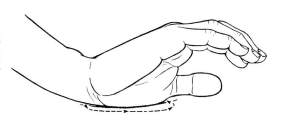

Digitalmulsion, Fingermulsion

指揉

Beschreibung

Die Fingermulsion kann entweder mit dem Daumen oder mit dem Mittelfinger oder mit einer Kombinaton von Zeige-, Mittel- und Ringfinger ausgeführt werden, (Abb. 163 – 165) und zwar mit mäßigem Druck, der wie für die Mulsion typisch, zunächst stärker einsetzt und allmählich zurückgenommen wird.

Die Unterschiede zu den übrigen Verfahren der Mulsion beziehen sich allein auf topologische Gesichtspunkte: die digitale Mulsion wird vorzugsweise auf bestimmte

Foramina wie *Yang maior* an den Schläfen oder *Fons scatens* auf der Fußsohle gerichtet, die einer zwar dispulsiv wirksamen und dennoch behutsamen Stimulation bedürfen.

Anwendungen

Eine wichtige Anwendung ist die Beherrschung von Schweißen (*asperatio cutis*).

Intermulsieren, Intermulsion (lateinisch intermulcere, inermulsio, *chinesisch* cuo)

搓

Beschreibung

Der Behandler nimmt den zu behandelnden Körperteil zwischen beide Hände und führt an ihm mit den gegensinnig einwirkenden Händen eine rasche Mulsion aus.

Zu Beachtendes

Bei der Intermulsion wirken beide Hände in einer gegensinnig raschen Mulsionsbewegung auf einen zwischen ihnen liegenden Körperteil ein, wobei die gegensinnige Bewegung der beiden Hände zwar rasch, der Übergang der Mulsionsbewegung an eine andere Stelle aber langsam vonstatten geht.

Ausnahmsweise kann von einer Intermulsion auch bei der gegenseitigen Applikation von nur zwei Fingern gesprochen werden — die zu einer lokal und nach Intensität begrenzten mulsiven Krafteinwirkung führt.

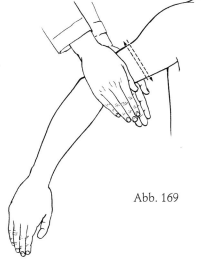

Abb. 169

Wirkung

Pansion von Leitbahnen, Dynamisierung von Xue, Lockerung und Lösung der Muskulatur.

Anwendungen

Die Intermulsion kann in der Lenden- und Rückenregion, an den Flanken, vor allem aber an den Extremitäten angewendet werden — in der Regel gegen Ende oder als Schlußmaßnahme einer premoprehensiven Behandlung. Am häufigsten ist die Anwendung der Intermulsion an den Armen (Abb. 169).

Volvomulsieren, Volvomulsion (lateinisch volvere + mulcere, chinesisch yun)

運 运

Beschreibung

Die Volvomulsion ("drehende Streichmassage") wird vom Behandler unter Zuhilfenahme der Ballen von Daumen und Zeigefinger oder von Daumen, Zeige-, Mittel- und Ringfinger ausgeführt, wobei diese Finger in einer bogenförmigen oder kreisförmigen Drehbewegung sanft über den zu behandelnden Situs streichen.

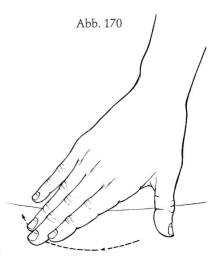

Abb. 170

Wirkung

Harmonisierung und milde Pansion ("Durchgängigmachung") von Leitbahnen und Muskelleitbahnen (*nervocardinales*).

Anwendung

Diese äußerst sanfte und leichte Einwirkung auf den Energiefluß in den Leitbahnen wird in der pädiatrischen Premoprehension angewandt.

Volvieren, Volution (lateinisch volvere, volutio, chinesisch gun)

滾

Das Verfahren der Volution geht auf die Schulen der Ein-Finger-Zen-Pression zurück und hat dort auch noch herausragende Bedeutung.

Beschreibung

Der Behandler bildet eine lockere Faust und appliziert die Knöchel von Zeige-, Mittel-, Ring- und kleinem Finger auf das zu behandelnde Areal, auf dem er aus dem locker geführten Handgelenk mit einer wiegenden bzw. rollenden Bewegung über die Knöchel Druck auf den Behandlungssitus ausübt (Abb. 171). Diese wiegende, rollende Bewegung ist vergleichbar der wiegenden Bewegung eines mit beiden Händen geführten Wiegemessers.

Zu Beachtendes

1. Die mit dem Behandlungssitus Kontakt machenden Knöchel führen dort *keine Reibebewegung* aus; sie werden nicht verschoben!

2. Der Gesamtwinkel der Wiegebewegung beträgt etwa 90°, mithin das halbe Bogenmaß 45°.

3. Die Druckausübung muß ausgeglichen, ausgewogen erfolgen, die Wiegebewegung selbst locker und gelöst, mit einer Frequenz von ca. 160 pro Minute.

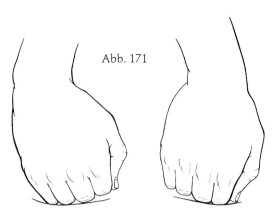

Abb. 171

Wirkung

Repletionen, also Konkretionen, Kongelationen und damit Schmerzzustände vor allem im Gelenkbereich lösend.

Anwendungen

An Kopf, Hals, Schultergürtel, Lenden- und Steißregion und an den Extremitäten, dort Schmerzzustände, Spannungszustände, Sensibilitätsstörungen, Steifigkeit, Spasmen lösend, lindernd.

Rudikulieren, Rudikulation
(*lateinisch* rudiculare, rudiculatio, *chinesisch* gun)

撩

Das im 4. Ton gesprochene Wort *gùn* ist ein Kunstwort neuerer Zeit, zur Bezeichnung einer von der Volution — jenes Zeichen mit einem anderen Radikal geschrieben und im 3. Ton gesprochen — abgeleiteten premoprehensiven Technik.

Beschreibung

Der Behandler appliziert die dorsale ulnare Handkante oder die Knöchel von Kleinfinger, Ringfinger und Mittelfinger auf der zu behandelnden Stelle und führt aus dem locker flektierten Handgelenk eine rührende Bewegung aus. (Abb. 172 a– b)

Zu Beachtendes

Schulter und Arm des Behandlers müssen gelöst und entspannt sein, das Ellbogengelenk darf nur mäßig gebeugt werden, etwa im Winkel von 120, maximal von 140 Grad.

Bei der Außenflexion sollte der Winkel zwischen Unterarm und Hand etwa 80 und bei der Innenflexion etwa 40 Grad betragen.

Abb. 172a

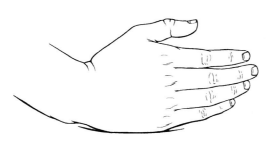

Das Handgelenk des Behandlers muß gleichfalls völlig entspannt sein, damit die Kraft der Einwirkung entweder über die Handkante oder über die Knöchel an der Grundphalanx der Finger unbehindert übertragen werden kann. Aus dem Handgelenk wird fortgesetzt eine rührende, quirlende Bewegung ausgesandt: die Hand wirkt gewissermaßen wie ein Quirl. Dabei muß der die Kraft übertragende Teil, z. B. die Handkante jedoch in beständigem Kontakt mit dem zu behandelnden Situs bleiben, darf sich von diesem also nicht abheben oder auch nur darauf verrutschen.

Der auszuübende Druck muß gleichmäßig einwirken, die Quirlbewegung muß rhythmisch erfolgen und darf weder plötzlich beschleunigt, noch verlangsamt werden. Als Orientierung für die Frequenz der Exkursionen können 120 bis 160 pro Minute gelten.

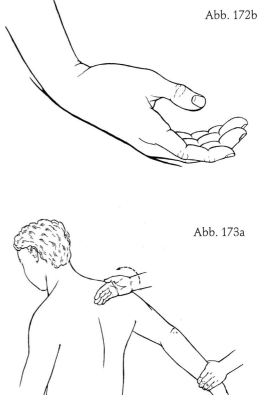

Abb. 172b

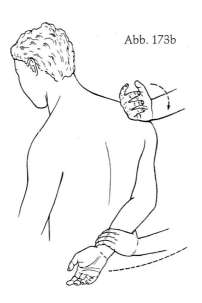

Abb. 173b

Abb. 173a

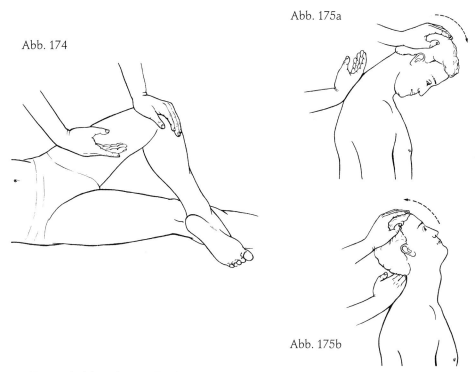

Abb. 175a

Abb. 174

Abb. 175b

Die Einfachheit der Beschreibung des Verfahrens darf nicht darüber täuschen, daß seine wirksame Beherrschung beträchtliche Übung erfordert. Insofern sollte der angehende Behandler gerade dieses Verfahren nicht nur während seiner praktischen Ausbildung oder später am Patienten, sondern ausgiebig amSandbeutel üben.

Wirkung

Die Rudikulation bewirkt eine Lösung der Nervus, also der Muskeln und Sehnen, eine Dynamisierung des Xue, also der Säfte, eine Intensivierung des Energieflusses in den Gelenken, eine Lösung des Fleisches (*liberatio carnis*).

Anwendungen

Zur Lösung von Verspannungen, zur Roboration der Muskulatur [zur allgemeinen Verbesserung der Durchblutung].

Nachdem bei der Rudikulation verhältnismäßig große Kräfte auf ein größeres Areal übertragen werden können, eignet sich diese zur Anwendung an Schulter und Rücken, Hüften und Glutäus sowie an stärkeren Muskelpartien der Extremitäten; sie wird gegen diffuse Schmerzen, Parästhesien und Paresen, aber auch bei Lähmungen im Gefolge von ventischem Humor und bestehenden Bewegungsstörungen eingesetzt.

Perfrikieren, Perfrikation *(lateinisch* perfricare, perfricatio, *chinesisch* ca)

擦

Beschreibung

Der Behandler appliziert den Handteller, das Thenar oder die Handkante auf den zu behandelnden Situs und führt unter *kräftiger Druckanwendung eine lineare Massage* aus.

Zu Beachtendes

1. Gleichgültig ob die Massage vertikal oder horizontal in der verlängerten Achse des Arms des Behandlers oder im rechten Winkel zu dieser erfolgt, unter allen Umständen ist auf die Geradlinigkeit der kräftig reibenden Bewegung zu achten; es darf nicht von der Perfrikationsbahn nach links oder rechts abgewichen werden! Dadurch würde das Ziel, nämlich die Hervorrufung von Reibungswärme in einem präzis bestimmten Areal, nicht erreicht.

2. Zwar gibt es keine enge Vorschrift über die Länge der bei der Perfrikation zu bestreichenden Strecke. Man beachte aber daß, wenn man die Strecke sehr kurz wählt, die Gefahr einer Überreizung oder gar Verletzung der Haut unter intensivem Reibedruck drastisch zunimmt; wenn man die Strecke zu lang wählt, hingegen die Gefahr besteht, daß das Ziel der Perfrikation, nämlich die Erzielung einer intensiven Erwärmung trotz großen Krafteinsatzes nicht erreicht werden kann.

3. Die Druckanwendung muß trotz beträchtlicher Intensität ausgewogen erfolgen, die Haut des Patienten darf sich nicht unter dem reibenden Finger aufwerfen.

4. Die optimale Frequenz der Reibebewegungen sollte etwa bei 100 pro Minute liegen.

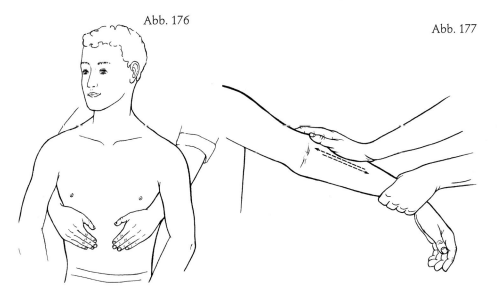

Abb. 176

Abb. 177

Kautelen: Insofern bei jeder Perfrikation erhebliche Reibungsenergie entwickelt wird, ist die Verwendung eines guten Massageöls sowohl zur Vermeidung übermäßiger Hautreizungen, als auch zur Steigerung der lokalen Temperaturerhöhung zweckmäßig.

Unmittelbar nach der Perfrikation darf an den behandelten Stellen kein anderes premoprehensives Verfahren angewendet werden, weil ansonsten eine große Gefahr der Hautverletzung besteht. Ist an der gleichen Stelle die Anwendung verschiedener premoprehensiver Techniken beabsichtigt, so sollte die Perfrikation als letzte angewendet werden.

Wirkung

Tepefaktion, Propulsion des Qi und Animation des Xue, also Dynamisierung der Bewegung des Qi und des Xue, dadurch indirekt eine Zerteilung von Schwellungen, Kongelationen, Schmerzstillung.

Anwendungen

Man vgl. diese bei den folgenden Varianten und Modifikationen.

Varianten und Modifikationen

Palmare Perfrikation

掌 擦

Beschreibung

Der Handteller wird auf den zu behandelnden Situs appliziert und unter kräftiger Druckanwendung reibend hin- und herbewegt (Abb. 176).

Wirkung

Die Perfrikation mit dem Handteller (Palmarperfrikation) wird auch als Äquiperfrikation, also als "ausgewogene Perfrikation" bezeichnet und induziert einen sehr milden Wärmereiz.

Anwendungen

Das Verfahren kommt vor allem im Bereich des Thorax, der Rippen, aber auch des Abdomens zur Anwendung, wenn Depletionen der Mitte oder depletiver Algor der Mitte, also in Lienal- und Stomachorbis, zu Schmerzen und Verdauungsstörungen führen.

Thenarperfrikation

魚 際 擦

Beschreibung

Der Behandler führt mit dem Thenar einer Hand eine streng lineare, kräftig reibende Massage aus (Abb. 177).

Wirkung

Die Thenarperfrikation erzeugt eine Tepefaktion mittlerer Intensität.

Anwendungen

Entsprechend der im Vergleich zur Palmarperfrikation auf ein kleineres Kontaktareal wirkenden Thenarperfrikation eignet sich diese außer an Thorax, Abdomen und Lendengegend vor allem zur Behandlung von Arealen an allen Extremitäten, wenn Schwellungen oder Verletzungen (und damit einhergehende Schmerzbefunde) zu lindern und zu behandeln sind.

Kantenperfrikation, die Perfrikation mit der Handkante 側 擦

Beschreibung

Der Behandler appliziert die ulnare Kante der Handfläche mit Kraft auf den zu behandelnden Situs und führt unter kräftigem Druck eine hin- und herreibende Linearbewegung aus. (Abb. 178)

Wirkung

Mit der Kantenprefrikation ist eine ziemlich intensive und rasche Erwärmung zu erzielen.

Anwendungen

Am Schultergürtel und Rücken, in der Lenden- und Gesäßregion sowie an den unteren Extremitäten zur Behandlung diffuser oder lokalisierter Okklusionen, algorischer Schmerzen, aber auch Paresen der Muskulatur im Gefolge von ventischem Humor.

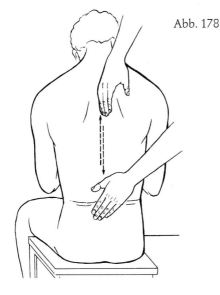

Abb. 178

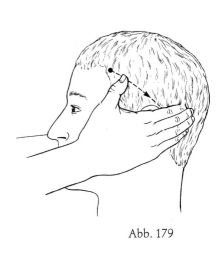

Abb. 179

Verrodispulsion, Verrodispulsieren 掃 散   扫 散
(lateinisch verrere *(fegen) und* dispellere, *chinesisch* saosan)

Beschreibung

Die Verrodispulsion ist eine spezielle Variante der Perfrikation und könnte als digitale Perfrikation am Kopf definiert werden: der Behandler tritt vor den sitzenden Patienten (Abb. 179) stützt mit der einen Hand dessen Kopf und führt mit der radialen Flanke des Daumens am Kopf eine intensive Perfrikation durch, die beim Foramen *Retinens capitis* beginnt und über die Haargrenze hinweg bis hinter das Ohr vordringt. Bei dieser Perfrikation werden die anderen vier Finger leicht gebeugt und unterstützen die perfrikative Wirkung. Nachdem diese Verrodispulsion (Fegedispulsion) an der einen Schläfe durchgeführt worden ist, wird sie bei Wechsel der Hände an der anderen Seite wiederholt.

Wirkung

Tepefaktion und Dispulsion von Algor-Heteropathien, Lösung von Spasmen, *Patefactio orificiorum*, d. h. Öffnung der Sinnesorgane, *expulsio venti, pacatio* des hepatischen Orbis und Absenkung des hepatischen Yang, sedativ.

Anwendungen

Im Verein mit Striktion der Stirn, Prehension des *Stagnum venti* und Pression auf die *Fornices pontis* verwendet, findet die Manipulation zur Behandlung von Kopfschmerzen, Permotionen [und auch Hypertonie] Verwendung.

.

Agitieren, Agitation (lateinisch agitare, agitatio, *chinesisch* yao) 揺

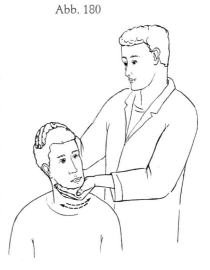

Abb. 180

Beschreibung

Bei diesem Verfahren setzt der Behandler beide Hände ein. Während die eine Hand das zu behandelnde Körperteil entweder festhält oder stützt, setzt die andere Hand eben dieses Körperteil in schwingende oder kreisende Bewegung. Die wichtigsten Anwendungen sind:

Agitation des Halses bzw. des Nackens: der Behandler legt eine Hand auf das Schädeldach des Patienten, die andere an das Kinn des Patienten und bewegt dann dessen Kopf hin und her. (Abb. 180).

Agitation des Schultergelenks: Der Behandler stützt die Schulter des Patienten von oben ab, ergreift mit der anderen den zugehörigen Arm am Handgelenk oder am Ellbogen und versetzt ihn in kreisende oder schwingende Bewegung (Abb. 181 und 182).

Agitation des Lendenbereichs: Der Behandler fixiert das eine Bein des Patienten zwischen seinen eigenen Beinen, ergreift dann mit beiden Händen den Schultergürtel und teilt dem Oberkörper des Patienten eine drehend hin- und herschwingende Bewegung mit.

Agitation des Hüftgelenks: Der Behandler ergreift am liegenden Patienten mit der einen Hand dessen Ferse, mit der anderen das Knie, beugt letzteres und führt gleichzeitig eine drehend pendelnde Bewegung des Oberschenkels aus (Abb. 183).

Agitation des Sprunggelenks: Der Behandler ergreift mit der einen Hand den Fuß von der Fersenseite her, mit der anderen die Zehenpartie und führt eine drehende Pendelbewegung aus (Abb. 184).

Zu Beachtendes

Die premoprehensive Agitation muß ruhig und bedächtig ausgeführt werden, die Kraftanwendung muß gleichmäßig erfolgen. Die Exkursionen der Bewegung richten sich nach Diagnose und Befinden des Patienten: Grundsätzlich beginnt man mit kleinen Exkursionen und steigert diese allmählich, mit leichter Kraftanwendung, die man u. U. verstärkt, mit langsamen Bewegungen, die man im Laufe der Behandlung u. U. beschleunigt.

Geht es um die Korrektur von Algor-Befunden, sollte die Wellenbewegung der Agitation zentripetal erfolgen, bei der Behandlung von Calor-Befunden hingegen zentrifugal.

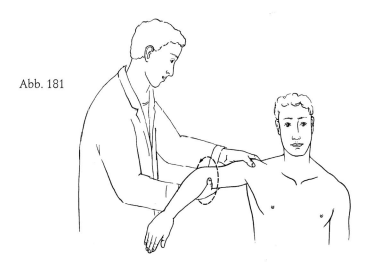

Abb. 181

Abb. 182

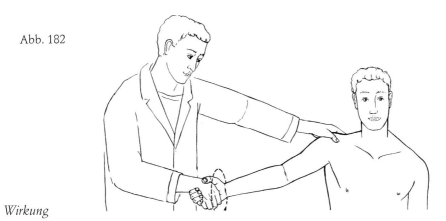

Wirkung

Lösung der Nervus (= Muskeln und Sehnen), Dynamisierung des Xue [Anregung des Säfteumlaufs], Mobilisierung von Gelenken, Lösung von Verklebungen.

Anwendungen

Wie die Beispiele bereits deutlich machen, wird die Agitation bei Behandlungen von Hals, Extremitäten und Lendengegend eingesetzt, und zwar bei verringerter Bewegungsfähigkeit, bei Steifheit von Gelenken und ihrer erschwerten Beugung. Sie löst solche Gelenke, steigert ihre Bewegungsfähigkeit, stellt die volle Funktionsfähigkeit wieder her.

In der Pädiatrie dient die Agitation zur Behandlung bestimmter Allgemeinerkrankungen. In dieser Absicht wird sie mit viel geringerer Kraftanwendung am Kopf und an den Händen des Kindes ausgeführt.

Abb. 183

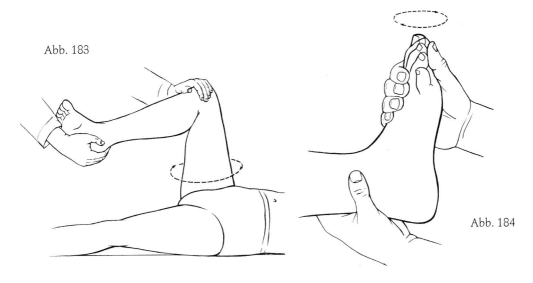

Abb. 184

Quassieren, Quassation (*lateinisch* quatere, quassatio, *chinesisch* dou*)* 抖

Beschreibung

Die Quassation ist das Schütteln einer Extremität mit geringer Amplitude jedoch hoher Frequenz. Mithin besteht das Verfahren darin, daß der Behandelnde eine Extremität des Patienten am Ende faßt und mit wenig Kraftanwendung und kleiner Amplitude fortgesetzt schüttelt, so daß der Patient das Gefühl hat, daß sich bei ihm Spannungen in allen Gelenken lösen.

Wirkung

Pansion (Durchgängigmachung) der Leitbahnen, somit Dynamisierung des Xue und der Säfte allgemein.

Anwendungen

Die Quassation ist an jeder Extremität anwendbar; am häufigsten erfolgt sie an den Armen. Gewöhnlich wird sie in Verbindung mit einer intermulsiven Manipulation am Beschluß einer Behandlung gebraucht — mit ganz ähnlicher Funktion wie jene.

Trahieren, Traktion (*chinesisch* pan, *lateinisch* trahere, tractio*)* 攀 (扳)

Beschreibung

Bei der Traktion ergreift der Behandler eine Extremität des zu Behandelnden und zieht bzw. streckt sie, reckt sie kräftig.

Im Hinblick auf bestimmte Behandlungsziele und den Krafteinsatz stellt die Traktion eine Fortsetzung und Steigerung der Agitation dar. Deshalb schließt eine Traktion häufig im Rahmen einer Behandlung an eine vorausgehende Agitation an.

Zu Beachtendes

Insofern ein Behandler bei jeder Traktion im Verhältnis zu den physisch-konstitutionellen Vorgaben des Patienten sehr beträchtliche Kräfte entfaltet, erfordert ihre Anwendung seitens des Behandlers besondere Umsicht und Erfahrung in der Umsetzung orthopädisch-anatomischen Wissens. Mit anderen Worten, er muß stets gegenwärtig haben, wo auch und gerade am Gesunden bei verschiedenem Alter Gelenkexkursionen ihre angenehmen Grenzen haben. Auch wird er die Empfindungen des Patienten sorgfältig beachten, also selbst eine orthopädisch indizierte und mechanisch unproblematische Traktion nicht in einem Zug und rasch, sondern stufenweise und verlangsamt ausführen. Auch davon abgesehen ist die Zugkraft unter allen Umständen gleichmäßig, niemals plötzlich und unvermittelt einzusetzen und ihre Stärke ins richtige Verhältnis zur Belastbarkeit des Patienten und zum angestrebten Ziel zu setzen.

Anwendungsbereich:

Die Traktion des Schultergelenks wird bei fortgeschrittenen Arthrosen desselben und auffallender Einschränkung seiner Mobilität angewendet. Die Traktion kann hier in Kombination mit einer Agitation eingesetzt werden.

Die schräge Traktion der Lenden und die Retrotraktion der Lendengegend wird bei Bandscheibenbefunden der Lendenwirbelsäule, auch bei Luxationen eingesetzt. Sie soll zur Geraderichtung der Wirbelsäule und u. U. zu einer Relokation der Bandscheiben führen.

Die traktiven Verfahren im einzelnen:

Traktionen der Halswirbelsäule

Bei Verliegen und allgemeinen Schmerzen in der Halsmuskulatur: Der Patient sitzt; seine Halsmuskulatur ist entspannt, sein Kopf leicht seitlich geneigt. Der Behandler steht seitlich hiner dem Patienten, legt die eine Hand auf dessen Schädel, die zweite an die untersten Halswirbel. So teilt der dem Kopf zunächst eine langsame Drehbewegung nach links und rechts mit, die endlich in einer einmaligen kräftigen Traktion bei einer maximalen Exkursion von 5 bis 10 Grad gipfelt. Dabei kann ein schnappendes Geräusch in der HWS auftreten.

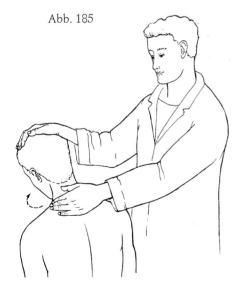

Abb. 185

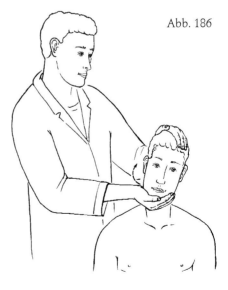

Abb. 186

Traktionen des Schultergelenks

Am sitzenden Patienten: Der Behandler geht vor dem Patienten in eine annähernde Hockstellung, unterstützt die Hand der zu behandelnden Extremität bis zum Ellbogen mit seiner eigenen Schulter, legt dann beide Hände auf das Schultergelenk des Patienten und erhebt sich bei gleichzeitiger Streckung seiner Arme ganz vorsichtig aus der Hockstellung: dadurch wird der zu behandelnde Arm des Patienten lateral abduziert und eleviert (Abb. 187a & b).

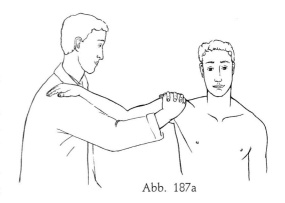

Abb. 187a

Am liegenden Patienten: Der Behandler legt die eine Hand auf den Oberrand der Skapula des Patienten und erfaßt mit der anderen den zu behandelnden Arm oberhalb des Ellbogens. Anschließend zieht er mit einer außen drehenden Bewegung diesen Arm so weit dies möglich ist. Gleichzeitig bewegt er die behandelte Extremität sanft auf und ab — Abb. 188.

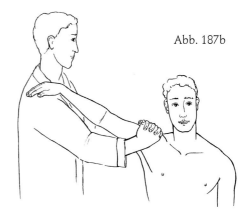

Abb. 187b

Bei Anwendung der beschriebenen Verfahren werden oft knackende und reißende Geräusche hörbar. Auf diese ist zu achten und auch darauf, daß zwar kraftvoll aber nicht gewaltsam trahiert wird; denn natürlich dürfen keine sekundären Bruchverletzungen am Handgelenk oder gar an der Wirbelsäule gesetzt werden.

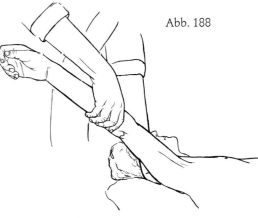

Abb. 188

Traktionen der Lenden

Schräge Traktion des Lendengürtels: Hierzu wird an dem auf der Seite liegenden Patienten gearbeitet. Der Behandler fixiert mit der einen Hand die Schulter des Patienten von vorn und mit der zweiten den gleichseitigen Beckenkamm und führt anschließend mit beiden Händen eine gegensinnige Traktionsbewegung aus, so daß es zu einer schrägen (drehenden) Traktion des Lendengürtels kommt (Abb. 189 und 190). Auch hierbei können typische Knackgeräusche auftreten.

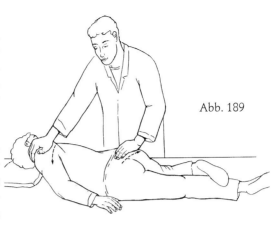

Abb. 189

Dorsale Traktion des Lendengürtels: Der Patient ist in Bauchlage. Der Behandler fixiert mit einem Knie Lendenwirbel und Sakralgegend, umfaßt zugleich mit beiden Händen einen Fuß des Patienten und zieht diesen mit langsamer Kraftanwendung nach oben, so daß auf diese Weise die Lende nach hinten gestreckt wird. Diese Bewegung wird wiederholt ausgeführt, d. h. der Behandler läßt das emporgezogene Bein wieder sinken und zieht es abermals empor. Je nach Umständen und Schmerztoleranz des Patienten kann dieser Vorgang mehrmals bis zu 10mal wiederholt werden (Abb. 191).

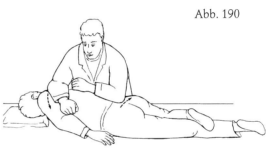

Abb. 190

Eine andere Traktion der Lendengegend wird am gleichfalls in Bauchlage befindlichen Patienten folgendermaßen angewandt: Der Behandler setzt sich rittlings verkehrt, also mit seinem Gesicht in Richtung der Füße des Patienten, auf dessen Gesäß, ergreift mit je einer Hand ein Bein des Patienten oberhalb des Knies und zieht beide Beine behutsam und langsam mit Kraft nach oben, so daß auf diese Weise die Lendengegend symmetrisch nach hinten trahiert wird.

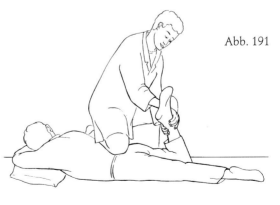

Abb. 191

Ein drittes Verfahren für die Traktion der Lendengegend besteht darin, daß der Behandler mit einem Unterarm beide Beine des Patienten oberhalb der Knie umfaßt und nach oben zieht, dabei gleichzeitig mit der zweiten Hand auf die Lendengegend des Patienten drückt. Auch hierbei wird intermittierend die Traktion gelockert und verstärkt, so daß eine allmähliche Streckung der entsprechenden Muskelpartien erfolgt. (Abb. 192)

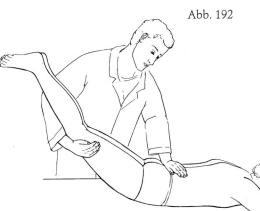

Abb. 192

Tympanisieren, Tympanisation
(chinesisch pai, *lateinisch* tympanizare, tympanizatio*)*
Perkutieren, Perkussion
(chinesisch ji, *lateinisch* percutere, percussio*)*

拍

擊 击

Beschreibung

Diese beiden miteinander verwandten Verfahren bestehen darin, daß der Behandler beim Tympanisieren mit leerer Handfläche locker rhythmisch auf einen zu behandelnden Situs schlägt, beim Perkutieren hingegen kräftigere Schläge mit dem Handrücken, der Handwurzel, der Handkante oder sogar mit einem (umwickelten) Bambusstab auf einen solchen Situs richtet.[1]

Die Maßnahmen im einzelnen:

(a) Tympanisierung (lockeres Schlagen mit der Handfläche): der Behandler schlägt mit gelöster Hand und ausgestreckten Fingern, die leicht gekrümmt sind, flächig auf den zu behandelnden Situs (Abb. 193, 194).

(b) Perkussion mit der Faust: Der Behandler bildet eine Faust und schlägt unter Bewegung des Unterarms bei gestrecktem Handgelenk mit dem Rücken der Hand auf den zu behandelnden Situs (Abb. 195).

(c) Perkussion mit der Handfläche: Der Behandler schlägt mit offener Hand und leicht gekrümmten Fingern bei Retroflexion des Handgelenks mit der Handwurzel auf den zu behandelnden Situs.

(d) Perkussion mit der Handkante: Der Behandler schlägt bei ausgestreckter Hand mit der Handkante auf den zu behandelnden Situs.

---

[1] Der für eine solche Behandlung geeignete Bambusstab besteht aus luftgetrocknetem Bambus von der Dimension 10 (1 Zoll), der mit Maulbeerpapierumwickelt ist, über das wiederum ein Überzug aus Baumwolltuch genäht wurde. Auf diese Weise ist gleichzeitig ein elastischer Schlag und eine gute Griffsicherheit gewährleistet.

(e) Perkussion mit einem Bambusstock: Der Behandler wirkt schlagend mit einem Bambusstab[1] auf den zu behandelnden Situs ein (Abb. 196).

Wirkung

Regulierung des Flusses von Qi und Xue [bei partiellen Durchblutungsstörungen, bei verhärtetem, schwieligem Unterhautgewebe], Lösung von Spasmen.

Anwendungsbereich von Tympanisierung und Perkussion

Bei Befunden an Schulter, Rükken, Lenden, Gesäß und unterer Extremität, wenn ventischer Humor zu diffusen Schmerzen geführt hat und lokale Sensibilitätsstörungen, Taubheit, Gewebespasmen festgestellt werden.

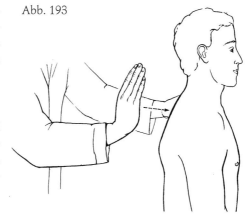

Abb. 193

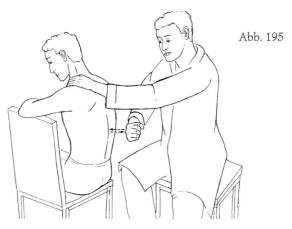

Abb. 195

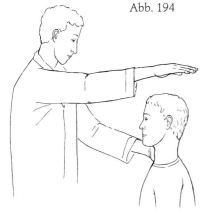

Abb. 194

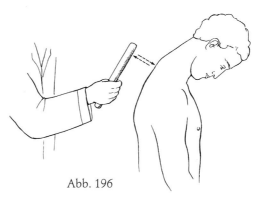

Abb. 196

Eduzieren, Eduktion *(chinesisch* ba, bashen, *lateinisch* educere, eductio*)*

Beschreibung

拔　拔　伸

Bei diesem der Orthopädie entlehnten Verfahren der Premoprehension übt der Behandler Zug auf eine Extremität aus, um bei einer Luxation oder akuten Verletzung eine Reposition von Gelenken oder Knochen herbeizuführen.

Zu Beachtendes

(a) Eduktion des Schultergelenks: Der Patient sitzt auf einem niedrigen Schemel und entspannt den betroffenen Arm. Der Behandler ergreift diesen mit beiden Händen hinter dem Handgelenk und zieht ihn mit allmählicher, behutsamer Kraftanwendung nach oben. (Abb. 197 und 198)

(b) Eduktion des Handgelenks: Der Patient sitzt auf einem Schemel, der Behandler ergreift mit beiden Händen die Handfläche der betroffenen Extremität und zieht sie ("eduziert sie") unter vorsichtig gesteigerter Kraftanwendung.

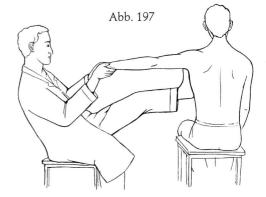

Abb. 197

Anwendungsbereich

Das Verfahren der Eduktion wird gewöhnlich bei Luxation und akuten Verletzungen von Muskeln und Ligamenten (Verrenkungen) angewandt.

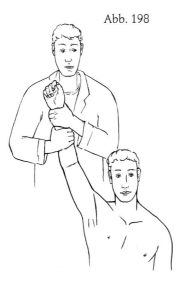

Abb. 198

Abb. 199

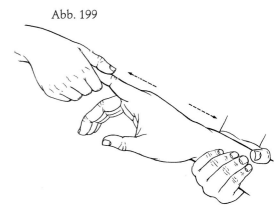

Intergieren, Intergation (chinesisch bei, *lateinisch* intergere,[1] intergatio)   背

Beschreibung

Der Behandler buckelt den Patienten auf: dies geschieht indem er sich mit dem Patienten Rücken an Rücken stellt, seine Ellbogen mit den Ellogen des Patienten verschränkt und sich sodann vorbeugt, so daß der Patient vom Boden abgehoben wird. Dabei stößt er gleichzeitig mehrmals rhythmisch mit seinem Gesäß gegen das Gesäß des Patienten und streckt dessen Rückgrat (Abb. 200 a & b).

Zu Beachtendes

Die rhythmischen Stöße der Glutaei müssen mit der Streckung der Knie des Behandlers synchronisiert sein.

Anwendungsbereich

Die Intergation wird bei äußerlichen Verletzungen der Lendenwirbelsäule angewandt. Das Verfahren erlaubt es, diesen Teil der Wirbelsäule und die flankierenden Muskel zu strecken und Verrenkungen und Zerrungen in diesem Bereich zu justieren. Unterstützend kann es auch zur Behandlung von Bandscheibenvorfall eingesetzt werden.

---

[1] Lateinisch *intergere* = 'aufbuckeln', auf den Rücken nehmen.

Abb. 200a   Abb. 200b

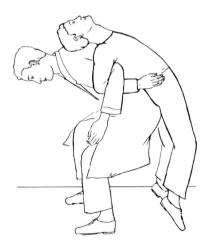

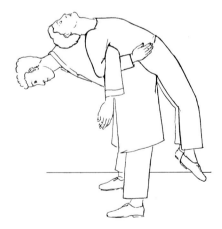

Kalkieren, Kalkation (chinesisch caiqiao, *lateinisch* calcare, calcatio*)*

踩 蹺 （踩 蹺）

Bescheibung

Bei der Kalkation tritt der Behandler mit den Fußspitzen auf bestimmte Körperteile des Patienten (Abb. 201).

Zu Beachtendes

Der Patient liegt in Bauchlage, und zwar so, daß sein Thorax und seine Oberschenkel auf 3 – 4 Kissen ruhen, sein Hüfte und Lendengegend hingegen nicht unterstützt ist. Der Behandler stützt sich mit beiden Händen an einer entsprechenden Haltevorrichtung ab, um auf diese Weise die Einwirkung durch sein eigenes Körpergewicht modulieren zu können. Er tritt dann mit den Fußspitzen bald des einen, bald des anderen Fußes auf die Lenden des Patienten. Dies geschieht in der Weise, daß das Gewicht bald auf den einen bald auf den andern Fuß verlagert wird, ohne daß die Fußspitzen je den Kontakt zum Körper des Patienten verlieren. Je nach Konstitution des Patienten kann der Behandler die Gewichtseinwirkung allmählich steigern. Gleichzeitig sollte er den Patienten auffordern, entsprechend dem Rhythmus der Tritte mit offenem Munde aus- und einzuatmen; auf gar keinen Fall darf der Patient den Atem anhalten!

Anwendungen

Ein Hilfsverfahren für die Behandlung von Bandscheibenvorfall und Verkrümmungen der Lendenwirbelsäule. Mit der Kalkation wird ein außerordentlich starker Reiz ausgeübt, so daß sie nur kurzzeitig durchgeführt werden darf, und auch dies nur an entsprechend robusten Patienten. Kontraindiziert ist sie auch dezidiert bei entzündlichen oder rheumatischen Prozessen an der Wirbelsäule oder bei akuten Verletzungen derselben!

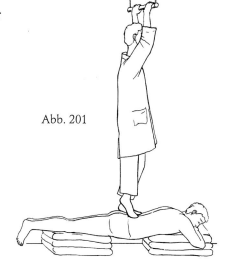

Abb. 201

[1] *Calcare* = 'treten', 'niedertreten' entsprechend dem chinesischen *cai*: 'auf den Fußspitzen gehend treten'

ABSCHNITT II:
BEHANDLUNGSMUSTER FÜR DIE GROSSEN INDIKATIONEN

Allen Eintragungen dieses zweiten Abschnitts liegt ein gleiches Paradigma zu Grunde, nämlich:

1. *Bezeichnung, Namen der Störung.* — Es sind folgende Varianten möglich:

a. beschreibende Bezeichnung, die gleichsinnig in traditionell chinesischer und traditonell westlicher Medizin üblich ist — in normalem Satz; Beispiel: Schulterschmerzen;

b. Übersetzungen typischer Bezeichnungen der chinesischen Medizin — in normalem Satz; Beispiel: Anhelitus;

c. erläuternde oder volkstümliche Bezeichnungen — in Klammern und Anführungszeichen; Beispiel: ("Tennisellbogen"), ("Schnellender Finger");

d. Bezeichnungen, die einen Befund der westlichen Medizin unterstellen; diese werden, wie in all meinen Lehrbüchern üblich, stets in eckigen Klammern gebraucht; Beispiel: [Meniskusschäden].

2. *Krankheitsmechanismus.* — Der Begriff des 'Krankheitsmechanismus' (*bingji*) ist in der chinesischen Medizin nicht nur urklassisch; vor allem bilden die Postulate des Krankheitsmechanismus das Scharnier zwischen der Diagnose und den sich anbietenden Behandlungsmaßnahmen. Seine Kenntnis ist also unabdingbar für jede rationale Krankheitsbehandlung.[1]

3. *Symptomatik*

4. *Premoprehensive Behandlungsregeln* — untergliedert in:

    a. Erfolgsorte, Foramina,

    b. Premoprehensive Maßnahmen

    c. Manipulationen;

5. *Behandlungsfrequenz*;

6. *Ergänzungen.*

— Bedeutung und Inhalt der Rubriken 3 – 6 erhellt aus deren Bezeichnungen.

---

[1] Daß diese Rubrik sowohl im Westen als in China in bestimmten Büchern völlig fehlt oder nur mit unverbindlichen Klischees ausgefüllt wird, bestimmt das methodische Niveau jener Veröffentlichungen.

1. Kapitel:
Störungen am Bewegungsapparat des Erwachsenen

Aus evidenten Gründen sind Störungen am Bewegungsapparat des Erwachsenen ein frühes, wichtiges und ein sehr dankbares Anwendungsgebiet der Premoprehension. Viele dieser Störungen sind akuter Natur, alle konzentrieren sich auf ein topologisch umschriebenes Areal, liegen auf einer Extremität oder zumindest in der Muskulatur an der Körperoberfläche — Umstände, die zunächst die treffende Diagnose, sodann den praktischen Vollzug einer manuellen Therapie ("Behandlung") ganz entscheidend erleichtern. Entsprechend rasch und überzeugend sind hier auch die Behandlungserfolge.

[Fazialislähmung]

Lähmungen, die den *n. facialis* berühren, führen zu einer einseitigen Verzerrung der Gesichtsmuskulatur. Diese Lähmungen können durch eine zentrale oder periphere Störung bedingt sein.

Krankheitsmechanismus

In der Gesichtsregion des *splendoris yang* hat sich eine von außen induzierte *algor venti*-Heteropathie festgesetzt, die den Fluß von Qi und Xue in den Leitbahnen blockiert.

Oder es ist durch unterdrückte Emotionen zu einem Einstau des *qi hepaticum* und damit zu einem Ardor-Befund gekommen. In seiner Folge schlägt das *yang hepaticum* nach oben, wodurch die Funktionen *splendoris yang*[1] in der Gesichtsregion beeinträchtigt werden.

Eine ähnliche Beeinträchtigung kann auch durch Streß oder lange Krankheit bedingt sein, durch welche Qi und Xue geschmälert sind.

Symptomatik

Die periphere Fazialislähmung tritt plötzlich auf, wird durch Schmerzen hinter dem Ohr eingeleitet, an die sich rasch eine progressive Lähmung der Gesichtsmuskulatur anschließt. Von dieser sind auch Augenlid, Lippenpartie und Kiefermuskulatur in der Weise betroffen, daß der Patient unfähig ist, auf der betroffenen Seite das Auge vollständig zu schließen, die Wange aufzublasen, die Zähne zu zeigen oder zu pfeifen, die Stirn zu runzeln, die Augenbrauen zu heben; auch treten unwillkürlicher Tränenfluß, Speichelfluß auf, sowie ein herabhängender Mundwinkel. Bei einer zentralen Fazialislähmung ist nur

---

1 Man vgl. S. 186 oben und die dort zu findende Abbildung 120.

die untere Gesichtsmuskulatur betroffen, aber oft verbunden mit einer halbseitigen Lähmung der Extremitäten.

Premoprehensive Behandlungsregeln

Erfolgsorte, Foramina

Das Hauptgewicht der Behandlung liegt auf der befallenen Seite des Gesichts, doch findet unterstützend auch auf der gesunden Seite eine Behandlung statt.

Atrium impressionis (Glabella)
Canthus nasalis, V1
Candor yang, F14
Margo zygomaticus, S2
Accipiens odores, IC20
Clusa inferior, S7
Mandibula, S6
Granarium terrestre, S4
Stagnum venti, F20
Valles coniunctae, IC4.

Manipulationen

Angewandte Techniken: Pression, Kompression, Mulsion, Perfrikation und Prehension.

Der Patient ist in Rückenlage, der Behandler steht seitlich von ihm und führt eine Pression auf den Foramina *Atrium impressionis, Candor yang, Canthus nasalis, Margo zygomaticus, Accipiens odores, Clusa inferior, Mandibula* und *Granarium terrestre* aus, wobei er alle Foramina mehrmals berührt. Damit verbunden kann eine Mulsion oder Kompression lateral hinten an der befallenen wie der gesunden Seite und anschließend eine Perfrikation erfolgen. — Selbstverständlich ist bei der empfindlichen Gesichtshaut mit Umsicht vorzugehen, so daß keine Hautläsionen eintreten!

Am sitzenden Patienten stellt sich der Behandler hinter diesen und führt, vom Foramen *Stagnum venti* in Richtung auf die Nackenmuskulatur fortschreitend, eine Pression durch. Die Behandlung schließt mit einer Prehension des Foramens *Stagnum venti* und des Foramens *Valles coniunctae* ab.

Behandlungsfrequenz

Der Patient erfährt jeden 2. Tag eine Behandlung. Ein Behandlungszyklus umfaßt 8 – 10 Behandlungen.

Hemiplegie (Halbseitige Lähmung)

Krankheitsmechanismus

Eine Hemiplegie, halbseitige Lähmung, kann die Extremitäten, aber auch Gesichts- und Zungenmuskulatur als Folge eines zentralen Insults affizieren; dieser Insult selbst wird in der chinesischen Medizin als *vento percussio (zhongfeng),* in der westlichen als Apoplexie bezeichnet.

Auf die weiteren systematischen Zusammenhänge ist hier nicht einzugehen, weil die Premoprehension offensichtlich niemals für die Vorbeugung, sondern ausschließich für die Milderung oder Korrektur der Folgen dieses Insults, so weit sie sich an der Muskulatur des Bewegungsapparats zeigen, zuständig ist. Dabei richtet sich die Prognose eines premoprehensiven Behandlungserfolgs danach, wie frühzeitig nach dem aufgetretenen Insult mit den geeigneten Maßnahmen begonnen worden ist.

Immerhin sei angemerkt, daß, wie die chinesische Bezeichnung der Störung, *vento percussio,* ausdrückt, der Insult durch eine Ventus-Heteropathie, also durch Entgleisung der dynamischen Potentiale (hepatischer Orbis), mithin Einstauung von Emotion, extreme Spastizität und Erregung ausgelöst wird.[1] Hinter dieser Heteropathie können Ardor-Befunde, Depletions-Befunde aber sogar Pituita- und Humor-Befunde stehen, die den Energiefluß im hepatischen Orbis beeinträchtigt und zu einem nach oben schlagendem *yang hepaticum* geführt haben.[2] Entsprechend den Affinitäten des hepatischen Orbis wird von dieser Störung primär die willkürliche Muskulatur betroffen, woraus sich die bekannten Lähmungserscheinungen ergeben.

Symptomatik

Im Gefolge eines Schlaganfalls (*vento percussio*) treten die Störungen plötzlich auf. Es sind dies Gefühlsverlust und Kraftlosigkeit auf der befallenen Seite, Verzerrung der Muskulatur bzw. Lähmung der Muskulatur im Gesicht, in Augen- und Mundgegend, in der Zunge, u. U. Beeinträchtigung des Sensoriums, Beeinträchtigung der allgemeinen Motorik; spastische Lähmungen.

Bleiben diese Störungen über lange Zeit unbehandelt, so wird die Prognose einer vollkommenen Heilung immer schlechter und es treten sekundare Verfallserscheinungen auf, als da sind Atrophie der Muskulatur, Exophthalmus, Sehstörungen, Kopfschmerzen, epileptiforme Krisen.

---

[1] Vgl. oben die SS. 26f.

[2] Über die genaueren Zusammenhänge vgl. man das einschlägige Kapitel über den hepatischen Orbis in PORKERT, *Neues Lehrbuch der chinesischen Diagnostik,* SS. 79f oder auch in PORKERT/HEMPEN, *Systematische Akupunktur,* SS. 76 - 84.

Premoprehensive Behandlungsregeln

Die premoprehensive Behandlung der Folgen eines Schlaganfalls [Apoplexie] (*vento percussio*) sollte spätestens zwei Wochen nach dem akuten Ereignis einsetzen.

Erlolgsorte, Foramina

Gesicht, Rücken und Extremitäten, wobei selbstverständlich den befallenen Teilen besondere Aufmerksamkeit zu schenken ist.

Stagnum venti, F20
Puteus alae, F21
Genus caeleste, IT11
Promontorium humeri, IC15
Stagnum curvum, IC11
Vicus tertius manus, IC10
Valles coniunctae, IC4
Cardo femoralis, F30
Fons tumuli yang, F34
Medium lacunae, V40
Columna carnis, V57
Aula venti, Rg16.

Manipulationen

Premoprehensive Techniken: Pression, Rudikulation, Kompression, Depsation, Intermulsion, Prehension und Perfrikation.

Der Patient ist in Bauchlage, der Behandler steht seitlich von ihm und wendet zunächst 2 – 3mal eine Kompression von oben nach unten beidseitig auf den *collateralia spinae* an. Anschließend rudikuliert er die gleichen Stellen bis hinab über den Glutaeus auf die Rückseite des Oberschenkels und eventuell auch Unterschenkels. Bei dieser Behandlung gilt sein besonderes Augenmerk der Gegend der Lendenwirbel, dem Steißbereich, der *fossa poplitea* und der Ferse. Gleichzeitig mit diesen Manipulationen kann er passive Retroflexionen der Lenden bzw. des Hüftgelenks vornehmen.

Der Patient ist in Seitenlage, und zwar mit der affizierten Seite nach oben; der Behandler steht hinter dem Patienten und beginnt zunächst mit einer Rudikulation am Schultergelenk, die am Arm außen nach abwärts fortschreitet, über den Ellbogen zum Handgelenk. Dabei ist ein Schwerpunkt der Behandlung das Ellbogengelenk. Auch werden gleichzeitig traktive Manipulationen an dieser Extremität ausgeführt. Anschließend nimmt der Behandler eine Rudikulation vor, die von der Hüfte abwärts an der Außenseite des Oberschenkels bis zum Knie und vom Knie abwärts bis zum Malleolus voranschreitet — wobei hier wiederum die Gelenke, also Hüft- und Kniegelenk, eine besonders intensive Behandlung erfahren.

Der Patient ist in Rückenlage, der Behandler steht seitlich von ihm. So rudikuliert er an der befallenen Seite, beginnend von der Innenseite des Oberarms abwärts über den Ellbogen bis zum Handgelenk. Auch hier ist wiederum die Rudikulation des Ellbogengelenks ein Schwerpunkt der therapeutischen Aufmerksamkeit. Gleichzeitig führt er mit der zweiten Hand passive Flexionen und Beugungen der oberen Extremität durch.

In einem zweiten Behandlungszug wird eine Rudikulation vom Handgelenk aus auf die Finger hin durchgeführt. Während dieser Rudikulation wird die Hand und werden die Finger passiv gebeugt. Auch kann es zweckmäßig sein, die Fingergelenke zu depsieren.

Anschließend wird die gleiche Prozedur an der Innenseite der befallenen unteren Extremität wiederholt, beginnend in der Leistengegend bis hinab zum *malleolus internus* und dem Fußrücken. Gleichzeitig werden passiv Hüftgelenk und Kniegelenk, aber auch das Knöchelgelenk flektiert und gebeugt bzw. gewendet.

Endlich schließt man diesen Teil der Behandlung mit einer Prehension entlang der Innenseite der unteren Extremität ab und mit einer punktuellen Prehension von *Medium lacunae* und *Columna carnis*. Gleichzeitig mit dieser und ergänzend zu ihr findet eine Intermulsion der unteren Extremität statt. Auch bei diesen Maßnahmen erfahren die Gelenke und ihre Umgebung eine besonders intensive Behandlung.

Am sitzenden Patienten stellt sich der Behandler seitlich hinter diesen. Er führt dann eine Rudikulation an der befallenen Seite aus, die vom Schulterblatt und seiner Umgebung zur Nackenmuskulatur emporzieht. Gleichzeitig mit diesen Manipulationen beugt und flektiert er die behandelten Muskelpartien nach innen und außen, aufwärts und abwärts.

Zum Schluß wird das Foramen *Aula venti* komprimiert und die Foramina *Stagnum venti*, *Puteus alae*, *Stagnum curvum*, *Vicus tertius manus* und *Valles coniunctae* werden prehensiert. Eine kurze Intermulsion der oberen Extremität schließt die Behandlung ab.

Ergänzende Empfehlung

Auf die Möglichkeit, ja Zweckmäßigkeit einer in mancher Hinsicht noch intensiver wirkenden Akupunkturbehandlung an indizierten Punkten sei ausdrücklich hingewiesen.

Behandlungsfrequenz

Der Patient erfährt täglich eine Behandlung. Ein Behandlungszyklus umfaßt 8 – 10 Behandlungen. Zwischen zwei Behandlungszyklen legt man 3 – 5 behandlungsfreie Tage ein.

Gelenksteife (Okklusionen) [Rheumatoide Arthritis]

Bei der Gelenksteife handelt es sich um eine chronische Allgemeinerkrankung, deren Hauptzeichen die multiplen chronischen Gelenksläsionen sind. Im Frühstadium kommt es zu vikariierenden, symmetrisch auftretenden Schwellungen an den Gelenken und zu Versteifungen. Mit dem Fortschritt der Krankheit treten diese Episoden immer häufiger auf, wobei dann die Anfälle von regelrechter Gelenksentzündung begleitet sind; im Spätstadium werden Arthrosen, Gelenksdeformationen und Atrophie der zugehörigen Muskulatur beobachtet.

Die chinesische Medizin hat diese Störung unter dem Rubrum der Okklusionen bzw. der *occlusiones ossum* (*bizheng* bzw. *gubi*) beschrieben. Die westliche Medizin spricht von 'rheumatoider Arthritis,' u. U. auch von 'rheumatischer Arthritis' und unterscheidet dabei periphere und zentrale Formen dieser Erkrankung. Die Störung tritt in verhältnismäßig frühem Alter bei körperlich aktiven Personen auf.

Krankheitsmechanismus

Aus methodischer Sicht der chinesischen Medizin werden praktisch alle Krankheiten — mit der möglichen Aussnahme plötzlicher, engumschriebener Verletzungen — als Systemerkrankungen gesehen. Ganz gewiß gilt dies für die hier zu betrachtenden Okklusionen. Insofern treten diagnostisch oft lange vor, in jedem Fall aber gleichzeitig mit der allgemein deskriptiv als 'Gelenksteife' bezeichneten Störung eine Fülle weiterer Symptome auf, auf die hier mit der Skizzierung der Krankheitsmechanismen nur implizit hingewiesen werden kann, die aber sehr wohl eine Würdigung verdienen.

Im Vordergrund jeder Okklusion stehen Blockaden des Qi-Flusses in den Leitbahnen. Hinter diesen stehen Pituita-Befunde, also schwere Störungen des Säftemetabolismus. Dieser ist primär durch den Lienalorbis defniniert, ergänzend durch Tricalorial- und Vesicalorbis.[1] Eine solche Störung ist in ihrem Frühstadium eine Depletion des Lienalorbis, die durch sich an dieser festsetzenden Heteropathien von ventischem Humor, dann algorischen Humor Modifikationen erfährt. Heteropathien bedingen Repletion. Repletion im Lienalorbis führt mit zunehmender Chronizität der Störung zu Überlagerungen des Renalorbis (= Sequenz II), mithin zu einer Affektion der struktiven Ressourcen, der somatischen Substanz. Und von diesen gehen wieder unmittelbare Wirkungen auf den hepatischen (und Cardial)orbis aus, durch welche die Gesamtprojektion der Persönlichkeit schließlich auffallend in Mitleidenschaft gezogen wird.[2] In diesem fortgeschrittenen wenn nicht Endstadium der schweren Systemerkrankung können dann auch Zeichen von Läsionen des Xue durch sekundäre Calor-Heteropathien, und natürlich der Störung von Cardial- und Pericardialorbis auftreten.

Die westliche Medizin beschreibt zur genannten Störung zwar eine Fülle histologischer, anatomischer und serologischer Befunde, deren systematischer Zusammenhang aber nicht evident ist.

---

1 Vlg. PORKERT, *Neues Lehrbuch der chinesischen Diagnostik*, SS. 101f, — Typische Pulse: *pp. lubrici, mobiles.*

2 Es ist nützlich, an Hand von Inhaltsverzeichnis und Register des *Neuen Lehrbuchs d.CD* den möglichen symptomatischen Fächer dieser sich entwickelnden Störung nachzuvollziehen.

Symptomatik

Diese Krankheit bekundet sich zunächst durch allgemeine Mißbefindlichkeit, durch Schwäche und Müdigkeit, auffallende Schweiße an Händen und Füßen, subfebrile Temperaturen, Steifigkeit und diffuse Schmerzen in den Gelenken. Diese Phase kann einige Wochen oder sogar Monate andauern.[1]

Mit dem Fortschreiten der Erkrankung kommt es zu inspektorisch manifesten Zeichen wie Rötung, Schwellung, Hitze, Schmerzhaftigkeit, Steifigkeit, eingeschränkter Mobilität. Zunächst sind nur wenige Gelenke befallen, allmählich schreitet die Störung, sich auf symmetrische Gelenke erstreckend, fort, in denen sie sich dann festsetzt.

Bei der sogenannten "peripheren rheumatoiden Arthritis" beginnt die Erkrankung an den kleinen Gelenken und schreitet zentripetal langsam voran. Im Spätstadium treten dann Arthrosen und Gelenkdeformationen und daraus resultierende Athrophien der Muskulatur auf.

Bei der zentralen Form ("zentrale Polyarthritis") nimmt das Krankheitsgeschehen in der Iliosakralgegend seinen Ausgang und erfaßt allmählich die gesamte Wirbelsäule. Diese ist im Spätstadium völlig versteift, wobei es auch hier zu Deformationen der Knochen und daraus resultierenden funktionellen Beeinträchtigungen der Atmung kommen kann.

Wenn diese Störung sich auf die Halswirbelsäule fortsetzt, wird auch diese versteift, so daß der Patient den Kopf nicht mehr wenden kann.

Premoprehensive Behandlungsregeln

Bei der Behandlung dieser umfassenden Systemerkrankung muß stets die hier nicht abzuhandelnde medikamentöse Behandlung im Vordergrund stehen. Sehr wohl sind aber flankierend premoprehensive Maßnahmen sinnvoll. Solche sind unter Berücksichtigung der jeweils gegebenen Situation anzuwenden. Auf keinen Fall wird man durch heroische Kraftanwendung seit langem bestehende Arthrosen brechen wollen.

Zentrale Form

Erfolgsorte, Foramina

Lumbal- und Sakralgegend sowie die spinale Kollateralregion und das Gebiet der symmetrischen *cardinales vesicales*. Unter den zahlreichen dort und anderswo in Betracht kommenden Foramina seien genannt:

Clusa yang regentis, Rg3
Inductorium instestini crassi, V25
Oculus lumbalis, (Foramen extracardinale)
Collateralia spinae Hua Tuo (Foramina extracardinalia)
Margo subsequens, V54

---

[1] Man vgl. hierzu die Grundthematik von Läsionen des Lienalorbis z. B. oben SS. 20, 22f, 29f sowie in Porkert, *Neues Lehrbuch der chinesischen Diagnostik*, SS. 103ff..

Cardo femoralis, F30
Cella habitationis, F29
Stagnum venti, F20
Puteus alae, F21.

Premoprehensive Maßnahmen

Rudikulation, Kompression, Perfrikation, Intermulsion und Prehension.

Manipulationen

Der Patient ist in Bauchlage wobei Schultergürtel und Oberschenkel mit je 2 - 3 Kissen unterstützt sind, so daß die Lendengegend durchhängt. Er breitet die Arme nach vorn. Der Behandler steht seitlich von ihm und beginnt zunächst in der Lendengegend beidseitig entlang der Wirbelsäule mit einer Rudikulation; mit der zweiten Hand wird über den ganzen Rücken hinweg eine Kompression ausgeführt. Dabei soll der Patient tief atmen, wobei der Behandler beim Ausatmen komprimiert und beim Einatmen den Druck wegnimmt. Anschließend folgt eine digitale Kompression oder eine mit der Ellbogenspitze auf den Foramina der *cardinalis vesicalis* — so auf *Margo subsequens*, V54 aber auch auf *Cella habitationis*, F29 und *Cardo femoralis*, F30.

Bei sitzendem Patienten stellt sich der Behandler hinter diesen und rudikuliert zunächst beidseitig die Nackenmuskulatur, Schulter- und Skapulargegend. Mit dieser Rudikulation geht eine Passivbewegung der Teile einher, und sodann eine Prehension der Foramina *Stagnum venti* und *Puteus alae*.

Eine weitere Behandlungsmöglichkeit am sitzenden Patienten liegt darin, diesen aufzufordern, beide Hände am Hinterkopf mit verschränkten Fingern zusammenzulegen. Der Behandler tritt hinter den Patienten und fixiert mit dem Knie dessen Lendenwirbelsäule, ergreift dann die beiden Ellbogen des Patienten und zieht diese nach hinten, schiebt sie dann wieder nach vorn. Auch während dieser Behandlung ist der Patient aufzufordern tief zu atmen, wobei er bei der Anteflexion aus-, bei der Retroflexion einatmen sollte. — Dieser Vorgang ist 5 – 8mal zu wiederholen.

Wiederum am sitzenden Patienten, dessen Oberkörper vorgebeugt, und dessen Lendengegend entblößt ist, wird vom Behandler mit den Ellbogenspitzen entlang den *collateralia spinae* eine Kompression ausgeführt, an die sich eine Perfrikation und Intermulsion oder die Auflegung warmer Kompressen anschließt.

Periphere rheumatoide Arthritis

Foramina

Stagnum yang, T4
Tumulus magnus, PC7
Valles coniunctae, IC4
Vicus tertius manus, IC10
Stagnum curvum, IC11

Cardo femoralis, F30
Cella habitationis, F29
Fons tumuli yang, F34
Vicus tertius pedis, S36
Medium lacunae, V40
Columna carnis, V57.

Premoprehensive Verfahren
Rudikulation, Depsation, Agitation, Prehension, Kompression, Intermulsion und Perfrikation.

Manipulationen
Bei sitzendem Patienten nimmt der Behandler seitlich von diesem Aufstellung, setzt einen Fuß auf das Sitzmöbel, um so die befallene Extremität mit dem Oberschenkel unterstützen zu können. Er führt dann eine Rudikulation an Innen- und Außenseite von Hand und Arm aus, die beim Handgelenk beginnt und in der Schulter endet; solches kann mehrmals wiederholt werden. Die Rudikulation zielt darauf ab, die Steifigkeit der Gelenke zu lösen, eine Absicht die durch eine passive Beugung der Gelenke weiter unterstützt wird.

Anschließend erfolgt in der gleichen Position am Patienten eine Prehension, vor allem an den Foramina *Stagnum curvum*, *Vicus tertius manus* und *Valles coniunctae*, sowie eine Kompression an den Foramina *Stagnum yang*, *Tumulus magnus*. Begleitet werden diese premoprehensiven Maßnahmen durch depsierende und agitierende Griffe an den Finger-gelenken. Dieser Teil der Behandlung wird abgeschlossen durch eine Intermulsion der oberen Extremität, durch eine 4 – 5malige Agitation der Schulter und des Handgelenks.

Der Patient ist in Rückenlage, der Behandler steht seitlich von ihm und erfaßt mit der einen Hand das Fußgelenk, mit der zweiten führt er auf der Vorder- und Außenseite des Oberschenkels eine Rudikulation durch, die sich nach unten und außen auf den Unter-schenkel fortsetzt. Im Zuge dieser Rudikulation berührt er auch die Foramina *Vicus tertius pedis* und *Fons tumuli yang*. Gleichzeitig werden die behandelten Teile passiv flektiert. Anschließend ist, soweit indiziert, eine Rudikulation des Fußgelenks und des Fußes selbst durchzuführen, wobei auch diese Teile nach allen Richtungen flektiert werden.

Soweit zweckmäßig, müssen auch Kompression und Prehension überall dort an Hüften, Knie und Fußgelenk angewendet werden, wo sich diagnostisch signifikante Druckempfindlichkeiten und Veränderungen zeigen.

Der Patient in Bauchlage, der Behandler seitlich von ihm. Zunächst wird die Gesäßgegend rudikuliert. Diese Rudikulation schreitet nach unten bis zur Wade fort. Dabei sind die *articulatio coxae*, Knie und Knöchelregion Schwerpunkte der Manipula-tion. Gleichzeitig werden die Foramina *Cardo femoralis* und *Cella habitationis* kompri-miert und die Foramina *Medium lacunae* und *Columna carnis*, soweit angezeigt, prehendiert. Auch eine Perfrikation und gegebenenfalls die Anwendung von Kompressen in der Umgebung der Gelenke ist zweckmäßig.

Überhaupt ist die Perfrikation wie der Gebrauch von Kompressen an allen Stellen des Körpers, gleichgültig, ob an der oberen oder der unteren Extremität, zur Steigerung des Behandlungserfolgs sehr hilfreich.

Ergänzende Hinweise

Ergänzend sind dem Patienten die üblichen Hinweise auf Hygiene, Gymnastik und Ernährung zu geben.

Behandlungsfrequenz

Der Patient erfährt jeden 2. Tag eine Behandlung. Ein Behandlungszyklus umfaßt 12 – 15 Behandlungen. Zwischen zwei Behandlungszyklen legt man 5 – 8 behandlungsfreie Tage ein.

Allmähliche Versteifung der Wirbelsäule
[Degenerative Veränderungen der Bandscheiben und Stützsegmente]

Krankheitsmechanismus

Primär ist eine Depletion des Renalorbis, also sowohl des renalen Yang als des renalen Yin zu postulieren. Diese kann ihrerseits Depletionen in den sequentiell angereihten Orbes induzieren. Eine solche besteht hier — entsprechend der Überwältigungssequenz — im Lienalorbis, der Instanz der Vermittlung, Verbindung, Integration. Die Depletion der lienalen Orthopathie begünstigt die Ausbildung von chronischen Calor-Heteropathien und macht anfällig gegenüber Humor und Algor-Noxen. Der chronische Calor führt zu einer Schrumpfung ("Austrockung") entsprechenden Bindegewebes.

Aus der kausalanalytischen Perspektive der westlichen Medizin sieht man degenerative Veränderungen der Wirbelsäule, die konventionell als "Alterung der Bandscheibe" oder als eine Bandscheibenverschmälerung beschrieben wird. Der Alterungsprozeß der Bandscheibe ist durch Wasserverlust des Gallertkerns charakterisiert. In weiterer Folge wird damit ein ganzes, von zwei Wirbelkörpern und den dazwischen liegenden Strukturen gebildetes Bewegungssegment instabil. Diese Instabilität in einzelnen Bewegungssegmenten führt zu einer Fehlstellung und Fehlbelastung der Wirbelbogengelenke. Kompensatorisch tritt eine Verspannung der Rückenmuskulatur auf.

Symptomatik

Das Einsetzen dieser chronischen Störung erfolgt grundsätzlich schleichend und langsam und führt zu Schmerzen und Bewegungseinschränkungen im Lumbalbereich. Der Lumbago ist bald schwach, bald intensiv, welch letzteres auch nach besonderen

Anstrengungen oder langem Sitzen beobachtet wird; hingegen bringt Ruhe Besserung. Allerdings ist der Patient morgens beim Aufstehen steif.

Die Schmerzen sind in der Regel lokalisiert, strahlen aber ausnahmsweise in die unteren Extremitäten aus. Oft wird eine Steilstellung der Lendenwirbelsäule beobachtet. Auch sind lokale Druckempfindlichkeit und Verspannungen der Lendenmuskulatur zu beobachten.

Premoprehensive Behandlungsregeln

Wird der hier zu Grunde gelegte Ausgangsbefund diagnostisch bestätigt, wird eine nachhaltige Besserung nicht ausschließlich durch Premoprehension zu bewerkstelligen sein; auf angepaßte Medikation und Hygiene sollte nicht verzichtet werden. Wohl aber kann die Premoprehension zunächst rasche Linderung starker Schmerzen bringen und im weiteren die Bedingungen für die Korrektur der systematischen Störung deutlich verbessern.

Erfolgsorte, Foramina

Lenden- und Gesäßregion sowie die Felder entlang der Lendenwirbelsäule.

Porta fortunae, Rg4
Clusa yang regentis, Rg3
Inductorium maris qi, V24
Inductorium intestini crassi, V25
Inductorium primae clusarum, V26
Medium lacunae, V40
Columna carnis, V57
Fons tumuli yang, F34,
ferner die entlang der Wirbelsäule gelegenen
Collateralia spinae Hua Tuo.

Manipulationen

Der Patient ist in Bauchlage; der Behandler steht seitlich von ihm und rudikuliert zunächst den gesamten befallenen Bereich in der Lumbalgegend, einschließlich der unmittelbar an die Lendenwirbel anstoßenden Felder. Gleichzeitig führt er eine digitale Kompression auf den Foramina *Porta fortunae, Clusa yang regentis, Inductorium maris qi, Inductorium primae clusarum* durch. Möglich ist auch eine thenare Kompression direkt auf den Wirbeln und den *Collateralia spinae* auszuführen.

Anschließend ist abermals die Lendengegend bis hinab in den Sakralbereich zu rudikulieren. Diese Rudikulation sollte sich im übrigen so weit auf die untere Extremität fortsetzen, als dorthin Schmerzen ausstrahlen, erforderlichenfalls bis in die Wade. Gleichzeitig mit dieser Rudikulation kann eine passive Retroflexion der unteren Extremität durchgeführt werden.

Vor dem Patienten in Seitenlage stehend, führt der Behandler eine schräge Traktion der Lendengegend durch, und zwar in jeder Richtung einmal.

Der Patient liegt auf dem Rücken und hat den linken Oberschenkel angezogen und den linken Unterschenkel in 90° Schräglage (Knie und Hüfte) gebeugt. Das rechte Bein ist lang ausgestreckt. Der Behandler, der rechts vom Patienten steht (an dessen rechter Seite) ergreift die linke Schulter des Patienten mit der linken Hand und das linke Knie mit der rechten Hand. Während der Behandlung preßt der Behandler mit der linken Hand die linke Schulter des Patienten gegen das Bett, mit der rechten Hand drückt er das linke Bein des Patienten nach rechts, so daß das Becken bis zum äußersten Grad nach rechts gedreht wird (in diesem Moment ist der Oberschenkel des Patienten parallel zur Bettkante). Nun nimmt der Behandler den Unterschenkel in die rechte Hand und zieht ihn ruckartig mit kurzen, kräftigen Zugbewegungen nach unten. Die gleiche Manipulation wird auch durchgeführt, wenn die andere Seite betroffen ist. Der Behandler steht dann aber auf der linken Seite.

Am Patienten in Rückenlage führt der seitlich stehende Behandler auf der Vorderseite der unteren Extremität, so weit dies durch deren Schmerzempfindlichkeit erforderlich erscheint, eine Rudikulation aus, die auf die Außenseite übergeht und u. U. bis zum Unterschenkel reicht. Dies kann mehrmals ab und auf wiederholt werden.

Daran sollte sich eine Prehension der Foramina *Medium lacunae* und *Columna carnis* anschließen, sowie eine Kompressian des Foramens *Fons tumuli yang*.

Am sitzenden Patienten, der den Oberkörper leicht nach vorn neigt und seine Ellbogen auf die Oberschenkel abstützt, führt der seitlich stehende Behandler eine Perfrikation der Lendenwirbelsäule und der *Collateralia spinae* durch, eventuell unterstützt durch heiße Kompressen.

Behandlungsfrequenz

Der Patient erfährt jeden 2. Tag eine Behandlung. Ein Behandlungszyklus umfaßt 12 – 15 Behandlungen. Zwischen zwei Behandlungszyklen legt man 5 – 8 behandlungsfreie Tage ein.

Ergänzende Empfehlungen

Der Patient ist auf die Zweckmäßigkeit hinzuweisen, die affizierten Körperteile warm zu halten, auf ausreichende Härte der Schlafstelle zu achten und die Gesundung durch geeignete Gymnastik zu unterstützen.

[Bandscheibenvorfall]

Krankheitsmechanismus

'Bandscheibenvorfall' ist ein somatischer Befund der westlichen Medizin. Im systematischen Kontext der chinesischen Medizin zeigt das entsprechende Symptom eine spezielle Variante der unter "Streßsymptomatik – Degenerative Erkrankungen im Bereich der LWS" abgehandelten Depletionsbefunde auf: hier die Depletion der lienalen Struktivität.[1]

Die kausalanalytische Medizin bezeichnet degenerative Bandscheibenveränderungen und Einrisse und Spaltbildung im hinteren Teil des Faserringes als die Voraussetzungen für die Verlagerung von Bandscheibengewebe in den Wirbelkanal oder in das Intervertebralloch. Ätiologisch ist eine mechanische Überbelastung der Wirbelsäule, eine plötzliche falsche Bewegung, während der Druck auf den Gallertkern ausgeübt wird, zu postulieren, wobei schwache Stellen des Faserringes sich in den Wirbelkanal hinein ausweiten.

Sind nur die inneren Schichten des Faserrings bis in die Nähe des hinteren Längsbandes durchrissen, so spricht man von einer Protrusion der Bandscheibe. Ist der Faserring bis zum Längsband vollständig durchrissen und ermöglicht so den Durchtritt von Bandscheibengewebe, so ist dies ein echter Diskusprolaps. Besteht weiterhin eine stielartige Verbindung des nach außen getretenen Prolapses zum Bandscheibeninneren und erscheint unter bestimmten Bedingungen seine Zurückverlagerung möglich, so spricht man vom pendelnden Prolaps. Ist die Kontinuität zwischen Prolaps und Bandscheibe völlig aufgehoben, so liegt ein sequestrierter Prolaps vor. Je nach der Durchtrittsstelle unterscheidet man laterale und mediale Diskushernien. Die lateralen Prolapse sind weitaus häufiger und gehen fast immer in Richtung des Zwischenwirbelkanals. Mediale Diskushernien finden sich nur ausnahmsweise. — Am häufigsten betroffen sind die Segmente L 4, L 5, gefolgt von den Segmenten S1 sowie L 3, L 4.

Symptomatik

Schmerzen in der Lendengegend: Die meisten Patienten klagen über eine sich über Wochen oder Monate hinziehende Vorgeschichte von Lumbalschmerzen, aber auch von intermittierendem Lumbago. Es kommen sowohl Fälle mit leichtem als auch mit schweren Schmerzen vor, wobei bei letzteren auch die Fähigkeit zu sitzen beeinträchtigt ist. All diese Beschwerden schwächen sich in der Ruhe ab; sie werden durch Husten, Niesen, bei der Pressung beim Stuhlgang im allgemeinen gesteigert oder exazerbiert.

Ausstrahlung in die untere Extremität: Ein typisches Merkmal dieser Störung ist der Ausstrahlungsbereich der Schmerzen. Wird er durch den *n. ischiaticus* weitergeleitet, so zeigt sich das darin, daß beim Nachlassen der Schmerzen im Lumbarbereich plötzlich solche im Sitzbeinbereich auftreten und von dort allmählich die Rückseite des Oberschenkels und schließlich die Außenseite des Unterschenkels erfassen, ja sogar bis zum Fußrücken, in die Ferse und sogar in den Mittelfuß ausstrahlen können — in welchen Fällen das normale Gehen beeinträchtigt ist. Wenn der Prolaps der Bandscheibe im mitt-

---

[1] Vgl. unten die SS. 283ff. Mehr darüber in PORKERT, *Neues Lehrbuch der chinesischen Diagnostik*, SS 103f. — Ein somatischer Aspekt dieser Depletion ist die Schwächung dessen, was man in der westlichen Medizin 'Bindegewebe' nennt.

leren Lendenbereich stattfindet, kommt es zu einer Bewegung innerhalb des Rückenmarkkanals, die zu beidseitigen Schmerzen, aber auch zu wechselseitigen Schmerzen führen kann (positives Lasègue'sches Zeichen).

Beeinträchtigungen in der Beweglichkeit der Lende ergeben sich in vielfacher Hinsicht, vor allem bei der Streckung, bei einigen wenigen Patienten auch beim Vorbeugen.

Seitliche Verkrümmung der Wirbelsäule: bei vielen Patienten ist bei einem solchen Befund die Wirbelsäule lateral verkrümmt, meist in Richtung auf die befallene Seite, selten in Richtung auf die gesunde Seite. Die physiologische Krümmung der Lendenwirbelsäule hingegen ist verringert oder überhaupt aufgehoben.

Subjektive Empfindung von Taubheit: bei langem, chronischem Krankheitsverlauf treten Taubheit und Parästhesien auf, insbesondere auf der äußeren Rückseite des Unterschenkels, am Fußrücken, an der Ferse und im Mittelfußbereich.

Abgrenzungen

Der Behandler wird stets bedenken, daß auch andere destruktive Prozesse wie Tumore oder Entzündungen ein gleiches Symptombild verursachen können.

Premoprehensive Behandlungsregeln

Erfolgsorte, Foramina

Bereich: Lenden und Gesäßgegend und an der befallenen Seite auch die untere Extremität, wobei das Schwergewicht der Behandlung stets auf der Lendengegend zu liegen hat;

die verschiedenen druckempfindlichen Punkte, ferner

Cardo femoralis, F30
Cella habitationis, F29
Rima carnis, V36
Medium lacunae, V40
Fons tumuli yang, F34
Campana suspensa, F39
Inductorium renale, V23.

Manipulationen

Die premoprehensive Behandlung muß auf eine Lösung der Muskulatur und eine Erweiterung des Gelenkspalts zwischen den Wirbeln abzielen, ferner Adhäsionen von Nerven korrigieren und die Bedingungen für den druckfreien Verlauf des Rückenmarks schaffen. Hierzu dienen die premoprehensiven Manipulationen von Rudikulation, Kompression, Traktion und Prehension.

Die Maßnahmen im einzelnen:

Am Patienten in Bauchlage: Man führt zunächst eine Rudikulation oder Frikation mit dem Handteller an der Lendenmuskulatur durch, um diese zu entspannen; anschließend setzt man fort mit einer kräftigen Frikation vermittels des Daumens auf den druckempfindlichen Punkten sowie auf *Cella habitationis, Cardo femoralis,* die mehrmals zu wiederholen ist und sich über 5 - 8 Minuten erstrecken kann. Daran anschließend ist eine traktive Retroflexion in Betracht zu ziehen, oder auch eine Kalkation.

Am Patienten in Seitenlage wird beidseitig eine Schrägtraktion ausgeführt, wobei mit der befallenen Seite begonnen und mit der nicht erkrankten Seite geschlossen wird.

Am Patienten in Rückenlage führt man passive Flexionen des Kniegelenks und des Hüftgelenks durch und eleviert dann die unteren Extremitäten mehrmals passiv.

Wenn bei einem Patienten starke Schmerzausstrahlungen in die unteren Extremitäten bestehen, aber auch bei schweren Parästhesien, kann man die soeben aufgezählten Manipulationen durch begleitende Rudikulation, Frikation, Prehension der Foramina *Medium lacunae, Fons tumuli yang* und *Campana suspensa* unterstützen.

Besteht eine deutliche Lateralverbiegung als Folge des chronischen Bestehens der Störung, kann es sinnvoll sein, vor Anwendung der Premoprehension eine Traktion vorzunehmen.

Ergänzende Empfehlungen

Sollte die wiederholte Anwendung der Premoprehension keine deutliche Besserung bringen, ist ein chirurgischer Eingriff in Betracht zu ziehen.

Behandlungsfrequenz

Der Patient erfährt jeden zweiten Tag eine Behandlung. Ein Behandlungszyklus umfaßt 12 – 15 Behandlungen. Zwischen zwei Zyklen sind 3 – 5 behandlungsfreie Tage einzuschieben.

Allgemeine Affektionen der Halswirbelsäule ("Zervikalsyndrom")

Zu diesen allgemeinen Affektionen zählen Schwellungen der Wirbel, aber auch Bandscheibenschäden, Bandscheibenvorfall in diesem Bereich. Sie treten häufig bei Arbeitern jenseits des 40. Lebensjahrs auf, vereinzelt auch schon früher. Die Störung setzt langsam ein und geht einher, mit Veränderungen der Weichteile, also der Muskulatur. Nachdem in solchen Fällen auch die Nervenbahnen komprimiert werden können, kann es zu chronischen Schmerzzuständen und Lähmungen kommen, die sich auf die obere Extremität auswirken. Häufig ist auch eine Einschränkung der Leistungsfähigkeit der oberen Extremität: der Patient kann weder heben noch kräftig zufassen.

Krankheitsmechanismus

Depletion des Yang vor allem in hepatischem und Renalorbis, mitunter im Lienalorbis, läßt Heteropathien von Ventus, ventischem Algor, aber auch algorischem Humor sich ausbilden. Im Maße in dem sich solche Heteropathien auf den Hals- und Nackenbereich konzentrieren, blockieren sie dort die Leitbahnen — was Kongelationen[1] und Schmerzbefunde bedingt. Dieser Grundbefund kann durch geringfügige äußere Anstöße — eine momentane einseitige Belastung oder ein Bagatelltrauma — exazerbiert werden und damit subjektiv aus der Latenz treten.

Die westliche Medizin sieht muskuläre Überlastung des oberen Rückens als häufige Folge einseitiger Belastung sowie bei statischen Insuffizienzerscheinungen wie Skoliosen und Kyphosen. Sie konstatiert weiter vaskuläre Störungen auf Grund der engen Beziehungen der *a. vertebralis* zur Wirbelsäule oder Reizerscheinungen der Gefäßwände mit allmählich eingeengten Gefäßlumina als Folge degenerativer Formveränderungen der Wirbelbogengelenkfacetten, aber auch der Dornfortsätze. Seltener spricht sie von neurogenen Veränderungen auf entzündlicher Basis. Zumeist findet sie Kompressionserscheinungen der Spinalwurzeln im Verlauf knöcherner Umbauprozesse. Echte zervikale Bandscheibenprotrusionen oder Prolapse sind seltener als die lumbalen.

Symptomatik

Verspannung der Nackenmuskulatur, diffuse Schmerzen im Nacken, Taubheitsgefühl in Schulter und Arm, elektrische Schläge in diesen Gegenden; Kraftlosigkeit der Armmuskulatur. Diese Zeichen treten häufiger auf nachdem der Patient einem Kältereiz ausgesetzt war. Hingegen werden sie abgeschwächt oder sie verschwinden in der Wärme; auch eine eventuell vorhandene Schwellung kann dann abnehmen. Oft finden sich in der Vorgeschichte auch Episoden des "Verliegens" (s.o.) und daraus resultierende Schlafstörungen.

Paresthesien und Empfindungsstörungen können die Ulnarseite des Unterarms und sogar die ganze Hand affizieren. Möglich ist auch ein Schwund der taktilen Empfindlichkeit in einem oder mehreren Fingern, Muskelatrophie im Thenar, an der Handkante oder an der Unterarmmuskulatur.

Bandscheibenvorfall im Halsbereich wird zumeist zwischen 5. und 6. oder 6. und 7. Halswirbel beobachtet. Führt dieser Bandscheibenvorfall zu einer Nervenkompression, so können damit partielle spastische Lähmungen auftreten, aber auch Störungen in der Beherrschung der Sphinctermuskulatur von Harnröhre und Anus.

Abgrenzungen

Die genauere Bestimmung des Krankheitsmechanismus ist durch die einschlägigen Schritte der chinesischen Diagnostik, lokal durch eine sorgfältige Palpation des Gebiets der Dornfortsätze und der Nackenmuskulatur, besonders der *mm. trapecius et sternocleidomastiodeus* vorzunehmen. Man wird dabei Druckdolenz, Fibrose, Muskeltonus, Muskelschwund und die spezielle Druckempfindlichkeit von Foramina wie *Apertura caeli*, T16, *Inductorium medium alae*, IT15, *Stagnum venti*, F20 und *Omnium defatigationum*, Rg 14 registrieren.

---

[1] Kongelation = struktive Verhärtung, vgl. Porkert, op. cit. Glossar S. 288.

Diagnostisch auszuschließen sind auch umschriebene Prozesse in der Halswirbelsäule oder im Rückenmarkskanal (Entzündungen, Tumore, Verletzungsfolgen), neurologische Affektionen im Bereich von Kopf, Zervikalmark, Zervikal- und Brachialplexus.

Premoprehensive Behandlungsregeln

Erfolgsorte, Foramina

Unter den vielen hier in Betracht kommenden Foramina seien genannt:

> *Inductorium medium alae*, IT15
> *Inductorium externum alae*, IT14
> *Genus caeleste*, IT11
> *Vicus tertius manus*, IC10
> *Cardo caeli*, S25
> *Norma magna*, S27
> *Stagnum venti*, F20
> *Omnium defatigationum*, Rg14

Manipulationen

Premoprehensive Maßnahmen: Kompression, Mulsion, Rudikulation, Eduktion und Agitation.

Der Patient sitzt und beugt den Kopf nach vorn, so daß der ganze Nackenbereich gut zugänglich ist. (Besonders schwächliche Patienten können in Bauchlage behandelt werden, wobei ihr Thorax durch ein Kissen angehoben wird).

Der Behandler beginnt zunächst mit einer Kombination von Kompression und Mulsion entlang der *sinarteria regens* — vom Foramen *Aula venti* über *Porta infantiae* hinab bis zum Foramen *Omnium defatigationum* — dies besonders dann, wenn letzteres als schmerzempfindlicher und repleter Punkt auf sich aufmerksam macht. Anschließend wird entlang der beidseitigen Bahnen der *cardinalis vesicalis* gleichfalls eine Kombination von Kompression und Mulsion sowie Rudikulation in den Gebieten *Cardo caeli* und *Norma magna* durchgeführt. (Nach anatomischer Topologie bezieht sich diese Manipulation auf *m. splenius cervicis*, *m. splenius capitis*, *m. spinalis thoracis*, *m. spinalis cervicis*.) An diesen Stellen ist auch eine Rudikulation sinnvoll.

Anschließend werden im Gebiet der tenuintestinalen Leitbahn (*cardinalis intestini tenuis*) die Foramina *Inductorium medium alae* und *Inductorium externum alae* sowie *Genus caeleste* rudikuliert oder komprimiert und mulsiert.

Bei einer Rudikulation von *Genus caeleste* treten häufig reflektorische Ausstrahlungen in die obere Extremität auf.

Eine Rudikulation kann auch entlang der tenuintestinalen Leitbahn am Unterarm erfolgen und sich auf das Foramen *Vicus tertius ulnae* (ein Neupunkt auf gleicher Höhe wie der *Vicus tertius manus*, 2 PZ unterhalb des Foramens *Mare parvum*, IT8 gelegen) erfassen, sowie den *Vicus tertius manus*, IC10 auf der crassintestinalen Leitbahn.

Zum Abschluß einer Behandlung sollte eine Agitation kombiniert mit einer Eduktion der Nackenmuskulatur durchgeführt werden, wobei es auf eine gute jedoch zugleich behutsame Kraftanwendung ankommt. Kontraindiziert sind hingegen heiße Umschläge.

Behandlungsfrequenz

Es erfolgt täglich eine Behandlung. Eine Behandlungsreihe umfaßt 12 - 18 Behandlungen. Zwischen zwei Zyklen liegen 5 – 8 behandlungsfreie Tage.

[Skalenussyndrom]

Krankheitsmechanismus

Bei entsprechendem Milieu können Faktoren wie ventischer Algor oder eine heftige Wendung des Kopfes zu Mikroläsionen, zu Stasen des Qi und Xue, zu Blockaden der Leitbahnen in der Skalenusmuskulatur führen. Die westliche Medizin postuliert Läsionen der durch die Skalenuslücke austretenden grossen Gefäß- und Nervenstämme (*a. et v. brachialis, plexus brachialis*). Hieraus folgt schließlich eine Sperre des *m. scalenus*.

Auch anatomische Variationen der Skalenusmuskulatur oder eine überzählige Halsrippe können an pathologischen Veränderungen beteiligt sein.

Symptomatik

Parästhesien, evtl. Muskelschwächen und Nervenschmerzen im Arm; häufig klagt der Patient über ein Gefühl der Ermüdung und Schwere. In fortgeschrittenen Fällen finden sich Sensibilitätsstörungen (besonders an Ring- und Kleinfinger und am Vorderarm) sowie motorische Ausfälle (besonders an den kleinen Handmuskeln); Kreislaufstörungen (Ödeme, Zyanose). Unter der Palpation wird der *m. scalenus* als druckempfindlich und verhärtet ermittelt. Druckempfindlichkeit besteht auch an den Foramina *Fenestra oculi*, IT16 und *Vultus caelestis*, IT 17. Die Diagnose kann als gesichert gelten, wenn der Radialispuls verschwindet, sobald der Patient das Kinn anhebt, sich zur kranken Seite dreht und gleichzeitig tief Atem holt. Auch kann manchmal kräftiges Ziehen am Arm nach unten oder Druck auf die Skalenuslücke die Symptome auslösen und den Radialispuls unterdrücken.

Premoprehensive Behandlungsregeln

Erfolgsorte, Foramina
Alle druckempfindlichen Punkte, ferner die Foramina
  Rivulus posterior, IT3

Adminiculans orthopathiam, IT7
Rectum alae, IT9
Genus caeleste, IT11
Inductorium medium alae, IT15
Valles coniunctae, IC4
Stagnum curvum, IC11 und insbesondere
Foramen aquaticum, IC18
Fenestra oculi, IT16
Vultus caelestis, IT17.

Manipulationen

Der sitzende Patient beugt den Kopf nach vorn, so daß der ganze Nackenbereich gut zugänglich ist. (Besonders schwächliche Patienten können in Bauchlage behandelt werden, wobei ihr Thorax durch ein Kissen anzuheben ist). Der Behandler beginnt zunächst mit einer Pression und Kompression entlang der befallenen Seite des *m. scalenus*. Diese Verfahren sind besonders intensiv dort anzuwenden, wo ein schmerzempfindlicher Punkt auf sich aufmerksam macht. Die Manipulationen können mehrmals auf und ab wiederholt werden. Gleichzeitig damit erfolgt eine behutsame Agitation nach vorn und hinten, rechts und links, sowie eine sanfte passive Drehung des Kopfes. Anschließend wird vom Nacken zur Schulter hin und zurück rudikuliert — wobei eine solche Einwirkung auf der befallenen Seite intensiver erfolgen soll.

Anschließend führt man eine Pression und Prehension der vorstehend namentlich aufgezählten Foramina durch — dies etwa 5 – 8 Minuten lang. Zum Schluß erfolgt die Perfrikation des *m. scalenus* bis zur Rötung und Erwärmung der Haut.

Abschließend wird der ganze Arm intermulsiert und quassiert.

Behandlungsfrequenz

Der Patient erfährt jeden 2. Tag eine Behandlung. Eine Behandlungsreihe umfaßt 8 – 12 Behandlungen.

Verliegen ("Steifer Hals")

Unter "Verliegen" versteht man diffuse Schmerzen in der Nackenmuskulatur, durch welche das Wenden und Beugen des Kopfes behindert ist. Treten diese Symptome nur leicht auf, so kann es innerhalb weniger Tage zu einer Spontanheilung kommen; in schweren Fällen, die auch nach Wochen nicht abklingen, sondern bei denen im Gegenteil die Schmerzen an Intensität zunehmen, ist hingegen eine Behandlung angezeigt.

Krankheitsmechanismus

Vordergründig erscheint die Störung durch ungünstige Beschaffenheit des Kopfkissens oder eine schlechte Schlafstellung veranlaßt (daher die volkstümliche Bezeichnung im Deutschen wie im Chinesischen). Eine eingehendere Untersuchung erbringt nach den Kritrien der chinesischen Medizin Ventus- oder Algor-Heteropathien auf depletiver Grundlage. Die westliche Medizin sieht Spasmen der Nackenmuskulatur, Einklemmung der Halswirbelbogengelenke im Gefolge abrupter Kopfdrehungen u. ä.

Symptomatik

Der Patient empfindet, daß seine Nackenmuskulatur in der Weise schmerzhaft verspannt ist, daß er den Kopf nicht nach der einen Seite beugen oder senken kann. (Es kommt sehr selten vor, daß eine solche Behinderung nach beiden Seiten auftritt). Auch die Drehung des Kopfes erscheint als auffällig behindert. In schweren Fällen strahlen die Schmerzen bis in den Schultergürtel und den Rücken aus.

Es ist zu prüfen, welche Verhärtungen der Muskulatur festgestellt werden können; auch, ob auf der befallenen Seite das Foramen *Genus caeleste* deutlich druckempfindlich ist.

Premoprehensive Behandlungsregeln

Erfolgsorte, Foramina
Nacken und Schultergürtel und zugleich Foramina wie:

Stagnum venti, F20
Omnium defatigationum, Rg14
Aula venti, Rg16
Porta ventorum, V12,
Puteus alae, F21
Genus caeleste, IT11.

Manipulationen
Anzuwendende Verfahren: Rudikulation, Pression, Kompression, Prehension und Agitation.

Zunächst werden vom Nacken zur Schulter hin und zurück Rudikulation oder Kompression angewandt, wobei solche Einwirkung auf der befallenen Seite stärker, intensiver ausgeführt wird. Gleichzeitig damit erfolgt eine behutsame Agitation nach vorn und hinten, rechts und links, sowie eine sanfte passive Drehung des Kopfes.

Diese Agitation wird dann selbständig durchgeführt, wobei man zunächst ganz behutsam mit der Agitation am Hals beginnt. Erst wenn sich die Muskulatur dort deutlich gelöst hat, kann man die Intensität und Exkursion steigern bis u. U. knackende Geräusche in der Halswirbelsäule auftreten (Solche Geräusche müssen nicht auftreten, sind also kein notwendiges Indiz für den Behandlungserfolg!).

Anschließend sollten nacheinander wiederholt die Foramina *Stagnum venti, Aula venti, Porta ventorum, Omnium defatigationum* und *Puteus alae* komprimiert und prehensiert werden.

(In Fällen extremer Schmerzempfindlichkeit und vielen Verspannungen des Nackens kann es notwendig sein, vor der beschriebenen Behandlung eine Kombination von Daumenkompression und Mulsion auf dem Foramen *Genus caeleste* durchzuführen — dies 2 - 3 Minuten lang. Dabei sollte der Patient versuchen, den Kopf langsam zu wenden. Erst wenn solches gelingt, sollen die vorgehend empfohlenen Manipulationen angewandt werden.)

Zum Abschluß der Behandlung ist eine Perfrikation im Nacken- und Schulterbereich zu empfehlen, u. U. auch die Anwendung warmer Kompressen, um den Behandlungserfolg zu konsolidieren.

Behandlungsfrequenz

Der Patient erfährt täglich eine Behandlung. Ein Behandlungszyklus umfaßt 3 – 5 Behandlungen.

Schulterschmerzen ("Schulter-Arm-Syndrom")

'Schulterschmerzen', aber selbst der engere Begriff des 'Schulter-Arm-Syndroms', sind Allgemeinbezeichnungen für häufig anzutreffende Störungen; je nach diagnostischer Schärfe werden ihnen andere, enger umschreibende Begriffe zugeordnet, um nur zu nennen *Ventus alae percolatae (loujianfeng)* in der chinesischen Medizin, *Periarthritis humero-scapularis, Supraspinatus*-Syndrom, *Biceps longus*-Syndrom in der westlichen Medizin.

Krankheitsmechanismus

Ganz allgemein versteht die chinesische Medizin Affektionen, die Muskeln und Gelenke treffen, primär als depletive Störungen von hepatischem und Renalorbis.[1] Eine Schmälerung der Orthopathie dieser Orbes pflegt zunächst deren Yang zu treffen. Bleiben entsprechende Zeichen unbeachtet, wird schließlich auch das Yin, also das materielle Substrat der genannten Orbes in Mitleidenschaft gezogen ("Depletion der Strukturität"). Diese — wenn nicht konstitutionellen so rasch chronischen bzw. zu Chronizität tendierenden — Depletionen sind ihrerseits die beste Vorbedingung für alle Arten exogener Heteropathien, die sich zunächst in akuten oder gar hochakuten (überwiegend repletiven) Symptomen äußern.

---

[1] Vgl. oben die SS. 27 und 32.

Das bekannteste Beispiel für ein solches Netzwerk von Agenzien ist *Ventus alae percolatae*, d. h. ein [rheumatoider] Befund von ventischem Humor im Schultergelenk.

Nach einer Volksetymologie wird das chinesische Zeichen *lou*, nämlich *percolatio*, 'perkolieren' als *lu* = "der Luft, dem Wetter aussetzen" gedeutet. Wie dem auch sei, Situationen, in denen das Schultergelenk extremen klimatischen oder physischen Belastungen ausgesetzt wird, begünstigen die Induktion von Heteropathien von algorischem oder ventischem Humor, die zu deutlichen Schmerzen führen und die Bewegungen und Exkursionen des Gelenks behindern. Diese Störung tritt gewöhnlich einseitig auf und zeigt sich am häufigsten bei Individuen in der Nähe des fünfzigsten Lebensjahrs.[1]

Aus der kausalanalytischen Perspektive der westlichen Medizin sieht man folgende Wirkmechanismen: Das Humeroskapulargelenk ist das beweglichste, zugleich auch das instabilste Gelenk des Körpers. Eine Muskel-Sehnen-Manschette übernimmt die Bewegungsführung, während die weite und dünne Gelenkkapsel nur durch schwache Bänder verstärkt wird. Anhaltende oder plötzliche Überlastung des Gelenks führt zu chronisch proliferativen oder akut exudativen Entzündungen im angrenzenden Gewebe. Diese spielen sich ab an der Sehne des *m. supraspinatus*, an der *bursa subacrominalis*, an der Sehnenscheide der langen Bizepssehne, im Bereich der Fascien und dem dazwischenliegenden lockeren Bindegewebe der Rotatorenmanschette sowie in der Gelenkkapsel. Schließlich kann es in den Gleitschichten des periartikulären Gewebes zu Verklebungen und Schrumpfungen unter dem Bild einer schmerzhaften Schultersteife kommen.

Symptomatik

Zu Beginn empfindet der Patient im Bereich der affizierten Schulter einen diffusen, doch sehr deutlichen Schmerz, durch welchen er sich in der Bewegung des Gelenks beeinträchtigt fühlt. Oft tritt eine regelrechte Steifigkeit, zugleich eine gesteigerte Kälteempfindlichkeit auf. In einem fortgeschrittenen Stadium kann dieser Schmerz auch in den Hals und in den Arm ausstrahlen und weiter zunehmen, im Extremfall so sehr, daß der Arm nicht mehr gehoben oder sonst bewegt werden kann. Dann ist der Patient selbst beim Ankleiden und bei der Toilette behindert. Auch können dann spastische Verspannungen und schließlich Atrophien der Muskulatur auftreten.

In einem Endstadium kommt es zu Adhäsionen innerhalb des Schultergelenks, durch welche dieses völlig versteift wird. In diesem struktiven Stadium klingen die Schmerzempfindungen wieder ab.

Zu Beginn empfindet der Patient im Bereich der affizierten Schulter einen diffusen Schmerz, Kälteempfindlichkeit. In einem fortgeschrittenen Stadium kann dieser Schmerz auch in den Hals und in den Arm ausstrahlen und weiter zunehmen. In einem Endstadium kommt es zu Adhäsionen innerhalb des Schultergelenks, so daß dieses völlig versteift wird, wobei dann die Schmerzempfindungen nachlassen.

---

[1] Daher der volkstümliche Ausdruck der "Fünfziger-Schulter".

Differentialdiagnostische Abgrenzungen

Auf Grund des geschilderten Krankheitsmechanismus werden viele Arten von Schulterschmerzen, so weit ihnen ein chronischer Befund zu Grunde liegt, nicht ausschließlich mit Premoprehension zu heilen sein; außer Zweifel steht dennoch, daß die Premoprehension eine sehr präzise und damit wirksame Korrektur der akuten Störungen erzielen kann.

Im Hinblick auf die Prognose bzw. die Einbeziehung von Aku-Moxi-Therapie oder chinesischer Pharmakotherapie ist daher die differentialdiagnostische Unterscheidung der Schmerzbefunde entscheidend wichtig, die palpatorische Diagnose unerläßlich: Ventus-Schmerzen sind flüchtig und wechseln den Ort, Algor-Schmerzen sind ortsfest, beharrlich, bohrend, auf Dauer unerträglich; Humor-Schmerzen sind nicht auf ein kleines Areal — hier also das der Schulter — beschränkt, dabei mit Abgeschlagenheit, Gliederschwere verbunden.[1] Im übrigen sind die Schmerzen zwar das Symptom, welches am deutlichsten in das Bewußtsein des Patienten tritt, keineswegs aber das einzige und allein kritische Symptom. Die Zeichen von Zungen- und Pulsdiagnose und des Temperaturverhaltens liefern weit im Vorfeld von Schmerzen jene sicheren Daten über die Gesamtfunktionslage des Individuums.[2]

[Die Unterscheidungen der westlichen Diagnostik sind:

a. *Supraspinatussyndrom*: Hierbei treten Schmerzen vor allem an der Außenseite der Schulter auf. Und dort, wo diese Sehne am Humerus inseriert, zeigt sich eine erhöhte Druckempfindlichkeit. Auch nimmt die Schmerzempfindlichkeit bei Seitenhebung des Armes von 60 bis 120° zu. Wird dieser Winkel überschritten, so zeigen sich nach einiger Dauer der Bewegung keine weiteren Folgen. — b. *Periarthritis humero-scapularis*: Hier treten Schmerzen diffus in der ganzen Umgebung des Schultergelenks auf, die nachts und in der Ruhe zunehmen, desgleichen besteht eine aktive und passive Bewegungseinschränkung. — c. *Biceps longus*-Syndrom: Dabei werden Druckempfindlichkeit sowie allgemeiner Schmerz an der vorderen Schulterpartie wahrgenommen. Bizepsanspannungsschmerz bei Abduktion, Streckung und Innenrotation. — Für Führung und Prognose der premoprehensiven Behandlung kommt ihnen nur kommentative Bedeutung zu.]

Premoprehensive Behandlungsregeln

Erfolgsorte, Foramina

Promontorium humeri, IC15
Rectum alae, IT9
Inductorium medium alae, IT15
Puteus alae, F21
Continens ventum, IT12

---

[1] Typische Humor-Symptome — vgl. oben S. 20.

[2] Näheres zur Differentialdiagnose von Schmerzbefunden auf den SS. 184 – 189 oben bzw. SS. 206 – 208 in PORKERT, *Neues Lehrbuch der chinesischen Diagnostik*. In letzterem Werk findet sich auch das genaue Temperaturverhalten.

Genus caeleste, IT11;
ferner das pulmonale Conquisitorium: *Aula media*, P1.

Premoprehensive Techniken

Rudikulation, Pression, Kompression, Prehension, Tympanisierung, Eduktion, Agitation, Quassation und Intermulsion.

Manipulationen

Grundsätzlich und allgemein: zu Beginn einer Behandlung, die aufzusuchen der Patient vor allem durch starke Schmerzen motiviert ist, sind behutsame Manipulationen angezeigt, durch welche der Fluß des Qi in den Leitbahnen, eine Dynamisierung des Xue und mithin eine Schmerzstillung bewerkstelligt werden. Im weiteren Verlauf der Behandlung sind intensive Manipulationen sinnvoll, wie Tympanisierung, Quassation, Eduktion und Agitation, um vorhandene Konkretionen und Kongelationen[1] zu lösen und die Beweglichkeit des Gelenks wieder voll herzustellen.

Am Patienten in Rückenlage oder am sitzenden Patienten: Der Behandler wendet, seitlich vom Patienten stehend, am Vorderrand der Schulter oder am inneren oberen Rand der Schulter zunächst eine Rudikulation oder Pression an und bestreicht damit das Gebiet mehrmals. Gleichzeitig versucht er mit der zweiten Hand den Arm passiv zu abduzieren. Diese premoprehensiven Maßnahmen sind vor allem auf das *Inductorium internum alae* gerichtet.

Der Patient ist in Seitenlage. Der Behandler hält den Ellbogen des affizierten Arms fest und rudikuliert mit der anderen Hand die Außen- und Rückseite des Schultergelenks hinab bis zur Achselhöhle. In Verbindung damit führt er eine Kompression und Prehension der Foramina *Promontorium humeri* und *Rectum alae* aus und versucht dabei gleichzeitig den Arm passiv zu abduzieren und zu flektieren.

Am sitzenden Patienten stellt sich der Behandler hinter diesen und rudikuliert und premiert dessen Halsmuskulatur und das Gebiet des Schulterblatts; zwischendurch übt er Prehension und Kompression auf die Foramina *Puteus alae, Continens ventum* und *Genus caeleste* aus und bemüht sich im gleichen Augenblick um eine passive Retroflexion und Elevation des Arms. Sodann wendet er am gesamten Schultergelenk Agitation, Perfrikation und Quassation an.

Besondere Manipulationen

Bei Supraspinatussyndrom und Bursitis subacromialis kann man die soeben aufgezählten Manipulationen durchführen. Anschließend sollte eine besonders intensive Kombination von Kompression und Pression an den Foramina *Promontorium humeri* und *Puteus alae*, darüber hinaus an allen druckempfindlichen Punkten angewendet werden. Dieses Vorgang wird mehrmals wiederholt.

---

[1] Vgl. PORKERT, *Neues Lehrbuch der c. D.*, Hilfsglossar S. 288.

Bei **Periarthritis humeroscapularis, und Biceps longus-Syndrom** führt man zunächst die eingangs beschriebenen allgemeinen Manipulationen durch. Anschließend ist eine Kombination von sehr intensiver Kompression und Pression an den Foramina *Promontorium humeri, Aula media* und *Rectum alae* sowie sonstigen etwa druckempfindlichen Punkten anzuwenden. Solches ist mehrmals zu wiederholen.

Behandlungsfrequenz

Der Patient erfährt jeden zweiten Tag eine Behandlung. Ein Behandlungszyklus umfaßt 12 – 15 Behandlungen.

[Interkostalneuralgien]

Die Thoraxwand wird von 12 paarigen Nervensträngen versorgt, die zwischen den Rippen verlaufen.

Symptomatik

Die mit der Störung einhergehenden Schmerzempfindungen können anfallsweise auftreten und werden bei Husten, Niesen oder tiefen Atemzügen exazerbiert. In solchen Augenblicken können die Schmerzempfindungen bis in die kollateralen Extremitäten und in den Rücken ausstrahlen. Das Gebiet, in dem die Interkostalneuralgien auftreten, weist bei dieser Disposition druckempfindliche Punkte auf, zu denen vor allem zählen Punkte seitlich der Rückenwirbel — entsprechend den Austrittsforamina der Nerven aus der Wirbelsäule, seitliche Druckpunkte, die etwa auf der Höhe der Achselhöhlen liegen; Druckpunkte auf der Brust, die am Thorax und an den weichen Knorpeln liegen, und die den Austrittsstellen der Nerven entsprechen.

Premoprehensive Behandlungsregeln

Erfolgsorte, Foramina
Rippen, Flanken und Rücken.
Inductoria dorsalia auf der *cardinalis vesicalis,*
foramina ad hoc,[1] ferner
   Puteus alae, F21.

Manipulationen
Premoprehensive Techniken: Pression, Mulsion, Rudikulation, Frikation, Prehension und Perfrikation.

---

[1] *Foramina ad hoc,* ein Begriff den man in der chinesischen Medizin seit dem 8. Jahrhundert kennt, sind Foramina, die bei bestimmten Störungen durch Schmerz oder Druckempfindlichkeit auf sich aufmerksam machen, jedoch an von Individuum zu Individuum verschiedenen Stellen liegen können.

Pression (wahlweise Kompression und Mulsion) oder Rudikulation, vor allem auf den Induktorien der *cardinalis vesicalis*.

Kompression, Mulsion und Perpression der schmerzhaften Stellen.

Mulsion und Frikation des affizierten Rippengebiets.

Prehension der Foramina *Puteus alae*.

Zum Abschluß einer Behandlung sollte die Rippengegend perfrikiert und gegebenenfalls auch mit heißen Kompresssen nachbehandelt werden.

Behandlungsfrequenz

Der Patient erfährt täglich eine Behandlung. Ein Behandlungszyklus umfaßt 8 – 10 Behandlungen. Zwischen zwei Behandlungszyklen legt man 3 – 5 behandlungsfreie Tage ein.

Schmerzhafte Affektionen der Lendengegend ("Lumbago")

Lendenschmerzen (Lumbago) sind ein überaus häufig zu beobachtendes Krankheitsbild. Der Vielfalt der bedingenden Faktoren Rechnung tragend, wollen wir didaktisch unterscheiden zwischen (a) Verrenkungen der Muskulatur im Lendenbereich (etwa = akuter Lumbago), (b) Streßsymptomatik (= chronischer Lumbago [degenerative Erkrankungen der Wirbelsäule im Lendenbereich]); endlich, als ein Einzelbefund zu (b), für dessen Behandlung die Premoprehension leistungsfähig erscheint: (c) [Bandscheibenprolaps].

Als Hintergrund und Umfeld dieser Störungen definiert die chinesische Medizin ganz allgemein für akute Insulte primär repletive Affektionen des hepatischen Orbis und des Renalorbis, in weiterer Folge auch Depletion dieser Orbes. Solche Depletion ist das diagnostische Grundmotiv des chronischen Lumbagos. Die hierbei zu beobachtende Verbindung von Schmerzhaftigkeit + Schwäche der Lenden ist ein herausragendes Zeichen für Depletion des renalen Yin.

Depletion von Renal- und u. U. hepatischem Orbis begünstigt die Ausbildung der vielfältigsten exogenen Heteropathien, von denen nur zu nennen sind die von ventischem Humor und von algorischem Humor.

Von der Affektion des Lienalorbis bei Bandscheibenprolaps ist oben (SS. 267f, dort auch die Anmerkung!) schon gesprochen worden.

Die Diagnostik der westlichen Medizin nennt zu Lumbago Befunde wie: Veränderungen des Gewebes in der Lendengegend, wie sie durch plötzliche äußere Gewaltanwendung, durch chronischen Verschleiß oder Entzündungen eintreten können;. Veränderungen an den Bandscheiben, Zerstörung derselben oder Prolaps; Arthritis in den Gelenken der Lendenwirbelsäule, auch Arthrosen, sklerosierende Arthritis, u.s.w.; erbliche Konstitutionsschäden wie Versteifung der Lendenwirbelsäule oder, im Gegenteil, Erweichung des Sakrums, latente Veränderungen an den Wirbeln; physikalische Veränderungen an den Wirbelkörpern als da sind Knochenbrüche, bakterielle Infektionen, tuberkulöse oder kanzeröse Veränderungen; endlich pathologische Veränderungen der inneren Organe wie Nephropyelitis, Nierensteine, Nephritis, Krebs der innersekretorischen Drüsen, etc.

Verrenkungen der Muskulatur im Lendenbereich ("Akuter Lumbago")

Krankheitsmechanismus

Infolge der großen Beweglichkeit der Lende ist die Muskulatur in diesem Bereich großen Belastungen und Streckungen ausgesetzt. Denn diese Muskulatur muß ja nicht nur einen großen Teil des Körpergewichts halten, sondern auch noch bei bestimmten Arbeitsleistungen kurzfristigen Belastungen standhalten. Die Muskeln der Gegend sind komplex, der Bänderansatz ebenso. Deshalb können im Gefolge von lokalen Schädigungen an den verschiedensten Stellen Schmerzen auftreten. — Der akute Lumbago ist zurückzuführen auf eine plötzliche Überdehnung von Muskeln, Bändern, Sehnen und anderen Weichteilen in der Lendenregion. Er wird gewöhnlich durch Überbeugung, entweder nach vorne oder nach hinten, verursacht (durch Beugung über das normale Bewegungsmaß hinaus), durch zu schweres Tragen in schlechter Haltung oder durch direkten Stoß auf diese Region im Zusammenhang mit einem Unfall.

Symptomatik

Verrenkungen an der Muskulatur der Lenden treten grundsätzlich plötzlich auf; dennoch können die begleitenden Zeichen erst nach einigen Stunden oder gar erst nach 1 – 2 Tagen zur vollen Entfaltung kommen. Zu diesen Zeichen gehören lokale Schmerzen, die mit entsprechenden Funktionseinschränkungen einhergehen, gesteigerte Druckempfindlichkeit an bestimmten Stellen, schließlich Verkürzungen von Muskulatur oder spastische Spannungen. Die Schmerzen solcher Störungen können bis in die untere Extremität ausstrahlen. Hingegen sind Schwellungen selten auffallend.

Sind bei einer Verrenkung kleine Gelenke disloziert worden, so führt dies zu heftigen Schmerzen, so daß u. U. die Lendengegend überhaupt nicht mehr gebeugt werden kann. Bei äußeren Verletzungen verhält es sich ebenso; nur können in diesem Fall auch noch Schwellungen und Hämatome hinzutreten.

Differentialdiagnostische Abgrenzungen

Wenn eindeutig ein äußerer Insult vorliegt, muß die Diagnostik alle möglichen, u. U. chirurgisch zu versorgenden Schäden berücksichtigen.

Mit großer Sorgfalt ist die Position von druckempfindlichen Stellen, auch die Art der Druckempfindlichkeit, festzuhalten.

Schmerzen in der Lendengegend. die nur bei einer Vorwärtsbeugung auftreten, in aufrechter Haltung wieder nachlassen, deuten auf den Riß von Ligamenten; Schmerzen im gleichen Areal, die sowohl bei der Beugung wie Streckung anhalten, lassen auf den Riß von Muskeln schließen.

Premoprehensive Behandlungsregeln

Erfolgsorte, Foramina

Alle druckempfindlichen Punkte, ferner das

Inductorium renale, V23
*Inductorium intestini crass*i, V25
Cella habitationis, F29.

Premoprehensive Verfahren: Rudikulation, Pression, Kompression, Mulsion und Perfrikation.

Manipulationen

Am Patienten in Bauchlage: Man beginnt mit einer Rudikulation der schmerzempfindlichen Stellen und ihrer Umgebung, gegebenenfalls auch mit einer Pression. Zeigen diese Stellen Rötung und hochakute Schmerzen, kann man mit einer vorsichtigen Kompression und Mulsion beginnen.

Zusätzlich wird man die Foramina *Inductorium renale, Inductorium intestini crassi* und *Cella habitationis* komprimieren, desgleichen auffällige Druckpunkte. Mit diesen premoprehensiven Maßnahmen gehen je nach Lage des Falls auch passive Bewegungen der Lendenmuskulatur einher.[1]

Am sitzenden Patienten erfolgt anschließend eine Perfrikation der behandelten Stellen und gegebenenfalls auch eine Anwendung heißer Kompressen.

Wurden diagnostisch Einklemmungen von Sehnen, Luxationen kleiner Gelenke ermittelt, so muß auch eine Traktion, u. U. eine Schrägtraktion oder eine Intergation vorgenommen werden, Verfahren durch welche diese Störungen verhältnismäßig rasch und leicht behoben und die entsprechenden Schmerzen beseitigt werden. — Selbstverständlich wird man so nur bei eindeutig akuten Befunden vorgehen, nicht bei chronisch endogenen!

Behandlungsfrequenz

Der Patient erfährt jeden Tag eine Behandlung. Eine Behandlungsreihe umfaßt 2 – 4 Behandlungen.

---

[1] Vgl. oben die SS. 246ff.

Streßsymptomatik ("Chronischer Lumbago")
[Degenerative Erkrankungen im Bereich der Lendenwirbelsäule]

Krankheitsmechanismus

Depletion des Renalorbis, also schwache Anlage oder allmähliche Schwächung (durch extreme Strapazen, Ausschweifungen oder lange, schwere Krankheit) der vitalen Potenzen[1] ist stets der primäre Faktor dieser Störung, die in der chinesischen Medizin umfassend als 'depletiver Streß' (*xulao)* rubriziert wird, und für welche die Kombination von Lendenschmerz + Lendenschwäche ein obligates Zeichen darstellt.

Unbehandelt[2] zieht eine solche Depletion in der Regel Depletionen der sequentiell nächstliegenden Orbes[3] nach sich, bedingt also nicht nur, was für die westliche Medizin allein faßbar und relevant erscheint, den Verfall der Nervus (= Funktionen von Muskeln und Sehnen), sondern, in gleichem Maße der Entschlußfähigkeit, der Einbildungskraft, der kohärenten Projektion der Persönlichkeit, schließlich der Funktionen der allgemeinen Integration und Assimilation, des Metabolismus.

Der kausalanalytische Fokus der westlichen Medizin bringt von dieser Störung allein die lokalen somatischen Aspekte in den Blick, also langsam einsetzende, chronische Schäden, Abbauerscheinungen an der Muskulatur der Lenden und des Sakrums, bei der auch die Bänder und Faszien betroffen sind. Mit diesen degenerativen Veränderungen im Bereich der Lendengegend geht reflektorisch eine Muskeltonussteigerung einher, sowie narbenähnliche oder kolloidchemische Veränderungen. Ätiologisch kann man für diese degnerativen Veränderungen eine Vielzahl weiterer Faktoren nachweisen oder zumindest postulieren, etwa einmaliges, nicht ausgeheiltes Trauma (Schlag, Verrenkung), repetitive mechanische Schädigung, aktive Überbeanspruchung, einseitige, gleichförmige Körperhaltungen, ergonomisch oder klimatisch ungünstige Arbeitsbedingungen, einseitige Schonhaltungen, um auftretende Schmerzen zu vermeiden ... die in letzter Konsequenz auf die Feststellung eines nicht zu durchbrechenden *circulus vitiosus* hinauslaufen.

Symptomatik

In der Sakralgegend besteht einseitig oder beidseitig ein diffuser, dumpfer Schmerz, der bald zu-, bald abnimmt. Gleichzeitig beobachtet man je nach Bereichsbefall und Ausdehnung der Störung eine erhöhte Druckempfindlichkeit an verschiedenen Stellen des Areals, die aber mitunter nicht auffällig ist. Deutlicher ist diese Druckempfindlichkeit

---

[1] Ausführlicheres oben SS. 31 – 33 sowie in PORKERT, *Neues Lehrbuch der chinesischen Diagnostik,* SS. 121f.

[2] Behandlung kann sich hier niemals auf äußere, physikalische Maßnahmen (Akupunktur, Premoprehension) beschränken, sondern erfordert eine konsequente Pharmakotherapie durch *mm. supplentia yin* bzw. *asperantia yin* — man vgl. die einschlägigen Abschnitte in PORKERT, *Klinische chinesische Pharmakologie* und PORKERT, *Klassische chinesische Rezeptur* — sowie Anpassungen der Lebensstils.

[3] — also sicher des hepatischen und des Cardialorbis, meist auch von Lienal- und Stomachorbis. Vgl. PORKERT, *Neues Lehrbuch der chinesischen Diagnostik,* SS. 44, 79 et al.

zwischen den Dornfortsätzen oder an den Insertionspunkten der Ligamente. Der dumpfe Schmerz wird nach Anstrengungen stärker, in der Ruhe nimmt er ab; auch gibt es wetterabhängige Schwankungen. Die Bewegungsfähigkeit der Lende ist im allgemeinen nicht auffällig beeinträchtigt, sieht man von einem ziehenden Gefühl in der Muskulatur ab. Im akuten Anfall können die Schmerzen allerdings zunehmen, so daß es zu spastischer Verspannung der Muskulatur kommt und auch zu einer Verkrümmung des Rückgrats. Diese Empfindungen können in die untere Extremität ausstrahlen.

Premoprehensive Behandlungsregeln

Für die premoprehensive Behandlung ist auf die gleichen Verfahren zu verweisen, die bei der vorangehenden Eintragung "Verrenkungen der Lendenmuskulatur" zum akuten Lumbago im entsprechenden Abschnitt *Premoprehensive Behandlungsregeln* angegeben sind — mit dem Unterschied, daß die Chronizität der Störungen neben einer zweckmäßigen Medikation eine zugleich nachhaltigere und intensivere Premoprehension erforderlich macht.

Behandlungsfrequenz

Es erfolgt jeden zweiten Tag eine Behandlung. Ein Behandlungszyklus umfaßt 8 – 10 Behandlungen.

Plötzliche Stiche in der Lendengegend
[Affektion der posterioren Gelenke der Lendenwirbelsäule]

Krankheitsmechanismus

Die Störung wird in der Regel ausgelöst durch eine Dislokation der kleinen Gelenke der Lendenwirbelsäule oder durch Einklemmung der Synovia, eingetreten durch äußere Gewalt oder falsche Bewegung (Verrenkung) der Lendenregion.

Symptomatik

Die Hauptsymptome sind starke Schmerzen im Lumbalbereich, die Unerträglichkeit einer Rückenlage, die Unfähigkeit den Oberkörper zu wenden.

Typisch ist ein plötzlich auftretender Schmerz in der Lendenregion bei Beugung oder Drehung des Oberkörpers und anschließender Schwierigkeit, sich zu beugen. Dieser Schmerz wird bei entsprechender Anspannung der Muskulatur der Lendenregion, etwa beim Husten oder Niesen, gesteigert. Oft kommt dem Patienten die Affektion beim Husten oder Niesen überhaupt erstmals zu Bewußtsein.

In der Regel findet sich ein lokaler Schmerzpunkt im Projektionsgebiet der posterioren Wirbel und eine Bewegungseinschränkung im Lendenbereich, insbesondere eine Begrenzung der aktiven und passiven Rückwärtsbeugung der Lumbalwirbel. Außerdem sind gewöhnlich Muskelspannungen und Spasmen im Lendenbereich der betroffenen Seite sowie Klopfschmerz festzustellen, NICHT hingegen ausstrahlende Schmerzen, Schwäche oder Bewegungseinschränkung der unteren Extremität.

Premoprehensive Behandlungsregeln

Erfolgsorte, Foramina

Alle druckempfindlichen Punkte, ferner

> *Inductorium renale*, V 23
> *Inductorium intestini crassi*, V 25
> *Medium lacunae*, V 40
> *Columna carnis*, V 57.

Manipulationen

Am Patienten in Bauchlage: Der Behandler steht an der betroffenen Seite. Er beginnt mit einer Rudikulation oder Pression der schmerzempfindlichen Stellen und ihrer Umgebung, um diese zu entspannen. Anschließend führt er eine Kompression auf den vorstehend aufgezählten Foramina durch, dies etwa 5 – 8 Minuten lang.

Am Patienten in Rückenlage oder Seitenlage: Der Behandler führt eine schräge Traktion des Lendengürtels durch. Die betroffene Seite sollte zuerst behandelt werden. Dann wird der Patient aufgefordert, sein Bein schnell zu strecken. Während des Streckens hält der Arzt den Fußknöchel des Patienten und zieht diesen dreimal. Bei dieser Manipulation empfindet der Patient, daß sich die Spannung in seiner Lendengegend löst und daß der Schmerz schwindet.

Behandlungsfrequenz

Der Patient erfährt jeden 2. Tag eine Behandlung. Ein Behandlungszyklus umfaßt 3 – 5 Behandlungen.

Verrenkung des Steißes [Partielle Dislokation des Sacro-Iliacal-Gelenks]

Krankheitsmechanismus

In der Regel tritt dieser Schaden ein durch das Tragen von schweren Gegenständen und "Verheben" — wobei Sakrum und Ileum in eine falsche Position gedreht werden und die Gelenkflächen sich in dieser falschen Position verzahnen. Im schlimmsten Falle kann sich dabei Synovia durch Sogwirkung im Gelenkspalt verklemmen. Die Semidislokation kann aber auch bei einer unwillkürlichen Dehnung, Beugung oder Drehung eintreten, wenn die Muskeln und Bänder des Sacroiliacalgelenks gerade nicht angespannt sind oder durch lokale Schwäche affiziert sind.

Es gibt zwei Arten der Semidislokation des Sacroiliacalgelenks: die anteriore und die posteriore, definiert auf Grund der Stellungsanomalie von Sacrum oder Ileum.

Symptomatik

Patienten mit einer Semidislokation des Sacroiliacalgelenks haben starke Schmerzen in der betroffenen Gesäßhälfte und Schwierigkeiten zu stehen, zu laufen und die Hüfte zu beugen. Im Liegen werden die Schmerzen noch stärker, im Sitzen kann die betroffene Seite das Körpergewicht nicht tragen. Im Extremfall bestehen ausstrahlende Schmerzen in die Leiste und in die Ferse. Bei ausgeprägter Druckempfindlichkeit des Sacroiliacalgelenks der betroffenen Seite und Tiefstand des posterioren, superioren Iliacalanteils unterhalb der Höhe der normalen Seite spricht man von einer posterioren Semidislokatioin des Sacroiliacalgelenks, bei umgekehrten Verhältnissen von einer anterioren Semidislokation. Solches zeigt sich bei der versuchten Beugung von Knie und Hüfte und bei Zug auf die untere Extremität. In schweren oder lange bestehenden Fällen ist oft eine lumbosacrale Krümmung zu beobachten.

Premoprehensive Behandlungsregeln

Je früher nach einem Insult mit der Behandlung begonnen wird, umso besser sind die zu erwartenden Ergebnisse.

Erfolgsorte, Foramina

Alle druckempfindlichen Punkte, ferner

Cella superior, V31
Cella inferior, V34
Inductorium intestini crassi, V25,
Cardo femoralis, F30.

Manipulationen

Der Patient ist in Bauchlage, der Behandler steht an der betroffenen Seite. Zunächst führt er an der betroffenen Seite eine Rudikulation und Pression am Sacroiliacalgelenk und seiner Umgebung durch, um diese zu entspannen — etwa 5 – 8 Minuten lang. Anschließend fährt er mit einer Kompression auf die druckempfindlichen sowie die namentlich vorgenannten Punkte fort. Dabei trahiert er mit der anderen Hand mehrmals das Knie der betroffenen Seite, um die Hüfte in Hyperextensionsstellung zu bringen.

Der Patient liegt auf dem Rücken, der Behandler steht an der betroffenen Seite. Er faßt die rechte große Zehe des Patienten mit seiner rechten Hand und die Ferse mit der linken Hand. Dann wird der Patient aufgefordert, Knie und Hüfte beugen und dann mit Kraft das Bein strecken; dabei führt der Behandler eine Eduktion durch. Diese Manipulation ist 3mal zu wiederholen.

Handelt es sich um eine anteriore Semi-Dislokation des Sacroiliacalgelenks, läßt man den Patienten sich auf die gesunde Seite legen, dabei das Bein der gesunden Seite strecken, jenes der betroffenen Seite beugen. Sodann ist eine schräge Traktion durchzuführen: Der Behandler stemmt einen Ellbogen vorn gegen die Schulter des Patienten, den anderen gegen die Hüfte der betroffenen Seite und drückt so die Schulter zurück und die Hüfte nach vorne.

Am Patienten in Rückenlage werden passive Flexionen des Kniegelenks und des Hüftgelenks durchgeführt: Der Behandler faßt mit einer Hand den Unterschenkel der betroffenen Seite von hinten, mit der anderen fixiert er die Hüfte der gleichen Seite. Sodann beugt er Knie und Hüfte maximal, streckt dann rasch das Bein der betroffenen Seite und führt schließlich eine Eduktion durch.

Handelt es sich um eine posteriore Semi-Dislokation des Sacroiliacalgelenks, so läßt man den Patienten sich auf die gesunde Seite legen und dabei das Bein auf dieser Seite strecken, jenes der betroffenen Seite um 90° beugen. Der Behandler steht seitlich hinter dem Patienten und, indem er dessen Sakroiliacalgelenk mit der Handwurzel der einen Hand fixiert, faßt er mit der anderen dessen Sprunggelenk auf der betroffenen Seite und dehnt so das Gelenk maximal. Dabei wirkt die Kraft beider Hände in entgegengesetzter Richtung.

Zum Schluß erfolgt eine Perfrikation des Sacroiliacalgelenks und ihrer Umgebung — bis eine Erwärmung der Haut eingetreten ist.

Nach der Behandlung ist eine Bettruhe von 2 - 3 Stunden erforderlich, um die Stabilisierung des Gelenkes zu erreichen und die Muskeln und Bänder zu entspannen.

Behandlungsfrequenz

Der Patient erfährt jeden 2. Tag eine Behandlung. Ein Behandlungszyklus umfaßt 3 – 5 Behandlungen.

[Musculus piriformis-Syndrom]

Neuere Beobachtungen haben ergeben, daß etwa bei der Hälfte der Patienten, die wegen "Ischias" den Arzt aufsuchen, eine Affektion des *m. piriformis* vorliegt.

Krankheitsmechanismus

Der *musculus piriformis* entspringt in der kleinen Beckenhöhle an der vorderen Fläche des Kreuzbeins. Er setzt an der Spitze des großen Rollhügels am Oberschenkel an und wird durch Nervenäste aus dem Hüftgelenkgebiet versorgt. Der Muskel zieht den Oberschenkel rückwärts und rollt ihn nach außen. Gemeinsam mit der oberen Gesäßarterie und der oberen Gesäßvene (*arteria et vena gluteae superiores*) verläuft der obere Gesäßnerv (*n. gluteus superior*) entlang dem Oberrand des *m. piriformis*. Unterer Gesäßnerv und Ischiasnerv (*n. gluteus inferior et n. ischiaticus*) verlaufen zusammen mit *arteria et vena gluteae inferiores* unterhalb des *m. piriformis*. Häufig sind aber auch Abweichungen zu beobachten. Typisch sind zwei Varianten: entweder der Ischiasnerv tritt durch den *m. piriformis* hindurch; oder er teilt sich noch innerhalb der Beckenhöhle in seine Endäste, den *n. tibialis* und den *n. fibularis,* wobei dann letzterer durch den *m. piriformis* hindurchtritt, der *n. tibialis* unterhalb desselben verläuft.

Wird die Hüfte belastet, etwa durch einseitigen Krafteinsatz, langes und verkrampftes Sitzen vor dem Fernseher oder im Auto oder bei Erkältung der Gesäßregion, so kommt es zu einer habituellen Kontraktion, schließlich zu einer Verkürzung des Muskels. Von einer solchen ist normalerweise der Ischiasnerv nicht betroffen. Besteht hingegen eine der zuvor erwähnten Varianten, so werden Ischiasnerv und Fibularnerv durch die Kontraktion des *m. piriformis* gequetscht. Diese Quetschung wird dann zur Ursache einer Ischialgie.

Ein weiterer Anlaß derartiger Affektionen sind mechanische Verletzungen. Im Stehen wirkt der *m. piriformis* als Außenrotator und Abduktor. Wenn nun die unteren Extremitäten bei der Abduktion und Außenrotation plötzlich überlastet werden, z. B. beim Schneeschaufeln, beim Tennisaufschlag oder wenn man aus der Hockstellung plötzlich aufsteht, dann kontrahiert der Muskel überstark. Oder der Muskel wird überstreckt, wenn es bei den unteren Extremitäten durch zu schweres Tragen zur Innenrotation kommt. Ein bei solchen Anomalien eintretender Schutzspasmus bedingt erhöhten Druck auf das unter dem Muskel liegende Gewebe und auf die ihn umgebenden Nerven und Gefäße, besonders auf den Ischiasnerv.

Symptomatik

Typisch für das Piriformis-Syndrom ist ein Schweregefühl und dumpfer Schmerz in der Mitte des Gesäßes. Der Schmerz kann entlang des Ischiasnervs in das Bein ausstrahlen, verbunden mit Bewegungseinschränkungen wie Schmerzen beim Treppensteigen und Schwierigkeiten, die Hüfte nach außen zu drehen. Das Gesäß fühlt sich kalt an. Der Schmerz wird sowohl bei feuchtem Wetter als auch nach Belastung stärker. Des weiteren verschlimmert sich der Schmerz infolge des intraabdominellen Drucks, wenn der Patient hustet oder während der Stuhlentleerung.

Für das Piriformis-Syndrom gibt es drei diagnostische Zeichen, 1. die Palpation des *m. piriformis* wird als schmerzhaft empfunden, der Muskel erscheint verhärtet; 2. der Lasègue-Test erbringt bei einer Anwinkelung des Beines bis 60° starke Schmerzen; diese nehmen aber jenseits von 60° wieder ab; 3. Schmerzen im Verlauf eines *m. piriformis*-Spannungstests: Der Patient liegt ausgestreckt auf dem Rücken. Der Behandler dreht den Fuß des betroffenen Beines nach innen, um im Hüftgelenk eine Innenrotation zu bewirken. Zugleich versucht der Patient, gegen diesen Druck den Fuß nach außen zu drehen. Zeitigt diese Anstrengung Schmerzen, so sind diese ein Indiz für eine Schädigung des *m. piriformis.*

Premoprehensive Behandlungsregeln

Erfolgsorte, Foramina
Die verschiedenen druckempfindlichen Punkte in der Gesäßgegend, ferner
Cardo femoralis, F30

Cella habitationis, F29
Forum ventorum, F31
Rima carnis, V36
Medium lacunae, V40
Margo subsequens, V54
Yang flectens, V58.

Manipulationen

Am Patienten in Bauchlage erfolt zunächst eine Rudikulation oder Frikation mit dem Handteller an der Gesäßmuskulatur, um diese zu entspannen. Daran schließt sich eine kräftige, aber langsame Kompression mit dem Daumen oder der Spitze des Ellbogens auf dem *m. piriformis,* sowie auf *Cardo femoralis* und *Cella habitationis* sowie den druckempfindlichen Punkten. Dieser Vorgang ist mehrmals zu wiederholen und kann 4 – 8 Minuten andauern.

Passive Bewegungen der Hüften sind auszuführen, und zwar am Patienten in Bauchlage eine Retroflexion des Oberschenkels und kreisende Bewegung der unteren Extremität; beim Patienten in Seitenlage eine Flexion von Knie und Hüfte und Retroflexion des Beines; beim Patienten in Rückenlage eine Agitation des Hüftgelenks und Schrägtraktion mit langer Hebelwirkung[1].

Bestehen bei einem Patienten starke Schmerzausstrahlungen in die unteren Extremitäten, kann man die soeben aufgezählten Manipulationen durch begleitende Rudikulation, Kompression und Perfrikation der Foramina *Forum ventorum, Rima carnis, Medium lacunae* und *Yang flectens* unterstützen.

Behandlungsfrequenz

Der Patient erfährt jeden zweiten Tag eine Behandlung; Ein Behandlungszyklus umfaßt 10 Behandlungen. Der Abstand zwischen zwei Zyklen sollte 3 bis 5 Tage betragen.

Ergänzende Gymnastik

Auf dem Rücken liegend, Schultern und Lendenwirbelsäule flach am Boden, das Bein der schmerzenden Körperseite beugen, Knie bis Hüfthöhe heben und über das gestreckte Bein kreuzen, Fuß beim Knie aufsetzen. Vorsichtig das Knie Richtung Boden ziehen. Diese Übung mindert den Druck des Piriformismuskels auf den Ischiasnerv.

---

[1] Vgl. oben die Abb. 189 und 190 auf den Seiten 248f.
[2] Vgl. oben die Seiten 267f.

290

[Meniskusschäden]

Krankheitsmechanismus

Für den systematischen Hintergrund von Meniskusschäden aus der Sicht der chinesischen Medizin gelten im Grunde die gleichen Zusammenhänge wie zum Bandscheibenvorfall.[2]

Aus der Perspektive westlicher Anatomie und Orthopädie ergibt sich: zwischen den Gelenkkörpern des Knies liegen der laterale, ringförmige und der mediale halbmondförmige, mit dem Seitenband verwachsene Meniskus. Der mediale Meniskus ist weniger verschieblich gelagert, da er mit dem medialen Seitenband verwachsen ist. Aus diesem Grunde zeigt er häufiger Läsionen als der laterale.

Eine Meniskuszerreißung kann Folge indirekter Gewalt (Drehung des Oberschenkels gegen einen fixierten Unterschenkel oder umgekehrt, insbesondere dann, wenn mit der Drehung das Knie aus der Beuge- in die Streckstellung überführt wird) oder direkter Gewalt (Trauma mit Fraktur der angrenzenden Gelenkflächen oder traumatische Kniegelenksluxation) sein. Je nach Form der Meniskuszerreißung werden Korbhenkelrisse (Gelenkblockierung häufig), partielle Längsrisse, Querrisse und traumatische Lösungen der Meniskusbasis von der Gelenkkapsel (Zerreißung von Blutgefäßen und daraus folgend Hämarthrose) beschrieben. Die durch einen zerrissenen Meniskus entstandene Inkongruenz und damit verbundene Spitzenbelastung der Gelenkflächen, aber auch inadäquate Belastung von Gelenkflächen nach Meniskektomie können zur Gonarthrose führen.

Meniskusschäden treten vorwiegend bei Kindern ab etwa dem 12. Lebensjahr, bei Jugendlichen , sowie dann wieder im Alter auf.

Symptomatik

Unfallanamnese! Gelenkblockade, wiederholte Einklemmungen, Gelenkerguß, Hämarthrose; Bewegungshemmung, insbesondere Streckhemmung mit blitzartig im Bereich einschießendem Schmerz. Oftmals wird rezidivierendes Schnappen im Gelenk geschildert. Direkter Druckschmerz am Gelenkspalt im Bereich der Meniskuszerreißung.

Empfindet der Patient bei Beugung des Kniegelenks und passiver Außenrotation des Unterschenkels am medialen Kniegelenkspalt Schmerz, so spricht dies für einen Innenmeniskusschaden. Schmerz bei Innenrotation am äußeren Kniegelenkspalt spricht für Außenmeniskusschädigung. Wandert ein Druckschmerz am Gelenkspalt von ventral nach dorsal, wenn das Knie aus der Streckung passiv in zunehmende Beugung gebracht wird, so kann dies ebenfalls ein Hinweis auf eine Meniskusschädigung sein.

Führt passive Adduktion des Unterschenkels zu Schmerz am medialen Kniegelenkspalt, so spricht dies für eine Innenmeniskusschädigung; führt passive Abduktion zu Schmerz am äußeren Kniegelenkspalt, so spricht dies für eine Außenmeniskusschädigung. Verspürt der Patient im Türkensitz dann, wenn der Untersucher einen bodenwärts gerichteten Druck auf das Knie ausübt, Schmerz im medialen Kniegelenkanteil, so spricht dies für eine Schädigung des Hinterhornes des Innenmeniskus.

Bei längerem Bestehen einer Meniskusschädigung kommt es schmerzbedingt zur Schonung des Beines und daraus folgend zur Quadrizepsatrophie, oft auch zu chronischer Synovitis und Gonarthrose.

Premoprehensive Behandlungsregeln

Erfolgsorte, Foramina

Alle druckempfindlichen Punkte, ferner

Nasus vituli, S35
Vicus tertius pedis, S36
Copulatio trium yin, L6
Fons tumuli yin, L9
Mare xue, L10
Medium lacunae, V 40
Columna carnis, V57
Yang flectens, V58
Clusa genus, H7
Fons curvus, H8
Clusa yang fellea, F33
Fons tumuli yang, F34.

Manipulationen im akuten Stadium

Bei frischer Meniskusverletzung mit Gelenkblockierung (eingeklemmtem Meniskus) muß sehr sanft behandelt werden. Bei dem Patienten in Rückenlage ergreift der Behandler mit einer Hand das Knie des Patienten, mit der anderen dessen Ferse, beugt das Knie und führt gleichzeitig eine vorsichtige Rotation, Abduktion, Adduktion, Beugung und Streckung durch. Anschließend ist eine Ruhigstellung der Partie für 3 Wochen erforderlich.

Manipulationen im chronischen Stadium

Der Behandler setzt sich neben den Patienten in Bauchlage. Zunächst rudikuliert er die Kniekehle der betroffenen Seite. Anschließend erfolgt eine Pression oder Kompression auf die Foramina: *Medium lacunae, Columna carnis, Yang flectens, Clusa genus, Fons curvus, Fons tumuli yang, Mare xue*, und zwar etwa 3 - 5 Minuten lang.

Am Patienten in Rückenlage premiert man zunächst beidseitig am betreffenden Knie gefundene druckempfindliche Punkte, sowie *Nasus vituli* — dies etwa 8–10 Minuten lang. Anschließend wird eine Rudikulation auf dem Quadrizeps ausgeübt. Zum Schluß führt man eine Intermulsion an den beiden Knieseiten durch, bis eine Rötung und Erwärmung der Haut eingetreten ist.

Agitation des Kniegelenks: Der Behandler ergreift am liegenden Patienten mit der einen Hand das betroffene Knie, mit der anderen die zugehörige Ferse, beugt das Knie und führt gleichzeitig eine ruhige, gleichmäßige, drehende und pendelnde Bewegung des Unterschenkels aus.

Behandlungsfrequenz

Der Patient erfährt jeden 2. Tag eine Behandlung. Eine Behandlungsfolge umfaßt 12 – 15 Behandlungen. Zwischen zwei Zyklen sind 5 – 8 behandlungsfreie Tage einzuschieben.

[Verletzungen der Knieseitenbänder]

Krankheitsmechanismus

Unter äußerer Gewalteinwirkung können die Ligamente, die von *epicondylus femoris medialis et lateralis* gezerrt, eingerissen oder zerrissen werden. Solche Verletzungen der Knieseitenbänder führen stets zu lokalen Stasen des Xue und des Qi, damit zu Schmerzbefunden, ganz abgesehen von der akuten und chronischen Behinderungen der Gelenksfunktion und den Gehbehinderungen. Als Spätstadium einer nicht oder falsch behandelten Bänderläsion kommen Gelenkkontraktur und Wackelknie mit Atrophie der Oberschenkelmuskulatur und Arthrosen vor.

Symptomatik

Bei rezenter Verletzung besteht Schmerz, u. U. Schwellung im Verletzungsbereich. Gewöhnlich findet man lokale Druckempfindlichkeit im Ansatzbereich der Kollateralbänder. Dehnung des betroffenen Bandes führt zur Schmerzverstärkung (bei Innenbandschädigung Schmerz am inneren Kniegelenk bei Abduktion, bei Außenbandschädigung Schmerz am äußeren Kniegelenkanteil bei Adduktion des Unterschenkels). Außerdem führt die Lockerung der Gelenkführung zu Unsicherheit des Gangs.

Premoprehensive Behandlungsregeln

Erfolgsorte, Foramina
Alle druckempfindlichen Punkte, ferner

> *Mare xue*, L10
> *Fons tumuli yin*, L9
> *Copulatio trium yin*, L6
> *Vicus tertius pedis*, S36
> *Clusa genus*, H7
> *Fons curvus*, H8
> *Vallis yin*, R10.

Manipulationen

Die Premoprehension kommt nur bei Bandläsion oder Teilzerreißung mit geringer Aufklappbarkeit in Frage. Wenn der Verdacht auf eine vollständige Zerreißung oder Tibiakopffraktur besteht, ist die Premoprehension kontraindiziert!

Bei rezenter Verletzung, die von intensiven Schmerzen und offensichtlicher Schwellung begleitet ist, sind sehr behutsame Manipulationen erforderlich, durch welche die Wiederherstellung des Qi-Flusses in den Leitbahnen, eine Dynamisierung des Xue — und damit eine Schmerzstillung bewerkstelligt werden. Bei einer zurückliegenden Verletzung sind zur Beugung und Dehnung des Kniegelenks sehr intensive Manipulationen angezeigt, wie Kompression, Eduktion und Agitation, um vorhandene Verhärtungen und Adhäsionen zu lösen und die Beweglichkeit des Gelenks wiederherzustellen, oder auch, um Verwachsungen bzw. Verklebungen im Gelenk vorzubeugen.

Der auf dem Rücken liegende Patient streckt das betroffene Bein aus und wendet es nach; der Behandler setzt sich seitlich von ihm und premiert die namentlich aufgezählten Foramina. Anschließend folgt eine Mulsion der Knieinnenseite, etwa 3 – 5 Minuten lang, sodann, während einer gleichen Zeit, eine Pression entlang des medialen Seitenbands.

Man schließt die Behandlung mit einer Perfrikation der Knieinnenseite, bis eine Erwärmung der Haut eingetreten ist.

Verletzungen der lateralen Knieseitenbander werden in der Praxis selten gesehen. Ihre Behandlung erfolgt ähnlich der bei Verletzung der medialen Ligamente.

Behandlungsfrequenz

Der Patient erfährt jeden 2. Tag eine Behandlung. Ein Behandlungszyklus umfaßt 10 – 15 Behandlungen. Zwischen zwei Zyklen sind 3 – 5 behandlungsfreie Tage einzuhalten.

[Verletzungen der Achillessehne]

Krankheitsmechanismus

Zum Hintergrund einer konstitutionellen Diathese vgl. man die Ikonographie der bei allen Bänder- und Muskelläsionen affizierten hepatischen und Lienalorbes.

Anamnestisch auslösend erscheint zumeist eine extreme Belastung, Überlastung der Sehne, wie dergleichen bei plötzlichem sportlichem Krafteinsatz vorkommt; aber auch Faktoren wie ungeeignetes Schuhwerk, harter Boden usw. können eine Rolle spielen. Betroffen sind meist große, schwere Männer.

Symptomatik

Der Patient berichtet über die Episode eines peitschenschlagartigen, rasch abflauenden, stechenden Schmerzes. Die Untersuchung erbringt druckempfindliche Ansatzpunkte der Sehne am Knochen, Schwellung und gelegentliche Überwärmung im Sehnenverlauf. Später tritt häufig eine spindelförmige Auftreibung in der Sehnenmitte auf. Es besteht Einschränkung der Gebrauchsfähigkeit und, bei vollständiger Achillessehnenruptur, Ausfall der belasteten Plantarflexion (Zehenstand) sowie Delle und Durchhängen des Fußes beim Knien.

Premoprehensive Behandlungsregeln

Premoprehension und Akupunktur kommen nur bei Zerrung der Sehne oder Teilruptur in Betracht. Bei vollständiger Ruptur ist die Premoprehension kontraindiziert!

Erfolgsorte, Foramina

Alle druckempfindlichen Punkte, ferner

> *Rivulus maior*, R 3
> *Campana magna*, R4
> *Amnis recurrens*, R7
> *Ripa spissa*, R9
> *Medium lacunae*, V40
> *Columna carnis*, V57
> *Yang flectens*, V58
> *Olympus*, V60
> *Servi salutatio*, V 61.

Manipulationen

Der Patient ist in Bauchlage; das Fußgelenk des betroffenen Beines ist auf ein Kissen gebettet. Der Behandler wendet zunächst mit langsamem, sanftem und tiefem Druck Verfahren der Rudikulation und Mulsion an, die von der *Columna carnis* ausgehend in Richtung auf die Fersen voranschreiten und von dort mehrmals zum Ausgangspunkt zurückkehren, dies etwa 3 bis 5 Minuten lang. Anschließend wird mit einer Kombination von Pression und Prehension auf die beiden Seiten der Achillessehne eingewirkt. Sodann führt man eine Pression und Kompression an den namentlich aufgezählten Foramina aus — etwa 5 bis 8 Minuten lang. Abschließend erfolgt eine Perfrikation der Achillessehne und Flanken, bis eine Rötung und Erwärmung der Haut eingetreten ist.

Am Patienten in Rückenlage: Der Behandler ergreift mit der einen Hand den Fuß von der Fersenseite her, mit der anderen die Zehenpartie und führt eine langsame, sanfte, gleichmäßig drehende Pendelbewegung aus.

Behandlungsfrequenz

Der Patient erfährt jeden 2. Tag eine Behandlung. Eine Behandlungsfolge umfaßt 10 – 15 Behandlungen. Zwischen zwei Zyklen sind 3 – 5 behandlungsfreie Tage einzuhalten.

Fersenschmerzen [Tendoostosen] ("Fersensporn")

Krankheitsmechanismus

Eine funktionell (durch exzessive Kraftanstrenungen, auch chronische Spastizität) oder konstitutionell (durch Schmalheit der kongenitalen struktiven Ressourcen) gestörter Rapport zwischen Renal- und hepatischem Orbis begünstigt an den Fersen, an denen mächtige Muskeln mit ihren Sehnen an mächtigen Knochen inserieren, zunächst schmerzhafte Dysfunktionen, schließlich struktive Veränderungen, die von der westlichen Medizin als Tendoostosen, also Verknöcherungen der Sehnenansätze am Fersenbein beschrieben werden.

Symptomatik

Umschriebene Druckempfindlichkeit über dem Ansatz der Aponeurose. Die Schmerzen sind besonders stark morgens nach dem Aufstehen; im Laufe des Tages klingen sie ab, abends werden sie jedoch fast unerträglich. Die Beschwerden treten zumeist spontan auf, oft nach anhaltender Überlastung. Ausnahmsweise besteht ein Druckschmerz über einem Sporn und Belastungsschmerz in der Ferse beim Auftreten.

Premoprehensive Behandlungsregeln

Erfolgsorte, Foramina

Alle druckempfindlichen Punkte, ferner

Fons scatens, R1
Fons draconis, R2
Rivulus maior, R3
Basis metatarsalis halucis, L4
Copulatio trium yin, L6
Vicus tertius pedis, S36.

Manipulationen

Am Patienten in Bauchlage: Der Behandler schiebt unter das Fußgelenk des betroffenen Beines ein Kissen. Er wendet zunächst mit langsamem und tiefem Druck Verfahren der Pression und Kompression an, die von der Ferse entlang der Plantaraponeurose abwärts voranschreiten — solches etwa 5 – 8 Minuten lang.

Anschließend führt er eine Pression an den namentlich vorgenannten Foramina und auf jeden Fall an den druckempfindlichen Punkten durch — dies etwa 8-10 Minuten lang. Zum Schluß findet eine Perfrikation der Plantaraponeurose statt, bis eine Rötung und Erwärmung der Haut eingetreten ist.

Behandlungsfrequenz

Der Patient erfährt jeden 2. Tag eine Behandlung. Eine Behandlungsreihe umfaßt 10 – 15 Behandlungen. Zwischen zwei Zyklen sind 3 – 5 behandlungsfreie Tage einzuhalten.

[Epicondylitis radialis humeri] ("Tennisellbogen")

Krankheitsmechanismus

Zum systematischen Hintergrund aus der Sicht der chinesischen Medizin vgl. die Eintragungen Tendinitis S. 306f und S. 261. Sekundär auftretende Heteropathien von ventischem Algor oder Humor führen zu Blockaden der Leitbahnen (und damit zu Schmerzbefunden) in der Ellenbogengegend. Diese bedingen ihrerseits Stasen des Qi und des Xue.

Die westliche Medizin spricht ursächlich von "Abnutzungserscheinungen", also degenerativen Prozessen, an den Sehnen und ihren Insertionsstellen. Kleinflächige Ansätze kräftiger Muskeln sind über eine Faserknorpelzone am Knochen des Epicondylus verankert. Durch extreme, unausgewogene Beanspruchung z. B. beim Tennisspielen können am Ellbogen entzündliche Prozesse und Elastizitätsveränderungen auftreten.

Symptomatik

Die Patienten klagen meist im Anschluß an wiederholte Überanstrengungen über Schmerzen an den Ursprungsstellen der Sehnen an den Epikondylen des Humerus. Neben einer umschriebenen Druckschmerzhaftigkeit des Epikondylus und der dort ansetzenden Muskulatur werden Schmerzen bei Belastung und passiver Dehnung der betroffenen Sehnen angegeben. In chronischen Fällen können knöcherne Reaktionen auftreten, die bei der *Epicondylitis ulnaris* unter Umständen zu einer Irritation des Ellennerven führen.

Premoprehensive Behandlungsregeln

Erfolgsorte, Foramina
Alle druckempfindlichen Punkte, ferner

> *Stagnum curvum*, IC11
> *Vicus tertium manus*, IC10
> *Pervium obliquum*, IC6
> *Valles coniunctae*, IC4.

Manipulationen
Der sitzende Patient stützt den Unterarm der erkrankten Extremität so auf einem Kissen ab, daß ihre Außenseite nach oben zeigt. Der Behandler beginnt mit einer Kombination von Pression und Kompression entlang der crassintestinalen Cardinalis und

deren vorstehend genannte Foramina. Diese Manipulation wird besonders intensiv ausgeführt, wo ein Foramen *ad hoc* oder *Stagnum curvum* durch Druckempfindlichkeit auf sich aufmerksam macht. Gegebenenfalls läßt man eine Rudikulation folgen — all dies etwa 8 – 10 Minuten lang.

Anschließend findet eine Perfrikation am Epicondylus statt, bis eine Rötung und Erwärmung der Haut eingetreten ist. Zum Schluß wird der Ellbogen agitiert und intermulsiert.

Behandlungsfrequenz

Der Patient erfährt jeden zweiten Tag eine Behandlung. Eine Behandlungsfolge umfaßt 5 – 8 Behandlungen. Zwischen zwei Zyklen sind 3 – 5 behandlungsfreie Tage einzuhalten.

Verrenkungen (Luxationen)

Von Verrenkungen (Luxationen) spricht man, wenn die Bänder oder Muskeln eines Gelenks durch eine übermäßige Bewegung überdehnt werden oder wenn sie unter einer Überlastung einreißen oder zerreißen. Letztere Ereignisse sind in der Regel auch von Blutergüssen im Gelenk oder seiner Nähe begleitet.

Verrenkungen sind oft die Folge von Stürzen oder physischer Gewalteinwirkung. Im Zusammenhang mit solchen Ereignissen kann es gleichzeitig zu Beschädigungen von Nervenbahnen, zu Fleischwunden und offenen Verletzungen kommen.

In jedem Fall sind Verrenkungen von Schmerzen und Schwellung in der befallenen Region begleitet — als Folge der Stase von Säften. Daraus resultiert sehr oft auch eine Bewegungseinschränkung der Partie.

Diagnostisch müssen Verrenkungen klar von Knochenbrüchen und Ausrenkungen (Dislokationen) abgegrenzt werden. Erstere, die Knochenbrüche, erfordern grundsätzlich auch eine chirurgische Versorgung, letztere, die Ausrenkungen (Dislokationen), in der Regel eine orthopädische. Sie lassen sich nicht, zumindest aber nicht allein durch premoprehensive Maßnahmen heilen. Deshalb sind zur diagnostischen Abgrenzung folgende Zeichen zu beachten:

für Knochenbrüche

1. mit Ausnahme von Knochenbrüchen in der Tiefe des Gewebes, wie etwa am Oberschenkelhals, sind alle Knochenbrüche durch eine auffallende Schwellung gekennzeichnet;

2. die Bruchstelle ist extrem schmerzempfindlich;

3. es treten Deformationen der Extremität, als da sind Abwinklungen, Verkürzungen, paradoxe Stellungen auf;

4. Druckempfindlichkeit: Bei manchen Knochenbrüchen ist die Druckempfindlichkeit das einzige Symptom, beispielsweise bei einem Bruch des *os naviculare* im Handgelenk.

5. Als Folge des Bruchs können atypische Bewegungsexkursionen beobachtet werden.

6. Im Gefolge eines Bruchs können Beeinträchtigungen der Nervenversorgung, mithin der Sensibilität, wie auch der Durchblutung eintreten.

für Ausrenkungen (Dislokationen):

1. Das dislozierte Gelenk ist völlig funktionsuntüchtig.

2. Es besteht ein intensiver lokaler Schmerz.

3. Das Gelenk zeigt eine untypische Form bzw. Deformierung.

Bei der Versorgung von Verrenkungen ist außer auf die lokalen Schmerzbefunde weiterhin auf die Lage der Foramina und der Leitbahnen zu achten. Die Manipulation muß behutsam und sanft erfolgen, beabsichtigte Reize müssen mit großer Zurückhaltung gesetzt werden. Zunächst müssen etwa vorhandene Blutaustritte gestillt, Wunden versorgt, Infektionen verhütet werden.

Verrenkungen des Sprunggelenks

Krankheitsmechanismus

Verletzungen des Sprunggelenks ergeben sich in der Regel beim Ausrutschen und Hinstürzen durch einen kombinierten Mechanismus von Stauchung, Biegung, Drehung und Zug. Auch wenn man unsicher auf unebenem Boden auftritt, kann u. U. — als Folge eines Gleichgewichtsverlusts — das Körpergewicht ganz auf den gebeugten Mittelfuß verlagert werden. Dabei ist das Gelenk in einem labilen Zustand. Wird es nun plötzlich überlastet, so kann es zu einer übermäßigen Innen- oder Außenrotation kommen. Dabei zerreißen laterale oder mediale Ligamente. In der Praxis beobachtet man am häufigsten Verletzungen der lateralen Bänder.

Symptomatik

1. Lokale Schmerzen, lokale Druckempfindlichkeit: am Vorder- und Unterrand des *malleolus externus* treten diese Schmerzen auf, die mitunter einen lanzinierenden Charakter annehmen; auffällig ist auch die örtliche Druckempfindlichkeit. Die Intensität des Schmerzes bzw. der Schmerzempfindlichkeit steht in direktem Verhältnis zur Schwere der Verletzung. Es können gleichzeitig auch Schmerzen am inneren Malleolus auftreten, die jedoch geringer sind als die am äußeren.

2. Örtliche Schwellung: Wenn das Knöchelligament verletzt ist, u. U. auch die Gelenkkapsel, kommt es zu örtlichen Blutaustritten und auch sehr rasch zu einer Schwellung an der Außenseite des Gelenks.

3. Verringerte Beweglichkeit des Gelenks: Die Verletzung des Ligaments bedingt lokale Schmerzen, die reflektorisch zu einer Verspannung und Ruhigstellung des Teils führen und die Bewegung des Gelenks beeinträchtigen oder verhindern. Im allgemeinen kann der Patient weder das Gelenk belasten noch laufen. Wenn er dies notgedrungen tun muß, verlegt er das Gewicht auf die Ferse. Wird der Fuß auch nur geringfügig nach innen oder außen flektiert, ruft dies heftige Schmerzen hervor.

4. Unter der Haut erkennt man eine Blauverfärbung durch Hämatome, die infolge der Zerstörung von Blutgefäßen und der Infiltration von Blut in das Gewebe auftreten. Die Ausprägung dieser Hämatome steht wiederum in direktem Verhältnis zur Ausdehnung der Verletzung. Bei einer schweren Verletzung können diese Hämatome augenblicklich auftreten; bei den meisten Verletzungen dauert es einen ganzen Tag, ehe sie sichtbar werden.

Abgrenzungen

Die Anwendung der Premoprehension ist sinnvoll bei Zerrungen oder Einrissen der Seitenbänder. Komplizierte Brüche oder auch nur die völlige Durchtrennung der Sehnen — mit eklatanten Fehlstellungen des Gelenks — sind Kontraindikationen der Premoprehension.

Premoprehensive Behandlungsregeln

Erfolgsorte, Foramina

> *Vicus tertius pedis*, S36
> *Fons tumuli yang*, F34
> *Campana suspensa*, F39
> *Columna carnis*, V57
> *Ager monticuli*, F40
> *Olympus*, V60
> *Rivulus liberatus*, S41.

Manipulationen

Anzuwendende Verfahren: Kompression, Mulsion, Prehension, Perfrikation, Agitation und Eduktion.

Im akuten Stadium, innerhalb von 24 bis 48 Stunden nach der Verletzung, muß die Manipulation sanft und behutsam erfolgen. Zu manipulierende Foramina sollten besonders weit entfernt vom Situs der Läsion gewählt werden, um Blutungen der verletzten Gefäße zu vermeiden.

Im späteren Stadium ist eine kräftigere Manipulation erforderlich. Im Falle des Auftretens von Verklebungen und Fehlfunktionen im Sprunggelenk muß die Verklebung durch eine kräftigere Manipulation gelöst werden, um die Wiederherstellung der Gelenkfunktion zu befördern.

Am sitzenden oder auf dem Rücken liegenden Patienten beginnt der Behandler mit einer Kombination von Kompression und Mulsion um und an den affizierten Stellen in der Gegend des Sprunggelenks; außerdem wendet er Kompression und Mulsion vom Knie herab bis zum Sprunggelenk wiederholt an.

Kompression wird auf die Foramina *Vicus tertius pedis, Fons tumuli yang, Campana suspensa* ausgeübt und eine Prehension am Foramen *Columna carnis.*

Die Kombination von Pression und Mulsion am affizierten Situs des *malleolus externus* wird mit äußerster Behutsamkeit angewendet; (wenn es die Umstände erlauben, kann auch eine vorsichtige Rudikulation oder Pression gebraucht werden).

Anschließend wird vom *malleolus externus* in Richtung auf den Unterschenkel eine Perfrikation durchgeführt.

Sobald durch die vorangehenden Maßnahmen die lokalen Schmerzen etwas abgeklungen sind, kann eine Agitation des Sprunggelenks versucht werden.

Bei weiterem Fortschritt der Behandlung ist eine Eduktion des Fußes vorzunehmen. Dabei ergreift der Behandler diesen an Ferse und Spitze.

Endlich sind auch heiße Kompressen dann angezeigt, wenn festgestellte Blutungen mit Sicherheit zum Stehen gekommen sind.

(Bei extremer örtlicher Schwellung wird man den Patienten zunächst in Bauchlage behandeln, dabei sein Knie nach hinten beugen, so daß die Fußsohle nach oben zeigt. Der Behandler beginnt dann mit ganz behutsamen Manipulationen in der betroffenen Knöchelgegend und am Unterschenkel, die so lange fortgesetzt werden, bis die Schwellung deutlich abgeklungen ist. Erst dann wird wie vorgehend empfohlen, weiterbehandelt.

Behandlungsfrequenz

Der Patient erfährt jeden Tag eine Behandlung. Eine Behandlungsreihe umfaßt 10 bis 15 Behandlungen. Zwischen zwei Zyklen sind 3 – 5 behandlungsfreie Tage einzuhalten.

Ergänzende Empfehlungen

Nach Abschluß der Behandlung sollte das affizierte Gelenk mit elastischen Binden fixiert werden. Der Patient ist anzuhalten, es zu schonen, wenn immer möglich hochzulagern, längeres Stehen und Gehen zu vermeiden.

Verrenkungen an Fingergelenken

Krankheitsmechanismus:

Eine häufige Sportverletzung. Einfache Verrenkungen bedingen Bänderrisse, besonders an den proximalen Interphalangealgelenken. Im Gefolge der Luxation treten Stasen des Qi und des Xue auf, es kommt zu Blockaden der Leitbahnen, damit zu oft hartnäckigen Beschwerden.

Symptomatik

Die Umgebung des verletzten Gelenks ist geschwollen, es bestehen starke lokale Schmerzen; die Bewegungsfähigkeit kann sehr eingeschränkt sein.

Differentialdiagnose

Ist das Ligament am betroffenen Fingergelenk völlig gerissen, so kann der Finger in untypischer Weise nach der Seite gebogen sein. Ist überdies auch die Gelenkkapsel eingerissen, so ist diese seitliche Abweichung noch deutlicher.

Die Premoprehension kommt nur bei einer Banddehnung oder Teilruptur in Betracht. Besteht der Verdacht auf eine vollständige Ruptur, ist die Premoprehension kontraindiziert!

Premoprehensive Behandlungsregeln

Erfolgsorte, Foramina
Valles coniunctae, IC 4
Clusa interna, PC 6

Manipulationen
Zunächst muß durch Eduktion das verletzte Gelenk gestreckt werden.
Anschließend wird lokal depsiert.
Schließlich werden lokal heiße Kompressen aufgebracht.

Behandlungsfrequenz
Der Patient erfährt jeden 2.Tag eine Behandlung. Eine Behandlungsreihe umfaßt 8 bis 10 Behandlungen. Zwischen zwei Zyklen sind 3 – 5 behandlungsfreie Tage einzuhalten.

Ergänzende Empfehlungen
Nach der Behandlung ist das Gelenk mit elastischen Binden zu fixieren.

Verrenkungen des Handgelenks

Kranheitsmechanismus

Zu Verrenkungen des Handgelenks kommt es durch einen plötzlichen Stoß, dem das Handgelenk ausgesetzt ist oder durch übermäßige Drehung, Beugung, Dehnung und seitliche Biegung des Gelenks, ferner durch Heben oder Tragen zu schwerer Lasten. In all diesen Fällen können die Sehnen und Bänder am Handgelenk überdehnt werden oder einreißen.

Symptomatik

Bei Verrenkungen des Handgelenks halten sich in der Regel die Schmerzen in Grenzen. Sie treten zumeist nur auf, wenn das Gelenk sehr stark in eine bestimmte Richtung flektiert wird. Ähnliches gilt für Schwellungen. Ein fast immer vorhandenes Zeichen ist hingegen die Kraftlosigkeit bzw. das Schwächegefühl im Gelenk.

Diagnostische Abgrenzungen

Angesichts der komplexen anatomischen Struktur des Gelenks begegnet man den vielfältigsten Schäden und Störungen. Die hierbei zu treffende wichtigste Unterscheidung ist jene zwischen einfachen Verrenkungen — die durch Premoprehension optimal zu versorgen sind — und Totalluxationen oder gar Frakturen — die eine orthopädische Reposition oder einen chirurgischen Eingriff erfordern. Typisch für einen Bruch am Ende des Radius sind verhältnismäßig starke Schmerzen und eine sichtbare Deformation. Zwischen diesem Symptomenbild und dem der einfachen Verrenkung liegt die Symptomatik von Frakturen des Skaphoids, der perilunären Luxationsfraktur, der Lunatumluxation.

Premoprehensive Behandlungsregeln

Erfolgsorte, Foramina

Valles coniunctae, IC 4
Clusa interna, PC 6
Clusa externa, T5
Lacus curvus, PC3
Tumulus magnus, PC 7
Impedimentale laetitiae, C 7
Vallis yang,, IT 5.

Manipulationen

Premoprehensive Maßnahmen können erst angewandt werden, wenn eine vorhandene Schwellung zurückgegangen ist. Dann kommen in Frage Mulsion, Agitation, Prehension, Kompression und Perfrikation.

Man beginnt mit einer Mulsion des Handgelenks. Diese wird entweder mit den Fingern oder mit dem Handteller ausgeführt.

Darauf folgt eine Agitation des Handgelenks.

Anschließend kann — je nach Individualbefund — die Prehension von *Valles coniunctae* und/oder die Kompression von *Clusa externa* und *Lacus curvus* erfolgen.

Zum Schluß ist eine Perfrikation des Handgelenks, gegebenenfalls auch die Anwendung von heißen Kompressen vorzunehmen.

Behandlungsfrequenz

Es erfolgt jeden 2. Tag eine Behandlung. Eine Behandlungsreihe umfaßt 5 bis 8 Behandlungen. Zwischen zwei Zyklen sind 3 – 5 behandlungsfreie Tage einzuhalten.

[Stenosierende Tendovaginitis] ("Sehnenscheidenentzündung”)

Krankheitsmechanismus

Vor dem Hintergrund einer Repletion im Lienalorbis kann es sequentiell (Überwältigungsreihenfolge)[1] zu Affektionen des hepatischen Orbis kommen, die sich als Depletion des Xue und im Detail auch durch dystrophische Störungen seiner Perfektion — der Muskeln und Sehnen — darstellen. Stasen des Qi und des Xue und Blockaden der Leitbahnen sind Teilaspekte solcher Störungen. Diese Störung begünstigt die Ausbildung von Algor aber auch Humor-Heteropathien.

Die westliche Medizin beschreibt die Sehnenscheide als ein die Sehne umschließendes, schützendes und äußerst gleitfähiges Gebilde. Es besteht aus zwei Lagen: die innere Lage liegt der Sehnenscheide eng an, die äußere Lage kommuniziert mit dem Lumen der *bursa synovialis* und hebt sich deutlich von der inneren Schicht ab. An beiden Enden einer Sehnenscheide sind die beiden Schichten gegeneinander verschieblich und dichten das Lumen der Synovialflüssigkeit ab. Zwischen innerer und äußerer Schicht findet sich Synovialflüssigkeit, die die Reibung zwischen Sehne und Scheide vermindert. Sehnenscheiden kommen u. a. am Handgelenk, an den Fingern, Füßen und an der Schulter vor. Sie sind den Belastungen dieser Extremitäten unterworfen.

---

[1] Vgl. oben S. 12f, S. 261 bzw. PORKERT. *Neues Lehrbuch der chinesischen Diagnostik*, S, 44 u. a. O.

Stenosierende Sehnenscheidenentzündung wird am häufigsten am Handgelenk und an den Fingern beobachtet. In der chinesischen Medizin werden sie als *nervus laesi (shangjin)* bezeichnet.

Bei "stenosierender Tendovaginitis" bestehen bakterielle, trockene, fibrinöse Entzündungen mit Verdickung und Schrumpfung der Sehnenscheiden. Befallen werden vor allem die Sehnen an der Streckseite von Unterarm und Handgelenk, in der Regel als Folge einer mechanischen Überbeanspruchung.

[Stenosierende Tendovaginitis am processus styloideus radii]

Am distalen Ende des Radius kommen Sehnenscheiden sowohl für den *m. flexor pollicis longus* als auch für den *m. extensor pollicis brevis* vor; sie haben dort eine Länge von 7 – 8 cm. Entzündungen dieser Partie scheinen bei Frauen häufiger als bei Männern zu sein — als Folge berufsbedingter Belastungen.

Symptomatik

Grundsätzlich ist das Auftreten dieser Zeichen ein allmähliches und schleichendes, das jedoch bei einem Augenblick starker Belastung plötzlich ins Bewußtsein des Patienten tritt. Im Anfangsstadium verspürt dieser dann lokale Schmerzen diffuser Art.

Es treten Schmerzen am Rücken des Handgelenks und seitlich an der Speiche auf, sowie in der Umgebung des Daumens; diese Stelle ist dann auch druckempfindlich. Die Schmerzen können distal bis in die Finger und proximal bis in den Unterarm, in Ausnahmefällen bis in den Oberarm ausstrahlen.

Die Rotation und Beugung des Daumens erscheint eingeschränkt; auch verliert der Daumen an Kraft. Dauert dieser Zustand lange an, kann dadurch schließlich sogar eine atrophische Rückbildung des Thenars eintreten.

Am *processus styloideus radii* kann sich eine bohnengroße Geschwulst ausbilden, deren Konsistenz der eines weichen Knochens ähnelt — ein Zeichen für die Verdickung der Sehnenscheide.

Bei Bewegungen des Daumens hat der Patient am *processus radii* das Gefühl einer Reibung oder sogar eines reibenden Geräuschs. Solches läßt sich nachvollziehen, indem man den Patienten eine Faust bilden und diese dann öffnen läßt.

Auch ist die Probe, die Finger zu einer Faust zu flektieren, zu machen, und zwar so, daß die vier Finger den Daumen umschließen. Diese Faust soll dann in Richtung auf die Ellenseite abduziert werden. In dieser Haltung empfindet der Patient an der Radiusseite heftigen Schmerz. Solcher Schmerz tritt hingegen nicht auf, wenn er die Faust in Richtung auf den Radius flektiert.

Premoprehensive Behandlungsregeln

Erfolgsorte, Foramina

Valles coniunctae, IC4
Rivulus yang, IC5
Pervium obliquum, IC6
Series intermissum, P7

Manipulationen

Eine Kombination von Kompression und Mulsion; auch Pression, Rudikulation und Agitation.

Der Patient sitzt und stützt den Unterarm der erkrankten Extremität so auf einem Kissen ab, daß ihre Außenseite nach oben zeigt. Der Behandler wendet auf dem erkrankten Situs eine Kombination von Kompression und Mulsion, u. U. auch Pression oder Rudikulation an.

Während dieser Manipulationen von Kompression und Mulsion, Pression oder Rudikulation läßt er den Patienten das Handgelenk in Richtung auf die Ulnarseite flektieren.

Agitation des Handgelenks.

Perfrikation der behandelten Teile, u. U. auch die Applikation heißer Kompressen.

Behandlungsfrequenz

Der Patient erfährt jeden 2. Tag eine Behandlung. Eine Behandlungsfolge umfaßt 8 – 10 Behandlungen. Zwischen zwei Zyklen sind 3 – 5 behandlungsfreie Tage einzuhalten.

[Tendinitis am Finger] ("Schnellender Finger")

Krankheitsmechanismus

Hierbei handelt es sich um stenosierende Veränderungen der Sehnenscheiden der Fingerbeuger oder des Daumenbeugers, meist in Höhe der Grundgelenke. Durch chronische Reize oder physische Überbeanspruchung ist der Finger so weit geschädigt, daß der Fluß des Qi in den entsprechenden Leitbahnen stockt. Solche Stockung führt zur Verdickung der Sehne und damit relativen Verengung der Sehnenscheide an einzelnen Stellen.

Symptomatik

Wenn der Patient die Finger krümmt, bleibt der affizierte Finger in einer bestimmten, unvollkommen Flexion hängen. Wird die Flexion mit Gewalt weitergeführt, kann es zu einem knackenden Geräusch kommen, das im Gelenk entsteht oder dort empfunden wird. Ein ähnliches Phänomen tritt auf, wenn die Finger anschließend wieder gestreckt werden. Es entsteht durch die Verdickung der Sehne und damit relative Verengung der Sehnenscheide an einzelnen Stellen.

Ist dieser Prozeß jedoch weiter fortgeschritten, so läßt sich das befallene Glied überhaupt nicht mehr vollkommen beugen, sondern bleibt bei einem bestimmten Krümmungsgrad hängen. Solches ist besonders nach dem Erwachen aus dem Schlaf oder nach physischer Belastung auffällig. Diese Störung kann Tage oder auch Wochen lang anhalten.

Premoprehensive Behandlungsregeln

Erfolgsorte, Foramina
Lokale druckempfindliche oder verhärtete Punkte, außerdem

> *Rivulus posterior*, IT3
> *Clusa interna*, PC6,

Manipulationen
In der Umgebung des befallenen Situs wird die Depsation angewandt.

Anschließend erfolgt eine Eduktion. Diese geschieht, indem der Behandler den entsprechenden Finger mit Daumen und Zeigefinger faßt und kräftig eduziert.

Zum Schluß folgt eine lockere Agitation des behandelten Fingers.

Behandlungsfrequenz
Der Patient erfährt jeden 2. Tag eine Behandlung. Ein Behandlungszyklus umfaßt 8 – 10 Behandlungen. Zwischen zwei Zyklen sind 3 – 5 behandlungsfreie Tage einzuhalten.

Überbeine ("Ganglien") [Schwellung der bursa synovialis]

Krankheitsmechanismus

Depletion des Qi-Mechanismus im Lienalorbis bedingt chronische Calor-Befunde im hepatischen Orbis und seiner Perfektion. Dabei können auf Grund lokaler Diathese und spezifischer Belastung als Zeichen stockenden Qi-Flusses auch Überbeine auftreten.

Die westliche Medizin beschreibt diese als Herde mukoider Bindegewebsdegeneration unklarer Pathogenese, die zu einer Schwellung der *bursa synovialis tendinis* an einer Gelenkkapsel oder an einer an der Sehnenscheide liegenden Bursa führt. Von dieser Störung können einzelne oder mehrere *bursae* betroffen sein. Die Außenwand einer *bursa* besteht aus weißglänzender, glatter Schleimhaut. Die *bursa* ist mit gelatinöser Synovialflüssigkeit gefüllt. Sie kommuniziert mit den Gelenkspalten der Gelenke und mit der Sehnenscheide. Doch kommen auch obturierte ("abgeschlossene") *bursae* vor. Schwellungen der *bursa synovialis tendinum* werden am häufigsten am Rücken des Handgelenks und an der Innenseite des Ellbogengelenks, ferner auf dem Rücken des Fingers und der Hand, am Fußrücken, an der Seite des Knies, in der *fossa poplitea* beobachtet. Die Störung tritt bei Menschen jüngeren Alters und häufiger bei Frauen auf.

Symptomatik

Zumeist tritt die Schwellung der *bursa* allmählich auf, wobei die Stelle an der Hautoberfläche sich spannt und glänzend hell verfärbt. Unter dem Druck einer Palpation findet der Behandler eine weiche Schwellung, manchmal mit einer deutlichen Pulsation. Auf der Unterlage ist diese Schwellung nicht verschieblich.

Der Patient kann an diesen Stellen einen diffusen oder lokalisiert stechenden Schmerz empfinden, der u.U. in das Umfeld ausstrahlt. Falls die Schwellung der *bursa* auf die Sehnenscheide übergreift, kann an einer entfernteren Stelle der Extremität das Gefühl von Schwäche oder Kraftlosigkeit auftreten..

Premoprehensive Behandlungsregeln

Erfolgsorte
Örtlich im Bereich der Schwellung.

Manipulationen
Premoprehensive Techniken: Mulsion, Kompression und Perpression.

Zunächst wird der Bereich der geschwollenen Bursa kompressiv-mulsiv behandelt, bis eine leichte Hyperämie festzustellen ist.

Anschließend wird der gleiche Bereich kompressiv perprimiert, um die Schwellung an der Bursa zu zerteilen.

Schließlich wird auf der Stelle ein Kompressionsverband angelegt.

Behandlungsfrequenz
Der Patient erfährt täglich eine Behandlung. Ein Behandlungszyklus umfaßt 1 – 3 Behandlungen.

2. Kapitel: Allgemeinerkrankungen des Erwachsenen

Auch bei der Behandlung von Allgemeinerkrankungen bietet die Premoprehension beachtliche Möglichkeiten — und solches, obzwar in den Medizinsystemen aller Völker und Zeiten "Medizin" stets und zuvorderst mit der Anwendung von Arzneimitteln und künstlichen Instrumenten in Verbindung gebracht wird. Im China der letzten Jahrhunderte war, weltweit in den Gemeinwesen des anbrechenden 21. Jahrhunderts wird diese manuelle Technik gewiß nicht als "Volksmedizin" oder "Armeleute-Medizin" anzuwenden (sein). Denn während nach heutigem Ideal medikamentöse Heilmaßnahmen auf Seiten der Patienten nur bedingungslose (besinnungslose) Passivität, auf Seiten des Arztes keine nennenswerte individuelle Beteiligung — somit auch wenig Zeiteinsatz, kaum intellektuellen, keinen physischen Einsatz erfordern, gilt für die Premoprehension in jeder Hinsicht das genaue Gegenteil: der Patient ist empfindungsmäßig ständig und ganz intensiv an der Heilprozedur beteiligt, der erfolgreiche Behandler bringt sich persönlich während des ganzen Verlaufs durch konzentrierte Aufmerksamkeit und intensive physische Leistung in das Verfahren ein. Besteht also auf Seiten des Patienten der dezidierte Wunsch und beim Behandler Bereitschaft und Fähigkeit zu nicht invasiver, sondern taktil einfühlender Kommunikation, dann kann die Premoprehension gleichberechtigt mit anderen, methodisch ähnlich ausgereiften Verfahren und weit vor chemotherapeutischen "Schrotschußmethoden" zu guten Ergebnissen führen.

Die erstaunliche Wirksamkeit der Premoprehension bei der Behandlung von Allgemeinerkrankungen beruht auf ihrem Bezug einerseits auf eine adäquate und präzise Diagnostik — die auf der induktiven Synthese gründende Diagnostik der chinesischen Medizin — andererseits auf den systematischen Postulaten der Foraminologie und Sinarteriologie. Durch diese wird im Vergleich zur Empirie hyperalgetischer Punkte, derer sich "Massage", manuelle Therapie in allen Medizinsystemen annimmt, die sichere Bestimmung und rationale Korrektur übergeordneter Störfaktoren überhaupt erst möglich. Wer allerdings dieses Wissen ignoriert, regrediert auf die Ebene der protowissenschaftlichen Empirie.

Die angefügten Behandlungsmuster erheben auch nicht näherungsweise einen Anspruch auf Vollständigkeit. Sie sollen aber — wie ja auch die Bezeichnung 'Muster' schon andeutet — wesentliche Anleitungen für Heilmaßnahmen geben, die, abhängig vom Können der Anwender, sich schier endlos variieren und verfeinern lassen.

Kopfschmerzen

Kopfschmerzen gehören zu den häufigeren Befindlichkeitsstörungen. Sie sind ein Begleitsymptom vieler Krankheiten. Oft geben Patienten Kopfschmerzen auch als die erste oder einzige Störung an, deretwegen sie den Arzt aufsuchen. Bei einem solchen Krankheitsbild kann die Anwendung der Premoprehension sehr hilfreich sein.

Krankheitsmechanismus

Der Kopf ist als Vereinigung (*"conventus"*) aller Yang-Leitbahnen definiert, konzentriert mithin die aktiven Impulse, die exogen oder endogen die Persönlichkeit erfassen, auf sich. Wenn also die verschiedensten Heteropathien das Zusammenspiel der Funktionen stören, wird gewöhnlich auch der Kopfbereich in Mitleidenschaft gezogen.

Das Postulat des Leitbahnsystems bestimmt genau die Beziehungen zwischen dem Verlauf der Leitbahnen am Kopf und sonstigen Modalitäten der Kopfschmerzen und der Sinarterien — wie folgt:[1]

Kopfchmerzen, die auf Nacken und Rücken ausstrahlen, weisen auf die Leitbahnen des Mächtigen Yang (*sinarteriae yang maioris*);

Stirnkopfschmerz, Supraorbitalschmerz weist auf die Leitbahnen der Überstrahlung des Yang (*sinarteriae splendoris yang*);

Schläfenkopfschmerz, oft bohrend in der Nähe des Foramens *Clusa superior,* F3, weist auf die Leitbahnen des Jungen Yang (*sinarteriae yang minoris*);

Kopfschmerz begleitet von Gliederschwere, gespanntem Abdomen, spontanen Schweißen, weist auf die Leitbahnen des Mächtigen Yin (*sinarteriae yin maioris*);

Innenkopfschmerz, auf die Zähne ausstrahlend, bei gleichzeitiger Zyanose der Nagelfelder, deutet auf die Leitbahnen des Jungen Yin (*sinarteriae yin minoris*);

Scheitelkopfchmerz, auf die Schläfen ausstrahlend, mitunter von Aufstoßen und Übelkeit begleitet, weist auf die Leitbahnen des Weichenden Yin (*sinarteriae yin flectentis*).

Kopfschmerzen können durch äußere oder innere Faktoren induziert werden. Unter den exogenen Faktoren stehen ventischer Algor und ventischer Calor an erster Stelle. Ventus bedeutet Spastizität und Algor eine Hemmung der Dynamik. Beide können auftreten, sei es wenn klimatische Noxen oder aber akute Insulte, Stöße, Schläge auf ein Individuum einwirken. Dann kommt es zu Zirkulationshemmungen, Verlangsamungen des Qi-Flusses oder völligen Blockaden desselben und zu Stasen des Xue, die über das Leitbahnsystem zwangsläufig auch auf das Sensorium und den Kopf übertragen werden.

Ventischer Calor bedeutet — entsprechend seinen Bestimmungselementen Spastizität + Übersteigerung der Dynamik — daß die vitale Aktivität nach außen und oben gedrängt

---

[1] Man vergleiche abermals die Abbildung 120 auf Seite 186.

wird und sich dort staut, Ereignisse, die durch exogene Reize, aber auch durch Emotionen induziert werden können, bei welchen, wie man in der chinesischen Medizintheorie formuliert, "das hepatische Yang nach oben schlägt." Kopfschmerzen sind nicht das einzige, aber ein wichtiges Zeichen dieser Störung. — Die soeben charakterisierten ventischen Heteropathien gehen in der Regel mit repletiven Symptomen einher.

Ein weiterer Störungsmechanismus ist der von Humor-Aestus, Humor, also die Störung der Assimilations- und Ausgleichsfunktionen, und Aestus eine relativ regulationsstarre und damit oft auch bereichsfixierte Hyperdynamik.Bei allen Humorbefunden ist eine Depletion der Mitte, also zuvorderst des Lienalorbis, zu postulieren, der mithin leicht durch jedwelche Assimilations- und Integrationsleistungen überfordert wird. Unmittelbarer Ausdruck solcher Überforderung ist die Störung des Säftemetabolismus im ganzen Individuum, an dem auch das Xue beteiligt ist. Letztlich kommt es also auch hier zu Stauungen und Blockaden in den Leitbahnen.

Ein oft beim Erreichen chronischer Stadien zu erhebender Befund bei der erwähnten Depletion der Mitte ist Pituita.[1] Pituita kann die Funktion eines jeden Orbis affizieren, kann mithin für jede Leitbahn angenommen werden. Auf jeden Fall markiert Pituita ein chronisches Endstadium von Humor-Heteropathien.

Endlich kommt auch bei depletiven Störungen die Depletion sowohl der aktiven wie der struktiven Funktionen des Renalorbis in Betracht, jenes Orbis, der sequentiell das Projektionspotential des hepatischen Orbis "hervorbringt" (Hervorbringungsreihenfolge). Daß die chinesische Medizintheorie zu allen Zeiten eine enge Beziehung, wenn nicht gar Identität von Renalorbis, Cerebrum, Medulla und allen neurologischen Funktionen postuliert hat, sei nur der Vollständigkeit halber angemerkt.

Symptomatik, Abgrenzungen

Außeninduzierte Kopfschmerzen

Bei ventischem Algor: häufig die Anamnese eines klimatischen Reizes; die Kopfschmerzen strahlen auf Hals und Rücken aus, es bestehen Zugempfindlichkeit und Frostschauder; Besserung durch warmes Einhüllen des Kopfes; Durstlosigkeit, dünner, weißer Zungenbelag, *pp. superficiales aut intenti*;

bei ventischem Calor: Spannungsgefühl im, Reifengefühl um den Kopf, im Extremfall das Gefühl, daß der Kopf zu bersten droht; Zugempfindlichkeit, erhöhte Temperatur, gerötetes Gesicht, injizierte Skleren, trockener Mund, Durst, Rötung und Schwellung des Rachens; Urin dunkel, spärlich oder verhalten, Zungenbelag gelb, Zungenspitze u. U. gerötet; die Pulse sind oberflächlich und beschleunigt (*pp superficiales et celeri*);

---

[1] 'Pituita' ist zwar das lateinische Wort für "Schleim", wird aber in der chinesischen Medizin in aller Regel nicht als Begriff zu Beschreibung eines Symptoms oder Produkts — eben des Auswurfs — verwendet, sondern als *abstraktes* Postulat struierter, d. h. fixierter, konkretisierter Assimilationshemmung. Man vgl. Näheres hierzu in PORKERT, *Neues Lehrbuch der chinesischen Diagnostik*, S. 290.

bei Humor-Aestus: Schwere des Kopfes und Spannungsgefühl, Flauheit des Magens und Appetitlosigkeit, Schwere der Gliedmaßen, Prostration, Hitzegefühl, profuses Schwitzen, Palpitationen, Durst; klebriger Zungenbelag, *pp. lenes et celeri.*

Endogene Kopfschmerzen

Bei emporschlagendem hepatischem Yang: Schwindel und Drehschwindel, Erregung und Reizbarkeit, unruhiger Schlaf; gerötetes Gesicht, trockener Mund; dünner, gelblicher Zungenbelag oder hochroter Zungenkörper mit dünnem Belag; *pp chordales* oder *chordales et minuti*;

bei Pituita-Befunden: Spannungsgefühl in Kopf, Thorax und Leibesmitte, Appetitverlust, Prostration, Übelkeit, Speichel- und Nasenfluß; weißer, klebriger Zungenbelag, *pp. lubrici*;

bei Defizienz des Xue: Drehschwindel, Schwäche, Teilnahmslosigkeit, Blässe; Palpitationen, Kurzatmigkeit; ein blasser Zungenkörper, kraftlose *pp. minuti aut asperi*;

bei Erschöpfung der renalen Ressourcen: Leeregefühl im Kopf, Tinnitus und Sehstörungen, Schwäche und Schmerzhaftigkeit von Lenden und Knien, Samenverlust oder Ausflüsse;

bei vorwiegender Depletion des renalen Yang: kalte Extremitäten, ein blasser, zugleich gedunsener Zungenkörper, kraftlose *pp. mersi et minuti*;

bei vorwiegender Depletion des renalen Yin: trockener Mund, ein geröteter Zungenkörper, *pp. minuti et celeri*;

bei Stasen des Xue: chronische, zugleich intermittierend auftretende Kopfschmerzen, stechend und ortsfest; Stauungsflecken (= blaurote Streifen oder Punkte) auf der Zunge; *pp. asperi.*

Premoprehensive Behandlungsregeln

Erfolgsorte, Foramina

Hals, Nacken, der gesamte Schädel (Gesicht, Schläfen, Hinterkopf)

> *Atrium impressionis* (Foramen extracardinale zwischen den Augenbrauen)
> *Retinens capitis*, S8
> *Yang maior* (Foramen extracardinale)
> *Conventus omnium*, Rg20
> *Stagnum venti*, F20
> *Aula venti*, Rg16
> *Inductorium pulmonale*, V13
> *Porta ventorum*, V12
> *Fornices pontis*
> *Valles coniunctae*, IC4
> *Cardo caeli*, S25.

Manipulationen

Premoprehensive Techniken: Einfinger-Zen-Pression, Prehension, Kompression, Frikation; Mulsion, Striktion.

Am sitzenden Patienten erfolgt zunächst eine Einfinger-Zen-Pression entlang der über die Seiten des Halses und den Nacken verlaufenden *cardinales vesicales* beidseitig ab und auf — solches 3 – 4 Minuten lang; anschließend eine Kompression auf die Foramina *Stagnum venti, Aula venti, Cardo caeli.* Dann folgt 4 – 5mal eine Prehension, die jeweils an den Foramina *Stagnum venti* beidseitig beginnt und die *cardinales vesicales* hinabzieht.

Am weiterhin sitzenden Patienten wird zunächst eine Einfinger-Zen-Pression auf dem Foramen *Atrium impressionis* ausgeführt, von dem man zu den Foramina *Retinens capitis* an die Haargrenze emporzieht und zu den Foramina *Yang maioris* auf der Schläfe, und dann von diesen Orten zurückkehrt zum *Atrium impressionis*, solches 3 – 4mal. Damit zu verbinden ist eine Kompression auf den Foramina *Atrium impressionis*, *Lumbus piscis*, *Yang maior* und *Conventus omnium.* Anschließend wird die ganze Stirn mulsiert, wobei sich die Bewegungen auf das *Atrium impressionis* und die Foramina *Yang maioris* beidseitig konzentrieren. Sodann folgt eine Striktion, die vom *Atrium impressionis* nach oben in Richtung auf die Foramina *Yang maioris* einsetzt und von diesen 3 – 4mal zum *Atrium impressionis* zurückkehrt.

Den Abschluß bildet eine Perprehension, die vom Schädeldach in Richtung auf die Foramina *Stagnum venti* voranschreitet, wobei man zwischendurch auch zu einer Prehension übergehen kann; und vom *Stagnum venti* setzt man die Perprehension auf den beiden *cardinales vesicales* bis zur Höhe des Dornfortsatzes des 7. Halswirbels (Foramen *Omnium defatigationem,* Rg14) fort — all dies 4 – 5mal.

Befundspezifische Modifikationen

Bei ventischem Algor

Man beginnt mit einer Rudikulation von Schultern und Rücken, etwa 2 – 3 Mintuen lang, gleichzeitig erfolgt eine kombinierte Kompression und Mulsion auf die Foramina *Inductorium pulmonale, Porta ventorum.* Sodann prehendiert man beidseitig die Foramina *Puteus alae.* Schließlich führt man eine präzise geradlinige Perfrikation entlang der beidseitig der Wirbelsäule verlaufenden *cardinalies vesicalis* so lange durch, bis eine deutliche Rötung auftritt.

Bei ventischem Calor:

Zunächst erfolgt jeweils eine Minute lang eine Kompression und Mulsion der Foramina *Omnium defatigationum, Inductorium pulmonale, Porta ventorum*, gefolgt von einer beidseitigen Prehension von *Puteus alae.* Anschließend führt man beidseitig auf den Foramina *Stagnum venti* und *Valles coniunctae* eine Kompression und Prehension aus, so lange, bis der Patient über ein leichtes Schmerz- und Spannungsgefühl an diesen Stellen berichtet. Schließlich wird auf dem Rücken die *cardinalis vesicalis* beidseitig so lange tympanisiert, bis eine leichte Rötung der Haut eintritt.

Bei Humor-Aestus:

Zunächst erfolgt eine Kompression und Mulsion auf *Omnium defatigationum, Stagnum venti*, verbunden mit einer Prehension der Foramina *Puteus alae* und *Valles coniunctae*. Darauf folgt eine Tympanisierung der *cardnalis vesicalis* beidseitig bis zu einer leichten Rötung der Haut. Abschließend erfolgt eine Vellikation auf *Atrium impressionis* und Nacken bis zu einer deutlichen Rötung der Haut.

Bei emporschlagendem hepatischem Yang:

Man beginnt mit einer Pression der *Fornices pontis* von oben nach unten, die auf jeder Seite etwa 20mal im Wechsel durchzuführen ist. Sodann werden beidseitig die *cardinales felleae* von vorn oben nach hinten unten verrodispulsiert — dies etwa 10mal. Zugleich erfolgt eine Kompression auf dem Foramina *Temporale superius*, T20. Endlich nimmt man eine kombinierte Kompression und Mulsion beidseitig auf den Foramina *Impedimentale maior, Interstitium ambulatorium* vor, bis der Patient über ein leichtes Schmerz- und Spannungsgefühl dort berichtet. Und man schließt mit einer Perfrikation beidseitig von *Fons scatens*, R1, bis sich dort ein allgemeines Wärmegefühl ausbreitet.

Bei Pituita-Befunden:

Man arbeitet zunächst 6 – 8 Minuten lang mit Ein-Finger-Zen-Pression und Frikation auf dem Abdomen, wobei man sich auf das *Conquisitorium stomachi*, Rs12 und die Foramina *Cardo caseli* konzentriert. Sodann erfolgt eine Kombination von Kompression und Mulsion auf *Inductorium lienale*, V20, *Inductorium stomachi*, V21, *Inductorium intestini crassi*, V25. Anschließend folgt auf der linken Seite des Rückens eine Horizontalperfrikation — bis sich ein deuliches Wärmegefühl einstellt. Man schließt mit einer kombinierten Kompression und Mulsion beidseitig auf den Foramina *Vicus tertius pedis, Abundantia*, S40, und *Clusa interna*.

Bei Defizienz des Xue:

Man arbeitet zunächst 6 – 8 Minuten lang frikierend auf dem Abdomen und konzentriert sich dabei auf die Foramina *Conquisitorium stomachi, Mare qi* und *Prima clusarum*. Sodann erfolgt eine Perfrikation horizontal über die linke Seite des Rückens und eine senkrechte Perfrikation entlang der *sinarteria regens* — bis sich ein deutliches Wärmegefühl einstellt. Endlich erfolgt eine Kombination von Kompression und Mulsion beidseitig auf die Foramina *Inductorium cardiale*, V15, *Inductorium diaphragmatis*, V17, *Vicus tertius pedis, Copulation trium yin*, L6 — bis der Patient dort über ein leichtes Schmerz- und Spannungsgefühl berichtet.

Defizienz des renalen Yang:

Man beginnt mit einer 6-8 Minuten währenden Frikation des Abdomens — mit besonderem Augenmerk auf die Foramina *Mare qi*, RS3, und *Prima clusarum*, Rs4. Daran schließt sich eine Recte-Perfrikation, also geradlinige Perfrikation entlang der *sinarteria regens* und eine Querperfrikation auf der Höhe von *Inductorium renale*, V23 und *Porta fortunae*, Rg4, an — dies so lange bis sich ein deutliches Wärmegefühl einstellt.

Bei Defizienz des renalen Yin und daraus resultierenden Ardor-Befunden:

Behandlung wie bei emporschlagendem hepatischem Yang.

Bei Stasen des Xue:

Es erfolgt eine Kompression, Mulsion und Striktion an den Foramina *Yang maior, Bambusae colligatae*, V2, sowie in der Stirn und entlang der *cardinalis fellea* an den Seiten des Kopfes hinab. Daran schließt sich eine Perfrikation, die von der Stirn beidseitig zu den Foramina *Yang maioris* vordringt und bis zum Eintritt eines deutlichen Wärmegefühls fortgesetzt wird.

Die geschilderten Maßnahmen und Manipulationen kommen auch für die premoprehensive Linderung chronischer Kopfschmerzen in Betracht.

Behandlungsfrequenz

Der Patient erfährt täglich eine Behandlung. Bei exogenen Kopfschmerzen umfaßt ein Behandlungszyklus 3 - 5 Behandlungen, bei endogenen erstreckt er sich auf 10 – 12 Behandlungen.

Halsschmerzen

Krankheitsmechanismus

Ventische Calor-Heteropathien affizieren den Pulmonal- und/oder den Stomachorbis. Hierzu gehören repletive und/oder depletive Symptome in den affizierten Bereichen.

Hinter diesen Störungen lassen sich exogene klimatische oder endogene, emotionale Noxen postulieren.

Symptomatik

Schmerzempfindungen an einer oder zu beiden Seiten der Trachaea, die das Schlucken erschweren; u. U. Fieber und Schüttelfrost und allgemeine Mißbefindlichkeit, Kopfschmerzen, Durst, fehlender Appetit, Obstipation. Oft ist bei der Inspektion eine Rötung des Schlundrings, der Mandeln oder sogar eitriges Sekret festzustellen.

Premoprehensive Behandlungsregeln

Die Premoprehension kommt zur Behandlung bei dieser Störung in Betracht, sofern die Diagnose nicht eine ausgebreitete Systemerkrankung ermittelt hat, zu deren Heilung eine Medikation zweckmäßig und auch die Akupunktur in Betracht zu ziehen ist.

Erfolgsorte, Foramina

Im Hals- und Nackenbereich.

Stagnum venti, F20,
Aula venti, Rg16,
Ruina caelestis, Rs22,
Stagnum curvum, IC11
Valles coniunctae, IC4
Puteus alae, F21.

Manipulationen

Premoprehensive Verfahren: Pression, Prehension, Mulsion, Kompression.

Am Patienten in Rückenlage: Man wendet zunächst beidseitig des Halses an druck-empfindlichen Stellen Pression und Prehension oder eine Kombination von Kompression und Mulsion an, desgleichen auf dem Foramen *Ruina caelestis*, und wiederholt dies meh-rere Male von oben nach unten und von unten nach oben streichend.

Am sitzenden Patienten wirkt man mit kombinierter Kompression und Mulsion auf die Foramina *Stagnum venti, Aula venti* und *Puteus alae* ein; außerdem prehendiert man die Foramina *Stagnum venti, Puteus alae, Stagnum curvum* und *Valles coniunctae*.

Ergänzende Empfehlungen

Unter der Behandlung kann der Patient wiederholt das Verlangen empfinden, auszu-werfen; diesem sollte nachgegeben, das Sekret nicht verschluckt werden. Ergänzend kann man ihn mit kalten Wasser oder mit einer desinfizierenden Lösung gurgeln lassen.

Auch ist eine blutige Nadelung des Ohrläppchens mit einer Dreikantnadel zu erwägen.

Schmerzen in der Leibesmitte

Diese lokale Affektion wird seit ältesten Zeiten in der chinesischen Medizin, wie in anderen Medizinsystemen genannt.

Krankheitsmechanismus

Emotionale Faktoren, als da sind übertriebene Kogitation (besorgtes Nachdenken), aber auch Erregung bedingen Stauungen des Qi, die Cardial-, Lienal- und hepatischen Orbis schädigen. Durch Dysregulation des Energieflusses im hepatischen Orbis kommt es zu einer Beeinträchtigung des Stomachorbis , wobei dessen Fähigkeit Trübes und Klares zu scheiden, geschmälert wird. Ein äußeres Begleitsymptom sind dann Schmerzen in der Magengrube (*kardia*).

Unregelmäßige Nahrungsaufnahme, hastiges Essen, Aufnahme sehr ungleicher Mengen von Nahrung, also Wechsel von Hunger und Überessen, führen zu einer Erschöpfung der mittleren Orbes, vor allem von Lienal- und Stomachorbis.

Symptomatik

Es besteht ein dumpfes drückendes Schmerzgefühl in der Magengrube, in der Leibesmitte. Dieses Mißbefinden kann auf die kleinen Rippen ausstrahlen. U.U. kommen andere Symptome wie Aufstoßen, Aufstoßen saurer Flüssigkeit, trockenes Aufstoßen, kalte Extremitäten, schwarze Faeces, unregelmäßige Defäkation hinzu.

Abgrenzungen

Wenn entsprechend dem gestörten Verhältnis zwischen hepatischem und Stomachorbis Schmerzen auftreten, bestehen Spannungsgefühl und Tympanie in der Leibesmitte, die auf die kleinen Rippen ausstrahlen. Diese Schmerzen treten zu unterschiedlichen Zeiten auf. Sie werden durch Druck gebessert. Aufstoßen kommt öfter, Erbrechen seltener vor. Der Zungenbelag ist dünn und weiß, die Pulse untergetaucht und saitenförmig (*mersi et chordales*).

Algor im Stomachorbis und Stasen des Xue: Diese Art von Schmerzen in der Magengrube können auf den Rücken ausstrahlen, treten vor allem einige Stunden nach Einnahme der Mahlzeit auf. Sie sind ortsfest, werden durch Druck verschlimmert und sind im Extremfall von Hämoptoe und schwarzen Stühlen begleitet. Der Zungenkörper zeigt violette Flecke, die Pulse sind schleifend (*asperi*).

Vorab ist differenzialdiagnostisch auszuschließen, daß ein Magengeschwür besteht. Bei dessen Vorhandensein sind manuelle Techniken kontraindiziert!

Premoprehensive Behandlungsregeln

Erfolgsorte, Foramina

    Conquisitorium stomachi, Rs12
    Cardo caeli, S25
    Mare qi, Rs6
    Inductorium hepaticum, V18
    Inductorium lienale, V20
    Inductorium stomachi, V21
    Inductorium tricalorii, V22
    Atrium pectoris, Rs17
    Puteus alae, F21
    Vicus tertius manus, IC10
    Vicus tertius pedis, S36
    Clusa interna, PC6

Manipulationen

Premoprehension: Pression, Prehension, Mulsion und Kompression.

Am Patienten in Rückenlage steht der Behandler rechts von diesem und wendet zunächst eine leicht und rasch durchgeführte Pression und Prehension in der Magengrube an, so daß dem Patienten sich ein Wärmegefühl bis in die Tiefe des Magens mitteilt. Anschließend findet eine Kombination von Kompression und Mulsion an *Conquisitorium stomachi, Mare qi,* und *Cardo caeli* statt, danach eine Kompression des *Vicus tertius pedis* — all dies etwa 10 Minuten lang. Besteht gleichzeitig Druckgefühl auf der Brust, so kann eine sanfte Pression, die von der *Ruina caelestis*, Rs22, in Richtung auf das *Conquisitorium stomachi* abwärts fortschreitet, und die im *Atrium pectoris* am intensivsten sein sollte, ihren Sinn haben.

Am Patienten in Bauchlage wendet der Behandler eine Pression an, die beidseitig entlang der Wirbelsäule die *cardinalis vesicalis* abwärts bis zum *Inductorium tricalorii* voranschreitet. Von da ab wechselt er über zu einer relativ intensiven Kombination von Kompression und Mulsion an den *Inductoria hepaticum, lienale, tricalorii.* Diese Manipulationen können mehrmals wiederholt werden und sich über etwa 5 Minuten ausdehnen.

Am sitzenden Patienten: der Behandler beginnt mit einer Prehension des Foramens *Puteus alae,* die dann über die Schulter und den Ellbogen an der Extremität hinab verläuft, und die in wichtigen Foramina wie *Vicus tertius manus, Clusa interna* und *Valles coniunctae*, IC4, intensiviert wird. Anschließend sollte der Brustkorb rasch und leicht von oben nach unten intermulsiert werden, wonach man mit einer Striktion abschließt.

Die vorangehenden Empfehlungen können als Grundtherapie verstanden werden. Bei einer ausgeprägten Dissonanz von hepatischem und Stomachorbis kann intensiverer Gebrauch der Striktion an Thorax und Flanken gemacht werden, sowie eine Mulsion der *conquisitoria lienale et hepaticum*, H13, H14 erfolgen.

Haben die Magenschmerzen besondere Heftigkeit, so kann man die Behandlung mit einer intensiven Kompression von *Inductorium lienale, inductorium stomachi et inductorium instestini crassi* eröffnen; diese Kompression kann mit einer Mulsion kombiniert werden. Erst wenn die heftigsten Schmerzen abgeklungen sind, mag man sich der Behandlung an der Bauchseite zuwenden.

Behandlungsfrequenz

Der Patient erfährt täglich eine Behandlung. Ein Behandlungszyklus umfaßt 12 – 15 Behandlungen. Zwischen zwei Behandlungszyklen sind 5 – 7 behandlungsfreie Tage einzufügen.

Schmerzen in der Flankengegend (Qi furcans)
[Emphysematische Schäden im der Flankengegend]

Die chinesische Medizin kennt die Ausdrücke *qi furcans* (*chaqi*), *qi fulgurans* (*shanqi*) um damit endogene, mit keinerlei äußerlich erkennbaren Veränderungen einhergehende Schäden im Thorax zu bezeichnen.

Krankheitsmechanismus

Depletion des hepatischen Orbis, als eine von deren Folgen die individualspezifisch-struktive Energie Xue, die zur stofflichen Fundierung dieses Orbis unerläßlich ist, vermindert bereitsteht.

Wenn der hepatische Orbis durch endogene Faktoren wie unterdrückte Emotioen, aufgestauten Ärger, Zornesausbrüche affiziert wird und seine Energien (das *qi hepaticum*) nicht abfließen können, kommt es zu Stauungen, Stasen des Qi mit Schmerzen in der Flankengegend.

Überanstrengt man sich bei sportlichen Übungen wie Sprung, Klettern oder Gewichtheben oder setzt man überhaupt beim Heben die Muskelkraft (Perfektion des hepatischen Orbis!) falsch ein, so können plötzliche Blockaden des Qi und Xue innerhalb des Thorax auftreten, die nicht von selbst schwinden, sondern die zu anhaltenden Schmerzen in Thorax und Rücken und auch zu Druck und Spannungsgefühl führen.

Symptomatik

Qi furcans, d. h. wörtlich "sich spießendes Qi" mit Druck und Spannungefühl im Thorax, wandernde, schwer zu lokalisierende Schmerzen, die sich mehr oder weniger auf die ganze Brust erstrecken; auch tiefes Atmen oder Husten sind von Schmerzen begleitet. Es kommen auch beschleunigte oder Hechelatmung oder Atembeklemmung vor, sowie ziehende Schmerzen im Rücken.

Stauung des *qi hepaticum*: Rippenschmerzen mit Völlegefühl und Spannungsgefühl verbunden mit Zorn und Ärger, Appetitverlust, Blähung, weißer, dünner Zungenbelag, saitenförmiger Puls (*p. chordalis*).

Depletion des Xue: Schmerzen werden von einem Leeregefühl und Kollapsneigung begleitet; Nervosität, starker Durst, Schwindel, roter Zungenkörper, fehlender Zungenbelag, kleiner, saitenförmiger beschleunigter Puls (*pp. parvi, chordales, celeri*).

Premoprehensive Behandlungsregeln

Die Behandlung zielt darauf, das *qi hepaticum* zur Entfaltung zu bringen und die Netzbahnen durchgängig zu machen, die Bewegungen des Xue zu harmonisieren und die Schmerzen zu stillen.

Erfolgsorte, Foramina

Brust, Flanken und Rücken.

Conquisitorium hepaticum, H14
Conquisitorium lienale, H13,
Sol et luna, F24
Atrium pectoris, Rs17 — sowie die aus der Palpation sich ergebenden *inductoria dorsalia* auf der *cardinalis vesicalis*.

Manipulationen

Pression, Prehension, kombinierte Kompression und Mulsion, Perfrikation.

Der Patient liegt auf dem Rücken oder auf der Seite, der Behandler wendet je nach Befund am Thorax und an den Flanken Pression oder Frikation an.

Der Patient sitzt oder liegt auf der Seite; der Behandler premiert, komprimiert oder mulsiert die *inductoria dorsalia*.

Schließlich wird beim sitzenden Patienten an den behandelten Stellen noch eine Perfrikation durchgeführt, deren Wirkung durch heiße Kompressen weiter zu steigern ist.

Behandlungsfrequenz

Der Patient erfährt täglich eine Behandlung. Ein Behandlungszyklus umfaßt 5 – 8 Behandlungen. Zwischen zwei Behandlungsreihen sollte ein Abstand von 3 – 5 Tagen eingehalten werden.

Permotionen [grippale Infekte, Erkältungskrankheiten]

Permotionen, chinesisch *ganmao*, können in allen geographischen Breiten und zu allen Jahreszeiten auftreten, weshalb der in gemäßigten Klimaten entstandene, in der westlichen Medizin übliche Begriff der "Erkältung" selbst noch bei den in Winter und Frühling gehäuft auftretenden Formen von Permotionen einen nicht rational nachzuvollziehenden Befund bzw. Störfaktor unterstellt.

Krankheitsmechanismus

Als Agens kommt vor allem Ventus in Betracht, der bei Wechsel zwischen Temperaturextremen von Kälte und Hitze oder bei Depletion des Pulmonalorbis und entsprechender Schwäche der Wehrenergie Heteropathien induzieren kann. Dabei ergeben sich aus den Unterschieden der Konstitution des Patienten und des äußeren Agens diverse Variationen des Krankheitsbildes.

Z. B. kann algorischer Ventus den Pulmonalorbis von der Extima her (d. h. über die Haut) affizieren, so daß das Pulmonalqi nicht zur vollen Entfaltung kommt; oder calorischer Ventus affiziert den Pulmonalorbis von der Intima her, so daß dessen kühlende Funktion, damit auch seine Fähigkeit, die Dynamik des Gesamtorganismus zu kompensieren und zu regulieren, beeinträchtigt wird.

Daneben spielen aber auch die Agenzien von Aestus und Ariditas eine Rolle, unter deren Einfluß von der Mitte (Lienal- und Stomachorbis) oder wiederum vom Pulmonalorbis her sich Heteropathien ausbilden können.

Symptomatik, Abgrenzungen

Permotion hauptsächlich durch ventischen Algor: Schmerzen in Kopf und Körper; verstopfte Nase und Sekretfluß, Jucken im Hals, Husten, der wäßrigen Auswurf herausbefördert, Fieber und Frösteln, kein Schweiß; weißlicher Zungenbelag; oberflächliche und intente Pulse (*pp. superficiales et intenti*).

Permotion bedingt durch ventischen Calor: Fieber mit Schweiß, Husten, Auswurf von dickem, gelbem Schleim, Schwellung des Halses und Rachens, dadurch erschwertes, schmerzhaftes Schlucken; Durst, trockene Nase, trockene Faeces; Zungenkörper rot, Zungenbelag gelb und trocken; beschleunigte Pulse (*pp. celeri*).

Premoprehensive Behandlungsregeln

Die Behandlung zielt auf die Öffnung der Extima und die Dispulsion der Ventus-Heteropathien.

Erfolgsorte, Foramina

Gesicht, Kopf, Rücken und Arme

> *Stagnum venti,* F20
> *Columna caeli,* V10
> *Radius magnus,* V11
> *Porta ventorum,* V12
> *Inductorium pulmonale,* V13
> *Omnium defatigationum,* Rg 14
> *Conventus omnium,* Rg20
> *Candor yang,* F14
> *Puteus alae,* F21
> *Valles coniunctae,* IC4
> *Stagnum curvum,* IC11
> *Retinens capitis,* S8
> *Yang maior*
> *Accipiens odores,* IC20
> *Linea piscis,* P10
> *Vicus tertius pedis,* S36
> *Prima clusarum,* Rs4.

Manipulationen

Premoprehensive Verfahren: Ein-Finger-Zen-Pression, Prehension, Kompression, Striktion, Rudikulation, Intermulsion, Mulsion.

(I) Der Behandler tritt vor den zurückgelehnten Patienten und wendet zunächst eine Ein-Finger-Zen-Pression an, die beim *Atrium impressionis* beginnt und von diesem in Richtung nach oben über die Stirn bis an die Haargrenze voranschreitet. Von dort setzt er die Pression zu *Retinens capitis* bzw. zu *Yang maior* fort und kehrt dann zum Ausgangspunkt zurück — dies 8 – 10mal. Diese Pression kann mit einer Kompression oder Striktion auf den gleichen Situs kombiniert werden.

(II) Am sitzenden Patienten führt der Behandler eine Ein-Finger-Zen Pression oder Rudikulation 2 – 3 Minuten entlang der Nackenmuskulatur durch, sowie eine Kompression an den Halswirbeln; anschließend erfolgt abermals eine Ein-Finger-Zen-Pression verbunden mit einer kombinierten Kompression und Mulsion auf den Foramina *Stagum venti* und *Aula venti* — dies wiederum 2 - 3 Minuten lang.

(III) Am sitzenden Patienten prehendiert der Behandler nacheinander beidseitig die Foramina *Stagnum venti, Porta ventorum, Omnium defatigationum* und *Puteus alae* so lange, bis der Patient an diesen Stellen ein leichtes Spannungsgefühl empfindet. Anschließend werden die ganzen Arme von der Schulter bis zum Handgelenk 5 – 6mal intermulsiert; gleichzeitig erfolgt eine kombinierte Kompression und Mulsion von *Stagnum curvum* sowie eine Prehension von *Valles coniunctae*.

Anpassungen

Bei ventischem Algor: Perfrikation am Rücken;

bei ventischemCalor: Ein-Finger-Zen-Pression auf *Omnium defatigationum* und *Valles coniunctae*;

bei Depletion des pulmonalen Qi: Ein-Finger-Zen-Pression auf *Prima clusarum* und *Vicus tertius pedis*;

bei Aestus: Ein-Finger-Zen-Pression auf *Conventus omnium* und *Canalis aquae*;

bei Aridität des Pulmonalorbis: Ein-Finger-Zen-Pression auf *Linea piscis* und *Stagnum curvum*;

bei starkem Husten: Mulsion von *Atrium pectoris*;

bei verstopfter Nase: Mulsion von *Accipiens odores*.

Behandlungsfrequenz

Der Patient erfährt jeden Tag eine Behandlung, wobei ein Behandlungszyklus 3 – 4 Behandlungen umfaßt.

Chronischer Schnupfen

Krankheitsmechanismus

Die Nase ist das Organ des Pulmonalorbis, der Instanz der Rhythmisierung und der Grundlage der unverwechselbaren Eigenqualität. Deshalb ist auch die Mächtigkeit der Wehrenergie Ausdruck der intakten Funktionen dieses Orbis. Diese Funktionen bzw., was das gleiche ist, der Orbis, werden durch übermächtige Fremdrhythmen, durch Andersheit in Frage gestellt, handle es sich nun um klimatische oder soziale Einflüsse.[1]

Sequentiell wird der Pulmonalorbis vor allem durch Affektionen des Lienalorbis beeinträchtigt und beeinflußt, sei es weil Depletion jenes Orbis die Funktionen des Pulmonalorbis nicht ausreichend sich entfalten lassen, sei es weil Repletionen, also Humor-Befunde, Pituita, den Pulmonalorbis überlagern und hemmen.

Die analytische westliche Medizin sieht in aller Regel eine Sinusitis als Ursache der typischen Symptome eines chronischen Schnupfens.

Symptomatik, Abgrenzungen

Das charakteristische Symptom eines chronischen Schnupfens ist die beständige oder intermittierende Verlegung der Nasengänge, die "Anfälligkeit gegenüber Erkältungen." Die Nase ist nicht nur aus Anlaß solcher akuten Affektionen verlegt, sondern auch bei relativem Wohlbefinden ist je nach Haltung und Lage des Kopfes bald der eine, bald der andere Nasengang blockiert.

Premoprehensive Behandlungsregeln

Erfolgsorte, Foramina
Gesicht, Hals, Rücken, Arme und Brust

> *Atrium impressionis*
> *Accipiens odores*, IC20
> *Yang maior*
> *Aula venti*, Rg16
> *Aula media*, P1
> *Stagnum curvum*, IC11
> *Stagnum venti*, F20
> *Valles coniunctae*, IC4
> *Omnium defatigationum*, Rg14
> *Puteus alae*, F21
> *Inductorium pulmonale*, V13
> *Porta ventorum*, V12

---

[1] Vgl. PORKERT, *Neues Lehrbuch der chinesischen Diagnostik*, SS- 110 – 119.

Manipulationen

Premoprehensive Verfahren: Ein-Finger-Zen-Pression, Kompression, Mulsion, Frikation, Perfrikation und Striktion.

(I) Am sitzenden Patienten führt man zunächst 2 – 3 Minuten lang eine Ein-Finger-Zen-Pression auf den Dornfortsätzen der Halswirbel durch. Anschließend behandelt man mit der gleichen Technik bzw. mit einer Kombination von Kompression und Mulsion die Foramina *Stagnum venti, Aula venti* — bis der Patient eine Empfindung leichten Schmerzes und Druckgefühls in den Situs hat.

Danach läßt man 3 – 4mal eine Prehension folgen, die beidseitig vom *Stagnum venti* ausgehend an den Seiten der Halswirbelsäule auf- und absteigt. Darauf prehendiert man beidseitig die Foramina *Puteus alae* 1 Minute lang und führt ebenso lang eine Kombination von Kompression und Mulsion auf *Omnium defatigationum, Inductorium pulmonale* und *Porta ventorum* durch.

Abschließend erfolgt eine horizontale Perfrikation des Schultergürtels einschließlich des Foramens *Omnium defatigationum*, bis der Patient ein deutliches Wärmegefühl empfindet.

(II) Am sitzenden Patienten führt man beidseitig etwa 5 Minuten auf- und absteigend zwischen dem *Atrium impressionis* und den Foramina *Accipiens odores* eine Ein-Finger-Zen-Pression aus, wobei der Akzent der Einwirkung auf den *Accipiens odores* liegt.

Anschließend teriert man beidseitig vom Foramen *Atrium impressionis* ausgehend in Richtung auf die Foramina *Yang maior* im Wechsel mit Tritionen zwischen dem *Atrium impressionis* und den beidseitigen Foramina *Accipiens odores* — dies 5 – 6mal. Im Zuge dieser Trition sollte man entweder eine kombinierte Kompression und Mulsion auf den Foramina *Accipiens odores* und *Yang maior* durchführen und zum Abschluß eine Thenarkanten-Perfrikation der Seiten der Nase so lange, bis der Patient eine deutliche Wärmeempfindung hat.

(III) Am sitzenden Patienten komprimiert und mulsiert man beidseitig die Foramina *Aula media* so lange, bis der Patient dort ein leichtes Spannungsgefühl empfindet. Anschließend werden die ganzen Arme von der Schulter bis zum Handgelenk 3 – 4mal prehendiert und während dieser Prozedur erfolgt eine kombinierte Kompression und Mulsion auf *Stagnum venti* sowie eine Prehension von *Valles coniunctae*.

Eine Intermulsion der Arme beschließt die Behandlung.

Behandlungsfrequenz

Der Patient erfährt jeden 2. Tag eine Behandlung, wobei ein Behandlungszyklus 8 – 12 Behandlungen umfaßt.

Schluckauf (Singultus)

Die als Schluckauf bezeichnete Befindlichkeitsstörung kann spontan, selten und kurzzeitig auftreten und bedarf dann keiner Behandlung. Ist sie ein häufig wiederkehrendes Begleitsymptom anderer Erkrankungen, zeigt sie sich also wiederholt und beharrlich, kann auch ihre premoprehensive Behandlung sinnvoll sein.

Krankheitsmechanismus

Die Störung weist in jedem Fall auf eine Affektion des Stomachorbis, dessen Funktionen durch heteropathische Belastungen teilweise ihre Richtung umkehren, also 'kontravektiv' werden. Zu diesen Belastungen gehören vordergründig einmalige oder beständige Ernährungsfehler, die die aktive Assimilation, also Verdauung überfordern und die Ausbildung von Calor-Heteropathien begünstigen. Emotionale Überlastungen, Schocks durch Erregung, Trauer, Sorge, haben die gleiche Wirkung und führen zunächst zu Humor, später zu Pituita-Befunden.

Endlich kann auch das Qi der Mitte, also die Aktivität der mittleren Orbes, durch Fehltherapie, z. B. den unzweckmäßigen Gebrauch von Emetica oder Purgantia, geschmälert worden sein, so daß die Sekundovehenz der Funktion des Stomachorbis gestört wird.

Symptomatik, Abgrenzungen

Bei Algor-Heteropathien: behäbiger, zugleich lauter Schluckauf, der sich durch Wärmeanwendung bessert, durch Kälte verschlimmert; flaues Gefühl in der Magengrube, verminderter Appetit, fehlender Durst; ein weißer, auffallend feuchter Zungenbelag, *pp. tardi sive languidi;*

bei Calor-Heteropathien: laut schallender, sonorer, fortgesetzter Schluckauf mit auffallend üblem Mundgeruch, heftigem Durst; das Gesicht ist gerötet, der Zungenbelag gelb, eher trocken, die Pulse sind schlüpfrig und beschleunigt *(lubrici et celeri);*

bei emotionalen Läsionen der Mitte: fortgesetzter Schluckauf, der durch "Aufregung" verschlimmert wird; dabei Völlegefühl, Spannungsgefühl in Brust und Leibesmitte, Übelkeit, Schwindel, ein dünner, klebriger, weißlicher Zungenbelag, *pp. chordales et lubrici;*

bei Depletion der Mitte: ein leiser Schluckauf, eine flache, u. U. beschleunigte Atmung, kühle Extremitäten, ein blasser Teint, müdes Aussehen, schwacher Appetit, blasser Zungenkörper, weißer Zungenbelag, *pp. minute sive invalidi.*

Premoprehensive Behandlungsregeln

Ziel der premoprehensiven Maßnahmen muß eine Regulierung und Harmonisierung der mittleren Orbes sein, zuvorderst des Stomachorbis, mittelbar auch des hepatischen Orbis.

Erfolgsorte, Foramina

Thorax, abdominal und dorsal, sowie das Abdomen und die unteren Extremitäten.

Conquisitorium stomachi, Rs12
Atrium pectoris, Rs17
Inductorium diaphragmatis, V17
Inductorium hepaticum, V18
Inductorium pulmonale, V13
Inductorium stomachi, V21
Inductorium tricalorii, V22
Aula media, P1
Vicus tertius pedis, S36
Abundantia, S40
Clusa interna, PC6
Conquisitorium vesicale, Rs3
Rivulus liberatus, S41
Valles coniunctae, IC4
Tripus caelestis, IC17
Impedimentale maius, H3
Conquisitorium lienale, H13
Conquisitorium hepaticum, H14
Mare qi, Rs6
Prima clusarum, Rs4

Manipulationen

Premoprehensive Verfahren: Pression, Kompression, Frikation, Mulsion.

Der Behandler steht rechts des Patienten in Rückenlage und wendet zunächst eine leichte und rasche Mulsion in der Magengrube an. Anschließend erfolgt eine Kombination von Kompression und Pression auf den Foramina *Conquisitorium stomachi* und *Atrium pectoris* — auf jedem Punkt jeweils 8 Minuten lang.

Am Patienten in Bauchlage wendet der Behandler zunächst eine Ein-Finger-Zen-Pression beidseitig auf den *cardinales vesicales* abwärts voranschreitend bis zum *Inductorium tricalorii* an. Von dieser geht er zu einer relativ intensiven Kombination von Kompression und Pression auf den Foramina *Inductorium pulmonale, Inductorium diaphragmatis, Inductorium hepaticum, Inductorium stomachi* über. Diese Maßnahmen können mehrmals wiederholt 5 Minuten lang durchgeführt werden; sodann sollte der Brustkorb rasch und locker von oben nach unten intermulsiert werden.

Modifikationen und Anpassungen

Bei Algor-Affektionen des Stomachorbis: Mulsion von *Conquisitorium stomachi, Mare qi* und Perfrikation des Thorax beidseitig, bis eine deutliche Erwärmung der Haut eingetreten ist.

Bei Calor-Heteropathien: Kompression auf den Foramina *Vicus tertius pedis, Rivulus liberatus, Valles coniunctae, Stagnum curvum* und *Clusa interna.*

Bei emotionaler Läsion: Pression, Frikation der Foramina *Aula media, Impedimentale maius, Conquisitorium lienale, Conquisitorium hepaticum, Inductorium diaphragmatis, Inductorium hepaticum, Inductorium stomachi, Abundantia.*

Bei Depletion der Mitte: Kompression und Pression auf *Prima clusarum, Mare qi, Vicus tertius pedis* und *Clusa inerna.*

Behandlungsfrequenz

Der Patient erfährt täglich eine Behandlung; ein Behandlungszyklus umfaßt 3 – 5 Behandlungen.

Husten

Husten ist ein Begleitsymptom verschiedener akuter und chronischer extimaler oder intimaler Störungen. Auch wenn chronische und intimale Allgemeinerkrankungen eine medikamentöse oder sonstige Behandlung erfahren, kann es sinnvoll sein, eine Linderung des Hustens durch Premoprehension anzustreben.

Krankheitsmechanismus

Stets besteht eine Affektion des Pulmonalorbis, der Instanz des Eigenrhythmus. Diese Affektion kann in depletiven Befunden bestehen, die sich auf den Pulmonalorbis beschränken oder sequentiell aus einer Depletion des Lienalorbis herrühren; oder in repletiven Befunden, also Heteropathien, die sich auf Grund von Depletionen der genannten Orbes ausbilden. Unter diesen Heteropathien stehen äußere Agentien wie Ventus, Algor und Ariditas im Vordergrund, aber auch Ardor und Humor-Befunde kommen vor.

Durch diese Störungen des Pulmonalorbis kommt es insoweit zu einem *circulus vitiosus* als sie allgemeine Hemmungen und Blockaden der Leitbahnen bedingen und durch die Abschwächung der kühlenden Funktion des Pulmonalorbis die Calor-Befunde in Ardor umschlagen lassen, der die gleiche Wirkung hat wie eine einfache, exogene Ariditas, nämlich Schmälerung der Säfte, Störung des Säftemetabolismus.

Symptomatik, Abgrenzungen

Husten bei ventischem Algor ist begleitet von Auswurf wässerigen Schleims, Kopfschmerzen, erhöhter Temperatur, schweißlosem Frösteln, verstopfter Nase oder Schnupfen, ortsfesten Schmerzen in den Gelenken, einem weißen, verdünnten Zungenbelag, *pp. superficiales et intenti.*

Bei ventischem Calor ist Husten begleitet vom Auswurf gelblichen, klebrigen Schleims, Halsschmerzen, Durst, Trockenheit der Nase, Fieber mit Schweiß; der Zungenbelag ist gelb und verdünnt, die Pulse sind *superficiales et celeri*.

Bei reinem Calor oder bei Ariditas klingt Husten trocken, der Auswurf fehlt, hingegen bestehen Kratzen im Hals, Halsschmerzen, Rötung des Rachens, Trockenheit der Nasenöffnung, Schmerzen in der Brust, Fieber, ein roter Zungenkörper oder eine rote Zungenspitze, gelber, zugleich trockener Zungenbelag, *pp. breves, parvi, celeri*.

Bei Humor und Pituita klingt der Husten gedämpft, er fördert profusen hellen Schleim verschiedener Konsistenz heraus; es besteht Beklemmungsgefühl in der Brust, Appetitverlust, Müdigkeit, Prostration, Durchfall, ein weißer und klebriger Zungenbelag und *pp. lubrici*.

Bei Depletion klingt der Husten verhältnismäßig leise ("Hüsteln"), er fördert keinen oder nur wenig blutigen Auswurf zutage; Trockenheitsgefühl im Hals, heftiger Durst, periodische Fieber am Nachmittag, Schweiße während des Schlafs, leichte Erschöpfbarkeit; roter Zungenkörper, fehlender Zungenbelag, *pp. minuti, lenes, celeri*.

Bei Ardor, insbesondere im hepatischen Orbis besteht ein Husten ohne Auswurf, das Gefühl von Trockenheit des Halses, ein gerötetes Gesicht, Spannungsschmerzen in der Brust, ein gelber, zugleich dünner und trockener Zungenbelag, *pp. chordales*.

Premoprehensive Behandlungsregeln

Jede Behandlung zielt auf eine Harmonisierung, einen Ausgleich des pulmonalen Qi, erforderlichenfalls auf die Umwandlung und Ausleitung von Pituita und die Zerstreuung der Heteropathien.

Foramina

Inductorium pulmonale, V13
Series intermissum, P7
Valles coniunctae, IC4
Vorago maior, P9
Conquisitorium lienale, H13
Candidum maius, L3
Abundantia, S40
Lacus pedalis, P5
Fons tumuli yang, F34
Impedimentale maius, H3
Inductorium diaphragmatis, V17
Stagnum curvum, IC11
Omnium defatigationum, Rg14
Metallum structivum, P11
Stagnum venti, F20
Puteus alae, F21.

Manipulationen

Premoprehensive Verfahren: Pression, Prehension, Kompression, Rudikulation, Frikation, Perfrikation, Tympanisation und Striktion.

Am sitzenden Patienten erfolgen zunächst von Hals- und Nackenmuskulatur beidseitig ausgehend Striktionen, die etwa 10 Minuten lang durchzuführen sind, verbunden mit einer Prehension auf den Foramina *Stagnum venti* und *Puteus alae*.

Daran schließt sich eine Palmarperfrikation des Thorax hinab zum Abdomen und anschließend vom Schultergürtel in Richtung auf die Lenden an, unter Wechsel der Richtung so lange, bis eine deutliche Rötung und Erwärmung der Haut eingetreten ist. Anschließend erfolgt eine thenare Perfrikation der Arme, die an den Handgelenken beginnt und zur Schulter emporsteigt, mit gleichzeitiger Prehension der Foramina *Stagnum curvum* und *Valles coniunctae*. Anschließend werden Hände und Arme des Patienten agitiert, bzw. quassiert.

Bei auf dem Bauch liegenden Patienten führt der Behandler mit gelöster Hand, d. h. mit gestreckten, nur leicht gekrümmten Fingern, eine sanfte Tympanisation der Foramina *Inductorium pulmonale* und *Inductorium diaphragmatis* durch.

Modifikationen und Anpassungen

Bei ventischem Algor die Kompression von *Series intermissum* und *Valles coniunctae*.

Bei ventischem Calor die Pression auf *Omnium defatigationum* und *Stagnum curvum*.

Bei Ariditas die Pression auf *Vorago maior*.

Bei Humor oder Pituita-Befunden die Kompression von *Inductorium pulmonale*, *Inductorium diaphragmatis*, *Candidum maius* und *Abundantia*.

Bei Ardor im hepatischen Orbis: Kompression von *Lacus pedalis, Fons tumuli yang* und *Impedimentale maius*.

Bei Depletion des Renalorbis: Pression auf *Lacus pedalis* und *Voragor maior*.

Behandlungsfrequenz

Der Patient erfährt täglich eine Behandlung; ein Behandlungszyklus umfaßt 5 Behandlungen. Zwischen zwei Zyklen sollten drei behandlungsfreie Tage liegen.

Anhelitus ("Keuchatmung") [Asthma]

'Anhelitus', also die Keuchatmung, Rasselatmung, chinesisch *xiaoquan*, bezeichnet im Zusammenhang der chinesischen Medizin ein dem westlichen Begriff des Asthmas sehr ähnlichen, nicht aber ganz kongruenten Symptomenkomplex. Es ist allerdings üblich, beide Bezeichnungen für die Bedürfnisse der Praxis in Eins zu sehen.

Krankheitsmechanismus

Primäre Faktoren sind Affektionen des Pulmonalorbis und des Lienalorbis, sequentiell auch solche des Renalorbis.[1]

Hierbei können im Vordergrund stehen Depletion des Pulmonalorbis und/oder des Renalorbis oder repletive Störungen des Pulmonalorbis, nämlich Algor oder Calor-Heteropathien und ihre Modifikationen, also ventischen Algor, calorische Pituita . . .

Symptomatik, Abgrenzungen

Für die wirksame Behandlung der Keuchatmung entscheidend wichtig ist die kardinale Unterscheidung zwischen Repletion und Depletion. Neben den Hauptsymptomen von Keuch- oder Rasselatmung bestehen

bei Repletion durch ventischen Algor auch Husten mit Auswurf von dünnem, wässrigem Sputum, Frösteln bei gleichzeitiger Schweißlosigkeit, Kopfschmerzen, ein dünner, weißer Zungenbelag, *pp. superficiales, tardi, repleti;*

bei ventischem Calor eine zugleich flache und beschleunigte Atmung, auch Nasenflügelatmung, Husten mit gelbem, spärlichem, klebrigem Sputum, Durst, Verlangen nach kalten Getränken, Spannungsgefühl im Thorax, Nervosität, ein tiefroter Zungenkörper, ein gelber Zungenbelag, *pp. superficiales et celeri;*

bei vorwiegender Pituita: Husten mit klebrigem, eitrigem, klumpigen Sputum, Atembeklemmung, Übelkeit, Appetitverlust, Obstipation, einem klebriger, gelblicher Zungenbelag, *pp. lubrici, celeri;*

bei Depletion des Pulmonalorbis bzw. Defizienz des pulmonalen Qi: flache und beschleunigte Atmung, eine schwache, leise, Stimme, spontane Schweiße, ein blasser Zungenkörper, *pp. minuti, depleti, parvi;*

bei Depletion des Renalorbis: eine rasche Inspiration und langsame Expiration, Atemnot bei der geringsten Belastung; Gedunsenheit des Gesichts, aber auch des Körpers und der Extremitäten; Miktionsstörungen, Palpitationen; ein blasser Zungenkörper, ein verdünnter Zungenbelag, *pp. mersi, minuti, invalidi.*

Premoprehensive Behandlungsregeln

Foramina

> *Atrium pectoris,* Rs17
> *Ruina caelestis,* Rs22
> *Puteus alae,* F21
> *Inductorium medium alae,* IT15
> *Columna caeli,* V10

---

[1] Man vgl. über die Allgemeinen Register bzw- Symptomenregister die einschlägigen Orbisikonogramme und Symptome in PORKERT/HEMPEN, *Systematische Akupunktur* bzw. *Classical Acupuncture — the Standard Textbook.*

[2] Zur Definition dieser Strecke vgl. oben die S. 143.

Inductorium pulmonale, V13
Inductorium diaphragmatis, V17
Inductorium renale, V23
Lacus pedalis, P5
Extremitas cavi, P7
Vicus tertius pedis, S36
Abundantia, S40
Mare qi, Rs6
Clusa interna, PC6
Porta ventorum, V12
Venae et viscera, V43
Vorago maior, P9
Rivulus maior, R3
Valles coniunctae, IC4
Stagnum curvum, IC11
Stagnum venti, F20.

Manipulationen

Premoprehensive Verfahren: Pression, Kompression, Prehension, Frikation, Intermulsion; Perfrikation, Ein-Finger-Zen-Pression.

(I) Einfache Prozedur

Der Behandler steht rechts vom auf dem Rücken liegenden Patienten und führt zunächst eine Pression und Frikation durch, die mehrmals langsam vom Foramen *Ruina caelestis* zum Foramen *Atrium pectoris* voranschreitet und von dort wieder zum Ausgangspunkt zurückkehrt. Anschließend stringiert er, jeweils vom *Atrium pectoris* ausgehend und nach außen streichend, die Flanken des Brustkorbs, etwa 100 bis 200mal.

Am Patienten in Bauchlage erfolgt eine Pression und Kompression der Foramina *Porta ventorum, Inductorium hepaticum, Inductorium diaphragmatis, Inductorium renale.*

Anschließend werden am sitzenden Patienten die Foramina *Puteus alae, Columna caeli, Vorago maior, Extremitas cavi* und *Valles coniunctae* prehendiert — dies etwa 5 Minuten lang.

Darauf folgt eine Perfrikation von Rücken und Thorax, bis eine deutliche, allgemeine Rötung und Erwärmung festzustellen ist. Den Abschluß der Behandlung bildet eine Intermulsion der Arme.

(II) Ausführliche Prozedur

Der Behandler beginnt am sitzenden Patienten zunächst mit einer Pression auf den Foramina des *Fornices pontis,*[2] und zwar von oben nach unten 30mal, erst auf der einen, dann auf der anderen Seite. Daran schließt sich eine zwei- bis dreimalige Divergenzpression, die von der Stirn auf die Wangen, Schläfen übergeht. Sodann wird beidseitig auf den *cardinales felleae* eine Verrodispulsion durchgeführt, etwa 10mal. Man schließt diesen

Teil der Behandlung mit einer vom Schädeldach zum Hinterhaupt voranschreitenden Perprehension der *sinarteria regens*. Dieser Einleitungsprozedur können sich die unter (I) beschriebenen Verfahren anschließen.

Dann erfolgt die Intermulsion und Quassation der Arme. Den Beschluß bildet abermals die eingangs geschilderte allgemeine Prehension der Kopfpartie — 15 Minuten lang. Bei Perfrikationen orientiert man sich nicht an einer absoluten Zeitvorgabe, sondern am tatsächlichen Eintritt eines Wärmegefühls.

Modifikationen

Bei Algor bzw. ventischem Algor: Linearperfrikation der *cardinalis vesicalis* beidseitig auf dem Rücken bis zum Eintritt eines Wärmegefühls. Ein-Finger-Zen-Pression oder kombinierte Kompression und Mulsion beidseitig auf den Foramina *Inductorium pulmonale* und *Inductorium diaphragmatis* — 2 Minuten pro Foramen.

Bei ventischem Calor: Linearperfrikation der *cardinalis vesicalis* bis zum Eintritt eines Wärmegefühls, sodann Prehension und gleichzeitige Kompression und Mulsion des Nackens beidseitig von *Omnium defatigationum* ausgehend — solches 5 - 6mal und insgesamt 3 Minuten lang.

Bei Humor und Pituita-Befunden: horizontale Perfrikation am Rücken bis zum Eintritt eines Wärmegefühls; sodann Kompression und Prehension beidseitig an den Foramina *Lacus pedalis, Clusa interna, Vicus tertius pedis, Abundantia* — bis zum Eintritt eines leichten Spannungsgefühls, pro Foramen ca. eine Minute lang.

Bei Depletion des Pulmonalorbis: Horizontalpression und Punctopression von *Inductoria cardiale et pulmonale* und deren Umgebung — bis zum Eintritt eines deutlichen Wärmegefühls; sodann eine sanfte Ein-Finger-Zen-Pression oder eine Kombination von Kompression und Mulsion auf den Foramina *Inductorium pulmonale, Inductorium renale, Inductorium lienale* beidseitig — pro Foramen 1 - 3 Minuten.

Bei Depletion des Renalorbis: eine Linearperfrikation der *sinarteria regens* und eine horizontale Frikation auf der Höhe der Foramina *Inductorium renale* und *Porta fortunae*, stets bis zum Eintritt eines deutlichen Wärmegefühls; sodann eine kombinierte Kompression und Mulsion beidseitig auf den Foramina *Inductorium renale, Inductorium pulmonale*, wobei diese Maßnahmen mit besonderer Zurückhaltung auszuführen sind, um nicht die Absicht der Suppletion[1] in ihr Gegenteil zu verkehren!

Bei Fällen von schwerem Asthma und akuten Anfällen ist eine Ein-Finger-Zen-Pression oder eine Kombination von Kompression und Mulsion beidseitig auf den Foramina *Stabiliensanhelitum, Porta ventorum, Inductorium pulmonale, Inductorium medium alae*, jeweils 1 - 2 Minuten lang auszuführen, wobei man mit ganz sanften Stimulationen beginnt und allmählich den Druck steigert, bis der Patient ein deutliches Spannungsgefühl an den behandelten Situs empfindet und sich die akuten Symptome lösen.

---

[1] Vgl. PORKERT, *Neues Lehrbuch der chinesischen Diagnostik*, SS. 60f und *Klinische chinesische Pharmakologie*, S. 418.

Behandlungsfrequenz

Der Patient erfährt täglich eine Behandlung. Bei repletiven Befunden sollten 6 Behandlungen aufeinanderfolgen, bei depletiven 12. Zwischen jeweils zwei Behandlungszyklen sollten 5 – 7 behandlungsfreie Tage liegen.

Übelkeit, Brechreiz

Krankheitsmechanismus

Dieser ist prinzipiell identisch mit dem bei Schluckauf beschriebenen. Man vergleiche die SS. 325f oben.

Symptomatik, Abgrenzungen

Außer Übelkeit oder Brechreiz besteht weiters

bei Algor-Heteropathien: Erbrechen von dünnflüssigem, geruchlosem Vomitus, Verlangen nach warmen Speisen; Durchfall; weißer Zungenbelag, *pp. tardi;*

bei Calor-Heteropathien: sehr übelriechender Vomitus, Durst, harte, knollige Faeces; ein intensiv roter Zungenkörper, ein gelber Zungenbelag, *pp. celeri;*

bei Humor-Heteropathien oder Pituita: Klumpengefühl in der Leibesmitte, Appetitverlust, ein schleimiger, klebriger Vomitus, Palpitationen; ein weißer, klebriger Zungenbelag, *pp. lubrici;*

bei Retention unverdauter Nahrung: Blähungen, Spannungsschmerz in Leibesmitte und Abdomen, säuerlicher Geruch des Vomitus, Appetitverlust, Obstipation; fauliger Geruch der Flatus; ein verdickter, klebriger Zungenbelag, *pp. lubrici;*

bei emotionellen Läsionen insbesondere des hepatischen Orbis: Schmerzen in den Flanken, Globusgefühl, Beklemmungsgefühl im Thorax; saures Aufstoßen, *pp. chordales;*

bei Depletion des Stomachqi: Appetitverlust, lockere, weiche Stühle, allgemeine Mattigkeit und Müdigkeit, ein dünner, klebriger Zungenbelag, deplete Pulse.

Premoprehensive Behandlungsregeln

Die Behandlung zielt auf die Absenkung der Kontravektionen, mithin auf eine Harmonisierung der Mitte, zuvorderst auf jene von Lienal-, Stomach- und hepatischem Orbis, Umwandlung von Pituita und Ausleitung der Heteropathien.

Foramina

Inductorium lienale, V20
Inductorium stomachi, V21
Foramen pyloricum, Rs10

Conquisitorium stomachi, Rs12
Foramen cardiacum, Rs13
Atrium pectoris, Rs17
Stagnum curvum, IC11
Conquisitorium lienale, H13
Clusa interna, PC6
Vicus tertius pedis, S36
Abundantia, S40
Basis metatarsalis halucis, L4
Valles coniunctae, IC4
Vestibulum internum, S44
Impedimentale maius, H3
Fons tumuli yang, F34.

Manipulationen

Der Behandler steht rechts des Patienten in Rückenlage und wendet zunächst auf der Magengrube eine sanfte Mulsion an. Anschließend komprimiert er die Foramina *Foramen pyloricum, Conquisitorium stomachi, Foramen cardiacum* und *Atrium pectoris* und schließt sodann mit einer Perfrikation des Thorax — für all dies ca. 8 Minuten.

Am Patienten in Bauchlage führt man zunächst eine Kombination von Mulsion und Kompression der Foramina *Inductorium lienale* und *Inductorium stomachi* aus; darauf läßt man eine Perfrikation des Rückens folgen — bis zum Eintritt eines deutlichen Wärmegefühls.

Modifikationen, Anpassungen

Bei Algor: Kompression und Mulsion auf *Valles coniunctae, Foramen cardiacum* und *Inductorium stomachi.*

Bei Calor: Mulsion und Kompression auf *Stagnum curvum, Vestibulum internum* und *Clusa interna.*

Bei Humor oder Pituita: Kompression und Mulsion auf *Abundantia, Clusa interna* und *Atrium pectoris.*

Bei der Retention unverdauter Nahrung: Kompression und Mulsion auf *Vicus tertius pedis* und *Foramen pyloricum.*

Bei emotionalen Läsionen: Kompression und Mulsion auf *Impedimentale maius* und *Fons tumuli yang.*

Bei Defizienz des Qi: Kompression und Mulsion auf *Conquisitorium stomachi, Inductorium lienale* und *Vicus tertius pedis.*

Behandlungsfrequenz

Der Patient erfährt täglich eine Behandlung; ein Behandlungszyklus umfaßt 5 – 8 Behandlungen.

Magensenkung (Ptose des Magens)

Krankheitsmechanismus

Unter allen Umständen ist eine Magensenkung eine Affektion der Mitte, also von Lienal- und Stomachorbis. Es kommen in Betracht:

Angeborene, also konstitutionelle Defizienz oder erworbene Depletion, die im Anschluß an schwere Erkrankungen, Geburten, Flüssigkeitsverluste oder als Folge übermäßiger Strapazen eintritt; unmäßige Nahrungsaufnahme oder große körperliche Anstrengung unmittelbar nach dem Essen; Streß, also anhaltende und übermäßige emotionale oder intellektuelle Anforderungen (Kogitation).[1]

Symptomatik

Die Ptose des Magens wird am häufigsten bei asthenischen, schlanken Individuen beobachtet, an denen die Magengrube konkav, das Abdomen hingegen konvex erscheint. Dieses Abdomen ist gedunsen, insbesondere nach der Nahrungsaufnahme. Es bestehen Magenschmerzen intermittierender Art und sehr unterschiedlicher Intensität. Auch empfindet der Patient die Senkung subjektiv.

Begleitend treten gelegentlich Obstipation, Diarrhoe auf, ferner Schwindel, Schwäche, Palpitationen, Schlafstörungen und Hypotonie.

Premoprehensive Behandlungsregeln

Erfolgsorte, Foramina

    Conquisitorium stomachi, Rs12
    Cauda columbina, Rs15
    Mare qi, Rs6
    Cardo caeli, S25
    Inductorium hepaticum, V18
    Inductorium lienale, V20
    Inductorium stomachi, V21
    Vicus tertius pedis, S36
    Clusa interna, PC6.

Manipulationen

Premoprehensive Verfahren: Pression, Mulsion, Kompression, Striktion.

Am Patienten in Rückenlage: der Behandler stellt sich rechts von ihm und beginnt mit einer leichten Pression und Mulsion des *Conquisitorium stomachi*, der *Cauda columbina*

---

[1] Man vergleiche zu all diesem PORKERT, *Neues Lehrbuch der chinesischen Diagnostik*, SS. 101ff.

und des Foramens *Mare qi.* Nach dieser Pression wird auf die gleichen Foramina eine Kompression ausgeübt, und außerdem auf das Foramen *Cardo caeli* ausgedehnt. Anschließend ist eine Oblation ("Anhebung", *tuo*) in der Weise vorzunehmen, daß der Behandler mit vier Fingern kräftig an den gesenkten Magen greift und ihn nach oben hebt. Darauf muß unmittelbar eine Striktion folgen, die auf der *sinarteria respondens* vom Oberrand der Magengrube bis hinab zum Abdomen erfolgt. Abschließend wird eine Kombination von Kompression und Mulsion auf das Foramen *Vicus tertius pedis* ausgeübt, und zwar annähernd 10 Minuten lang.

Der Patient ist in Bauchlage, der Behandler premiert zunächst die *inductoria dorsalia,* also das *Inductorium hepaticum, lienale et stomachi,* und schreitet dann komprimierend entlang den *cardinales vesicales* von oben nach unten und von unten nach oben mehrmals hin und her, dies etwa 5 Minuten lang.

Der Patient sitzt. Seine rechte Hand ist abgewinkelt und nach hinten flektiert, so daß sie auf seinem Gesäß zu ruhen kommt. Der Behandler greift oblativ mit den vier Fingern seiner linken Hand unter den medialen Rand der Skapula an die Foramina *Clusa diaphragmatis* und *Exoptatum!* indem er schräg unterhalb der Skapula nach oben drängt, etwa 2 – 3 PZ tief. Gleichzeitig fixiert er mit dem Handteller der linken Hand die Schulterspitze (Akromion der linken Schulter des Patienten). Indem beide Hände des Behandlers in dieser Weise zusammenwirken, spürt der Patient nach etwa 1 – 2 Minuten wie der Magen nach oben steigt. Der Behandler kann darauf die rechte Hand langsam zurücknehmen und die eben beschriebene Manipulation noch zwei- bis dreimal wiederholen. An der rechten Schulter wird mit umgekehrter Handposition gearbeitet.

Abschließend werden die Flanken des Patienten intermulsiert bis hinab zum Foramen *Cella habitationis* am Ilium — und dieses Verfahren wird gleichfalls 2 – 3mal wiederholt.

Behandlungsfrequenz

Der Patient erfährt täglich eine Behandlung. Ein Behandlungszyklus umfaßt 12 – 15 Behandlungen. Zwischen zwei Zyklen sollten 3 – 5 behandlungsfreie Tage liegen.

Flexus-Ohnmachten (Plötzlicher, vorübergehender Bewußtseinsverlust)

Eine Flexus-Ohnmacht ist ein plötzlicher Bewußtseinsverlust, der in der chinesischen Medizin als 'Flexus' (*jue*) , d. h. als momentanes Zurückweichen von Energie qualifiziert wird.

Flexus-Ohnmachten unterscheiden sich von Perkussionen darin, daß Betroffene zwar in beiden Fällen das Bewußtsein verlieren, im Falle einer Flexus-Ohnmacht nach dem Erwachen aus dieser keinerlei erkennbare Schäden zeigen, im Fall einer Perkussion (*zhong*) hingegen an bleibenden Insulten noch lange Zeit leiden, u. U. überhaupt nicht mehr aus der Ohnmacht aufwachen.

Krankheitsmechanismus

Die chinesische Medizin unterscheidet differentialdiagnostisch eine Vielzahl von Flexus, als da sind *flexus pituitae, flexus alimentale, flexus qi, flexus xue, flexus aestus*, etc. Unter diesen sind in der alltäglichen Praxis die *flexus pituitae* und die *flexus qi* am häufigsten. Als zu Ohnmachten führend und einer Erste-Hilfe bzw. premoprehensiven Behandlung zugänglich sind vor allem *flexus pituitae* und *flexus qi*.

Flexus durch auftretende Pituita wird zumeist an korpulenten, jedoch im Hinblick auf das Qi invaliden Individuen beobachtet, die gerne üppig und fett essen und Alkohol genießen, so daß die mittleren Orbes, also Lienal- und Stomachorbis, Läsionen aufweisen, die zu Störungen der Verdauungsfunktionen, zu Humor-Befunden und Pituita im mittleren Calorium führen — und dies umso stärker, je länger diese Lebensweise angehalten hat. Es kommt dann allmählich zu Blockaden der Sinnesöffnungen und der Bahnen des Qi — wofür eine Ohnmacht ein einzelnes Symptom darstellt.

Ein Flexus des Qi kann im Verlauf einer heftigen Emotion oder Gemütserregung eintreten, wenn der Qi-Mechanismus verwirrt oder kontravektiv wird und das Qi sich im Thorax und in der Leibesmitte staut. Auch hier tritt dann eine Blockade der Bahnen des Qi ein, die umso stärker ausfällt, je schwächer die Konstitution des Betroffenen beschaffen und je länger sie anderen Streß-Faktoren ausgesetzt gewesen ist. Wenn bei Depletion des Qi eine *demissio qi* (ein "Nach Unten Absacken") eintritt, so daß das klare Yang sich nicht mehr entfalten kann, kommt es zu plötzlichen Ohnmachten.

Symptomatik

Unmittelbar vor dem Eintritt einer Ohnmacht kann der Patient Schwindel oder Drehschwindel, Palpitationen, Brechreiz oder kalten Schweiß, ein blasses oder grünlich blasses Gesicht gezeigt haben. Die Pulse sind vor der Ohnmacht *celeri*, anschließend *tardi*. Während der Ohnmacht zeigen die Extremitäten Flexus-Kälte, auch vernimmt man im Hals ein Schleimröcheln, beobachtet Speichelfluß. Die Pulse sind *mersi, invalidi, lubrici*, der Zungenbelag sehr häufig weiß und klebrig.

Premoprehensive Behandlungsregeln

Eine Ohnmacht muß unverzüglich behandelt werden. Wenn möglich, ist der Ohnmächtige hierzu an einen luftigen Ort zu verbringen.

Foramina

> *Canalis aquae*, Rg26
> *Atrium impressionis*
> *Yang maior*
> *Omnium defatigationum*, Rg14
> *Atrium pectoris*, Rs17
> *Conquisitorium stomachi*, Rs12

Puteus alae, F21
Inductorium cardiale, V15
Stagnum curvum, IC11
Valles coniunctae, IC4
Medium lacunae, V40.

Manipulationen

Premoprehensive Verfahren: Unguipression, Kompression, Pression und Prehension.

Am Patienten in Rückenlage öffnet man die Kleider, bettet den Kopf erhöht und unguiprimiert zunächst das Philtrum, also das Foramen *Canalis aquae*, premiert sodann die Foramina *Omnium defatigationum* und *Atrium pectoris*.

Anschließend führt man vom Foramen *Atrium impressionis* beidseitig divergierend in Richtung auf die Foramina *Yang maioris* Striktionen durch — und wiederholt diese vorwärts und rückwärts streichend etwa 10mal.

Vernimmt man im Halse des Patienten Schleimröcheln, sollte dieser Schleim unverzüglich abgesaugt werden. Zumindest muß durch zweckmäßige Lagerung von Kopf und Thorax sichergestellt werden, daß der Patient keinen Schleim oder Speichel aspiriert. Sodann können die Foramina *Puteus alae, Valles coniunctae, Stagnum curvum und Medium lacunae* prehendiert werden.

Nachdem unter den soeben beschriebenen Behandlungen der Patient das Bewußtsein wiedererlangt hat, sollte eine locker und rasch durchgeführte Pression der Foramina *Atrium pectoris* und *Conquisitorium stomachi* erfolgen.

Endlich kann an dem Patienten in Bauchlage eine Pression oder Kompression von Punkten auf den *cardinales vesicales* vorgenommen werden, wobei insbesondere *Inductorium lienale* und *Inductorium stomachi* bedacht werden sollen.

Zum Abschluß ist eine Intermulsion des Rückens und der Flanken vorzunehmen.

Stuhlverstopfung (Obstipation)

Krankheitsmechanismus

Säftemangel im Bereich den *oo. intestinorum*. Ein solcher kann bedingt sein durch:

Repletionen, die mit fiebrigen Erkrankungen, bei konstitutioneller Redundanz des Yang, aber auch bei Fehldiät (zu fette, zu scharfe Speisen) oder alimentären Noxen (Alkohol) auftreten; es kommt zu Ariditas- und Calor-Heteropathien die Stomachorbis und die *oo. intestinorum* affizieren.

Depletion der Mitte (Lienal- und Stomachorbis und/oder hepatischer Orbis): Kogitation, also intellektuelle oder emotionale Überforderung, Sorgen, aufgestauter Ärger affizieren primär diese Orbes und bedingen mittelbar eine Energiedefizienz im Bereich der *oo stomachi et intestinorum*. Hieraus folgt schließlich eine Schädigung der Säfte.

Im Grunde der gleiche Mechanismus — Depletion der Mitte und ihre Folgen — wirkt nach langer Krankheit, *post partum* oder im Senium. Auf dieser Depletion können sich Algor-Heteropathien entwickeln, die gleichfalls die Ausscheidungsfunktionen blockieren.

Symptomatik

Bei bestehender Obstipation ist die Defäkation behindert oder verzögert, u. U. vollzieht sie sich nur jeden 3. oder 5. Tag; oder aber, obzwar die Stuhlentleerung täglich erfolgt, geschieht diese nur unter großen Schwierigkeiten, weil der Kot eingetrocknet, hart und knollig ist.

Die Störung ist häufig mit Schwindel, Spannungsgefühl in Leibesmitte und Bauch, aber auch mit Schmerzen in der Magengrube, vermindertem Appetit, Schlafstörungen, Nervosität, Reizbarkeit verbunden. Besteht Obstipation chronisch über längere Zeit, können auch Hämorrhoiden auftreten.

Bei chronischer Obstipation im Senium haben die Faeces die Konsistenz von Schweinefaeces oder von Schafkot, sind also klein und knollig.

Differentialdiagnostische Abgrenzungen

Ariditas, Calor in den *oo. stomachi et intestinorum*: der Stuhl ist eingetrocknet und hart, dunkler Urin, rotes Gesicht, Durst, roter Zungenkörper, gelber Zungenbelag, schlüpfriger, beschleunigter Puls (*p. lubricus et celer*).

Stauungen des Qi: Verstopfung, Schluckauf, Spannungsgefühl, Völlegefühl in Leibesmitte und Flanken, Appetitverlust, dünner, klebriger Zungenbelag, saitenförmiger Puls (*p. chordalis*).

Defizienz von Qi und Xue: Stuhlentleerung unter großen Schwierigkeiten, aber der stuhl ist nicht hart und trocken. Kraftlosigkeit, Kurzatmigkeit, Schwindel, blasser Teint, Palpitationen, allgemeine Schwäche, blaßroter Zungenkörper, dünner Zungenbelag, evaneszenter Puls (*p. evanescens*).

Algor: Verstopfung, häufige Ausscheidung klaren Urins, kalte Gliedmaßen, Kälte und Schmerzen im Bauch, blaßroter, feuchter Zungenkörper.

Kautele: Wenn der Verdacht auf ein Darmkarzinom besteht oder bestätigt ist, ist die Premoprehension kontraindiziert!

Premoprehensive Behandlungsregeln

Foramina

    Conquisitorium stomachi, Rs12
    Prima clusarum, Rs4
    Cardo caeli, S25
    Transversum magnum, L15

Inductorium hepaticum, V18
Inductorium lienale, V20
Inductorium stomachi, V21
Inductorium renale, V23
Inductorium instestini crassi, V25
die 2x4 *Cellae* am Sacrum
Incrementum et vigor, Rg1
Vicus tertius pedis, S36.

Bei Depletion

Kompression von *Valles coniunctae*, IC4, *Clusa interna*, PC6, *Vicus tertius pedis*, S36, Mulsion von *Mare qi*, Rs6 und *Medium umbilici*, Rs8.

Bei Fehldiät: Kompression von *Vicus tertius pedis*, S36 und *Fons tumuli yin*, L9; Mulsion des Unterleibs.

Manipulationen

Premoprehensive Verfahren: Pression, Kompression, Prehension und Mulsion.

Der Patient ist in Rückenlage; der Behandler steht rechts seitlich und vollzieht auf den Foramina *Conquisitorium stomachi, Cardo caeli, Prima clusarum, Transversum magnum* eine rasche und lockere Pression und Prehension — so lange, bis der Patient das Gefühl hat, daß Wärme tief in sein Abdomen eindringt und die Peristaltik der Unterleibsorgane angeregt ist.

Der Patient ist in Bauchlage; zunächst erfolgt auf den *inductoria dorsalia lienale, stomachi, hepaticum et intestini crassi* eine Pression, an die sich eine Kompression und Mulsion anschließt, die auch die Foramina *Inductorium renale* und *Incrementum et vigor* mit einbezieht. Zum Schluß findet eine Kompression des Foramens *Vicus tertius pedis* und eine Intermulsion und Striktion des Abdomens statt.

Bei allen vorgehend genannten Manipulationen konzentriert sich der Behandler auf den Bereich des Abdomens und den Rücken und wird bei der Kombination der einzelnen Verfahren flexibel entsprechend dem vorliegenden Befund vorgehen.

Behandlungsfrequenz

Der Patient erfährt jeden Tag eine Behandlung. Ein Behandlungszyklus umfaßt 5 – 7 Behandlungen. Zwischen zwei Behandlungszyklen sollten 3 – 5 behandlungsfreie Tage liegen.

Häufiger Durchfall (Chronische Diarrhoe)

Krankheitsmechanismus

Unter 'chronischer Diarrhoe' versteht man Durchfall, der tagelang anhält oder intermittierend immer wieder auftritt. Die chinesische Medizin bringt diese Störung primär mit Affektionen von Lienal-, Pulmonal- und Renalorbis in Zusammenhang. Je nach momentanen Umständen treten exogene Faktoren hinzu.

Angeborene (renale) oder erworbene (lienale) Depletion vitaler Ressourcen induziert aus entgegengesetzter sequentieller Richtung in Cardialorbis und Pulmonalorbis Depletionen, die zwangsläufig deren Extimae, die Funktionsgefüge von tenuintestinalem und crassintestinalem Orbis, in Mitleidenschaft ziehen. Auch Überlastungen nur mittlerer Stärke können dann zu Dysregulationen des Flüssigkeits- (= Lienalorbis) und Temperaturhaushalts (= Pulmonalorbis) führen: es treten Humor- und Calor-Befunde auf.

Die labile Regulation der Mitte und der Oberfläche ist aber auch gegenüber anderen Anstößen anfällig, wie extrem heißes Wetter (Aestus), Diätfehler (rohe, kalte, zu süße, zu fette oder unsaubere Kost): es treten reine oder calorische oder algorische Humor-Heteropathien auf.

Symptomatik, Abgrenzungen

Bei Diarrhoe, also durchfälligen Stühlen infolge von Depletion des Lienalorbis tritt eine häufige Ausscheidung von wenig Faeces mit z. T. unverdauten Einschlüssen auf; ferner besteht verminderter Appetit und Spannungsgefühl im Abdomen nach der Nahrungsaufnahme. Auch wird die Störung durch eine nur geringe Aufnahme von fettigen Speisen gesteigert.

Die Diarrhoe infolge einer Depletion des Renalorbis führt zu Morgendurchfall, dem ein Gefühl von Schmerz und Kälte im Abdomen vorausgeht — bei gleichzeitig bestehendem heftigem Stuhldrang. Nach erfolgter Entleerung schwinden diese Beschwerden.[1]

Algorischer Humor bedingt akute Symptome wie plötzlich einsetzende, von kolikartige Leibschmerzen begleitete Diarrhoe mit wässrigen Stühlen; der Zungenbelag ist weiß, auffallend feucht und klebrig, die Pulse sind verlangsamt.

Bei calorischem Humor konstatiert man übelriechende, gelbliche Faeces, die Entzündung des Anus, dunklen Urin, Durst, einen gelblichen, zugleich klebrigen Zungenbelag; die schlüpfrigen Pulse zeigen auch Beschleunigung.

Rezente Diätfehler führen zu im allgemeinen übelriechenden Faeces; auftretender Bauchschmerz bessert sich nach der Stuhlentleerung; bestehende Übelkeit verschlimmert sich bei weiterer Nahrungsaufnahme. Der Zungenbelag erscheint verdickt, kleisterartig, die Pulse sind saitenförmig und schlüpfrig (*chordales et lubrici*).

---

[1] Vgl. Weiteres hierzu in PORKERT, *Klassische chinesische Rezeptur*, Register, und PORKERT/HEMPEN, *Systematische Akupunktur*, SS. 396 et al.

Premoprehensive Behandlungsregeln

Kautele: Bei vermutetem oder festgestelltem Karzinom oder Tuberkulose ist die premoprehensive Behandlung der begleitenden Diarrhoe nicht zielführend, mithin kontraindiziert!

Erfolgsorte, Foramina

> *Conquisitorium stomachi*, Rs12
> *Prima clusarum*, Rs4
> *Cardo caeli*, S25
> *Vicus tertius pedis*, S36
> *Inductorium lienale*, V20
> *Inductorium stomachi*, V21
> *Inductorium renale*, V23
> *Inductorium intestini crassi*, V25
> *Incrementum et vigor*, Rg1
> *Puteus alae*, F21
> *Stagnum curvum*, IC11
> *Valles coniunctae*, IC4.

Manipulationen

Premoprehensive Verfahren: Pression, Frikation, Kompression, Mulsion und Prehension.

Der Patient liegt auf dem Rücken, der Behandler befindet sich rechts von ihm und wendet mit langsamem, festem Druck Verfahren der Pression und Frikation an, die vom *Conquisitorium stomachi* ausgehend, langsam in Richtung auf *Mare qi* und *Prima clusarum* voranschreiten — und von dort mehrmals zum Ausgangspunkt zurückkehren. Anschließend wird eine Kombination von Kompression und Mulsion auf die Foramina *Conquisitorium stomachi*, *Cardo caeli* und *Mare qi* ausgeübt, und an der unteren Extremität auf das Foramen *Vicus tertius pedis*.

Am Patienten in Bauchlage wird mit Pression und Kompression auf die *inductoria dorsalia*, insbesondere *Inductorium lienale, stomachi, renale et intestini crassi* eingewirkt, und mulsiv auf das Foramen *Incrementum et vigor*.

Am sitzenden Patienten findet eine Prehension am *Puteus alae* sowie an der oberen Extremität auf *Stagnum curvum* und *Valles coniunctae* statt.

Spezifische Anpassungen

Bei Depletion von Lienal- und Stomachorbis: Frikation, Mulsion auf *Mare qi* und *Prima clusarum*, Kompression von *Vicus tertius pedis*.

Bei Depletion von Lienal- und Renalorbis: Frikation, Mulsion auf *Mare qi* und *Prima clusarum*, Perfrikation von *Porta fortunae*, Rg 4, *Inductorium renale, Cella superior, Cella secunda, Cella media*.

Bei Läsionen durch Emotionen: Frikation des *Conquisitorium lienale* und des *Conquisitorium hepaticum*. H13, H14;. Kompression auf *Inductorium diaphragmatis*, V17, *Inductorium hepaticum*, V18, *Interstitium ambulatorium*, H2, *Impedimentale maius*, H3.

Bei Ariditas, Calor: Perfrikation von *Cella superior, Cella secunda, Cella media*, Kompression auf *Inductorium intestini crassi*, V25, *Vicus tertius pedis*.

Bei Blockaden des Qi: Frikation von *Aula media*, P1, *Atrium pectoris, Conquisitorium lienale* und des *Conquisitorium hepaticum, Inductorium pulmonale*, V13, *Inductorium diaphragmatis*, V17, *Inductorium hepaticum*, V18, Kompression auf *Tigris volans*,T6.

Bei Defizienz von Qi und Xue: Kompression auf *Vicus tertius pedis, Prima clusarum, Mare qi, Tigris volans*,T6.

Bei Algor oder Yin-Heteropathien: Perfrikation von *Porta fortunae*, Rg 4, *Inductorium renale, Cella superior, Cella secunda, Cella media*.bis Erwärmung der Haut eingetreten ist; Mulsion von *Prima clusarum, Mare qi*.

Behandlungsfrequenz

Der Patient erfährt täglich eine Behandlung. Ein Behandlungszyklus umfaßt 10 Behandlungen. Zwischen zwei Behandlungszyklen sollten 3 – 5 behandlungsfreie Tage liegen.

Miktionsstörungen (Harnträufeln, Harnverhaltung)

Krankheitsmechanismus

Miktionsstörungen sind in jedem Fall Ausdruck einer Störung des Flüssigkeitshaushalts, an dem primär Lienal-, Renal- und Pulmonalorbis beteiligt sind.[1] Sequentiell kann auch der hepatische Orbis und indirekt auch das extimale Komplement des Renalorbis, der Vesikalorbis an der Ausbildung der Störungen beteiligt sein.

Abgesehen von einer Depletion des Renalorbis[2] vollzieht sich eine solche Entwicklung typisch im Senium und bewirkt, daß der Qi-Mechanismus im unteren Calorium einschließlich des Vesikalorbis an Kraft verliert. Entwickeln sich auf dieser Grundlage auch noch Calor-Heteropathien, so wird die Symptomatik exazerbiert.

Blockaden des Qi-Mechanismus können auch durch emotionale Belastungen[3] sowie durch Calor-Heteropathien des Pulmonalorbis eintreten.

---

[1] Vgl. die entsprechenden Orbes in PORKERT, *Neues Lehrbuch der chinesischen Diagnostik*.
[2] Ausführliches hierzu auf den S. 350 und S. 360 in den Eintragungen 'Potenzstörungen' und 'Ausflüsse'
[3] Vgl. abermals die in 2 zitierten Eintragungen zu Potenzstörungen und Ausflüssen.

Die kausalanalytische westliche Medizin beschreibt somatische Veränderungen, als da sind Behinderung der Nierenfunktion, mechanische Verletzungen und Blockaden, auch degenerative Veränderungen der Harnwege; Prostatitis.

Symptomatik, Abgrenzungen

Bei Depletion des Renalorbis: Harnträufeln, Blässe, Frostigkeit; Schwäche und Schmerzhaftigkeit von Lenden und Knien; blasser Zungenkörper, *pp. mersi, minuti,* am Pes *invalidi;*

bei Calor-Befunden (in Pulmonal- oder Vesikalorbis) wird spärlicher, heißer Urin ausgeschieden oder es besteht eine totale Harnverhaltung; außerdem beobachtet man Blähungen, Durst, doch kein Verlangen nach Getränken, einen tiefroten Zungenkörper, einen gelben Zungenbelag, *pp. celeri;*

bei emotionalen Läsionen besteht Oligurie oder totale Harnverhaltung, zugleich extreme Reizbarkeit, Schmerzhaftigkeit der Flanken, ein dünner, mitunter gelblicher Zungenbelag, ein tiefroter Zungenkörper, *pp. chordales;*

bei mechanischen Hindernissen in den Harnwegen besteht Harnträufeln oder totale Harnverhaltung, Blähungen und stechende, ortsfeste Schmerzen im Unterbauch, ein purpurroter Zungenkörper, der u. U. Stauungsflecken aufweist, *pp. asperi sive minuti et celeri.*

Premoprehensive Behandlungsregeln

Eine Premoprehension zielt auf die Harmonisierung des Qi im mittleren und unteren Calorium und auf die Ausleitung von Calor.

Erfolgsorte, Foramina
Thorax, Lendengegend, Abdomen.

> *Conquisitorium vesicale,* Rs3
> *Prima clusarum,* Rs4
> *Mare qi,* Rs6
> *Inductorium tricalorii,* V22
> *Inductorium renale,* V23
> *Inductorium vesicale,* V28
> *Copulatio trium yin,* L6
> *Fons tumuli yin,* L9
> *Porta fortunae,* Rg4
> *Impedimentale maius,* H3
> *Conquisitorium lienale,* H13
> *Conquisitorium hepaticum,* H14
> *Conclave potentiae,* V52
> *Via aqae,* S28
> *Clusa femoralis,* S31.

Manipulationen

Premoprehensive Verfahren: Mulsion, Kompression, Frikation, Perfrikation.

Es erfolgt zunächst am Patienten in Rückenlage eine Frikation und Kompression der Foramina *Conquisitorium vesicale, Prima clusarum* und *Mare qi* und eine allgemeine Mulsion des Unterbauchs — all dies etwa 10 Minuten lang.

Anschließend werden die Innenseiten der Oberschenkel mulsiert und frikiert. Daran schließt sich eine Kompression der Foramina *Clusa femoralis* an, all dies etwa 6 Minuten lang.

Befundabhängie Modifikationen

Bei Calor humidus: Kompression auf *Copulatio trium yin, Fons tumuli yin, Inductorium vesicale* und *Conquisitorium vesicale;* Perfrikation der *Cellae superior, secunda et media* (V31 – 33), bis eine Erwärmung der Haut deutlich ist. Kompression und Mulsion auf den Foramina *Aula media, Porta ventorum, Valles coniunctae, Vorago maior* — jeweils etwa 30 Sekunden lang.

Bei emotionalen Läsionen: Kompression und Mulsion auf *Impedimentale maius, Conquisitorium lienale, Conquisitorium hepaticum;* anschließend eine laterale Perfrikation beidseitig, bis sich ein deutliches Wärmegefühl einstellt.

Bei Depletion des renalen Yang: Ein-Finger-Zen-Pression oder Kompression und Mulsion von *Inductorium renale, Porta fortunae,* jeweils eine Minute lang, bis der Patient ein leichtes Spannungsgefühl an diesen Orten hat. Daran schließt sich an eine horizontale Perfrikation auf der Höhe von *Inductorium renale* und *Porta fortunae* und eine lineare Perfrikation der *sinarteria regens* — bis ein deutliches Wärmegefühl eingetreten ist.

Bei Harnröhrenstein oder Trauma: Kompression und Mulsion von *Inductorium tricalorii, Inductorium renale, Conclave potentiae, Via aquae, Copulatio trium yin;* anschließend eine Perfrikation der drei *Cellae (superior, secunda, media)* bis sich ein leichtes Spannungsgefühl in den behandelten Situs einstellt.

Behandlungsfrequenz

Der Patient wird täglich behandelt, wobei ein Behandlungszyklus 8 – 10 Behandlungen umfaßt. Zwischen zwei Zyklen sollten 3 – 5 behandlungsfreie Tage liegen.

Schlafstörungen, Schlaflosigkeit

Schlafstörungen, Schlaflosigkeit gehören seit Alters her zu den vordergründig und häufig genannten Befindlichkeitsstörungen. Sie haben viele Aspekte: es kann sein, daß ein Patient nur langsam einschläft oder zwar einschläft, doch leicht erwacht; oder erwacht und dann nicht wieder einschlafen kann; endlich daß er in einem unregelmäßigen Rhythmus einschläft und erwacht oder nicht tief schlafen kann, usw.

Krankeitsmechanismus

Primär ist bei allen Schlafstörungen der Cardialorbis — Sitz der konstellierenden Kraft (*shen*) und Instanz der Koordination und kohärenten Projektion der Persönlichkeit — affiziert, sei es durch Depletion seiner Orthopathie, sei es durch Ardor-Heteropathien (also repletive Störungen), die sich sequentiell im Gefolge der Depletion des Renalorbis infolge extremer Strapazen, bei langer, schwerer Krankheit oder nach anhaltenden sexuellen Exzessen ausbilden.

Häufig ist auch eine primäre oder sequentielle Affektion des Cardialorbis durch Emotionen — extreme Begeisterung, Heiterkeit, Zornesausbrüche oder deren Unterdrückung, Kogitation (also besorgtes Grübeln) u. ä. Auch hierbei werden Ardor-Befunde, also eine unkontrollierte Dynamik, ermittelt.

Mittelbar, doch von praktischem Belang ist auch noch die Affektion des Lienalorbis, dessen Ausgleichs- und Assimilationsfunktionen durch jede Art von Streß überfordert werden kann — worunter der Säftehaushalt leidet und Pituita sich ausbilden kann. Damit wird die Pufferfunktion des Lienalorbis geschwächt, äußere und innere Reize affizieren das System stärker als ihm zuträglich ist, die Koordination der Vitalfunktionen wird erschwert.

Zu den Säften zählt auch das dem hepatischen Orbis zugeordnete Xue, das eine Schmälerung erfährt. Defizienz des Xue ist eine Depletion des hepatischen Orbis.

Symptomatik, Abgrenzungen

Bei gleichzeitiger Depletion von Cardial- und Lienalorbis beobachtet man einen traumreichen, seichten Schlaf, Palpitationen, Vergeßlichkeit, allgemeine Schwäche und Konzentrationsschwäche, Eßunlust, einen blassen Teint und blassen Zungenkörper, einen dünnen Zungenbelag, *pp. minuti et invalidi.*

Depletion des Renalorbis und Ardor bedingt neben Schlafstörungen Ängstlichkeit, Nervosität, Schwindelanfälle, Tinnitus, Trockenheit des Mundes, fliegende Hitzen, einen tiefroten Zungenkörper, *pp. minuti et celeri;* es können außerdem bestehen Vergeßlichkeit, Samenverlust im Schlaf, Palpitationen, Schwäche und Schmerzhaftigkeit von Lenden und Knien.

Bei Pituita Befunden treten zu den Schlafstörungen *mouches volantes,* Beklemmungsgefühl in der Brust, Spannungsgefühl im Unterleib, Nervosität, bitterer Mundgeschmack, u. U. Defäkationsstörungen, ein gelblicher klebriger Zungenbelag und *pp. lubrici et celeri.*

Premoprehensive Behandlungsregeln

Erfolgsorte, Foramina
Im Gesichts-, Hals- und Schulterregion, an Flanken, Rücken und Abdomen.
Atrium impressionis,
Vestibulum shen, Rg24

Canthus nasalis, V1
Bambusae colligatae, V2
Yang maior
Temporale superius, T20
Hiatus cerebri, F19
Stagnum venti, F20
Puteus alae, F21
Conquisitorium stomachi, Rs12
Prima clusarum, Rs4
Accipiens odores, IC20
Inductorium cardiale, V15
Inductorium hepaticum, V18
Inductorium renale, V23
Inductorium intestini tenuis, V27
Inductorium stomachi, V21
Porta fortunae, Rg4
Medium umbilici, Rs8
Recipiens liquoris, Rs24
Abundantia, S40.

Manipulationen

Premoprehensive Verfahren: Ein-Finger-Zen-Pression, Mulsion, Striktion, Kompression, Verrodispulsion, Prehension.

(I) Einfache Prozedur

Der Behandler stellt sich hinter den sitzenden Patienten, stützt mit der einen Hand seine Stirn und führt mit der zweiten an dieser von der Haargrenze beginnend bis zum *os occipitale* 3 – 5mal ein Prehension durch. Zum Schluß prehendiert er die Foramina *Stagnum venti* und *Hiatus cerebri*. Anschließend führt er eine Kompression mit den Daumenballen beider Hände abwechselnd mit einer Striktion der Halsmuskulatur empor zum *processus papillaris*, und von diesem wieder abwärts, durch, dies 7 – 10mal.

Der Behandler tritt vor den sitzenden Patienten und stringiert das Foramen *Atrium impressionis*, komprimiert die Foramina *Canthus nasalis*, stringiert *Accipiens odores* und *Recipiens liqoris* und premiert dann mit dem Daumenballen die Foramina *Temporale superius* und *Yang maior* wechselweise. Er führt dann eine lineare Pression von diesen Punkten oberhalb des Ohres nach hinten und vorn aus — und dies etwa 15mal. Schließlich komprimiert er mit den Thenaren beider Hände von hinten das *os occipitale*.

Der Behandler steht neben dem sitzenden Patienten, stützt mit der einen Hand seine Schulter, mit der anderen perfriktiert er dessen Thorax horizantal und vertikal. Anschließend wechselt er die Hände und perfriktiert den Rücken in ähnlicher Weise. Endlich stellt sich der Behandler hinter den Patienten und perfrikiert mit beiden Händen die Flanken.

Der Behandler steht seitlich vor dem sitzenden Patienten, geht wie im 2. Absatz. vor, schließt aber mit einer 2 – 3fachen Perkussion des Schädeldachs mit der flachen Hand, bzw. mit dem Thenar. (Dabei ist der Patient aufzufordern, aufrecht zu sitzen, die Augen geöffnet, den Mund hingegen geschlossen zu halten, dabei ruhig zu atmen.)

Eventuell kann man die Behandlung mit feuchtwarmen Kompressen auf das Schädeldach schließen.

(II) Ausführliche Prozedur

Man beginnt am sitzenden Patienten zunächst mit einer Ein-Finger-Zen-Pression oder einer Mulsion, die vom *Atrium impressionis* ausgehend zum *Vestibulum shen* fortschreitet, von diesem wieder zum *Atrium impressionis* zurückkehrt — dies 5 bis 6mal. Darauf läßt man eine ebensolche Mulsion oder Ein-Finger-Zen-Pression vom Rand der Augenbraue zu den Foramina *Yang maior* beidseitig voranschreiten und dann wieder zurückkehren — dies 5 – 6mal. Anschließend führt man eine Ein-Finger-Zen-Pression rund um den Augapfel durch — dies wiederum 3 – 4mal. Dann streicht man vom *Atrium impressionis* beidseitig nach unten an der Nase entlang zu den Foramina *Accipiens odores,* von dort wieder empor zum Wangenbein und vor das Ohr — solches vor und zurück 2 – 3mal.

Bei all diesen Pressionen und Mulsionen liegt der Akzent der Einwirkung auf den Foramina *Atrium impressionis, Vestibulum shen, Canthus nasalis, Bambusae colligatae, Yang maior.* Auf diese Druckausübung kann man in den gleichen Bereichen 5 – 6mal vorwärts und rückwärts stringieren, wobei diese Striktion durch Pression von *Canthus nasalis* und *Lumbus piscis* unterbrochen wird. Auch eine Verrodispulsion entlang den *cardinales felleae* an Schläfen und Hals, unterbrochen von einer Kompression auf dem *Temporale superius,* erscheint sinnvoll.

Zum Schluß führt man eine Perprehension aus, die am Schädeldach beginnt und sich zum Hinterhaupt vorarbeitet, wo sie in eine (Drei-Finger-)Prehension übergeht; sodann eine Prehension von *Stagnum venti* und beidseitig eine solche von *Puteus alae.* Diese Maßnahmen sollten insgesamt etwa 10 Minuten lang durchgeführt werden.

Ergänzend soll auf dem Abdomen nach einer Frikation eine kombinierte Kompression und Mulsion auf dem *Conquisitorium stomachi,* dem *Mare qi* und der *Prima clusarum* erfolgen, dies etwa 6 Minuten lang.

Diagnoseabhängige Modifikationen

Bei Depletion von Cardial- und Lienalorbis:

Kompression und Mulsion von *Inductorium cardiale, Inductorium hepaticum, Inductorium renale, Inductorium intestine tenuis, Vicus tertius pedis,* auf jedem Punkt 1 Minute lang. Horizontale Perfrikation des Rückens und vertikale Perfrikation entlang der *sinarteria regens* — so lange bis ein Wärmegefühl auftritt.

Bei Depletion des renalen Yin und Ardor:

Pression des *Fornices pontis* beidseitig, 20 – 30mal.

Horizontal-Perfrikation auf dem *Inductorium renale* und *Porta fortunae* bis zum Eintritt eines Wärmegefühls; anschließend beidseitige Perfrikation der Foramina *Fons scatens*, bis dort ebenfalls ein Wärmegefühl auftritt.

Bei Pituita-Befunden einschließlich calorischer Pituita:

Beim auf dem Bauch liegenden Patienten Rudikulation der *cardinales vesicales* beidseitig parallel des Rückgrats, wobei der Akzent auf den *Inductoria lienale, stomachi, cardiale* liegt — diese Rudikulation sollte äußerst behutsam 5 Minuten lang durchgeführt werden; anschließen kann sich eine Kompression und Mulsion der gleichen Foramina. Sodann ist eine Frikation des Abdomens durchzuführen und, gleichzeitig mit dieser die Kompression und Mulsion auf *Conquisitorium stomachi, Mare qi, Cardo caeli, Medium umbilici, Vicus tertius pedis* und *Abundantia*. Zum Abschluß ist eine Horizontal-Perfrikation, die über den Rücken zu den acht *Cellae* am Steiß voranschreitet, auszuführen, und zwar so lange, bis beim Patienten sich eine deutliche Wärmeempfindung einstellt.

Bei *akuten* Schlafstörungen infolge beeinträchtigter Verdauung:

Die Behandlung konzentriert sich auf das Abdomen; ergänzende Anwendungen erfolgen am Kopf und im Gesicht.

Der Patient liegt auf dem Rücken, der Behandler setzt sich seitlich von ihm und premiert die Foramina *Conquisitorium stomachi, Mare qi, Prima clusarum, Cardo caeli,* und zwar von oben nach unten voranschreitend und dann zurückkehrend. Anschließend erfolgt eine Frikation des Abdomens und schließlich eine Mulsion des Foramens *Conquisitorium stomachi.*

Der Patient ist ein Bauchlage, der Behandler sitzt neben ihm und wendet zunächst die Pression entlang der *sinarteria regens* und sodann auf bestimmten Induktorien der *cardinalis vesicalis* an. Diese sind das *Inductorium cardiale, lienale, stomachi et renale.* Anschließend erfolgt eine Kompression auf den genannten Leitbahnen, also *sinarteria regens* und den symmetrischen *cardinales vesicales* von oben nach unten voranschreitend.

Am sitzenden Patienten werden, soweit erforderlich, abschließend die in den Absätzen 1 und 2 bei "Depletion von Cardial- und Lienalalorbis" beschriebenen Manipulationen angewandt.

Behandlungsfrequenz

Der Patient erfährt täglich eine Behandlung. Eine Behandlungsfolge besteht aus 10 Behandlungen. Der Abstand zwischen zwei Behandlungsfolgen sollte 5 – 7 Tage betragen.

Potenzstörungen, Impotenz

Krankheitsmechanismus

Primärer Faktor einer Potenzstörung ist die Defizienz oder Depletion des renalen Yang. Diese kann anlagebedingt eintreten oder, häufiger, im Gefolge von extremen Strapazen, Exzessen oder erschöpfender Krankheit, durch welche sowohl renales Yin als auch renales Yang geschmälert werden.

Der Renalorbis wird direkt durch das Agens Timor, also Depressionen, Angst, affiziert. Sequentiell können aber auch Läsionen des Lienalorbis (Bändigungssequenz) oder Cardialorbis (Überwältigung), als da sind physischer, intellektueller oder emotionaler Streß und die Schwierigkeiten seiner Bewältigung, extreme Extraversion, Projektion der Persönlichkeit (= Cardialorbis), zur renalen Depletion führen.

Nur beiläufig und punktuell haben demgegenüber Fehlernährung, momentane Exzesse *in vino et venere* als Faktoren der Depletion oder der Induktion sekundärer Heteropathien Gewicht.

Symptomatik

Wichtigstes und konstantes Zeichen männlicher Potenzstörungen ist die Unmöglichkeit der Erektion des Glieds. Differentialdiagnostisch können außerdem auftreten:

bei Depletion des renalen Yang: ein blasses Gesicht, Schmerzen und Schwäche von Lenden und Knien, Schwindel, Vergeßlichkeit, Frostigkeit; ein blaßroter Zungenkörper, untergetauchte, deplete Pulse (*pp. mersi et depleti*);

bei Depletion von Lienal- und Renalorbis: ein eingefallenes, mageres Gesicht, Müdigkeit, Gliederschwere, Appetitverlust; ein blasser, zarter Zungenkörper sowie untergetauchte, deplete Pulse (*pp. mersi et depleti*);

bei Läsion des Renalorbis durch Timor: Verzagtheit, außergewöhnliche Schreckhaftigkeit, Ängstlichkeit, Kleinmütigkeit, Verfolgungsangst, Unruhe; Schlafstörungen, Palpitationen; ein dünner, auffallend feuchter Zungenbelag, saitenförmige oder minute Pulse (*pp. chordales sive minuti*);

bei humidem Calor im unteren Calorium: Schwere und Schwäche der unteren Extremitäten, Müdigkeit, allgemeine Erschöpfung, zugleich Unruhe; dunkler Urin, gelblicher Zungenbelag, schlüpfrige, beschleunigte Pulse (*pp. lubrici aut celeri*).

Premoprehensive Behandlungsregeln

Die Behandlung zielt auf die Stützung des Renalorbis und die Stärkung des yang renale.

Foramina
   Medium umbilici, Rs8

Conquisitorium vesicale, Rs3
Prima clusarum, Rs4
Porta lapidea, Rs5
Mare qi, Rs6
Inductorium renale, V23
Cella superior, Cella secunda, Cella media, V31 – V33
Medium lacunae, V40
Olympus, V60
In crementum et vigor, Rg1
Clusa yang regentis, Rg3
Porta fortunae, Rg4
Conventus omnium, Rg20
Vicus tertius pedis, S36
Abundantia, S40
Copulatio trium yin, L6
Fons tumuli yin, L9
Interstitium ambulatorium, H2
Impedimentale maius, H3
Cardo femoralis, F 30.

Manipulationen

Premoprehensive Verfahren: Pression, Kompression, Mulsion, Perfrikation, schräge Traktion.

Der Patient in Rückenlage, der Behandler befindet sich rechts von ihm. Er wendet mit sanftem, tiefem Druck Verfahren der Mulsion und Frikation an, die vom *Medium umbilici* ausgehend langsam in Richtung auf *Mare qi, Porta lapidea,* und *Conquisitorium vesicale* voranschreiten — und von dort mehrmals zum Ausgangspunkt zurückkehren, dies 5 Minuten lang bis sich ein deutliches Wärmegefühl im Unterleib eingestellt hat.

An dem auf dem Bauch liegenden Patienten wird mit der flachen Hand eine Perfrikation der Foramina *Clusa yang regentis, Porta fortunae, Inductorium renale* und der drei oberen *Cellae* durchgeführt, bis eine deutliche Rötung und Erwärmung der Haut eingetreten ist.

Am Patienten weierhin in Bauchlage werden sodann mit Pression und Kompression auf die Foramina *Incrementum et vigor, Clusa yang regentis, Porta fortunae, Inductorium renale* und die drei oberen *Cellae* eingewirkt; anschließend wird das Foramen *Cardo femoralis* perprimiert. Diese Einwirkungen werden 5 – 8 mal ausgeführt.

Behandlungsfrequenz

Der Patient erfährt täglich eine Behandlung. Ein Behandlungszyklus besteht aus 12 – 15 Behandlungen. Zwischen zwei Zyklen sollten 5 – 7 behandlungsfreie Tage liegen.

[Hypertonie] ("Hoher Blutdruck")

Die Hypertonie, der "hohe Blutdruck", ist zwar ein Befund der modernen westlichen Medizin, der indes methodisch und diagnostisch auch in der chinesischen Medizin seine Korrelate hat. Insofern ist auch eine premoprehensive Behandlung sinnvoll.

Krankheitsmechanismus

Primärer Faktor ist die Akzentuierung des hepatischen Orbis, also der Instanz der potenzierten oder potentiellen Aktivität. Wichtigstes und konstantes Zeichen einer Affektion des hepatischen Orbis ist die Spastizität — nicht allein in der willkürlichen Muskulatur, sondern in gleichem oder stärkerem Umfang auch auf der Ebene der Kapillaren.

Eine konstitutionelle oder selbst erworbene Defizienz, Schmälerung des hepatischen Yin, des Widerlagers der hepatischen Aktivität, läßt letztere, wie man sagt, "wurzellos", unkoordiniert nach oben schlagen und entsprechende Symptome auslösen.

Sequentiell kann die Affektion des hepatischen Orbis durch Affektionen des Renalorbis, etwas seltener auch durch Affektionen des Lienalorbis herbeigeführt werden. Depletion im Renalorbis, anlagebedingt oder durch Strapazen oder Exzesse erworben, überträgt sich auf den hepatischen Orbis. Fehlernährung oder Ernährungsexzesse können vom Lienalorbis her Pituita-Befunde auslösen, die die Leitbahnen auch des hepatischen Orbis blockieren, so daß das diesem zugeordente Xue auch in seiner Dynamik beeinträchtigt wird.

Auf Grund der umfassenden Symptomatik wird die Hyptertonie zu Recht als endogener Ventus-Befund qualifiziert, weil die anhaltende Spastizität aus tief in der Intima vollzogenen Alterationen herrührt.

Symptomatik, Abgrenzungen

Man beobachtet

bei Defizienz der hepatischen Struktivität und nach oben schlagendem hepatischem Yang: Kopfschmerzen und Schwindel, Gefühl innerer Hitze, Schlafstörungen, Palpitationen, Schmerzen, zugleich Schwächegefühl in der Lendengegend und in den Knien, roten Zungenkörper, dünnen Zungenbelag, *pp. chordales et minuti*;

bei einem Ardor-Befund im hepatischen Orbis: Kopfschmerzen, Drehschwindel, Nackensteife, injizierte Skleren, geröteten Teint, bitteren Mundgeschmack, Nervosität; Obstipation, dunklen Urin, hochroten Zungenkörper, gelblichen Zungenbelag, *pp. chordales et celeri*;

bei Depletion des Renalorbis, die sich auf den hepatischen Orbis überträgt: Drehschwindel, Palpitationen, Ohrensausen, Schmerzhaftigkeit und Schwäche der Lenden und Knie; Schlafstörungen; fortgstzter Harndrang und häufige Miktionen, blaßroten Zungenkörper, weißen Zungenbelag, *pp. minuti, mersi, depleti*;

bei einem Pituita-Befund: Drehschwindel, dumpfe Kopfschmerzen, Gefühl der Schwere des Kopfs, Beklemmungs- und Druckgefühl in der Brust, Appetitverlust, Keuchatmung, Übelkeit; klebriges Sputum, klebriger, weißer Zungenbelag; *pp. lubrici aut chordales.*

Premoprehensive Behandlungsregeln

Erfolgsorte, Foramina

Stagnum venti, F20
Omnium defatigationum, Rg14
Conventus omnium, Rg20
Valles coniunctae, IC4
Stagnum curvum, IC11
Vicus tertius pedis, S36
Prima clusarum, Rs4
Impedimentale maius, H3
Inductorium cardiale, V15
Columna carnis, V57
Pluteus venti, T17
Fenestra caeli, IT16
Vulus caelestis, IT17
Apex auriculi, F8
Porta infantiae, Rg15
Porta fortunae, Rg4
Retinens capitis, S8
Atrium impressionis
Yang maior
Basis metatarsalis halucis, L4
Bambusae colligatae, V2
Temporale superius, T20
Transversum magnum, L15
Medium umbilici, Rs8
Fornices pontis.

Manipulationen

(I) Pression, Prehension, Kompression, Perfrikation, Striktion, Mulsion und Perpression.

Der Behandler tritt vor den sitzenden Patienten und prehendiert zunächst beidseitig die Foramina *Stagnum venti, Aula venti, Porta infantiae, Omnium defatigationum* und *Inductorium cardiale* — dies 5 – 7mal. Anschließend führt er eine Linearpression auf den Foramina *Pluteus venti, Fenestra caeli* und *Vultus caelestis* durch, gleichfalls 5 – 7mal. Wiederum 5 – 7mal ist eine Linearpresson durchzuführen, die vom Foramen *Atrium impressionis* über *Yang maior* zu den Foramina *Retinens capitis, Apex auriculi* und *Stagnum venti* voranschreitet.

Am Patienten in Rückenlage erfolgt eine Kompression und Frikation der Foramina *Prima clusarum, Porta lapidea* und allgemeine Mulsion des Abdomens.

An dem auf dem Bauch liegenden Patienten wird sodann eine Pression auf den Foramina *Inductorium renale* und *Porta fortunae* und eine Perpression auf dem *Cardo femoralis* ausgeführt. Abschließend erfolgt eine Perfrikation über die Lenden, bis eine deutliche Rötung und Erwärmung der Haut eingetreten ist.

(II) Linearpression, Ein-Finger-Zen-Pression, Prehension, Mulsion, Verrodispulsion, Divergenzpression.

Am sitzenden Patienten beginnt man mit einer Linearpression, die von links nach rechts über die *Fornices pontis* zieht und etwa auf jeder Seite eine Minute lang andauert.

Daran schließt sich eine Ein-Finger-Zen-Pression an, die 4 – 5mal vom *Atrium impressionis* zur Haargrenze und zurück stattfindet. Sodann erfolgt eine solche Ein-Finger-Zen-Pression vom *Atrium impressionis* entlang den Brauen zu den Foramina *Yang maioris* — auch dies wiederum 4 - 5mal. Darauf streicht man in gleicher Weise vom Foramen *Atrium impressionis* ausgehend zum *Canthus nasalis*, streicht um die Orbita, wobei jede Bewegung 3 – 4mal durchzuführen ist, die ganze Handlung sich auf etwa 4 Minuten erstreckt.

Anschließend mulsiert man 3 – 4mal vom Foramen *Yang maior* der einen Seite über die Stirn zum Foramen *Yang maior* der Gegenseite sich vorarbeitend, hin und zurück. Sodann wendet man beiseitig auf den über Schläfe und Hals verlaufenden *cardinales felleae* 20 bis 30mal eine Verrodispulsion an, sowie eine Divergenzpression 3 Minuten lang über die Stirn und das Gesicht, während der auch eine Kompression auf *Temporale superius, Canthus nasalis, Yang maior* ausgeübt wird. Anschließend führt man 3 – 4mal eine Perprehension aus, die vom Schädeldach über den Hinterkopf voranschreitet und dort in eine Drei-Finger-Prehension übergeht und bis zum Foramen *Omnium defatigationum* vordringt; gleichzeitig komprimiert und prehendiert man den *Conventus omnium* und die Foramina *Stagnum venti*.

(III) Prehension, Mulsion und Kompression

Der Behandler sitzt rechts vom auf dem Rücken liegenden Patienten und prehendiert die Foramina *Prima clusarum, Mare qi, Medium umbilici, Conquisitorium stomachi* und *Transversum magnum.* Zwischendurch erfolgt eine Kombination von Kompression und Mulsion der genannten Foramina. Diese Behandlung dauert etwa 10 Minuten an. Endlich ist auch eine Horizontal-Perfrikation der Lendengegend auf der Höhe der Foramina *Inductorium renale* und *Porta fortunae* so lange durchzuführen, bis ein deutliches Wärmegefühl auftritt. Ebenso nützlich ist eine Linearperfrikation der beiden Foramina *Fons scatens* auf beiden Fußsohlen, gleichfalls bis zum Eintritt eines deutlichen Wärmegefühls.

Modifikationen

Bei Ardor-Befunden: Pression und Kompression von *Impedimentale maius, Valles coniunctae, Stagnum curvum, Copulatio trium yin* und *Stagnum venti*.

Bei emporschlagendem Yang auf Grund einer Depletion des renalen Yin: Kompression und Pression auf *Impedimentale maius, Copulatio trium yin, Stagnum venti, Inductorium renale, Inductorium hepaticum* und *Fons scatens*.

Bei Depletion von Yin und Yang: Pression und Kompression auf *Inductorium renale, Conquisitorium vesicale, Prima clusarum, Conventus omnium, Conquisitorium stomachi, Stagnum venti, Copulatio trium yin, Abundantia* und *Fons scatens*.

Behandlungsfrequenz

Der Patient erfährt täglich eine Behandlung. Ein Behandlungszyklus umfaßt 10 Behandlungen. Zwischen zwei Zyklen sollten mindestens 2 – 3 behandlungsfreie Tage liegen.

Gynäkologische Affektionen

Ausbleibende Regel (Amenorrhoe)

Wenn bei einer Frau, die das 18. Lebensjahr erreicht hat, noch nie eine Regel eingetreten ist oder bei einer Frau im gebärfähigen Alter die Regel mehr als drei Monate sistiert, ohne daß eine Schwangerschaft festzustellen ist, so spricht man von "ausbleibender Regel".

Krankheitsmechanismus

Die Störung kann durch Depletion von Lienal- und/oder hepatischem Orbis[1] bedingt sein; oder durch Repletion, welcher endogene Agenzien, zuvorderst eingestaute Emotionen, auch kogitativer Streß, Maeror (Trauer) oder äußere Agenzien, zuvorderst Algor oder Calor zu Grunde liegen.

Im Fall vorherrschender Depletion kommt es zu einer Defizienz in der Produktion und dem Metabolismus der Säfte, im Fall der Repletionen treten Stauungen der Säfte, sogar Konkretionen auf.

Symptomatik

Repletionen, Stockung des Xue bedingen eine stockende, schließlich ausbleibende Regel, Schmerzen und Spannungsgefühl im Unterleib, Hitzewallungen, Reizbarkeit; Druckgefühl, Beklemmungsgefühl auf der Brust, Klumpengefühl in der Leibesmitte,

---

[1] Vgl hierzu jeweils die ausführlichen Darlegungen in PORKERT, *Neues Lehrbuch der chinesischen Diagnostik*.

trockene Haut, brüchige Nägel, knolligen Stuhl, klebrigen Zungenbelag, untergetauchten oder saitenförmigen Puls.

Depletion des Xue führt zu einer zunächst verspäteten oder unregelmäßigen, schließlich ausbleibenden Regel; gleichzeitig konstatiert man Appetitverlust, wässrige Stühle, fahlen Teint, blasse Lippen, kalte Gliedmaßen, evaneszente Pulse, Schwindel, Palpitationen, einen blassen Zungenkörper, deplete Pulse.

Premoprehensive Behandlungsregeln

Bei der premoprehensiven Behandlung dieser Störung wird vor allem eine Regulierung des Qi und Dynamisierung des Xue (*animatio xue*) angestrebt.[1]

Erfolgsorte, Foramina

Unterbauch und Lenden
Mare qi, Rs6
Prima clusarum, Rs4
Mare xue, L10
Copulatio trium yin, L6
Conquisitorium vesicale, Rs3
Conquisitorium lienale, H13
Conquisitorium hepaticum. H14
Inductorium hepaticum, V18
Inductorium lienale, V20
Inductorium renale, V23.
Campana magna, R4
Porta fortunae, Rg4
Interstitium ambulatorium, H2
Impedimentale maius, H3
Cella superior, Cella secunda, Cella media, V31 –V33

Manipulationen

Premoprehensive Verfahren: Frikation, Kompression und Mulsion.

Die Patientin ist in Ruckenlage: eine Kombination von Kompression und Mulsion wird auf die Foramina *Mare qi* und *Prima clusarum* ausgeübt, sodann eine Prehension der Unterbauchregion allgemein, anschließend eine Kompression und Mulsion der Foramina *Mare xue* und *Copulatio trium yin*.

Die Patientin ist in Bauchlage: es erfolgt eine Kompression und Mulsion der *inductoria dorsalia*, nämlich *Inductorium hepaticum, lienale, renale*.

---

[1] Vgl auch PORKERT, *Klassische chinesische Rezeptur* und PORKERT/HEMPEN, *Systematische Akupunktur*, SS. 422f.

Spezifische Anpassungen

Bei Defizienz von Qi und Xue: Perfrikation von *Conquisitorium vesicale, Campana magna, Porta fortunae,* und *Inductorium renale,* bis eine Erwärmung eingetreten ist; Kompression von *Vicus tertius pedis.*.

Bei unterdrückten Emotionen: Pression. Kompression auf *Conquisitorium lienale* und des *Conquisitorium hepaticum,. Interstitium ambulatorium, Impedimentale maius,* Intermulsion beiderseits an den Flanken, bis eine Erwärmung eingetreten ist.

Bei Stasen des Xue: Perfrikation von *Cella superior, Cella secunda, Cella media,* bis eine deutliche Rötung und Erwärmung der Haut eingetreten ist.

Behandlungsfrequenz

Die Patientin erfährt jeden zweiten Tag eine Behandlung. Ein Behandlungszyklus umfaßt 8 bis 10 Behandlungen. Zwischen zwei Zyklen sollten 5 – 7 behandlungsfreie Tage eingeschoben werden.

Schmerzhafte Regel

Von Schmerzen im Zusammenhang mit der Regel spricht man, wenn beim Eintritt der Regel oder vor oder nach dem Regeltermin in Unterbauch oder Lendengegend Schmerzen auftreten, auch Spannungsgefühl, Schmerzen in den Brüsten oder diffus im ganzen Körper. Diese Zeichen finden sich häufiger bei jüngeren Frauen.

Krankheitsmechanismus

Sofern diese Beschwerden *vor* dem Regeltermin auftreten, handelt es sich aus der Sicht der chinesischen Medizin im allgemeinen um Stasen des Xue und Blockaden des Qi, also um repletive Symptome, um *Repletion;* treten die Schmerzen und Beschwerden hingegen *nach* dem Regeltermin ein, so ist auf Depletion, auf Defizienz von Qi und Xue zu schließen, bzw. Heteropathien, die sich auf solcher Depletion festsetzen, z. B. auf depletiven Algor.

Unterdrückte Emotionen können das hepatische Qi aufstauen. Aus der Zuständigkeit dieses Orbis für das Xue[1] resultieren auch daraus unmittelbar Blockaden des Qi in den *sinarteriae impedimentalis et respondens,* Stasen des Xue im *paraorbis uteri* — alles Störungen, die eine Schmerzsymptomatik nahelegen.

Zu den gleichen Störungen können auch lange Krankheit oder exogene Faktoren beitragen, wie feuchte, kalte Witterung, kühle Orte oder kalte Sapores; bei vorhandener Depletion entwickeln sich dann Heteropathien von Algor oder algorischem Humor, durch die Stauungen und Blockaden von Qi und Xue eintreten.

---

[1] Vgl. z. B. PORKERT, *Neues Lehrbuch der chinesischen Diagnostik,* SS. 79ff.

Symptomatik

Zeichen von Depletion, auch depletiven Algor, sind: Auftreten der Schmerzen während oder nach dem Regeltermin. Diese Schmerzen werden durch Druck (Kompression) und Wärmeanwendung gebessert. Falls eine Regel auftritt, ist sie spärlich und von heller Farbe. Der Teint der Patientin ist blaß, u. U. welk und gelblich; blaß sind auch die Lippen. Der Körper ist schmächtig. Auch treten Schwindel, Drehschwindel, Palpitationen und Schlafstörungen auf, diffuse Schmerzen in den Lenden, Kraftlosigkeit in den Lenden, mitunter durchfällige Stühle.

Zeichen von Repletion, mithin auch für die Stauung von Qi und Stasen des Xue sind: Auftreten der Schmerzen vor dem Regeltermin, abdominale Schmerzen, die durch Druck verschlechtert werden, Spannungsgefühl im Unterbauch, das im Extremfall in Brust und Rücken ausstrahlt und in die Flanken. Sofern eine Regelblutung auftritt, ist sie spärlich, rotbraun bis schwarz, mitunter mit blutigen Klumpen. Die Lippen der Patientin sind tiefrot, der Mund neigt zu Trockenheit. Es besteht Nervosität und Gereiztheit, Neigung zu Obstipation; der Urin ist dunkel.

Premoprehensive Behandlungsregeln

Erfolgsorte, Foramina

Im Bereich des Unterbauchs, der Lenden und der Sakralgegend.

Mare qi, Rs6
Prima clusarum, Rs4
Mare xue, L10
Copulatio trium yin, L6
Conquisitorium vesicale, Rs3
Conquisitorium stomachi, Rs12
Conquisitorium lienale, H13
Conquisitorium hepaticum. H14
Inductorium diaphragmatis, V17
Inductorium hepaticum, V18
Inductorium lienale, V20
Inductorium stomachi, V21
Inductorium renale, V23.
Valles coniunctae, IC4
Campana magna, R4
Porta fortunae, Rg4
Interstitium ambulatorium, H2
Impedimentale maius, H3
Fons tumuli yang, F34
Cella superior, Cella secunda, Cella media, Cella inferior, V31 –V34.

Manipulation

Premoprehensive Verfahren: Pression, Mulsion, Frikation, Kompression, Perfrikation.

An der Patientin in Rückenlage: Pression und Mulsion der Foramina *Mare qi* und *Prima clusarum*; Frikation des Unterbauchs.

An der Patientin in Bauchlage: Pression und Kompression des *Inductorium renale* und der acht *Cellae*.

An der aufrecht sitzenden Patientin: eine Intermulsion der Flanken, eine Prehension von *Valles coniunctae* und der *Copulatio trium yin*.

Die Manipulationen müssen leicht und locker erfolgen. Hat die Patientin starke Schmerzen, muß mit einer Kompression und Prehension der *Copulatio trium yin* und des *Inductorium renale* begonnen werden.

Spezifische Anpassungen

Bei depletivem Algor und Defizienz von Qi und Xue ist eine Mulsion, Frikation auf *Prima clusarum* und *Conquisitorium stomachi* und eine Kompression von *Vicus tertius pedis*, *Inductorium lienale* und *Inductorium stomachi* durchzuführen. Ergänzend sollten in der Lendengegend heiße Kompressen aufgelegt werden.

Bei unregelmäßigem, reichlichem weißem oder rotem Ausfluß sollte eine Pression oder Punktopression im Atemrhythmus auf das *Conquisitorium vesicale* erfolgen.

Bei Blockaden des Qi und Stasen des Xue: Pression, Kompression auf *Conquisitorium lienale*, *Conquisitorium hepaticum*. *Inductorium diaphragmatis*, *Inductorium hepaticum*, Prehension von *Impedimentale maius* und *Fons tumuli yang*.

Bei Algor bzw. algorischem Humor: Perfrikation von *Inductorium renale* und *Porta fortunae*, bis eine Erwärmung eintritt; Kompression von *Copulatio trium yin* und *Mare xue*.

Behandlungsfrequenz

Die Patientin erfährt jeden zweiten Tag eine Behandlung; eine Behandlungsfolge umfaßt 4 Behandlungen. Der Abstand zwischen zwei Behandlungsfolgen sollte 3 Tage betragen.

Ausflüsse

Krankheitsmechanismus

Für bei der Frau außerhalb der Menstruation auftretende Scheidenausflüsse sind primär Störungen von Lienal- und Renalorbis, sequentiell auch solche des hepatischen Orbis zu postulieren. Der Lienalorbis umfaßt alle Assimilations- und metabolischen Vorgänge, also auch die Regulation des Flüssigkeitshaushalts. Eine angeborene Schwäche oder, viel häufiger, eine Überlastung durch physische, emotionale Reize, einschließlich solcher aus einer Fehlernährung, führen zu einer Anfälligkeit der Mitte, zu Humor-Befunden, zu Stockungen in den Leitbahnen, insbesondere in *sinarteria respondens* und *sinarteria zonalis.*

Eine Depletion des Renalorbis kann gleichfalls konstitutionell vorhanden oder durch extreme Strapazen oder Exzesse erworben worden sein. Auch diese Störung mündet in Dysfunktionen von *sinarteria respondens* und *sinarteria zonalis.* Überdies begünstigt die renale Depletion das Auftreten von Calor-Heteropathien.

Noch häufiger nehmen solche Calor-Heteropathien im hepatischen Orbis ihren Ursprung, wo heftige Emotionen, Gefühlswallungen, Erregungen zu Ardor-Befunden führen können.

Nicht zuletzt können Infektionen der Scheide und der Harnwege, die sich überwiegend in einer Humor-Symptomatik äußern, zu der Störung führen.

Symptomatik, Abgrenzungen

Bei Depletion des Lienalorbis bestehen weiße, praktisch geruchlose Ausflüsse; die Patientin zeigt einen blassen, farblosen, u. U. einen eingefallenen, gelblichen Teint, mangelnde Körperwärme, Müdigkeit, Teilnahmslosigkeit, ein gedunsenes Abdomen; durchfällige Stühle, Schwellung der Füße, ein blasser Zungenkörper, ein dünner, klebriger Zungenbelag, *pp. languidi et invalidi;*

bei Depletion des renalen Yin: ein spärlicher, gelblicher oder auch bald rötlicher, bald weißlicher Ausfluß mit Eiweißspuren; Hitzegefühl, Brennen in der Scheide; Nervosität, Reizbarkeit, Schwindel, Drehschwindel, Tinnitus, Palpitationen, fliegende Hitzen, Schlafstörungen, spontane Schweiße, Schmerzen in der Lendengegend, ein roter Zungenkörper, ein verdünnter Zungenbelag, *pp. minuti et celeri aut chordales et celeri;*

bei Depletion des renalen Yang: profuse Leukorrhoe, der Ausfluß ist dünnflüssig und erfolgt ohne Unterbrechung, die Lendengegend fühlt sich schmerzhaft, wie gebrochen an, Kältegefühl im Abdomen, häufige Ausscheidung von wenig, hellem Urin, vermehrter Harndrang während der Nacht; ein blasser Zungenkörper, ein weißer, verdünnter Zungenbelag, *pp. mersi et tardi;*

bei Calor im hepatischen Orbis: Ausfluß rot oder rot mit weiß vermischt, seltener gelb und grünlich, zugleich klebrig und übelriechend und ununterbrochen fließend; die Menstruationstermine sind sehr unregelmäßig, die Stimmung ist gedrückt, zugleich reizbar; es besteht Spannungsgefühl, Druckgefühl auf der Brust, bitterer Mundgeschmack, Trockenheit des Halses; der Zungenkörper ist hochrot, der Zungenbelag gelb, die Pulse sind *chordales et celeri;*

bei humiden Infektionen: profuser Ausfluß von gelber, grünlicher, eitriger Konsistenz, klebrig und dick, u. U. mit kompakten Einschlüssen, Reiskörnern vergleichbar, sehr übelriechend; gleichzeitig bestehen Brennen und Jucken in der Scheide, Schmerzen im Unterbauch; der Urin ist vermindert, von rötlicher Farbe; es bestehen bitterer Mundgeschmack und Trockenheit des Halses, subfebrile Temperaturen; der Zungenkörper ist hochrot, der Zungenbelag gelb, die Pulse *lubrici et celeri*.

Premoprehensive Behandlungsregeln

Im Vordergrund muß stehen die Stärkung des Lienalorbis und die Suppletion des Renalorbis, erforderlichenfalls eine Lösung des hepatischen Orbis und eine Regulierung des Qi-Mechanismus.

Erfolgsorte, Foramina

Abdomen, Lendengegend und Rücken

Conquisitorium stomachi, Rs12
Foramen pyloricum, Rs10
Mare qi, Rs6
Prima clusarum, Rs4
Conquisitorium vesicale, Rs3
Conquisitorium lienale, H13
Conquisitorium hepaticum, H14
Clusa yang regentis, Rg3
Porta fortunae, Rg4
Inductorium renale, V23
Inductorium felleum, V19
Inductorium intestini crassi, V25
Inductorium anuli candidi, V30
Fons scatens, R1.
Fornices pontis, (Strecke am Hals)

Manipulationen

Premoprehensive Techniken: Pression, Kompression, Frikation, Mulsion, Perfrikation und Rudikulation.

Der Behandler steht rechts neben der auf dem Rücken liegenden Patientin und mulsiert zunächst den Unterbauch, dies etwa 4 Minuten lang. Anschließend erfolgt eine Mulsion, die am Foramen *Conquisitorium stomachi* ausgeht und entlang der *sinarteria respondens* in Richtung auf *Prima clusarum* und *Conquisitorium vesicale* voranschreitet und von dort mehrmals zum Ausgangspunkt zurückkehrt. Sodann werden die Foramina *Conquisitorium stomachi, Foramen pyloricum, Mare qi, Prima clusarum, Conquisitorium vesicale, Conquisitorium lienale, Conquisitorium hepaticum* und die gesamte *sinarteria zonalis* komprimiert — etwa 6 Minuten lang.

An der auf dem Bauch liegenden Patientin erfolgt zunächst eine Rudikulation, die beidseitig entlang der Wirbelsäule auf den *cardinales vesicales* voranschreitet bis zum *Inductorium anuli candidi*. Daran schließt sich etwa 8 Minuten lang eine Kompression auf den Foramina *Clusa yang regentis, Porta fortunae, Inductorium renale* und *Inductorium anuli candidi* an. Abschließend werden Flanken und Lendengegend perfrikiert.

Modifikationen und Ergänzungen

Bei Depletion des Lienalorbis: Kompression und Mulsion von *Vicus tertius pedis, Abundantia, Fons tumuli yin*, Perfrikation von *Inductorium lienale* und *Inductorium stomachi*.

Bei Depletion des renalen Yin: Kompression und Mulsion des *Inductorium renale*, des *Inductorium anuli candidi*, des *Fons tumuli yin* und des *Fons scatens*.

Bei Depletion des renalen Yang: Perfrikation auf *Inductorium renale, Inductorium anuli candidi, Clusa yang regentis, Porta fortunae*.

Bei Ardor im hepatischen Orbis: eine beidseitige Ein-Finger-Zen-Pression entlang der Foramina der *Fornices pontis*, bis eine deutliche Lösung der Verspannung dort festzustellen ist, sodann eine Ein-Finger-Zen-Pression auf *Conquisitorium lienale* und *Conquisitorium hepaticum* und eine Kombination von Kompression und Mulsion auf *Inductorium hepaticum, Inductorium felleum, Impedimentale maius*.

Bei Humor-Heteropathien und Infektionen: eine Kombination von Kompression und Mulsion auf den *Cellae superior, secunda et media*, eine Perfrikation des *Inductorium intestini crassi*, der *Clusa yang regentis*, der *Porta fortunae*.

Behandlungsfrequenz

Die Patientin erfährt jeden 2. Tag eine Behandlung. Eine Behandlungsreihe umfaßt 5 – 8 Behandlungen. Zwischen zwei Behandlungsreihen sollten etwa 5 – 7 behandlungsfreie Tage liegen.

Wunde Brust (Mastitis)

Eine wunde Brust tritt bei stillenden Müttern auf, besonders häufig bei *primae parae*.

Krankheitsmechanismus

Repletionen des Lienalorbis bedingt durch Calor und Humor — oder die Verbindung von beiden — führt zu Pituita, zu Blockaden der Leitbahnen. Sowohl endogene, emotionale als exogene, klimatische Faktoren können diese Repletion induzieren.

Symptomatik

Die Brust ist gespannt und druckempfindlich, zugleich stark gerötet, mitunter bestehen tastbare Knoten. Die Milchabsonderung geht erschwert vonstatten. Die Patientin fröstelt und fiebert, es bestehen diffuse Schmerzen im ganzen Körper und insbesondere in den Gelenken. U. U. steigern sich diese Zeichen nach einigen Tagen, das Fieber sinkt nicht, von den Knoten in der Brust geht eine Pulsation aus, schließlich eröffnen sie sich und Eiter fließt ab. Nach dieser Entleerung normalisiert sich die Körpertemperatur, Schwellung und Schmerzen klingen ab, allmählich auch die übrigen Symptome.

Premoprehensive Behandlungsregeln

Wenn bereits das Stadium der Eröffnung der Eiterbeulen unmittelbar bevorsteht oder eingetreten ist, erscheint die Premoprehension kontraindiziert. Indiziert ist sie hingegen im Anfangsstadium der Störung.

Erfolgsorte, Foramina

An den Brüsten und am Körper.

> *Radix mammae,* S18
> *Lacus minor,* IC1
> *Valles coniunctae,* IC4
> *Inductorium hepaticum,* V18
> *Inductorium stomachi,* V21.

Manipulationen

Premoprehensive Verfahren: Kompression, Mulsion, Frikation und Prehension.

An der sitzenden oder auf dem Rücken liegenden Patientin: Frikation der Brüste, Kompression und Prehension der Foramina *Lacus minor* und *Valles coniunctae.*

An der sitzenden Patientin: Kompression und Mulsion der Foramina *Inductorium hepaticum et stomachi.*

Bei der Behandlung dieser Störung kommt es auf eine lockere und leichte Handtechnik an. Jedwelche Manipulation muß bei einer vorhandenen Rötung des Situs von dessen Rand zur Mitte voranschreiten. Sofern noch keine Eiterbildung eingetreten ist, kann die Anwendung heißer Kompressen sinnvoll sein.

Behandlungsfrequenz

Die Patientin erfährt jeden Tag eine Behandlung. Die Behandlung ist bis zum völligen Schwinden der Symptome fortzusetzen.

5. Kapitel: Premoprehension in der Kinderheilkunde

Die Kinderheilkunde (Pädiatrie) unterscheidet sich insoweit von der Allgemeinmedizin als die kindliche Konstitution eine größere Reagibilität, also eine größere Reaktionsbereitschaft auf störende und heilende Reize zeigt. Dem trägt auch die Premoprehension Rechnung. Nicht nur sind die in der Pädiatrie angewandten Manipulationen teilweise von jenen der Allgemeinmedizin verschieden, es gibt einige Manipulationen, die eigentlich nur in der Pädiatrie Verwendung finden. Das gleiche gilt für die behandelten Situs. Wegen der im Vergleich zum Erwachsenen auch anderen Raumverhältnisse können bestimmte Foramina nur bedingt abgegrenzt und mithin behandelt werden. Andererseits äußert sich die erhöhte Reagibilität des Kindes auch darin, daß ganze Regionen für eine spezifische Einwirkung zugänglich sind.

Im Abschnitt 'Technik der Premoprehension' wurde oben,[1] wo immer erforderlich, auf speziell für die Pädiatrie bedeutsame Verfahren und Verfahrensvarianten hingewiesen. Schon zuvor hatten wir bei der Beschreibung der klassischen Foramina[2] Hinweise auf pädiatrische Bezüge besonders hervorgehoben. Endlich wurde ein eigener Abschnitt[3] jenen (nichtklassischen) Reizpunkten, Regionen und Strecken gewidmet, die speziell in der Pädiatrie Bedeutung haben.

Durchfälle des Kleinkindes

Krankheitsmechanismus

Durchfall tritt in der Regel ein bei einer Dysregulation der Mitte, also von Lienal-und Stomachorbis. Depletion oder Schwäche hier labilisiert alle Assimilationsprozesse, den Metabolismus der Säfte, die Scheidung von Trübem und Klarem und begünstigt die Ausbildung von Humor-Heteropathien. Klimatische Faktoren wie Aestus oder Humor, aber auch calorische und algorische Humor-Heteropathien wirken in die gleiche Richtung, ebenso wie eine falsche Ernährung (Verbindung widersprüchlicher Sapores, ein Übermaß an fetten oder süßen Komponenten).

Durchfälle treten gehäuft in den Sommer- und Herbstmonaten auf. Defäkationen erfolgen in kürzeren Intervallen und die Konsistenz der Faeces wird weich und dünn. Gleichzeitig können Fieber und Erbrechen auftreten.

---

[1] Oben Zweiter Teil, Abschnitt I, SS. 201ff.

[2] Im Kapitel 5 des Ersten Teils, auf den SS. 42 – 140.

[3] Ebendort, auf den SS. 141 – 168.

Symptomatik, Abgrenzungen

Bei der leichten Form des Durchfalls finden täglich 5 – 10 Entleerungen statt. Die Faeces sind von lockerer Konsistenz, von gelber bis grünlicher Farbe und enthalten viel Flüssigkeit, u. U. auch Milchklumpen und unverdaute Nahrung, so daß der Kot wie eine Eiersuppe aussieht. Oft ist das Abdomen druckempfindlich. Die Körpertemperatur ist normal oder leicht erhöht, das Körpergewicht ist unauffällig.

Bei schweren Durchfällen finden täglich viel mehr als 10 Entleerungen statt, es besteht Fieber zwischen 39° und 40°, stets auch Erbrechen, große Unruhe, verminderter Appetit, eine Grün- bzw. Rotbraunverfärbung der Handlinien. Infolge der massiven Störung des Flüssigkeitshaushalts nimmt das Körpergewicht rasch ab, es drohen Ohnmacht, Flexus. Die Urinausscheidung ist vermindert oder sistiert völlig. In den Faeces finden sich unverdaute Nahrungsteile und Fett.

Premoprehensive Behandlungsregeln

Roboration des Lienalorbis, Komposition des Stomachorbis, Sustentation der Orthopathie und Hemmung des Durchfalls.

Foramina und Manipulationen

Pression der *(Regio) cardinalis lienalis infantis*

Pression der *Porta contabulata*

Pression der *(Regio) cardinalis intestini crassi infantis*

Pression der *(Regio) cardinalis intestini tenuis infantis*

Mulsion des *Conclave laborum externum*

Frikation des Abdomens

Mulsion des Nabels

Vellidepsation von *Spina*

Mulsation der *Cauda testudinis*

Pression der *Septem articulationum*

Kompression des *Vicus tertius pedis*

Mulsion des *Fons scatens.*

Besteht hohes Fieber, ist noch hinzuzunehmen eine

Pression der *Tres clusae*

Pression der *Sex aulae*

Refrigeration der *Aquae fluminis caelestis.*

Behandlungsfrequenz

In der Regel bringen 2 – 5 Behandlungen eine Heilung der Störung. In Ausnahmefällen kann die Behandlung nach einer Pause von 2 – 3 Tagen nochmals wiederholt werden.

Erbrechen des Kleinkindes

Erbrechen ist bei Kleinkindern und Säuglingen eine verhältnismäßig häufig zu beobachtende Episode.

Krankheitsmechanismus

Für diese Störung gilt, von alterspezifischen Einschränkungen abgesehen, genau der gleiche Krankheitsmechanismus, den wir oben auf Seite 333 bei "Übelkeit, Brechreiz" beschrieben haben. Auf diese Ausführungen wird verwiesen.

Symptomatik

Druck auf der Brust, gedunsenes, schmerzhaftes Abdomen, Eintritt des Erbrechens nach der Nahrungsaufnahme bzw. nach dem Stillen. Die erbrochene Flüssigkeit riecht sauer oder faulig. Die Ausscheidung durch den Darm ist vermindert und durchfällig. Im allgemeinen ist das Kind blaß und unruhig, quängelig; die Gliedmaßen sind kalt; doch kommen bei bestehendem Fieber auch Rötung des Gesichts und der Lippen vor.

Premoprehensive Behandlungsregeln

Die Premoprehension zielt auf eine Roboration des Lienalorbis und Komposition des Stomachorbis, auf eine Absenkung der Kontravektionen und Stillung des Brechreizes.

Foramina, Manipulationen
Pression der *(Regio) cardinalis lienalis infantis*
Pression der *(Regio) cardinalis intestini crassi infantis*
Mulsion der *Porta contabulata*
Mulsion des *Conclave laborum externum*
kombinierte Kompression und Mulsion des *Conquisitorium stomachi*
divergierende Pression auf dem *Yin* und *Yang abdominale*
Frikation des Abdomens
Mulsion des Nabels
Kompression des Foramens *Cardo caeli*
Kompression und Mulsion des *Inductorium lienale* und des *Inductorium stomachi*
Kompression des *Vicus tertius pedis*
Mulsion des Foramens *Fons scatens*.

Je nach diagnostischen Akzenten und Einzelheiten ist auch eine Kompression der *Tres clusae*, eine Pression der *Sex aulae*, eine Kompression der *Spina* in Erwägung zu ziehen.

Behandlungsfrequenz

Das Kind wird täglich einmal, in sehr kritischen Fällen täglich zweimal behandelt. Die Behandlung sollte nach höchstens drei Tagen zu vollem Erfolg geführt haben. Andernfalls kann sie nach einem Tag Behandlungspause erneut aufgenommen werden.

Ernährungsstörungen des Kleinkinds

Krankheitsmechanismus

Dieser Störungskomplex wird in der chinesischen Medizin von Alters her als *ganji* bezeichnet, womit sich einerseits die Vorstellung von *exsiccatio*, Austrocknung, andererseits die von Konkretionen verbindet — Postulate, die auf eine Störung des Flüssigkeitshaushalts und die primäre Affektion der Mitte, zuvorderst des Lienal- und Stomachorbis, im weiteren auch des Tricaloriums, des hepatischen Orbis und, sequentiell, des Pulmonalorbis schließen lassen.

Chinesische wie westliche Medizin konstatieren im Umfeld der Störung beständige Inkompatibilitäten der Emotionen, der Nahrung, damit eklatante Ernährungsfehler, Episoden schwerer Krankheit wie anhaltender Diarrhoe, Tuberkulose, Parasitenbefall . . .

Symptomatik

Schlechter oder gänzlich fehlender Appetit, zugleich Gedunsenheit des Bauchs oder ein hartes Abdomen, trockene, knollige Faeces, große Unruhe des Kindes, Schreien vor der Nachtruhe, ein klebriger Zungenbelag und rote Lippen.

Bei dem Differentialbefund von *exsiccatio*, 'Austrocknung' konstatiert man eine auffällige Abmagerung, strohig gelbe Haare, trockene Haut, einen blassen, matten Teint, Gedunsenheit des Bauches, Verfall des Fleisches, fehlenden Appetit, Teilnahmslosigkeit, blasse Lippen, einen blassen Zungenkörper, durchfällige oder trockene Faeces.

Premoprehensive Behandlungsregeln

Wurden Darmparasiten festgestellt, müssen diese zunächst durch eine geeignete Medikation ausgeschieden werden.

An premoprehensiven Verfahren und Foramina kommen folgende in Betracht:

Pression der *(Regio) cardinalis lienalis infantis*

Pression der *(Regio) cardinalis intestini crassi infantis*

Mulsion des *Conclave laborum externum*

Pression der *Tres clusae*

Pression der *Sex aulae*

Frikation des Abdomens

Mulsion des Nabels

Mulsion des *Inductorium lienale* und des *Inductorium stomachi*

Mulsion des *Inductorium renale*

Pression des *Vicus tertius pedis*

Vellidepsation auf der *Spina*.

Behandlungsfrequenz

Die Behandlung findet jeden zweiten Tag statt. Ein Behandlungszyklus umfaßt 10 bis 15 Behandlungen. Zwischen zwei Zyklen ist eine Behandlungspause von 3 – 5 Tagen einzulegen.

Blähbauch

Krankheitsmechanismus

Blähbauch ist eine Begleiterscheinung vieler Kinderkrankheiten. In der chinesischen Medizin wird er aus gutem Grund gemeinsam mit Konkretionen und Kongelationen (*jiju*),[1] aber auch Trommelbauch erwähnt und darauf hingewiesen, daß Störungen, die Qi, Xue und den Flüssigkeitshaushalt affizieren, an diesen Zeichen beteiligt sind. Oberflächlich gesehen kann hinter Blähbauch auch eine Depletion oder Repletion stehen. Bei akutem Blähbauch liegt häufig (nicht immer!) eine Repletion, bei chronischem häufig eine Depletion vor. Die betroffenen Orbes sind in erster Linie der hepatische und der Lienalorbis.

Unregelmäßigkeiten der Nahrungsaufnahme und Stauungen des Qi affizieren die *orbes intestinorum*, so daß der Lienalorbis dysreguliert wird und Humor-Befunde und Pituita im Innern entstehen, der Qi-Mechanismus außer Takt gerät, die Verdauung abfällt. Ist die kräftige Funktion des Lienalorbis, also der Harmonisierung der Mitte beeinträchtigt, so kommt es zu Ansammlungen von Humor und zu Algor-Heteropathien. Solche Störungen können durch auftretende Parasiten noch verstärkt werden.

Symptomatik

Geblähtes, gespanntes Abdomen, das zu Beginn der Störung sich noch weich anfühlt, allmählich aber immer härter wird, im Extremfall die Nervus und den Nabel hervortreten

---

[1] Man vgl. das Hilfsglossar in PORKERT, *Neues Lehrbuch der chinesischen Diagnostik*, S. 288.

läßt. Das Gesicht ist verfallen oder gelblich, die Haut trocken, der Körper schmächtig und abgemagert, der Appetit drastisch vermindert, zumal eben die Störung des Blähbauchs durch jede Nahrungsaufnahme verschlimmert wird. Es besteht Obstipation oder Durchfall, es wird wenig rötlicher Urin ausgeschieden.

Premoprehensive Behandlungsregeln

Die Behandlung zielt auf die Roboration des Lienalorbis und die Lösung des hepatischen Orbis, die Dynamisierung des Qi und die Lockerung von Kongelationen.

Manipulationen, Foramina

Pression der *(Regio) cardinalis lienalis infantis*

Pression der *(Regio) cardinalis intestini crassi infantis*

Pression der *Sex aulae*

kombinierte Kompression und Mulsion des *Conquisitorium stomachi*

divergierende Pression auf dem *Yin* und *Yang abdominale*

Frikation des Abdomens

Mulsion des Nabels

Frikation des *Ager cinnabaris*

Pression oder Kompression des *Inductorium lienale*, des *Inductorium stomachi*, des *Inductorium intestini crassi*.

Pression und Mulsion des *Vicus tertius pedis*.

Behandlungsfrequenz

Das Kind wird täglich behandelt. Ein Behandlungszyklus umfaßt sechs Behandlungen. Zwischen zwei Zyklen ist eine Behandlungspause von 3 – 5 Tagen einzulegen.

Darmverschluß (Ileus)

Krankheitsmechanismus

Diese bei Säuglingen häufiger zu beobachtende Störung ist von der chinesischen Medizin unter dem Rubrum von "Blockaden unterhalb des Mediastinums" beschrieben und behandelt worden. Es gilt in den Grundzügen der gleiche Krankheitsmechanismus, der oben S. 316 für 'Schmerzen in der Leibesmitte' skizziert worden ist.

Die westliche Medizin unterscheidet zwischen mechanischem Darmverschluß (Verlegung des Darmlumens durch Darmgeschwüre, Intussuszeption, Adenome, Kotmassen, Würmerknäul, postoperative Verwachsung) und paralytischem Darmverschluß.

Anfallsweise auftretende Bauchschmerzen, die in der Umgebung des Nabels oder im rechten Unterbauch plötzlich und sehr heftig sein können. Deshalb weint das Kleinkind, zeigt eine grünlich-blasse Gesichtsfarbe, Schweiß, durch Schmerz verzerrte untere Extremitäten und Brechreiz. Wenn die Darmverschlingung im rechten Unterbauch stattfindet, oder im *colon ascendens*, kann man klumpige Verhärtungen unter der Bauchdecke tasten. Das Kind ist auch verstopft. Bleibt dieser Zustand unbehandelt, so können Dehydration, Störungen des Elektrolytgleichgewichts und Schock eintreten.

Premoprehensive Behandlungsregeln

Darmverschluß ist lebensgefährlich. Durch premoprehensive Verfahren kann man nur den Ileus, der durch Kotmassen, Würmerknäule und Intussuszeptionen verursacht wird, beeinflußen. Dabei kommt es in erster Linie auf die Durchgängigmachung des Energieflusses an. Die anzuwendenden Manipulationen müssen locker und behutsam sein, einer Forderung, der am einfachsten durch Mulsion und Frikation zu entsprechen ist.

Manipulationen, Foramina
Frikation des Abdomens
Mulsion des Nabels
Kompression und Mulsion des *Conquisitorium stomachi*
Divergierende Pression des *Yin* und *Yang abdominale.*

Bei sehr heftigen Schmerzen mag es sinnvoll sein, *inductoria dorsalia* zu komprimieren oder zu perprimieren, vor allem
das *Inductorium lienale,*
das *Inductorium stomachi,* das *Inductorium instestini crassi,*
ferner den *Vicus tertius pedis.*

Behandlungsfrequenz

Das Kind wird täglich zweimal behandelt. Ein Behandlungszyklus umfaßt 3 – 6 Behandlungen. Zwischen zwei Zyklen ist eine Pause von 3 – 5 Tagen einzulegen.

Bettnässen

Vom Bettnässen spricht man, wenn Kinder jenseits des 3. Lebensjahres im Schlaf unbewußt Harn lassen.

Krankheitsmechanismus

Der unwillkürliche Harnabgang deutet auf eine Defizienz des renalen Qi, die u. U. durch depletiven Algor verstärkt worden ist.

In Betracht kommen auch Depletion oder Läsion von Lienal- und/oder Pulmonalorbis, im Zusammenhang mit letzterem ein "Absacken des Qi" (*demissio qi*).

Symptomatik

Bei leichten Fällen des Bettnässens wird dieses einmal im Verlauf mehrerer Nächte beobachtet, bei schweren jede Nacht ein- oder mehrmals. Das Bettnässen geschieht meist um Mitternacht oder gegen Morgen. Es besteht wiederholt Harndrang und Druck im Unterbauch. Nach der Harnentleerung schläft das Kind zumeist wieder ein. Bei älteren Kindern kommt zur Harnentleerung oft Schamgefühl und Nervosität. Hält die Störung lange an, so können außerdem noch auftreten: eingefallener, gelblicher Teint, verminderte Denkleistung, Schwindel, diffuse Schmerzen in der Lendengegend, kalte Extremitäten.

Premoprehensive Behandlungsregeln

Manipulationen, Foramina:
Kompression und Mulsion auf dem *Conventus omnium*
Pression der *(Regio) cardinalis lienalis infantis*
Pression der *Tres clusae*
Pression der *(Regio) cardinalis renalis infantis*
Frikation des Abdomens
Kompression et Mulsion des *Ager Cinnabaris*
Vellidepsation der *Spina*
Kompression und Mulsion von *Inductorium pulmonale, lienale, renale*
Kompression der *Copulatio trium yin* und
Kompression und Mulsion des *Vicus tertius pedis*.

Behandlungsfrequenz

Das Kind wird täglich behandelt. Ein Behandlungszyklus umfaßt 5 – 8 Behandlungen. Zwischen zwei Zyklen ist eine Pause von 2 – 3 Tagen einzulegen.

Aftervorfall (Prolapsus ani)

Aftervorfall kommt sowohl bei Kindern als auch im Senium vor.

Krankheitsmechanismus

Primärer Faktor ist eine Depletion des Qi von Lienal- und Pulmonalorbis.[1] Diese Depletion geht zwingend mit einer Störung des Säftemetabolismus einher, und somatisch mit einer Schwäche der vermittelnden Gewebe, auch des Bindegewebes.

Bei einem Kind kann eine solche Depletion angeboren oder — wie beim Erwachsenen auch — durch schwächende Krankheit oder ungesunde Ernährung erworben worden sein.

Auf der Grundlage der Depletion des Qi können sich aber auch Heteropathien festsetzen, die sich durch repletive Symptome äußern.

Die westliche Medizin beschreibt den Aftervorfall als vollständigen oder partiellen Prolaps der Analhaut, durch den auch die Rektalschleimhaut nachgezogen werden kann.

Symptomatik

Der Aftervorfall erfolgt bei der Stuhlentleerung. In leichten Fällen stülpt sich der Darm nach erfolgter Entleerung wieder ein, in schweren Fällen bedarf es der Nachhilfe durch die Hand. In extrem schweren Fällen tritt der Prolaps nicht nur bei der Defäkation auf, sondern auch bei anderen, zu einer Bauchpresse führenden Situationen, als da sind Weinen, Husten, Niesen. Natürlich hat der Patient auch immer das Gefühl eines Vorfalls. Mitunter tritt auch eine leichte Sickerblutung auf.

Premoprehensive Behandlungsregeln

Manipulationen, Foramina
Pression der *(Regio) cardinalis lienalis infantis*
Pression der *(Regio) cardinalis intestini crassi infantis*
Pression der *Tres clusae*
Mulsion des *Ager cinnabaris*
Vellidepsation der *Spina*
Pression der *Septem Articulationes*
Kompression des *Inductorium intestini crassi.*

---

[1] Man vergleiche hierzu auch oben die Krankheitsmechanismen der Magenptose S. 335, Obstipation, S. 338 und vor allem Diarrhoe S. 340f.

Behandlungsfrequenz

Das Kind wird täglich behandelt. Ein Behandlungszyklus umfaßt 5 – 8 Behandlungen. Zwischen zwei Zyklen ist eine Pause von 2 – 3 Tagen einzulegen.

Fieber

Fieber zählt zu den in der Pädiatrie häufig auftretenden Begleitsymptomen der verschiedensten Krankheiten. Einer premoprehensiven Beeinflussung zugänglich sind vor allem zwei Arten des Fiebers, nämlich

Fieber infolge einer exogenen Heteropathie, eines klimatischen Exzesses,

Fieber als Begleitsymptom einer Verdauungsblockade.

Fieber bei exogenen Heteropathien

Krankheitsmechanismus

Solches Fieber tritt auf, wenn das Kind infolge unzureichender Aufsicht mit einem überstarken klimatischen Reiz in Berührung gekommen ist, der seine konstitutionellen Möglichkeiten überfordert hat, also zunächst den Pulmonalorbis affiziert. Sobald die kühlende Funktion des Pulmonalorbis zusammenbricht, tritt Fieber auf. Eine solche Störung ist im Winter und Frühjahr am häufigsten.

Symptomatik

Fieber, verstopfte Nase, Schnupfen, Kopfschmerzen, Schüttelfrost, Schweißlosigkeit oder wenig Schweiß, *pp. superficiales*, dünner Zungenbelag, Fingerzeichen blaß bis grünlich.

Premoprehensive Behandlungsregeln

Bei dieser Symptomatik muß die Lösung der Extima, mithin die Wiederherstellung einer normalen Hautfeuchtigkeit, im Vordergrund stehen, um die Heteropathie nach außen abfließen zu lassen. Auf diese Weise wird das Fieber gesenkt.

Ist das Fieber vor allem infolge einer außergewöhnlichen konstitutionellen Schwäche aufgetreten, so muß überdies die Orthopathie allgemein, also der Lienalorbis gestützt werden. Hierfür kommen in Frage premoprehensive Einwirkungen auf folgende Foramina:

Öffnung der *Porta caeli*

Mulsion des *Yang maior*

Pression der *(Regio) cardinalis lienalis infantis*

Pression der *Tres clusae*

Pression der *(Regio) cardinalis intestini crassi infantis*

Pression der *(Regio) cardinalis pulmonalis infantis*

Pression von *Aquae fluminis caelestis*

Mulsion von *Conclave laborum externum*

Mulsion von *Radix mammae*

Mulsion des *Inductorium pulmonale*

Pression der *Spina*

Pression des Foramens *Fons scatens*

Prehension von *Stagnum venti*

Prehension von *Puteus alae.*

Behandlungsfrequenz

Das Kind wird täglich behandelt, in schweren Fällen auch zweimal. Es können 3 – 5 Behandlungen aufeinander folgen.

Fieber im Gefolge eines Verdauungsstillstands

Krankheitsmechanismus

Wenn das Kind sich übergessen hat oder aber unbekömmliche, unverträgliche Nahrung aufgenommen hat, kommt es zu einer Läsion der *oo. intestinorum et stomachi* und zu einer Verdauungsblockade.

Symptomatik

Vergleichsweise hohes Fieber, gerötetes Gesicht, Keuchatmung, Hitze von Handtellern und Fußsohlen, große Unruhe, Trockenheit des Mundes und Durst, doch kein Verlangen nach Getränken, gespanntes, hartes Abdomen, dicker, klebriger Zungenbelag, tiefrote bis braunrote Farbe der Fingerzeichen, *pp. asperi.*

Premoprehensive Behandlungsregeln

Bei der premoprehensiven Behandlung muß in erster Linie mit der Klärung und Lösung des Calor der Intima die Heteropathie abgeleitet werden.

Manipulationen, Foramina

Pression der Foramina *Yang maior*

Pression der *(Regio) cardinalis lienalis infantis*

Pression der *(Regio) cardinalis intestini crassi infantis*

Pression der *(Regio) cardinalis pulmonalis infantis*

Pression von *Aquae fluminis caelestis*

Pression der *Sex aulae*

Frikation des Abdomens

Mulsion des *Conquisitorium stomachi*

Pression des Foramens *Fons scatens.*

Bei sehr hohem Fieber ist zusätzlich die *Spina* zu premieren.

Behandlungsfrequenz

Das Kind wird täglich behandelt, in schweren Fällen auch zweimal. Es können 3 – 5 Behandlungen aufeinander folgen.

Ventus pavoris (Krämpfe des Kleinkinds)

Krankheitsmechanismus

Ventus pavoris (jingfeng) ist ein in der chinesischen Medizin von Alters her bekanntes pädiatrisches Syndrom, in dem, wie die Worte *pavor* und *ventus* ausdrücken, Affektionen von Cardial-, hepatischem und Renalorbis im Vordergrund stehen.

Pavor, gemeinsprachlich "Schreck", weist auf Spastizität und Erschütterung der Kohäsion eines Individuums, entfaltet sich zunächst vom Cardialorbis her; Ventus besitzt entsprechend seiner Wandlungsphasenqualifikation eine unmittelbare Affinität zum hepatischen Orbis, also zu Phantasie und zu den Antriebselementen des Bewegungsapparats. Treffen nun exogene Heteropathien, also klimatische Exzesse auf konstitutionelle Schwächen, so kann im Kind Ardor eine Ventus-Heteropathie, und diese wiederum Pituita induzieren. Letztere kann ihrerseits im Sensorium die Symptome einer Pavor-Symptomatik hervorrufen.

Die chronische Form der Störung geht aus der akuten hervor, wenn diese fehlbehandelt worden ist, oder wenn das Kind während der Genesungsphase erneut emotionalen oder klimatischen Insulten ausgesetzt worden ist. Dann kommt es zu einer tieferen Schädigung der Orthopathie.

Symptomatik

Im Vordergrund stehen die typischen Krämpfe und Konvulsionen, also die Flexion von Arm und Ellbogen, die gespreizten Finger, die Jaktation der Schultern, das Zittern der Hände und Füße, der Opisthotonus, die unwillkürlichen Greifbewegungen der Hand, der starre Blick bei weit aufgerissenen Augen.

Mit diesen Spasmen und Konvulsionen gehen im akuten Anfall eine erhöhte Temperatur von 39° und höher, ein gerötetes Gesicht, auffallend rote Lippen, Nasenflügelatmung, extreme Erregtheit, Schreien ohne Tränen, Ohnmachten, und nach dem akuten Anfall Kiefersperre . . . einher.

Ist eine solche Störung vor allem von der Mitte, d. h. von den Assimilationsfunktionen her bedingt, beobachtet man auch einen gespannten Thorax und Unterleib, Obstipation und einen klebrigen Zungenbelag.

Bei gleichzeitigem Bestehen eines Humor-Befunds vernimmt man Schleimrasseln, beobachtet man erschwerte Atmung und Expektoration, einen weißen und klebrigen Zungenbelag.

Die chronische Form von *ventus pavoris* zeigt sich in einem blassen, grünlichen Teint, in extremem Schlafbedürfnis, in den verkrampften Händen. Diese Konvulsionen können auch während des Schlafs auftreten. Die Extremitäten zeigen im allgemeinen Flexus-Kälte.

Premoprehensive Behandlungsregeln

Die premoprehensive Behandlung hat bei diesen Störungen nicht nur wegen der verhältnismäßig leichten Verfügbarkeit und Durchführbarkeit Bedeutung, sondern auch deshalb, weil die Verabreichung von Arzneien während der akuten Konvulsionen erheblich erschwert ist. Die Premoprehension muß, wie im Prinzip hier jede andere Therapie auch, primär auf die Kanalisierung der Pituita, anschließend auf die *expulsio venti* und die Klärung des Calor hinarbeiten. Natürlich sollte diagnostisch geklärt werden, ob daneben noch andere heteropathische Exzesse als da sind Aestus, Ariditas oder Humor, wirksam sind. Konkret liegt also das Hauptgewicht der Behandlung auf einer Refrigeration des Cardialorbis, einer *patefactio orificiorum*,[1] einer *expulsio venti* und einer Kanalisierung von Pituita — womit dem Pavor, also den konvulsiven Ausbrüchen der Boden entzogen ist.

Manipulationen, Foramina

1. zur *patefactio orificiorum* (also zur Freimachung der Sinnesöffnungen):

Unguipression von *Canalis aquae*

Prehension der Foramina *Valles coniunctae*

Unguipression von *Draco priscus*

Unguipression der *Decem mittentia*

Prehension von *Medium lacunae*

Prehension von *Columna carnis*

Prehension der Ferse.

2. zur Kupierung der Konvulsionen:

Prehension von *Valles coniunctae*

Prehension von *Stagnum curvum*

Prehension von *Puteus alae*

---

[1] Also eine Wiederherstellung der normalen Sinnesfunktionen.

Prehension von *Spelunca venti*
Prehension der *Columna carnis.*

3. zur Kupierung des Opisthotonus:
Prehension des *Stagnum venti*
Prehension des *Puteus alae*
Frikation der Flanken
Kompression von *Fons tumuli yang*
Prehension der *Columna carnis.*

4. zur Ausleitung der Pituita:
Pression der *(Regio) cardinalis lienalis infantis*
Pression der *Tres clusae*
Pression der *Sex aulae*
Frikation des Atrium pectoris
Kombinierte Kompression und Mulsion der *Ruina caelestis,* Rs 22
Kompression und Mulsion des *Inductorium pulmonale*
Frikation des Abdomens
Mulsion des *Ager cinnabaris.*

5. zur Ausleitung von Stauungen:
Pression der *(Regio) cardinalis lienalis infantis*
Pression der *Sex aulae*
Frikation des Abdomens
Kompression des *Conquisitorium stomachi*
Mulsion des *Ager cinnabaris*
Pression des *Fons scatens.*

Bei chronisch gewordenem Ventus pavoris kommen in Frage:
Unguipression von *Canalis aquae*
Kompression und Mulsion des *Atrium impressionis*
Kompression und Mulsion der beiden *Yang maior*
Kompression und Mulsion der *Aula venti*
Pression der *(Regio) cardinalis lienalis infantis*
Pression der *(Regio) cardinalis pulmonalis infantis*
Pression der *(Regio) cardinalis renalis infantis*

Pression der *Tres clusae*

Pression der *Sex aulae*

Pression von *Aquae fluminis caelestis*

Prehension der Foramina *Stagnum curvum*

Prehension der *Valles coniunctae*

Frikation des *Atrium pectoris*

Frikation des *Conquisitorium stomachi*

Kombinierte Kompression und Mulsion des *Inductorium pulmonale*

Kompression und Mulsion des *Inductorium hepaticum*

Kompression und Mulsion des *Inductorium lienale*

Kompression und Mulsion des *Inductorium stomachi*

Prehension von *Medium lacunae*

Prehension von *Columna carnis*

Mulsion von *Fons draconis*

Prehension des *Puteus alae*.

Das Kind erfährt jeden Tag eine Behandlung. Eine Behandlungsreihe besteht aus 5 bis 8 Behandlungen.

Masern

Die Masern (chinesisch *mazhen*) gehören zu den weltweit verbreiteten Infektionskrankheiten im Kindesalter. In China sind sie seit dem Altertum diagnostiziert und wirksam behandelt worden. Bekannt war auch dort, daß eine überstandene Masernerkrankung zu einer bleibenden Immunität führt.

Die ausreichende Leistungsfähigkeit des chemotherapeutischen Arsenals bei dieser Infektion, die daraus resultierenden praktischen wie forensischen Überlegungen lassen es heute weltweit immer unwahrscheinlicher werden, daß die Störung premoprehensiv behandelt werden muß oder auch nur darf. Indes ist die Vielfalt der individuellen Nebenbefunde einerseits, die Flexibilität und Gründlichkeit der chinesischen Befundung und Behandlung andererseits ein hinreichendes Motiv, um über den Fächer der premoprehensiven Maßnahmen nachzudenken.

Krankheitsmechanismus

Die chinesische Medizin postuliert exogene Noxen, die chronodemisch, d. h. dann, wenn auf Grund einer durch den jahreszeitlichen Rhythmus allgemein eintretenden Labilität des Pulmonalorbis die Wehrenergie (*weiqi*) ineffizient wird — wodurch das epidemische Auftreten der Infektion begünstigt wird. Die gleiche Wirkung zeitigen

379

analoge klimatische Exzesse. — Die auf materielle Postulate beschränkte westliche Medizin definiert eine virale Infektion.

Im Verlauf der Krankheit kann es zu den vielfältigsten Nebenbefunden kommen, unter welchen die Ausbildung von Calor-Heteropathien, Anomalien des Säftemetabolismus, Blockaden des Qi und Stauungen des Xue am häufigsten ermittelt werden. Die Differentialdiagnose muß klären, was tatsächlich vorliegt.

Symptomatik

Beim Ablauf der Infektion kann man unterscheiden: Vorstadium, Exanthemphase und Rekonvaleszenzphase.

Im Vorstadium bemerkt man Fieber, Tränenfluß, Nasenfluß. Nachdem das Fieber etwa 3 Tage angehalten hat, tritt das typische Masernexanthem auf, zugleich auf der Mundschleimhaut ein membranöser Belag. Das Exanthem zeigt sich gewöhnlich zunächst hinter dem Ohr, dann im Gesicht, am Hals, schließlich am ganzen Körper und an den Extremitäten bis hin zu den Handtellern und Fußsohlen. Ähnlich verläuft beim Abklingen der Krankheit der Rückgang dieser Zeichen: d. h. das Exanthem schwindet zuerst dort, wo es zuerst aufgetreten war, zuletzt dort, wo es zuletzt aufgetreten ist.

Bei einem guten Krankheitsverlauf sollte das Exanthem rasch, also nicht viel später als am 3. Tag erscheinen. Daraus ist eine gute Prognose zu stellen. Kontravektiv hingegen ist ein deutlich verzögertes Auftreten des Exanthems zu bewerte, oder wenn die Exanthempusteln sehr dunkel gefärbt sind, oder aber ganz plötzlich verschwinden. Solches weist auf zusätzliche Krankheitsbefunde hin, beispielsweise auch auf eine indirekt ausgelöste Pneumonie. Dazu gehören dann sehr hohes Fieber, heftiger Husten, Schmerzen in der Brust und Schüttelfrost, Schleimrasseln, im Extremfall ein blasses, grünliches Antlitz, eine Grünlich- oder Bräunlichfärbung der Lippen und der Fingernägel.

Behandlung

Selbstverständlich ist bei der Behandlung der Masern die Premoprehension nur eine flankierende Maßnahme zur Arzneimitteltherapie und sonstigen Hygiene. Dabei können je nach diagnostischer Beurteilung folgende Manipulationen angewendete werden:

a. Während des Vorstadiums sollte ein *refrigeratio caloris* und *liberatio extimae* angestrebt werden, durch

Prehension von *Stagnum venti*

Pression der *(Regio) cardinalis pulmonalis infantis*

Pression der *Tres clusae*

Mulsion des *Inductorium pulmonale*

Pression der *Spina*

Prehension des *Puteus alae.*

b. Während der Exanthemphase geht es weiterhin um die *refrigeratio caloris*, zusätzlich um eine Desinfektion — durch Maßnahmen wie:

Pression der *(Regio) cardinalis cardialis infantis*

Mulsion des *Conclave laborum externum*

Pression der *Tres clusae*

Pression von *Aquae fluminis caelestis*

Pression der *Sex aulae*

Pression der *Spina*

Mulsion des *Inductorium pulmonale*

Pression des Foramens *Omnium defatigationum*

Pression von *Fons scatens.*

c. Während der Rekonvaleszenzphase wird man sich um die Stützung der Orthopathie und um die *refrigeratio caloris* bemühen — durch Einwirkungen wie:

Kompression von *Conventus omnium*

Pression der *(Regio) cardinalis lienalis infantis*

Pression der *(Regio) cardinalis pulmonalis infantis*

Frikation des Abdomens.

In jeder Phase der Masern sind zusätzlich zu erwägen

Pression von *Porta caeli*

Divergierende Pression des *Conclave abyssi*

Mulsion der *Yang maior*

Divergierende Pression der *Linea transversalis magna*

Unguipression des *Generale nervorum.*

d. Bei einer gleichzeitig bestehenden Pneumonie erfordert die Behandlung unbedingt auch die Stützung der Orthopathie des Pulmonalorbis und dessen Öffnung, ferner eine *refrigeratio caloris* und eine Ableitung der Heteropathien — durch Maßnahmen wie:

Pression des *Conclave abyssi*

Mulsion des *Conventus omnium*

Pression der Foramina *Yang maioris*

Pression der *(Regio) cardinalis lienalis infantis*

Pression der *Tres clusae*

Pression der *Aquae fluminis caelestis*

Divergierende Pression vom *Atrium pectoris* aus

Mulsion des *Ager cinnabaris*
Kombinierte Kompression und Mulsion des *Inductorium pulmonale*
Pression der *Spina*
Mulsion des *Inductorium lienale*
Mulsion des *Inductorium renale*
Mulsion des *Vicus tertius pedis*
Mulsion des *Fons scatens*
Prehension von *Stagnum venti*
Prehension von *Puteus alae.*

Das Kind erfährt jeden Tag eine Behandlung. Eine Behandlungsreihe besteht aus 5 bis 8 Behandlungen.

Keuchhusten

Krankheitsmechnismus

Aus der Sicht der chinesischen Medizin trifft eine chronodemische Ventus-Heteropathie auf eine konstitutionell labile Grundlage, besonders im Pulmonalorbis. Dadurch kommt es primär zu den bekannten Symptomen, flankierend aber auch zu einer Depletion der aktiven Energie im Lienalorbis, also in der Mitte, zu Läsionen des Yin, der struktiven Säfte und Reserven, aber auch zu sekundären Symptomen auf Grund der Ventus-Qualität und ihrem Bezug auf den hepatischen Orbis.

Der Keuchhusten ist eine weltweit im Kindesalter häufige Infektion, die vor allem die Kinder zwischen 2 und 5 Jahren befällt. Eine überstandene Infektion verleiht lebenslange Immunität. — Die Premoprehesion ist bei der Milderung der akuten Symptome hilfreich.

Symptomatik

Zu Beginn ähnelt die Störung einer Permotion [Erkältungskrankheit] mit Fieber, Husten, Schnupfen, ab und zu auch Niesen. 1 — 2 Tage später schwächen sich diese Zeichen ab, der Husten hingegen nimmt an Intensität zu und kann Wochen, u. U. Monate andauern. Die Schwere der Hustenanfälle ist in der Nacht größer als am Tag.

Im Zusammenhang mit den Hustenanfällen können auch Konvulsionen auftreten. Typisch für den Husten ist die Kürze der Hustenstöße, zwischen denen oft gar keine Einatmung erfolgt. Die Ein- und Ausatmung ist auf diese Weise sehr forciert, behindert, beengt, so daß auch Atmungsgeräusche auftreten können. Schließlich zeigt sich auch Auswurf. Die Phase des spasmodischen Hustens erstreckt sich im allgemeinen über 3 Wochen und benötigt dann ebenso lange, um völlig abzuklingen.

Premoprehensive Behandlungsregeln

Bei der Premoprehension dieser Störung kommt es auf die Lösung des Pulmonalorbis und eine Absenkung der Kontravektionen an, flankierend auch auf eine Umwandlung der Pituita und auf ein Hustenstillung — durch Maßnahmen wie:

Pression des *Conclave abyssi*

Pression der Foramina *Yang maior*

Prehension von *Stagnum venti*

Pression der *(Regio) cardinalis lienalis infantis*

Pression der *Tres clusae*

Pression der *(Regio) cardinalis pulmonalis infantis*

Mulsion des *Conclave laborum externum*

Mulsion der *Ruina caelestis*

Mulsion des *Atrium pectoris*

Mulsion des *Conquisitorium stomachi*

Pression oder kombinierte Kompression und Mulsion auf dem *Inductorium pulmonale*

Pression oder Kompression des *Inductorium lienale.*

Ergänzende Empfehlungen

Flankierend ist auch eine Akupunkturbehandlung, etwa auf die Foramina *Ruina caelestis*, Rs22, *Omnium defatigationum*, Rg14 und *Abundantia*, S40 zweckmäßig.

Behandlungsfrequenz

Das Kind erfährt jeden Tag eine Behandlung. Eine Behandlungsreihe besteht aus 5 bis 8 Behandlungen.

[Myogenische Torticollis infantum] (Angeborener Schiefhals)

Krankheitsmechanismus

Chinesische wie westliche Medizin sprechen bei dieser Störung von einer vorgeburtlichen Läsion, die gehäuft, aber nicht ausschließlich bei Steißgeburten zu beobachten ist. Als Ergebnis einer dadurch auftretenden Stauung (Stasis von Xue, Hämatom, "Kopfnickerhämatom") kommt es zu einer einseitigen Verkürzung des *m. sternocleidomastoideus.*

Symptomatik

Nach der Geburt des Kindes zeigt sich am Nacken eine Art Geschwulst, u. U. auch erst 5 bis 6 Monate nach der Geburt. Diese Geschwulst kann von selbst schwinden. Anschließend kommt es in der Gegend des *processus mamillaris* allmählich zu einer Verspannung und im Anschluß an diese zu einer Verzerrung der Halsmuskulatur und zu einer schiefen Kopfhaltung. Wird in dieser Phase nicht korrigierend eingegriffen, so ergeben sich dann kompensatorische Verzerrungen der Gesichtsmuskulatur und in einem weiteren Stadium auch der Brustmuskulatur und am Thorax.

Premoprehensive Behandlungsregeln

Am auf dem Rücken liegenden Kind wirkt der Behandler mit einer Pression auf den *m. sterno-cleido-mastoideus* ein;

Prehension des gleichen Muskels bei dem auf der Seite liegenden Kind.

Der Behandler stützt beim sitzenden Kind mit der einen Hand dessen Schulter, erfaßt mit der anderen dessen Schädeldach und drückt behutsam den Kopf in Richtung auf die gesunde Seite um auf diese Weise den verkürzten *musculus sterno-cleido-mastoideus* zu dehnen. Diese Manipulation kann mehrmals wiederholt werden.

Zum Abschluß der Behandlung wird abermals auf der befallenen Seite der *m. sterno-cleido-mastoideus* mit einer Kombination von Pression und Mulsion behandelt.

Behandlungsfrequenz

Das Kind erfährt jeden 2. Tag eine Behandlung. Eine Behandlungsreihe besteht aus 12 – 15 Behandlungen. Zwischen zwei Zyklen eine Behandlungspause von 1 – 2 Tagen

Nächtliche Schreikrämpfe

Unter diesen versteht man Weinanfälle, die am Abend einsetzen und u. U. die ganze Nacht hindurch währen.

Krankheitsmechanismus

Es handelt sich um eine den Lienalorbis affizierende subrepte Algor-Noxe oder um eine Ardor-Heteropathie, die den Cardialorbis affiziert und über diesen zu extremer Erregung führt und die konstellierende Kraft stört.

Symptomatik, Abgrenzungen

Bei Algor im Lienalorbis setzt das Weinen in der Dämmerung ein, wobei die Stimme klagend und weich ist, das Gesicht blaß, das Kind sich eher kühl anfühlt; oft besteht ein Algor-Flexus an den Extremitäten. Erwärmt man das Kind von außen durch geeignete Maßnahmen, hört das Weinen auf.

Ardor des Cardialorbis hingegen führt zu einem Weinkrampf, der bei dem am Rücken liegenden Kind einsetzt, wobei die Stimme laut und schrill klingt, der Körper heiß ist und umhergeworfen wird; Gesicht, Lippen und Fingerzeichen sind auffallend rot.

Eine Pavor-Form der Weinkrämpfe geht auf einen Pavor-Schock bei Tag zurück, der am Abend Weinen auslöst. Dieses Weinen beginnt plötzlich während des Schlafs, wobei die Stimme etwas Dringliches, Gespanntes hat und die Handzeichen eine grünliche Färbung zeigen.

Premoprehensive Behandlungsregeln

Je nach Befund sind verschiedene premoprehensive Maßnahmen erforderlich, so bei Algor im Lienalorbis eine Tepefaktion der Mitte und eine Roboration des Lienalorbis; Ardor des Cardialorbis eine Refrigeration des Calors und Absenkung des Ardors; Pavor-Symptomatik eine *depressio pavoris* und Sedation.

Manipulationen, Erfolgsorte

Grundsätzlich ist einzuwirken

durch Kompression und Mulsion auf das Foramen *Conventus omnium*

durch Unguipression auf das *Generale nervorum*

durch Pression auf die *(Regio) cardinalis lienalis infantis*

durch Pression auf die *Sex aulae*

durch Pression auf die *(Regio) cardinalis hepaticae infantis*

durch Unguipression auf die *(Regio) cardinalis cardialis infantis*

durch Pression auf die *(Regio) cardinalis intestini tenuis infantis*

durch Pression auf die *Tres clusae*

durch Pression der *Aquae fluminis caelestis*

durch Pression entlang der *Spina*

durch Pression auf das Foramen *Fons scatens.*

Anpassungen, Modifikationen

Bei *algor lienalis* ist es zweckmäßig, eine Pression der *(Regio) cardinalis lienalis infantis* besonders intensiv durchzuführen. Außerdem sollte das *Conclave laborum externum* mulsiert werden.

Bei *ardor orbis cardialis* ist die Pression der *Aquae fluminis caelestis* besonders intensiv auszuführen, überdies eine Mulsion von *Spelunca venti* hinzuzunehmen.

Bei Pavor-Symptomatik sollte zusätzlich mulsiert werden das *Centrum caeli parvum* und unguiprimiert die *Decem mittentia.*

Behandlungsfrequenz

Das Kind erfährt jeden Tag eine Behandlung. Eine Behandlungsreihe besteht aus 5 bis 8 Behandlungen.

Nachbehandlung der *Kinderlähmung [Poliomyelitis]*

Krankheitsmechanismus

Als primäre Faktoren der Störung sieht die chinesische Medizin Depletionen der Mitte, also von Lienal- und Stomachorbis, sequentiell auch solche des Pulmonalorbis. Diese Depletionen bedingen eine erhöhte Anfälligkeit gegenüber Humor-, Ventus- und auch Ardor-Heteropathien, die sich als Repletionen eben dieser Bereiche dann ausbilden und indirekt einen *circulus vitiosus* anstoßen. In seiner Folge kommt es zu einer drastischen Störung des Säftemetabolismus, in seinem Gefolge wiederum zur Unterversorgung der Muskelleitbahnen (*sinarteriae nervocardinales*) und Schäden an Muskeln, Sehnen.

Die westliche Medizin sieht die Poliomyelitis als virale Infektionskrankheit, bei der es zu einer Schädigung des ZNS und zu schlaffen Muskellähmungen kommen kann.

Symptomatik

Zunächst treten akut auf Fieber, Appetitsverlust, profuse Schweiße, Übelkeit und Erbrechen, Leibschmerzen und Durchfall, Nasenfluß, Husten, Halsschmerzen, Prostration, ein dicker, klebriger Zungenbelag, *pp. lubrici et celeri;* nach 2 – 3 Tagen klingen Fieber und die meisten anderen Symptome ab.

1 – 6 Tage nach dieser Remission stellt sich abermals Fieber, zugleich große Unruhe, Schweiß, Somnolenz, Übelkeit, Kopfschmerzen und allmählich eine allgemeine Hypersensibilität, extreme Druckempfindlichkeit der Muskeln und Gelenke, Verspannungen der Nacken- und Rückenmuskulatur ein — worauf einige Tage später Paresen, schließlich Lähmungen einzelner Extremitäten folgen können. Es handelt sich entweder um schlaffe, meist asymmetrische Lähmungen zumeist der unteren Extremitäten; oder es ist die Hals- oder Thoraxmuskulatur betroffen; dabei können lebensgefährliche Lähmungen der Atemfunktionen eintreten.

Nachdem dieses zweite Fieberstadium abgeklungen ist, greifen zunächst auch die Lähmungen nicht weiter um sich. Aber 1 - 2 Wochen nach völligem Weichen des Fiebers kann es zu einem neuen Schub von Lähmungszeichen kommen. Schwinden diese nicht spontan innerhalb der nächsten 1 - 6 Monate, so droht Chronizität in Gestalt von Muskelatrophie, Deformationen des Körpers, hemiplegischen Erscheinungen im Gesicht, an Kopf, Hals, Schultern und Beinen, am Knie etc.

Premoprehensive Behandlungsregeln

Für die Nachbehandlung der Kinderlähmung gelten prinzipiell für Kinder und Erwachsene die gleichen Regeln.

Erfolgsorte, Foramina

Gesicht, Hals , Schultergürtel, Rücken, Lendengegend, Beine

Bambusae colligatae, V2
Cella pupillae, F1
Mandibula, S6
Granarium terrestre, S4
Cardo caeli, S25
Omnium defatigationum, Rg14
Puteus alae, F21
Inductorium renale, V23
Clusa yang regentis, Rg3
Medium lacunae, V40
Lepus subreptus, S32
Vicus tertius pedis, S36
Fons tumuli yang, F34
Campana suspensa, F39
Rivulus liberatus, S41

Manipulationen

Der Behandler führt am sitzenden Patienten 5 – 6mal eine kombinierte Pression und Mulsion durch, die vom Foramen *Bambusae colligatae* in Richtung auf *Cella pupillae*, *Mandibula* und *Granarium terrestre* voranschreitet und dann wieder zurückkehrt.

Am sitzenden Patienten können an der Hals- und Armmuskulatur Pressionen, die vom Foramen *Cardo caeli* in Richtung auf *Omnium defatigationum* oder *Puteus alae* voranschreiten und dann wieder zurückkehren, mehrmals durchgeführt werden. Anschließend sind Pression und Mulsion auf die Umgebung des Schultergelenks auszuüben.

Darauf wiederum kann sowohl Pression als auch Prehension auf die Humerusmuskulatur bis hinab zum Ellbogengelenk ausgeübt werden, und von dort zum Handgelenk, anschließend das Gleiche im Gegensinn, und dies mehrmals wiederholt.

Am Patienten in Bauchlage sind in der Lendengegend Pression oder Rudikulation anzuwenden, die dann hinabführt über den Steiß und das Gesäß auf die Rückseite der Beine bis hinab zum Knöchelgelenk — dies mehrmals in beiden Richtungen.

Ergänzend ist eine Kompression des *Inductorium renale* und der *Clusa yang regentis* sowie eine Prehension von *Medium lacunae* durchzuführen.

Anschließend wird am auf dem Rücken liegenden Patienten weiterbehandelt, und zwar sowohl mit einer Kombination von Pression und Mulsion als auch durch Rudikulation. Diese Manipulationen beginnen am Unterbauch und ziehen über Oberschenkel, die Oberschenkelbeuge, die Muskulatur an der Vorderseite von Ober- und Unterschenkel hinab und bestreichen mehrmals das genannte Areal. Gleichzeitig damit kann eine Pression auf Foramina wie *Lepus subreptus*, *Vicus tertius pedis*, *Fons tumuli yang*, *Campana suspensa* und *Rivulus liberatus* durchgeführt werden.

Im Falle einer Deformation des Knöchelgelenks sollte außerdem eine Agitation der Extremität durchgeführt werden und die erwähnten Manipulationen von Pression, Mulsion und Rudikulation sollten in diesem Bereich besonders intensiv erfolgen.

Ergänzende Empfehlungen

Bei der Nachbehandlung der Poliomyelitis ist auch die Aku-Moxi-Therapie von anerkannter Leistungsfähigkeit.[1]

Behandlungsfrequenz

Der Patient erfährt jeden 2. Tag eine Behandlung. Eine Behandlungsfolge umfaßt 15 bis 20 Behandlungen. Vor dem folgenden Behandlungszyklus ist eine Pause von 3 – 5 Tagen einzulegen.

---

[1] Man vgl. die entsprechenden Abschnitte in PORKERT/ HEMPEN, *Systematische Akupunktur, SS.* 238 *et al.*

Anhang I: Namenserklärungen und chinesische Zeichen zu den nicht auf Leitbahnen gelegenen Situs[1]

Abdomen (Fu)   腹
Situsbezeichnung

Ager cinnabaris (Dantian)   丹 田
"Zinnoberfeld" — In den daoistischen Texten werden seit Alters her (gewöhnlich drei) Körperbereiche für die meditative Lebensverlängerung hervorgehoben und als 'Zinnoberfelder' bezeichnet (Zinnober steht für die alchemistische Droge des langen Lebens). In Anlehnung an diese Vorstellungen wird der Begriff in speziellen Medizintheorien metaphorisch verwendet — hier als Bezeichnung für die Region *unterhalb* des Nabels (Das untere Zinnoberfeld der Daoisten lag *hinter* dem Nabel, in der Tiefe des Abdomens).

Aquae fluminis caelestis.(Tianheshui)   天 河 水
"Die Wasser des himmlischen Flusses" — poetische Benennung der Strecke am Unterarm.

Cauda testudinis (Guiwei)   龜尾   龟 尾
"Der Schwanz der Schildrkröte" — poetischer Name des Situs

Centrum caeli parvum (Xiaotianxin)   小 天 心
"Kleiner Himmelsmittelpunkt" — poetische Bezeichnung des Situs.

Collateralia spinae Hua Tuo (Hua Tuo Jiaji)   華 佗 夾 脊   华 佗 夹 脊
"Parallelen des Rückgrats nach Hua Tuo" — Beidseitig dem Rückgrat angelagerte Strecken, deren medizinische Entdeckung dem im 3. Jahrhundert wirkenden Arzt Hua Tuo zugeschrieben wird.

---

[1] Diese Situs (außerhalb der Leitbahnen gelegene Reizpunkte — *foramina extracardinalia*, Regionen und Strecken) werden oben auf den SS. 141 – 168 abgehandelt.

Conclave abyssi (Kangong) 坎宮

"Palast des Abgründigen" — Metaphorischer Hinweis auf das Hexagramm 29 im Buch der Wandlungen, mithin auf die Wandlungsphase 'Wasser', den Norden, den Renalorbis.

Conclave laborum externum (Wailaogong) 外勞宮

"Äußerer Palast der Strapazen" — Zur Erläuterung vgl. die folgende Eintragung.

Conclave laborum internum (Neilaogong) 內勞宮

"Innerer Palast der Strapazen" — *Laogong*, 'Palast der Strapazen', ist die klassische und chinesische normative Bezeichnung des in der Mitte der Innenhand gelegenen Foramens *Medium palmae*, PC8. In der pädiatrischen Premoprehension wird dieser (niemals genadelte, sondern nur mulsierte) Punkt ausdrücklich als "innerer" gekennzeichnet, weil ihm auf der Mitte des Handrückens ein topologisches und funktionelles Komplement gegenüberliegt.

Conscensus geminatus (Erren shangma) 二人上馬

"Gemeinsames Aufsitzen" — metaphorische Beschreibung des Situs.

Cornua abdominalia (Dujiao) 肚角

"Hörner des Abdomens" — unter der Prehension können die entspannten *mm. recti abdominis* wie Hörner emporgezogen werden.

Decem articulationes digitorum (Shizhijie) 十指節 **十指节**

"Die zehn Fingergelenke" — beschreibende topologische Bezeichnung.

Decem mittentia (Decem reges) (Shixuan, shiwang) 十宣 十王

"Die zehn Entlastungs(foramina)", ("Die zehn Könige") — Funktions- bzw. poetische Bezeichnung der in der Erste-Hilfe- und Volksmedizin gleichermaßen bekannten Situs an den Fingerspitzen.

Draco priscus (Laolong) 老龍 **老龙**

"Der betagte Drache" — poetischer Name des Foramens.

Duae alae portici (Ershanmen) 二扇門 **二扇门**

"Die beiden Torflügel" — poetische Bezeichnung des symmetrischen Situs.

Fornices pontis (Qiaogong) 　　　　　　　　橋弓　　桥弓

"Brückenbögen" — metaphorischer Hinweis auf die spiegelbildlichen Strecken am Hals.

Generale nervorum (Zongjin) 　　　　　　　總筋　　总筋

"General(punkt) der Nervus", also eine funktionsbeschreibende Bezeichnung des Punkts, in dem die gesamte, in die Hand einfließende Muskelkraft (= Nervus = Funktion der Muskeln und Sehnen) zusammengefaßt erscheint.

Latus mammae (Rupang) 　　　　　　　　　　乳芳

"Seite der Brust" — topologische Bezeichnung.

Linea transversalis magna (Dahengwen) 　　　大橫文

"Große Querfurche" — beschreibende Bezeichnung der Handquerfalte.

Linea transversalis parva (Xiaohengwen) 　　　小橫文

"Die kleine Querfurche" — Beschreibung des Situs: 'klein' ist in Abhebung von der vorangehend erwähnten, auf S. 162 behandelten "Großen Querfurche" zu verstehen.

Lineae laterales parvulae (Zhang xiaohengwen) 　掌小橫文

"Die kleinen, seitlichen Querfurchen des Handtellers" — beschreibende Bezeichnung.

Oculus lumbalis (Yaoyan) 　　　　　　　　　腰眼

"Auge der Lende" — Beschreibung von Situs und Funktionen symmetrischer Vertiefungen, durch deren Beeinflussung eine Pansion (Lösung, Entfaltung) des Qi in der Region zu bewerkstelligen ist.

Ossa columnae caeli (Tianzhugu) 　　　　　　天柱骨

"Knochen der Säule des Himmels" — metaphorischer Hinweis auf die HWS.

Parietale renale (Shending) 　　　　　　　　腎頂

"Die renale Kalotte" — poetische Beschreibung von Funktion und Situs: die Spitze des kleinen Fingers und ihre Beziehung zu *qi primum*, also den konstitutionellen Reserven des Renalorbis.

Porta contabulata (Banmen)   板門   **板门**
"Die mit Brettern verschlossene Pforte" — poetische Bezeichnung des Situs.

Protuberantia postauricularis (Erhou gaogu)   耳后高骨
"Hervortretender Knochen hinter dem Ohr" — Situsbeschreibung.

Quattuor lineae transversales (Sihengwen)   四橫文
"Die vier Querfurchen" — deskriptive Bezeichnung des Situs.

(Regio) Cardinalis cardialis infantis (Xinjing)   心經   **心经**
"Bereich der Cardialleitbahn" — metaphorischer Hinweis auf die therapeutische
Funktion des Areals.

(Regio) Cardinalis hepaticae infantis (Ganjing)   肝經
"Bereich der hepatischen Leitbahn" — metaphorischer Hinweis auf die therapeutische
Funktion des Areals.

(Regio) Cardinalis intestini crassi infantis (Dachang)   大腸   **大肠**
"Bereich der Crassintestinalen Leitbahn" — metaphorischer Hinweis auf die therapeutische Funktion des Areals.

(Regio) Cardinalis intestini tenuis infantis (Xiaochang)   小腸   **小肠**
"Bereich der Tenuintestinalleitbahn" — metaphorischer Hinweis auf die therapeutische Funktion des Areals.

(Regio) Cardinalis lienalis infantis (Pijing)   脾經
"Bereich der Lienalleitbahn" — metaphorischer Hinweis auf die therapeutische Funktion des Areals.

(Regio) Cardinalis pulmonalis infantis (Feijing)   肺經
"Bereich der Pulmonalleitbahn" — metaphorischer Hinweis auf die therapeutische
Funktion des Areals.

(Regio) Cardinalis renalis infantis (Shenjing)   腎經   **肾经**

"Bereich der Renalleitbahn" — metaphorischer Hinweis auf die therapeutische Funktion des Areals.

(Regio) Cardinalis stomachi infantis (Weijing)   胃經

"Bereich der Stomachleitbahn" — metaphorischer Hinweis auf die therapeutische Funktion des Areals.

Septem articulationum ossa (Qijiegu)   七 節 骨 **七 节 骨**

"Die Knochen der sieben Gelenke" — Beschreibung des palpatorischen Eindrucks am Situs.

Sex aulae (Liufu)   六 府

"Die sechs Versammlungshallen" — poetische Bezeichnung der Strecke am Unterarm.

Spelunca venti (Yiwofeng)   一 窩 風 **一 窝 风**

"Höhle des Windes" — metaporischer Hinweis auf die Funktion des Situs.

Spina (Ji)   脊

"Rückgrat" — topologische Bezeichnung.

Stabiliens anhelitum (Dingquan)   定 喘

"(Das Foramen über das man) Keuchen stillt" — Funktionsbezeichnung.

Stagnum yang bracchii (Boyangchi)   膊 陽 池 **膊 阳 池**

"Der Yang-Teich des Arms" — Bezeichnung, die sich auf Topologie und Funktion bezieht. Der chinesische Terminus *bo*, eng und präzis mit Humerus, Oberarm zu übersetzen, wird hier offensichtlich allgemeiner gebraucht.

Tres clusae (Sanguan)   三 關   **三 关**

"Die drei Paßtore" — poetische Bezeichnung der Strecke am Unterarm.

Trigrammata exteriora (Waibagua)   外 八 卦

"Die inneren Trigramme" — Die 'Acht Trigramme' (*bagua*), das sind aus jeweils drei Strichen aufgebaute Richtungsembleme, bezeichnen in China seit frühesten Zeiten, auf einer Kreislinie angeordnet die acht Richtungen des Horizonts. Im vorliegenden Kontext dienen sie als poetische Bezeichnung einer um das Foramen *Conclave laborum externum* geschlagenen Kreislinie.

Trigrammata interiora (Neibagua)   內 八 卦

"Die äußeren Trigramme" — poetische Bezeichnung der um das Foramen *Conclave laborum internum* geschlagenen Kreislinie. Zur Erläuterung des Begriffs 'Trigramme' vgl. die vorangehende Eintragung.

Yang maior (Taiyang)   太 陽   太 阳

"Großes Yang" — Hinweis auf (einen Teil des) am Kopf liegende Ausbreitungsgebiets der Leitbahnen des Großen Yang (vgl. auch die Abb.120 auf S. 196 oben)

Anhang II: Systematischer Überblick über die wichtigsten premoprehensiven Verfahren

Chinesische Zeichen	Pinyin Transkr.	Wade-Giles-Tr.	Westliche Bezeichnung	Erklärungen
推	tui	t'ui	**Premieren, Pression**	Vibrierender Druck
平推	pingtui	p'ing-t'ui	Äquipression, Äquiprimieren	"ausgegwogene Druckanwendung"
直推	zhitui	chih-t'ui	Linearpression, Rectepression	"geradlinige Druckanwendung"
旋推	xuantui	hsüan-t'ui	Zirkularpression	"kreisende Druckanwendung"
分推	fentui	fen-t'ui	Divergenzpression	"divergierende Druckanwendung"
合推	hetui	ho-t'ui	Konvergenzpression	"konvergierende Druckanwendung"
抹	mo	mo	**Striktion, Stringieren**	"Energisch streichen"; kontinuierliche, bewegte Druckanw.
搂 拘	gou	kou	Unkostriktion, Unkostringieren	"Streichen mit hakenförmig gekrümmten Fingern"
刮	gua	kua	**Trition, Terieren**	"Streifen, Schaben"
一指	yizhi	i-chih	**Ein-Finger-Zenpression**	"Druckanwendung mit hoher Konzentration drücken"
禅推 缠	chantui	chan-t'ui		
缠	chan	ch'an	Irretieren, Irretition	"Einspinnend streichen"
偏峰推	pianfengtui	pien-feng t'ui	Nebengipfelpression	Druckanwendung mit der radialen Daumenkante
屈指推	quzhitui	ch'ü-chih t'ui	Pression mit gekrümmtem Finger	

Chinesische Zeichen	Pinyin Transkr.	Wade-Giles-Tr.	Westliche Bezeichnung	Erklärungen
拿	*na*	*na*	**Prehendieren, Prehension**	"Anfassen"
抓	*zhua*	*chua*	Perprehendieren, Perprehension	sehr kräftig anfassen
捏	*nie*	*nieh*	Vellidepsieren, Vellidepsation	fest zwischen die Finger nehmen, "Zupfen"
扯	*che*	*ch'e*	Vellizieren, Vellikation	"Zwicken"
捻	*nian*	*nien*	Depsieren, Depsation	"Kneten"
按	*an*	*an*	**Komprimieren, Kompression**	"Niederdrücken", stetige feste Druckanwendung
指按	*zhi'an*	*chih-an*	Digitalkompression	stetige feste Druckanwendung mit dem Finger
掌按	*zhang'an*	*chang-an*	Palmarkompression	stetige feste Druckanwendung mit dem Handteller
壓 压	*ya*	*ya*	Perprimieren, Perpression	extreme, stetige Druckanwendung
點 点	*dian*	*tien*	Punctoprimieren, Punctopression	Druckanwendung auf ein punktförmiges, sehr kleines Areal
掐	*qia*	*ch'ia*	Unguiprimieren, Unguipression	Druckanwendung vermittels des Daumennagels
摩	*mo*	*mo*	**Frikieren, Frikation**	"Reiben", "Massieren"
揉	*rou*	*jou*	Mulsieren, Mulsion	sanftes Reiben
搓	*cuo*	*ts'uo*	Intermulsieren, Intermulsion	zwischen den Händen sanft reiben
運 运	*yun*	*yün*	Volvomulsieren, Volvomulsion	kreisend sanft reiben
滾	*gun*	*kun*	Volvieren, Volution	"wiegendes Kreisen"
撩	*gun*	*kun*	Rudikulieren, Rudikulation	"mit Rührbewegungen, Quirlbewegungen bearbeiten"

Chinesische Zeichen	Pinyin Transkr.	Wade-Giles-Tr.	Westliche Bezeichnung	Erklärungen
擦	ca	ts'a	**Perfrikieren, Perfrikation**	"intensiv reiben"
掌擦			Palmarfrikation	intensives Reiben mit dem Handteller
魚際擦			Thenarfrikation	intensives Reiben mit dem Thenar
側擦			Kantenfrikation	intensives Reiben mit der Handkante
掃散 扫散 散	saosan	sao-san	Verrodispulsieren, Verrodispulsion	"Fegedispulsion"
搖	yao	yao	**Agitieren, Agitation**	"Schwenken", "Schütteln"
抖	dou	tou	Quassieren, Quassation	"Rütteln"
攀 (扳)	pan	p'an	**Trahieren, Traktion**	"Ziehen", Strecken
拍	pai	p'ai	Tympanisieren, Tympanisation	"Trommeln, Hämmern"
擊 击	ji	chi	Perkutieren, Perkussion	"Schlagen"
拔伸	bashen, ba	pa-shen, pa	**Eduzieren, Eduktion**	"Ausziehen", Dehnen
背	bei	pei	Intergieren, Intergation	"Aufbuckeln"
踩蹻	caiqiao	ts'ai-ch'iao	Kalkieren, Kalkation	"Treten"
踩 蹻 (踩蹻)				

397

BIBLIOGRAPHIE

Das Schriftenverzeichnis zum Thema kann sich im Grunde auf die präzise Nennung jener chinesischen Originaltitel beschränken, die im Vorwort und im Abschnitt *Historisches* ausdrücklich erwähnt worden sind.

Hingegen bedeutet es keinen Mangel, sondern geradezu taktvolle Rücksicht, wenn wir jene wenigen Veröffentlichungen, die bisher das Thema in westlichen Sprachen gestreift haben, übergehen: die Autoren des vorliegenden Werks konnten aus jenen Versuchen nicht einmal negative Anregungen ziehen.

Die zunächst (in Vollzeichen und ohne Verlagsort und Jahreszahl) gegebenen Titel sind jene Quellentexte aus Ming- und Qing-Zeit, die in verschiedenen Ausgaben zumindest in wichtigen Bibliotheken Chinas verfügbar sind.

Die anschließend (in vereinfachten Zeichen, mit Verlagsangabe und Erscheinungsjahr) aufgeführten Titel entsprechen moderner Sekundärliteratur der Gegenwart, einschließlich Sammelwerken und Enzyklopädien, in denen das Thema der Premoprehension ausführlich abgehandelt wird.

I. Quellentexte

龔廷賢編　小 兒 推 拿 秘 旨

周于蕃編　小 兒 推 拿 秘 訣

熊應雄編　小 兒 推 拿 廣 意

張振鈞編　　厘 正 按 摩 要 術

II. Sekundärliteratur

上海中医学院编　　推 拿 学　　商务印书馆，北京 1975

上海中医学院编　　中 医 推 拿 学　　人民卫生出版社，北京 1985

Sekundärliteratur, Fortsetzung

张恩勤编　实 用 中 医 文 库　1. 中 国 推 拿

上海中医学院出版社，1988

孙承南编　　齐 鲁 推 拿 医 术　　山东科学技术出版社，1985

裘沛然编　　中 国 独 特 疗 法 大 全　　上海文汇出版社，1991

南京中医学院主编　　针 灸 学　　上海科学技术出版社，1979

方春阳主编　　中 医 药 大 成，壬 编：889到905页

吉林科学技术出版社，1994

Allgemeines Register

In dieses Allgemeinregister sind neben wichtigen fachbezogenen Allgemeinbegriffen insbesondere aufgenommen:

1. diagnostische Fachbegriffe einschließlich der Bezeichnungen *chinesischer* Befunde,

2. alle technischen Bezeichnungen der premoprehensiven Manipulationen.

Bei Mehrfachnennungen sind Hauptfundstellen durch Fettdruck hervorgehoben.

A

Abtragung, 14

Abwehr von Fremdreizen, 30

Aestus, **20**, 28, 93, 311, 321-322, 337, 341, 365, 377

Agenzien, **18-19**, 21, 23-24, 171, 277, 321, 355

Agenzien, neutrale, 24

Agenzien der Krankheit, 18, 171

Agitation, Agitieren, 202, **243-247**, 264, 272-275, 279, 290, 293-294, 300-301, 303-304, 306-307, 388

Aktives, 8, 10, 34

Aktivität, **8-10**, 12, **14**, 19-23, 26-28, 33-34, 59, 173, 183, 185, 310, 325, 352

Aktivität, aktuelle, **8-10**, 12, 14, 19-23, 26-28, 31-34, 173, 183, 185, 197

Aktivität, aufgestaute, 8-10, 12, 14, 19-23, 26-28, 33-34, 310, 319, 325, 352

Aktivität, potentielle, **8-10**, 12, 14, 19-23, 26-28, 30, 33-34, 310, 325, 352

Algor, 14, **16-17**, 19-20, 33, 61-63, 117, 141-142, 145-146, 148, 162-163, 167, 171-172, 174-181, 184-185, 187-191, 193, 195, 199, 220, 226, 241, 243, 256, 270, 273, 275, 297, 304, 310-311, 313, 317, 321-322, 325, 327, 329-330, 332-334, 339, 343, 355, 357-359, 369, 372, 384-385

Anatomie, 25, 291

Antrieb und Hemmung, 12

Ardor, 19, **21**, 33, 66-67, 70, 77, 107, 110, 125, 129, 133, 151-152, 168, 174-176, 181, 186-188, 327-329, 346, 349, 362, 376, 384-386

Ariditas, 21, 31, 45, 168, 321, 327-329, 339, 343, 377

Auflösung, 7-9, 204

Augen, 1, 12, 16, **27**, 55-56, 99, 108-109, 114, 121, 132-133, 141, 143, 151, 159-160, 170, **173**, 348, 376

Aulikorbis, 26

Ausbreitungsgebiet, 39, 41

Ausdauer, 32, 216

Q

R

Register der Symptome und Befunde

Im folgenden Register der Symptome und Befunde finden sich zusammengefaßt
1. Symptome, also Beschreibungen von Krankheitszeichen,
2. chinesische Befunde, das sind bewertende *Aussagen über* Symptome; endlich
3. westliche Befunde, das sind ebensolche Aussagen der modernen westlichen Medizin.

E

F

I

J

K

Register der Namen und (fremdsprachigen) Fachworte

Dieses Register der Namen und fremdsprachigen Fachworte enthält insbesondere

1. Personennamen,

2. die normativen chinesischen Namen von Situs und Foramina (in *pinyin*-Transkription),

3. die normativen lateinischen Namen von Situs und Foramina,

4. die Namen zitierter chinesischer Werke (in *pinyin*-Transkription),

5. alle für die Disziplin der Premoprehension wichtigen chinesischen Fachworte (in *pinyin*-Transkription);

6. lateinische Fachworte, soweit für die Disziplin der Premoprehension bedeutsam.

Alle Namen sind in Antiqua mit großem Anfangsbuchstaben eingetragen, alle Fachworte in Kursiv mit kleinem Anfangsbuchstaben.

Bei Mehrfachnennungen sind Hauptfundstellen durch Fettdruck hervorgehoben.

A

Abdomen, **145**, 186, 204-206, 218, 221, 231, 242, 310, 314, 326, 329, 333, 335-336, 340-341, 344, 346, 348-349, 360-361, 366-369, 375, 389

Abundantia, **64**-65, 67, 314, 326-329, 331-332, 334, 347, 349, 351, 355, 362, 383

Accipiens odores, **53**, 82, 257, 321-324, 347-348

Adminiculans orthopathiam, **78**-79, 274

Ager cinnabaris, **145-146**, 370, 372-373, 378, 382, 389

Ager monticuli, 119, **120-121**, 198, 300

Amnis recurrens, 101-**102**, 295

an, 224ff

Angustiae superiores agri ampli, 64

anmo, 1, 3-4, 224

Anmojing, 3

Apertura caeli, **111**-112, 197, 271

Apex auriculi, **113**, 199, 353-354

Aquae fluminis caelestis, **166-167**, 208, 366, 375, 379, 381, 385, 389

Atrium impressionis, 212, 257, 312-314, 322-324, 337-338, 346-348, 353-354, 378

Atrium pectoris, 136, **138**, 317-318, 320, 322, 326, 330-331, 334, 337-338, 343, 378-379, 381, 383

Aula inductoria, **103**, 140

Phainon Editions & Media GmbH

der internationale Verlag für maßgebende Texte zur
chinesischen Medizin und Kultur

Ziel unserer Verlagsarbeit ist es, authentische Texte und Informationen über die chinesische Kultur und Medizin in den wichtigsten Weltssprachen zugänglich zu machen. Um den Kern unserer bisherigen Verlagsarbeit — grundlegende Lehrwerke und Nachschlagewerke zur chinesischen Medizin — werden sich ab 1997 thematisch ergänzende Reihen lagern.

Zunächst sei die erste dieser Phainon-Reihen kurz vorgestellt:

Die Phainon-Reihe Xibo-PrintsReprints

Der Sinologe, Mediziner und Wissenschaftsmethodologe Manfred Porkert hat in den vier Jahrzehnten seit 1956 ein beträchtliches wissenschaftliches und literarisches Oeuvre geschaffen. Von seinen großen Lehrbüchern zur chinesischen Medizin abgesehen, ist dieses Oeuvre indes für die interessierte Leserschaft schwer oder überhaupt nicht erreichbar. Die Rede ist von jenen mehr als halbem Tausend Vorträgen, Vorlesungen, Aufsätzen, Rezensionen, Funkmanuskripten, Kolumnentexten, Kurzübersetzungen . . . von denen heute nur der kleinste Teil in wichtigen Sammelwerken oder Jahrbüchern in öffentlichen Bibliotheken zugänglich ist. Die meisten dieser Texte sind hingegen in Fach- oder Publikumszeitschriften nicht nur Mitteleuropas, sondern der ganzen Welt verstreut oder überhaupt nicht in einer gültigen Fassung gedruckt worden.

Nun beabsichtigt die Phainon Editions & Media GmbH, etwa an der Jahresgrenze 1996/97 beginnend, nach und nach dieses Werk in der Reihe **XiboPrintsReprints** in zuverlässig edierten, neu kommentierten und gut lesbaren Ausgaben erneut oder überhaupt erst zugänglich zu machen.

Xibo ist ein Teil des chinesischen Namens (Man Xibo), unter dem Manfred Porkert seit den 70er Jahren durch Veröffentlichungen in China bekannt ist. Damit soll der universelle, dem regionalen Bezug weitgehend enthobene Charakter der Texte und Absichten des Autors angedeutet werden.

Beschreibung

Die Bände der **XiboPrintsReprints**-Reihe haben mittleres Format (126 x 208 mm), flexiblen Einband und werden einen Regelumfang von 200 bis 300 Seiten haben. Ihr Verkaufspreis sollte pro Band zwischen 30 und 50 DM zu liegen kommen. Bei entsprechendem Interesse wird Phainon Bündelungen und Sammelangebote in

Betracht ziehen.

Es ist beabsichtigt, jährlich 3 – 5 Bände erscheinen zu lassen. Dabei sollen auf absehbare Zeit die Originalfassungen vor längerer Zeit im Druck erschienener Arbeiten neu herausgegeben werden. Das bedeutet, daß zunächst Bände mit deutschen oder englischen Texten erscheinen werden.

Zunächst sind vorgesehen:

Deutsche Predigten zur chinesischen Medizin 1 – 3 (3 Bände)

English Essays on Chinese Medicine (2 Bände)

Die fünf Eranos-Vorträge 1979 – 1987

Blick zurück in Freude und Beglückung — persönliche Notizen und Überlegungen zur Beschäftigung mit der chinesischen Kultur.

Des weiteren ist auf einigee andere typische und wichtige Titel unserer Produktion hinzuweisen, etwa

PORKERT, *Neues Lehrbuch der chinesischen Diagnostik*

Die Erfahrung des Patienten von seiner Mißbefindlichkeit und die rationale Bestimmung der Störfaktoren durch den Arzt bilden die Grundvoraussetzung jeder Heilkunde. Kein Verfahren erfaßt diese Faktoren direkter, eindeutiger, klarer und rascher als die chinesische Diagnostik. Sie bedient sich konsequent einer induktiv-synthetischen Methodologie und ist im Verlauf von 2000 Jahren zu hoher Reife gelangt. Das *Neue Lehrbuch* stellt diese Diagnostik auf der Höhe der Begrifflichkeit moderner Wisenschaften dar. Es ist das Ergebnis von mehr als drei Jahrzehnten der Beschäftigung des Autors mit dem Thema. Transparentere, deutsche Terminologie; Darstellungen, in der Theorie eingehender, zur Praxis ausführlicher, unterscheiden das Werk auch von seinem Vorläufer.

Im Ersten Teil des Werks — DIE WERKZEUGE DER DIAGNOSTIK — werden zunächst jene markanten Unterschiede erörtert, welche die chinesische Diagnostik von reiner Empirie und Erfahrungsheilkunde einerseits, der somatotropen Diagnostik der kausal-analytischen westlichen Medizin andererseits abgrenzen. Themen dieser Erörterung sind u.a. Werkzeuge/. Worum geht es bei der chinesischen Diagnose?/ Gesundheit und Krankheit aus der Sicht der chinesischen Diagnostik/. Zweifel aus und an einer vermeintlichen Universalmedizin/ Die vollkommene Adäquatheit der chinesischen Diagnostik/ . . . Sodann werden die methodischen Werkzeuge vorgestellt, mit deren Hilfe im Hinblick auf funktionelles Geschehen eindeutige Aussagen und widerspruchsfreie Schlüsse zu erzielen sind. Bereits dieser Erste Teil besitzt durch zahlreiche Beispiele und Illustrationen sowie durch explizite Hinweise auf spezifische Heilmaßnahmen einen direkten Praxisbezug.

Im Zweiten Teil wurde – im Vergleich zum früheren Lehrbuch – sprachlich, stilistisch und typographisch nicht nur die Übersichtlichkeit und Verständlichkeit der Ausführungen gesteigert; jenen Methoden, die sich in der chinesischen Diagnostik durch besondere Reife und Leistungsfähigkeit auszeichnen, wurde in der Darstellung noch erheblich mehr Raum gegeben als im alten. Lehrbuch. Solches gilt für die *Zungendiagnose*, erst recht für die *Pulsdiagnose*. Letzterer z. B. sind im *Neuen Lehrbuch* 60 Seiten gewidmet, das Doppelte dessen, was — ganz abgesehen von stilistischen Unterschieden — im kleinerformatigen alten Lehrbuch zu finden war!

"Das Buch ist nach wie vor ein Muß für jeden, der eine rationale Diagnose im Sinne der TCM stellen will, also für jeden, der TCM anwenden will." (Marlies Sonnentag)

1. Auflage 1993, 340 Seiten, 40 Abbildungen, 5 Register, eine Falttafel

Kunststoffkaschierter, flexibler Einband,

ISBN 3-89520-005-0   *DM 88,-*

Porkert, Hempen, the China Academy
Classical Acupunture — the Standard Textbook

Die derzeit umfassendste, zugleich modernste Darstellung der "klassischen" Akupunktur auf dem Weltmarkt.

Das Werk wurde im Verlauf von mehr als zehn Jahren unter Mitwirkung von Wissenschaftlern der Chinesischen Akademie für Chinesische Medizin, Peking und anderer Mitarbeiter geschaffen. Es ist für die verschiedensten Benutzerkreise ausgelegt — westliche Ärzte mit langer Erfahrung in der Anwendung der Akupunktur, westliche Ärzte und Medizinstudenten ohne solche Erfahrung, chinesische Ärzte, die im Westen die Akupunktur erklären, lehren und anwenden wollen, Wissenschaftler und Forscher der verschiedensten Disziplinen, die die chinesische Medizin als Paradigma der Wissenschaften vom Leben studieren.

Entsprechend anspruchsvoll ist das Werk ausgestattet mit 257 neuen, hochauflösenden Strichzeichnungen, mit neuentwickelten graphischen Orientierungshilfen für die direktionalen Qualifikationen durch die Wandlungsphasen, mit einem erklärenden Glossar sowie sieben sorgfältig erstellten Registern: Allgemeines Register, Register der Symptome und Befunde, Register die internationalen Foramina-Namen, Register chinesischer Fachbegriffe und Foramina-Namen in *pinyin*-Transkription, Register chinesischer Foramina Namen in Wade-Giles-Transkription, Register chinesischer Fachbegriffe und Foramina-Namen in chinesischen Vollzeichen, Register chinesischer Foramina-Namen in vereinfachten Zeichen. Selbstverständlich sind chinesische Zeichen auch an allen wichtigen Stellen in den Text selbst eingefügt.

Phainon-Originalproduktion des Jahres 1995:

254 Abb., XX + 669 Seiten, Format 17,8 x 25,4 cm

Regular Edition: Kunstdruckpapier, kunststoffüberzogene Fadenbindung,

ISBN 3 – 89520 – 009 – 3   Gebundener Ladenpreis: ***DM 199,-***

Von diesem Werk halten wir auch eine **De Luxe Limited Edition** (auf 170 numerierte Exemplare beschränkte Luxusausgabe) verfügbar: extraschweres, mattgestrichenes Kunstdruckpapier, chlorfrei gebleicht; handwerklicher Einband in burgunderrotem oder dunkelblauem Ziegenleder, Kreide-Kopfschnitt, Goldprägung, mehrfarbige Lesezeichen, grauer Leinenschuber.

ISBN 3 – 89520 – 008   *Direktversand*preis derzeit ***DM 550,-***

Porkert, *Die Theoretischen Grundlagen der chinesischen Medizin*

Die Bedeutung der chinesischen Medizin liegt vor allem in ihrer beispiellos schlüssigen und themengemäßen Methodik. Heute sieht man diese auf der induktiven Synthese gründende Methodologie als Paradigma aller Wissenschaften vom Leben. Das vorliegende Werk hat seit seinem Erscheinen vor zwei Jahrzehnten weltweit entscheidend zu dieser Erkenntnis beigetragen. Diese sachliche Darstellung ist inzwischen ein Klassiker, weil darin, wie in keinem anderen Werk in der großen Palette einschlägiger Literatur, der nachprübare Bezug der Systemtheorie zu den chinesischen Quellen hergestellt wird.

"Eine ausgezeichnete Darstellung der theoretischen Grundlagen der chinesischen Medizin. Hervorzuheben ist die wissenschaftliche Akribie, mit der die Literaturquellen ausgewertet werden. Das Buch ist für jeden Wissenschaftler, der sich mit chinesischer Medizin befassen will, ein wertvolles Hilfsmittel und eigentlich unentbehrlich." (Fortschritte der Medizin)

3. Auflage, Acta Medicinae sinensis-Ausgabe 1991

Flexibler Papiereinband im Format 14.5 x 20,8

320 SS., zahlreiche Tafeln, Register

Im Alleinvertrieb der Phainon GmbH:

ISBN 3-89520-001-8   *Preis DM 48,-*

PORKERT, *Klassische chinesische Rezeptur*

Die Anwendung rezeptierter Arznei ist das wichtigste Behandlungsverfahren der traditionellen chinesischen Medizin. Das vorliegende Werk gründet unmittelbar auf den chinesischen Quellen und vermittelt Theorie und Praxis der klassischen Rezepturen. Detaillierte Erläuterungen jedes einzelnen Rezepts erleichern dessen Anpassung an den Individualbefund und zugleich die methodische Durchdringung des Verfahrens. Allgemeine Register, Symptomenregister, Register der chinesischen und lateinischen Rezeptenamen machen das erarbeitete Wissen in Handumdrehen wieder verfügbar.

Umfängliche, in der Regel mehrseitige Artikel zu mehr als 400 jener Rezepturen, die in der chinesischen Medizin schlechthin als "klassisch" zu bezeichnen sind. Sie sind in ganz Ostasien stets seit vielen Jahrhunderten und bis heute in Gebrauch und bilden dort das Grundgerüst jeder Medikation.

Zum Paradigma jedes Rezepturartikels gehören auch Angaben über den Ursprung der Rezeptur, über das Rezept, seine Bestandteile, spezielle Anweisungen zur Zubereitung oder Herkunft der Bestandteile, die typische Zubereitung, den empfohlenen Einnahmemodus, Dosierungsempfehlungen, Erläuterungen von Regelabweichungen; weiters die Definition der Grundwirkung, der Befunde und Indikationen, ausführliche Erläuterung der Rezeptur im Hinblick auf letztere, Modifikationen des Grundrezpts und Vergleiche mit verwandten Rezepturen, abgeleitete Rezepte, endlich Querverweise auf weitere Darlegungen an anderer Stelle. – Dieses Material ist in 19 Gruppen gegliedert, eng verwandt jenen, die in der *Klinischen chinesischen Pharmakologie* den Überblick erleichtern.

Flexibler Kunststoffeinband:
2. Auflage, Phainon 1994, Format 17 x 24 cm, 656 SS.,
ISBN 3 – 89520 – 004 – 2   *Preis : DM 156,-*
Ganzleinenausgabe:
1. Auflage der AMS, Zug, 1984, Format 16 x 24, 650 SS.
ISBN 3 – 89520 – 003 – 4   *Preis: DM 219,-*

Unsere Druckerzeugnisse sind in jeder guten Buchhandlung des In- und Auslands zu gebundenen Preisen erhältlich. Sie können auch direkt bei unserem Verlag zu spesenfreier Lieferung bestellt werden. Private Kunden werden in diesem Fall gebeten, ihrer schriftlichen Bestellung einen auf DM lautenden Verrechnungsscheck beizufügen oder ihre VISA-Kartennummer + Verfalldatum anzugeben.

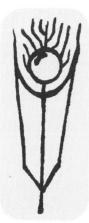

Phainon Editions & Media GmbH
Fachverlag zur chinesischen Kultur und Medizin

Schäfflerstraße 6 • 86424 Dinkelscherben, Deutschland
Telefon (08292) 1024, Fax (08292) 2793

Stand der Preise und Informationen: September 1996
Änderungen vorbehalten!